卫生部"十二五"规划教材　全国高等中医药院校教材

全国高等医药教材建设研究会规划教材

供护理学专业用

儿科护理学

主　编　段红梅

副主编　梁　萍　庞书勤　刘　霞

主　审　申昆玲

编　委（以姓氏笔画为序）

朱诗林（湖南中医药大学）　　　　庞书勤（福建中医药大学）

刘　霞（承德医学院附属医院）　　段红梅（北京中医药大学）

芦　起（重庆医科大学附属儿童医院）　郭小兰（陕西中医学院）

李云芳（湖北中医药大学）　　　　龚　勤（贵阳中医学院）

应立英（浙江中医药大学）　　　　崔　洁（天津中医药大学）

张新宇（上海中医药大学）　　　　梁　萍（成都中医药大学）

秘书　崔　洁（兼）

人民卫生出版社

图书在版编目（CIP）数据

儿科护理学/段红梅主编. —北京：人民卫生出版社，2012.7

ISBN 978-7-117-15939-5

Ⅰ.①儿…　Ⅱ.①段…　Ⅲ.①儿科学-护理学-高等学校-教材　Ⅳ.①R473.72

中国版本图书馆 CIP 数据核字（2012）第 105661 号

| 门户网：www.pmph.com | 出版物查询、网上书店 |
| 卫人网：www.ipmph.com | 护士、医师、药师、中医师、卫生资格考试培训 |

儿科护理学

主　　编：段红梅
出版发行：人民卫生出版社（中继线 010-59780011）
地　　址：北京市朝阳区潘家园南里 19 号
邮　　编：100021
E - mail：pmph @ pmph.com
购书热线：010-67605754　010-65264830
　　　　　010-59787586　010-59787592
印　　刷：北京市卫顺印刷厂
经　　销：新华书店
开　　本：787×1092　1/16　印张：22
字　　数：521 千字
版　　次：2012 年 7 月第 1 版　2015 年 5 月第 1 版第 3 次印刷
标准书号：ISBN 978-7-117-15939-5/R·15940
定价（含光盘）：36.00 元

打击盗版举报电话：010-59787491　E-mail：WQ @ pmph.com
（凡属印装质量问题请与本社销售中心联系退换）

出 版 说 明

在国家大力推进医药卫生体制改革,发展中医药事业和高等中医药教育教学改革的新形势下,为了更好地贯彻落实《国家中长期教育改革和发展规划纲要(2010—2020年)》和《医药卫生中长期人才发展规划(2011—2020年)》,培养传承中医药文明、创新中医药事业的复合型、创新型高等中医药专业人才,根据《教育部关于"十二五"普通高等教育本科教材建设的若干意见》,全国高等医药教材建设研究会、人民卫生出版社在教育部、卫生部、国家中医药管理局的领导下,全面组织和规划了全国高等中医药院校卫生部"十二五"规划教材的编写和修订工作。

为做好本轮教材的出版工作,在教育部高等学校中医学教学指导委员会和原全国高等中医药教材建设顾问委员会的大力支持下,全国高等医药教材建设研究会、人民卫生出版社成立了第二届全国高等中医药教育教材建设指导委员会和各专业教材评审委员会,以指导和组织教材的编写和评审工作,确保教材编写质量;在充分调研的基础上,先后召开数十次会议对目前我国高等中医药教育专业设置、课程设置、教材建设等进行了全方位的研讨和论证,并广泛听取了一线教师对教材的使用及编写意见,汲取以往教材建设的成功经验,分析历版教材存在的问题,并引以为鉴,力求在新版教材中有所创新,有所突破,藉以促进中医药教育教学发展。

根据高等中医药教育教学改革和高等中医药人才培养目标,在上述工作的基础上,全国高等医药教材建设研究会和人民卫生出版社规划、确定了全国高等中医药院校中医学(含骨伤方向)、中药学、针灸推拿学、中西医临床医学、护理学、康复治疗学7个专业(方向)133种卫生部"十二五"规划教材。教材主编、副主编和编者的遴选按照公开、公平、公正的原则,在全国74所高等院校2600余位专家和学者申报的基础上,近2000位申报者经全国高等中医药教育教材建设指导委员会、各专业教材评审委员会审定和全国高等医药教材建设研究会批准,被聘任为主审、主编、副主编、编委。

全国高等中医药院校卫生部"十二五"规划教材旨在构建具有中国特色的教材建设模式、运行机制,打造具有中国特色的中医药高等教育人才培养体系和质量保障体系;传承、创新、弘扬中医药特色优势,推进中医药事业发展;汲取中医药教育发展成果,体现中医药新进展、新方法、新趋势,适应新时期中医药教育的需要;立足于成为我国高等中医药教育的"核心教材、骨干教材、本底教材"和具有国际影响力的中医药学教材。

全套教材具有以下特色:

1. 坚持中医药教育发展方向,体现中医药教育教学基本规律

注重教学研究和课程体系研究,以适应我国高等中医药学教育的快速发展,满足21世纪对高素质中医药专业人才的基本要求作为教材建设的指导思想;顶层设计和具体方案的实施严格遵循我国国情和高等教育的教学规律、人才成长规律和中医药知识的传承规律,突出中医药特色,正确处理好中西医之间的关系。

2. 强化精品意识,体现中医药学学科发展与教改成果

全程全员坚持质量控制体系,把打造精品教材作为崇高的历史使命和历史责任,以科学严谨的治学精神,严把各个环节质量关,力保教材的精品属性;对课程体系进行科学设计,整体优化,基础学科与专业学科紧密衔接,主干学科与其他学科合理配置,应用研究与开发研究相互渗透,体现新时期中医药教育改革成果,满足 21 世纪复合型人才培养的需要。

3. 坚持"三基五性三特定"的原则,使知识点、创新点、执业点有机结合

将复合型、创新型高等中医药人才必需的基本知识、基本理论、基本技能作为教材建设的主体框架,将体现高等中医药教育教学所需的思想性、科学性、先进性、启发性、适用性作为教材建设的灵魂,将满足实现人才培养的特定学制、特定专业方向、特定对象作为教材建设的根本出发点和归宿,使"三基五性三特定"有机融合,相互渗透,贯穿教材编写始终。以基本知识点作为主体内容,适度增加新进展、新技术、新方法,并与卫生部门和劳动部门的资格认证或职业技能鉴定标准紧密衔接,避免理论与实践脱节、教学与临床脱节。

4. 突出实用性,注重实践技能的培养

增设实训内容及相关栏目,注重基本技能和临床实践能力的培养,适当增加实践教学学时数,并编写配套的实践技能(实训)教材,增强学生综合运用所学知识的能力和动手能力,体现医学生早临床、多临床、反复临床的特点。

5. 创新教材编写形式和出版形式

(1) 为了解决调研过程中教材编写形式存在的问题,除保障教材主体内容外,本套教材另设有"学习目的"和"学习要点"、"知识链接"、"知识拓展"、"病案分析(案例分析)"、"学习小结"、"复习思考题(计算题)"等模块,以增强学生学习的目的性和主动性及教材的可读性,强化知识的应用和实践技能的培养,提高学生分析问题、解决问题的能力。

(2) 本套教材注重数字多媒体技术,相关教材增加配套的课件光盘、病案(案例)讲授录像、手法演示等;陆续开放相关课程的网络资源等,以最为直观、形象的教学手段体现教材主体内容,提高学生学习效果。

本套教材的编写,教育部、卫生部、国家中医药管理局有关领导和教育部高等学校中医学教学指导委员会、中药学教学指导委员会相关专家给予了大力支持和指导,得到了全国近百所院校和部分医院、科研机构领导、专家和教师的积极支持和参与,谨此,向有关单位和个人表示衷心的感谢!希望本套教材能够对全国高等中医药人才的培养和教育教学改革产生积极的推动作用,同时希望各高等院校在教学使用中以及在探索课程体系、课程标准和教材建设与改革的进程中,及时提出宝贵意见或建议,以便不断修订和完善,更好地满足中医药事业发展和中医药教育教学的需要。

全国高等医药教材建设研究会
第二届全国高等中医药教育教材建设指导委员会
人民卫生出版社
2012年5月

第二届全国高等中医药教育教材建设指导委员会名单

顾　　　问	王永炎	陈可冀	程莘农	石学敏	沈自尹	陈凯先
	石鹏建	王启明	何　维	金生国	李大宁	洪　净
	周　杰	邓铁涛	朱良春	陆广莘	张　琪	张灿玾
	张学文	周仲瑛	路志正	颜德馨	颜正华	严世芸
	李今庸	李任先	施　杞	晁恩祥	张炳厚	栗德林
	高学敏	鲁兆麟	王　琦	孙树椿	王和鸣	韩丽沙
主任委员	张伯礼					
副主任委员	高思华	吴勉华	谢建群	徐志伟	范昕建	匡海学
	欧阳兵					

常务委员（以姓氏笔画为序）

	王　华	王　键	王之虹	孙秋华	李玛琳	李金田
	杨关林	陈立典	范永昇	周　然	周永学	周桂桐
	郑玉玲	唐　农	梁光义	傅克刚	廖端芳	翟双庆

委　　　员（以姓氏笔画为序）

	王彦晖	车念聪	牛　阳	文绍敦	孔令义	田宜春
	吕志平	杜惠兰	李永民	杨世忠	杨光华	杨思进
	吴范武	陈利国	陈锦秀	赵　越	赵清树	耿　直
	徐桂华	殷　军	黄桂成	曹文富	董尚朴	

秘　书　长	周桂桐（兼）	翟双庆（兼）			
秘　　　书	刘跃光	胡鸿毅	梁沛华	刘旭光	谢　宁	滕佳林

全国高等中医药院校护理学专业教材评审委员会名单

前　言

儿科护理学是研究胎儿至青少年时期生长发育、儿童保健、疾病预防和护理的临床护理课程，是高等护理学专业的主干课程。

本教材编写以护理本科生培养为目标，同时也以适应和满足卫生事业发展和社区人群健康教育对护理人才的要求为依据，突出实用性的特点。编写内容上在小儿生长发育一章中，不仅从小儿体格，而且从小儿的心理、社会发展层面展现生长与发育的相互关系，突出生长与发育的同时性。在儿童保健一章中，继续彰显身体保健与心理保健的同等重要性。增加了"依恋"、"关键期"、"婴儿抚触"、"婴儿游泳"等新概念、新内容。疾病护理章节编写时注意内容更新，尽可能与现有医疗无缝接轨，增加了小儿手足口病；加强了小儿慢性病的管理和护理内容，如小儿哮喘的管理及脑性瘫痪的康复治疗和护理；危重症护理中则增加"骨髓腔内途径"、"连续动静脉血液滤过"及"呼吸衰竭治疗新进展"等内容；在小儿腹泻、麻疹、肾炎、肾病等在中医治疗方面有特色的疾病中编写了中医治疗内容，突出体现中医在儿童疾病治疗中的应用。

教材编写中为突出全社会对儿童健康的促进作用，尤其是护理人员在儿童健康促进方面的作用，增加了儿童呼吸道感染性疾病高峰期的社区预防措施、儿童用药安全知识、小儿晚发性维生素 K 缺乏症的预防措施；启发学生如何从护理角度早期发现"早诊治对预后有很强改善作用"的疾病，如脑瘫、肺含铁血黄素沉着症。由于篇幅所限，上述内容以引导为主，表述不多，教师可在授课中根据教学计划扩展添加相关内容。

教材编写体例上体现以学生为中心，在每章前设有学习目的、学习要点，目的是结合执业点，增加学生对本章节总体内容、重点内容的把握；在各章节后的学习小结中，采用图表形式概括学习内容，便于学生加深对相关章节的宏观认识，学习方法上则突出相应章节的学习技巧，强调本学科的特定的思维方式及与其他学科同类疾病的比较；部分章节增加了以启发学生思维为主的教学案例，以达到把增强基本理论知识和临床实践能力相结合的作用，培养学生在执业中的评判性思维能力。

本书之绪论、新生儿护理（主要章节）及住院患儿的护理液体疗法部分由段红梅撰写，呼吸（主要章节）、神经、内分泌疾病患儿的护理由梁萍负责撰写，生长发育、儿童保健章节由庞书勤撰写，循环系统疾病患儿的护理由刘霞负责撰写，消化及泌尿系统疾病患儿的护理由郭小兰撰写，住院及危重症患儿的护理由应立英撰写，造血及遗传代谢性疾病患儿的护理由芦起撰写，传染病患儿的护理由龚勤撰写，免疫性疾病患儿的护理由朱诗林撰写，儿童营养与营养障碍疾病患儿的护理由张新宇撰写，新生儿章节中第三至七节及第十二节由崔洁撰写,儿科护理技术操作、住院及呼吸系统疾病患儿的护理的部分内容由李云芳撰写。本教材有配套教材和光盘以便于学生学习和应考。适用于高等护理学专业本科及成人教育学生使用。

本教材在编写过程中,得到了卫生部"十二五"规划教材护理学专业评审委员会以及编者单位的大力支持与指导,表示衷心感谢!

限于编者的经验和水平,教材内容或许存有不足之处,希望广大师生在使用过程中提出宝贵意见,以便进一步修订完善。

编　者

2012 年 5 月

目 录

第一章 绪 论

学习目的

儿科护理学是研究小儿身心健康、疾病护理的学科。学习本章内容的目的是熟悉儿科护理学的任务和范围,掌握小儿年龄分期及护理特点,了解儿科护理学的发展现状和未来发展方向,从宏观上全方位了解本门课程,为学好该课程和从事相关工作奠定理论基础。

学习要点

儿科护理学的任务和范围,儿科护理特点,小儿年龄分期及各期特点。

儿科护理学(pediatric nursing)是一门研究小儿生长发育规律及其影响因素、儿童保健、疾病预防和护理,以促进小儿身心健康的科学。小儿时期是人生的重要阶段,该时期身心健康与否对其一生都有着非常重要的影响。小儿的健康和成长与社会、环境、遗传、教育、文化、经济等因素密切相关。因此,儿科护理学的内涵、外延随时代变迁、社会发展不断变化和更新,儿科护理人员必须紧跟时代、与时俱进,对儿童人群无论从整体还是个体提供全方位的服务,为不断提高民族素质作出贡献。

第一节 儿科护理学的任务和范围

一、儿科护理学的任务

儿科护理学的任务是从体格、智能、行为和社会等各方面来研究儿童正常生长发育及内外环境因素、疾病对儿童身心发育的影响,对儿童提供综合性、广泛性的护理,以增强儿童体质,促进和保障儿童身心健康,降低儿童发病率和死亡率,提高民族素质。

二、儿科护理学的范围

一切涉及小儿时期健康和卫生的问题都属于儿科护理学的范畴,包括生长发育、健康维护、疾病预防和临床护理。2001 年在北京召开的"第 23 届世界儿科学大会"上,中华儿科学会宣布我国的儿童医疗保健要与世界先进国家接轨,儿科工作范围从过去的 0 ~ 14 岁扩大到孕期至 18 岁。因此,从年龄范围来讲,儿科护理学的服务对象是从胚胎开始直至 18 周岁以下的儿童及青少年。随着医学模式的转变,儿科护理学已从单纯疾病的临床护理发展为以人为本、以家庭为中心的身心整体护理,涉及社会学、心理学、教育学等多门学科,由单纯的医疗保健机构承担其任务,逐渐发展为全社会都来承担小儿疾病的防治,促进儿童健康发展。如我国通过颁布法令推广无铅汽油,以达到降低儿童血铅水平的目的。

2011 年教育部将护理学由原来隶属于临床医学下的二级学科提升为一级学科,势必将给儿科护理学的发展提供良好契机,儿科护理人员应立足于儿童健康,依靠全社会的力量,从更加宏观的角度发现问题,应用先进的方法学,与多学科协作,使儿科护理学的发展与时俱进,不断创新。

第二节 小儿特点和儿科护理原则

儿科护理服务对象是体格和智能都处于不断生长发育过程中的小儿,在解剖、生理、病理、免疫、疾病诊疗、心理护理等方面均与成人不同,因此在其护理方面也具有不同于成人的特殊性,绝不可将小儿视为成人的缩影。主要表现在两个方面:其一,儿童和青少年处于不断生长发育的过程中,其解剖生理、心理社会等特点除了与个体差异有关外,还与其年龄阶段密切相关;其二,机体免疫功能、神经心理发育等各方面尚不完善,故预防医学在儿科护理学中占有更加重要的地位。

一、小儿解剖生理、社会心理特点

(一) 解剖

小儿处于动态生长发育的过程中,其体重、身长、头围、胸围、身体各部比例、颌面的外形等均随年龄的增长而连续不断地发生变化。不同年龄阶段,各器官系统发育不平衡,如大脑及神经系统的发育主要在婴幼儿期,因而此阶段头颅相对较大,婴儿头长为整个身长的 1/4,头部较重,颈部肌肉较软弱,抱婴儿时应注意保护头部。另外,各脏器组织柔嫩,富含血管,呼吸道气管支气管弹力组织发育不成熟,肺泡小,炎症时易出现气道狭窄、堵塞,如急性喉炎时出现喉梗阻是儿科的危重急症。小儿的骨骼柔软而富有弹性,长期受外力影响易变形;关节附近的韧带较松弛,某些关节的臼窝较浅,护理时动作应轻柔,以免导致关节脱臼和损伤。熟悉小儿正常解剖特点和发育规律,才能准确进行护理评估及掌握护理要点。

(二) 生理生化

小儿所谓"纯阳之体","生机蓬勃,发育迅速",犹如"草木之方萌,旭日之东升",处于生长发育中,需要的水分、热量和营养物质多,然小儿脏腑娇嫩,形气未充,脾常不足,易受疾病或外界环境的影响发生水、电解质的紊乱,如新生儿在室温过高体内水分不足时易发生脱水热;常见、多发的婴幼儿腹泻病又易导致婴幼儿脱水、酸中毒。因此,加强喂养的指导以及供给足够的热量和营养物质,是小儿生长发育的重要保证,疾病中患儿的液体疗法及支持治疗也是疾病恢复的重要环节。另外,不同年龄的小儿有不同的生理生化正常值,如心率、血压、呼吸频率、血常规、体液成分等。各系统发育也有不同特点,如 2 岁内婴幼儿正常情况下肝脏在肋下 1~2cm 可触及。掌握不同年龄的生理生化特点,对于临床资料的采集及护理评估等有重要意义。这也是儿科护理工作者的基本功之一。

(三) 病理

小儿"脏腑柔弱,易虚易实,易寒易热,发病容易,传变迅速",对致病因素的反应因年龄的不同而有差异。肺炎链球菌所致的肺部感染在婴幼儿常表现为支气管肺炎的病理变化,而年长儿则发生大叶性肺炎;维生素 D 缺乏时,婴幼儿生长发育迅速的骨干骺端或颅骨即出现佝偻病病理改变,而成人则表现为骨软化症;婴幼儿在贫血时可出现胎儿时期的髓外造血状态,表现为肝脾淋巴结肿大等;小儿结核病表现以原发综合征为主,而成人结核病则表现为继发性肺结核。

(四)免疫

小儿"脏腑薄,藩篱疏,易于传变;肌肤嫩,神气怯,易于感触",尤其是婴幼儿皮肤、黏膜娇嫩易破损,淋巴系统发育不成熟,非特异性免疫能力较差,特异性免疫体液免疫和细胞免疫亦不成熟。胎儿时期从母体获得免疫球蛋白 IgG 持续 3~5 个月后渐消失,母体的 IgM、IgA 不能通过胎盘,所以婴儿易患感染性疾病,如肺炎、腹泻;传染病亦可发生,为早期识别传染病,避免交叉感染,医院应设置发热门诊与隔离室,在某些特殊传染病流行季节,还应设立专科门诊,如手足口病门诊。住院儿童应按病种分室安置,在护理中也要特别注意清洁卫生和消毒隔离,避免院内交叉感染的发生。

(五)临床表现

小儿"发病容易,传变迅速",病情变化快、易反复,且变化多端,上述特点年龄越小,表现越突出,如婴幼儿易患急性感染性疾病,由于免疫功能不完善,感染容易扩散甚至发展成败血症,病情发展快,来势凶猛。新生儿败血症时易发生化脓性脑膜炎,往往缺少典型临床表现,仅有反应低下、拒奶和体温不升等非特异性表现,容易造成漏诊。因此作为儿科医护人员必须密切观察病情,随时注意患儿的细微变化,不轻易放过任何可疑表现。

(六)诊疗、预后及护理

不同年龄阶段的小儿患病的表现及常见病种各有其特点,在临床诊断中要重视年龄因素,如惊厥,发生于新生儿期多为产伤、窒息;婴儿期多为高热惊厥、维生素 D 缺乏性手足搐搦症或颅内感染;3 岁以上者则以癫痫、中毒性痢疾等多见。

年幼儿常不能自诉病情,大多由家长代诉,存在一定主观性,其可靠程度与家长对疾病的认识、家长与孩子生活的密切程度及重视程度有关;学龄儿童虽能阐述病史,但对时间、空间的知觉不完善,因此儿科病史采集常缺乏准确性、可靠性,这就需要儿科护士密切、细致观察病情变化,掌握第一手资料,及时报告,以便医生早期做出正确的诊断和处理。

小儿由于免疫功能差、代偿能力有限,患病后病情重、发展快、易患并发症,年龄越小,病死率越高,故应强调早期治疗;另一方面小儿生长快,代谢旺盛,各脏器的修复能力强,"脏气清灵,易趋康复",如诊断治疗正确及时,则"随拨随应",虽病情危重,大多能够痊愈,且后遗症一般较成人少见,如婴儿肝炎与成人肝炎相比,发生肝硬化的比率较低。

护理工作在儿科疾病的诊疗康复中占有重要地位,小儿患病后到医院就诊常有不安全感,尤其对注射等治疗多有恐慌,所以医院从环境到医务人员的服装都要有利于儿童心理健康。小儿缺乏独立生活能力,患病时更加需要精心的护理。对于住院儿童,应开展以孩子及家庭为中心的护理,根据医院硬件条件和医院管理的不同,可安排家庭化病房,无家长陪床病房等,同时对无陪床患儿可合理安排探视时间,鼓励年长儿经常与家里人通电话。喂养、生活上的照料、游戏等为儿科护理所特有的项目;对于学龄期的慢性病住院患儿,辅导功课及开展音乐、美术方面的活动对患儿身心健康也很重要。另外,家长或监护人的理解与配合对儿科护理的质量也起到关键作用,任何治疗措施均应让家长或监护人了解其必要性,并争取家长合作。对婴幼儿,为安全输液和实施其他治疗,有时需适当给予镇静剂或进行约束。对年长儿治疗前需进行解释和教育,以便其较好配合。患儿住院期间给护理人员进行健康教育提供了良好机会,儿科护士应针对患儿病情做好解释,对于慢性病患儿及其家长需讲解复诊的必要性及复诊方法,出院后注意事项、饮食起居等相关知识。指导家长科学地照顾孩子,帮助年长儿学会自我保健与照顾。

(七)预防

疾病的预防是降低儿童发病率及死亡率的根本原因,目前对于严重危害小儿健康的急性传染病,如麻疹、百日咳、白喉、脊髓灰质炎等,由于推广计划免疫,预防工作已取得明显效果。随着我国经济水平的提高和城市工业化的发展,儿童疾病谱发生了相应改变,而且儿童时期疾病的预防是预防成年疾病的基础,如哮喘,在儿童时期合理治疗及管理,可在儿童期"痊愈",避免成年以后的发病;许多成人疾病或老年性疾病与其儿童期的健康关系也越来越明确,如冠心病、高血压、糖尿病、代谢综合征等,与儿童期的饮食有关。另外,新生儿疾病筛查工作,对先天性甲状腺功能减退症、苯丙酮尿症等疾病的早期诊断与干预对其预后起着决定性的作用;医疗技术的提高,尤其是康复医学的发展对脑瘫的预后也有明显改善,而这依赖于对相关疾病的早期发现与诊断。

我国护理人员人均基数远远大于临床医生,护理学科也已成为一级学科,形成了从博士到专科层次的教育体系,护理学教育的范围也远远超过医学,如能在护理学教育中加强相关内容,在边远地区、农村早期发现相关病例,将会大大降低儿童疾病及残障的发生率。因此,提高护理人员发现及认识难治性疾病的水平,将带来很大的社会效益。再者,成人的心理问题与儿童期生活环境和心理卫生等关系密切。儿童期加强预防可降低发病率、提高生命质量。

(八)社会心理

婴幼儿是人生的第一阶段,其生理和心理发展有其特殊性。个体的心理发展是一个复杂的、漫长的过程。这个发展过程既受到遗传因素的影响,又受到自然环境和社会环境的影响。小儿人格的和谐发育,需要在父母亲的呵护下得到理智的教育。小儿在玩耍和游戏的过程中同样可达到受教育的目的,应注意避免填鸭式盲目追求"早教"的模式。学龄儿童的心理发育与学校、家庭及其周围环境关系密切。儿科护理人员应充分认识到儿童个体心理发展的社会性,创造有利于儿童健康成长的社会环境,在儿童的成长环境中应充分发挥社区的作用,在社区设立专职护理人员,营造有利于儿童身心发育的良好氛围,加强对儿童监护人的教育和监督,促进儿童的健康成长。对于慢性病长期住院儿童,如白血病患儿,在护理工作过程中,应根据不同年龄阶段小儿的心理发展特征,有针对性地采用相适应的护理措施,从而使护理工作顺利进行。同时应注意营造良好的生活环境和文化氛围,以促进小儿心理的健康发展。近年来,各儿童医院开展的患病儿童的绘画展览活动,对患病儿童的心理发展产生了积极的影响。

总之,儿科护理学涵盖预防保健、疾病诊断治疗、生长发育监测、儿童教育等各个方面,它的发展关系到民族的整体素质、和谐社会的建设及社会的稳定。

二、儿科护理的一般原则及儿科护士的角色和素质要求

（一）儿科护理的一般原则

小儿身心未成熟，且处于不断生长发育的阶段，在此过程中，受家庭、社会环境的影响较大。因此，儿科护理工作应以儿童及其家庭为中心，了解儿童的生理、心理发展，了解社会大环境及社区、家庭小环境，顺势而为，实施身心的整体护理。护理过程中应遵循法律和伦理道德规范，主动、熟练地应用护理程序，对患儿进行评估，做出护理诊断，制订并实施护理措施。满足儿童及其家庭成员的心理感受和服务需求，积极为儿童及其家庭提供健康指导、疾病护理、教养咨询和家庭支持等服务，减少和预防儿童身心伤害，以促进小儿身心的健康成长。

（二）儿科护士的角色

随着社会的进步、人口年龄的改变、人民生活水平的提高及护理学科的发展，儿科护理被赋予了更多的任务，儿科护士也因此承担更多角色。

1. 护理活动的计划者及执行者 儿科护士的主要角色是为小儿和家庭提供直接的健康照顾，护士必须运用专业的知识和技能，以护理程序为框架，全面评估小儿的健康状况及家庭对小儿疾病和伤害的反应，根据小儿生长发育不同阶段的特点，以小儿的身心需求为基础，制定系统全面、切实可行的护理计划，实施护理措施，评价护理效果，帮助小儿恢复健康，适应医院、社区和家庭的生活。

2. 健康的协调与教育者 儿科护理提供的健康照顾不仅包括治疗疾病、矫正残疾，还包括预防疾病和维护健康。护理人员必须评估有关患儿营养、发育、免疫、安全、教育以及社会影响等问题，做好卫生教育指导及咨询工作，必须与患儿及其家人一起执行护理活动。根据各年龄阶段小儿智力发育的水平，向他们有效解释疾病治疗和护理的过程，帮助他们建立自我保健意识；认真向家属传授观察病情、照顾和支持患儿的技巧，指导父母熟悉科学育儿的方法，预防可能遇到或潜在的问题，达到治疗、预防疾病和维护健康的目的。

3. 小儿及其家庭的代言人及保护者 在儿科护理工作中，护士是小儿及其家庭权益的维护者。儿科护士应充分认识到小儿及其家庭的需求，帮助小儿及其家庭享用从医院及社区获得的卫生保健服务。临床护理中，应与医生协调向小儿和家长提供病情、治疗、预后、护理及其费用等相关信息，协助小儿及其家庭做出治疗及恢复决策。同时，由于护理的对象是尚未独立的小儿，在小儿不会表达或表达不清自己的需求和意愿时，护士有责任解释并维护小儿的权益不受侵犯或损害。

4. 护理研究者 随着接受高等护理教育的人数增多，儿科护理队伍的文化层次和专业水平不断提高，因此，儿科护士应该在自己从事的护理实践中开展课题研究，探讨新的领域，解决工作中的难题，不断扩展护理理论及发展护理新技术，促进专业发展，更好地为儿童健康服务。同时，护士还需积极探讨隐藏在小儿症状及表面行为下的真正问题，以便更实际、更深入地帮助他们。

（三）儿科护士的素质要求

随着目前儿科护理工作领域从医院向家庭、社区及学校的扩展，儿科护士不仅要掌握小儿各年龄阶段身心发展的规律和特点，还应遵循现代生物-心理-社会的医学模式，对小

儿进行整体的护理,以满足全社会儿童对健康的需求。因此,儿科护士需具备以下多方面的素质。

1. 高尚的道德素质　小儿身体娇嫩,语言表达能力有限,护士必须具有高度的责任感和强烈的尊重和关爱儿童的意识。护士不仅要与儿童进行有效的沟通及照顾他们的生活,还要启发他们的思维,取得他们的信任,建立良好的护患关系。护理人员是儿童学习的对象之一,因此必须以身作则,加强自身的修养,做到勤恳敬业、谨慎诚实。

2. 健康的身体心理素质　儿科护理工作有其独有的艰巨性和复杂性,因此,儿科护士必须拥有健康的身体和乐观、开朗、豁达的性格。工作时情绪饱满、精神集中,工作中遇事要沉着冷静、认真思考、善于应变,逐渐把自己培养成态度和蔼、气质高雅、仪表大方、热情开朗、语言流畅适度的,具有特殊魅力的儿科护士。

3. 多学科的知识和扎实的专业技术素质　在儿科护理中,不仅包括常见病、多发病、危重病的一般护理及专科护理,还始终包括优育、保健的知识和技能。因此,护士不但要有医疗、护理、营养、训练、预防保健知识,而且要掌握儿童心理学、教育学及一般自然科学等方面的知识。目前,随着医学及护理学的快速发展,儿科护理学的范畴在不断拓宽,因此,儿科护理人员应具备强烈的求知欲和进取心,要保持终生学习,不断扩大自己的知识领域,不断提高自己的专业技术水平,并在工作、学习中不断探索研究儿科护理的新理论,以推动本学科的发展。

4. 丰富的人文素养和良好的沟通能力　儿科护理人员都要成为不同层次的直接参与护理的工作者,她们的一切语言、行为都要体现出爱的奉献。她们应能识别婴儿的面部表情、哭声,读懂幼儿的形体语言,了解学龄儿童的思想、感受,还能帮助和指导家长满足孩子的生理、心理的需要;尽早发现、干预孩子在生长发育过程中的不利因素,使其均衡全面地发展,提高健康水平。为此,儿科护士要掌握多学科的知识,具备丰富的人文艺术修养及良好的沟通能力。

(四)儿科护理相关的伦理与法规

在临床儿科护理工作中,儿科护士应能理解患儿和家长的价值观念、家庭状况及可利用的资源,全面掌握患儿的病情及预后等,在医疗护理决策方面应成为联系患儿家庭和医生等其他卫生保健人员之间的最佳桥梁。有时护理人员会面临与小儿护理有关的伦理问题,如对胎龄很小的极低出生体重儿是否应积极治疗和护理,临终患儿是否有权利拒绝治疗等问题。当遇到伦理冲突时,可依据的首要原则是对小儿有益且无害。儿科护士应明确自己的责任,首先是维护小儿的利益,其次是维护家庭的利益。

随着社会主义法制的不断健全,人们的法制观念也在不断增强,用法律武器来维护自身的合法权益,已日益引起人们的普遍关注和重视,而医院工作直接关系到人们的身心健康,其中涉及的法律问题日益普遍。首先,儿科护士应认识到小儿与成人患者一样具有生命权、身体权、健康权、医疗权、疾病认知权、知情同意权、保护隐私权,小儿具有受法律保护的权益,儿科护士也有义务维护小儿的以上权益。儿科护理是一项高风险、高技术性的服务,护士的行为每时每刻都受到法律法规的制约,各项护理活动中存在着潜在的法律问题。儿科护士在执业中,许多护理行为都具有利与弊的双重性,多种护理操作都包含着对患儿的侵袭。因此,在做各项护理操作时,除规范操作外,还应向小儿和家长解释操作的目的和意义,取得家长和患儿的同意与合作,必要时让小儿家长签署知情同意书。护士还应在临床工作中以严谨求实的态度写好护理文书,遇紧急情况应及时通知医生并配合抢救,医生不在场时,护士应当采取力所能及的急救措施。总之,作为一名儿科护士就必须将法律意识始终贯穿于各项护理活动中,使患儿和护士的合法权益都得到保障。

第三节 小儿年龄分期

儿童时期总的特点是全身器官和组织逐步生长,体格和神经心理均在不断发育成熟。其生长发育是一个连续渐进的动态过程,在不同的阶段表现出与年龄相关的规律性。了解各年龄段的特点,将有助于掌握小儿的健康、疾病特点,从而采取相应的护理措施。

(一)胚胎发育期及胎儿期

胚胎发育期(period of embryo development)指妊娠前8周,从受精卵分化至大体成形。胎儿期(fetal period)指从妊娠8周直至出生为止。胚胎发育期和胎儿期是新生命的开始,此期在母体子宫内约经过40周,其周龄称胎龄或妊娠龄。

胚胎发育期及胎儿早期是组织细胞形成和分化的关键时期,孕母若受到各种生物及理化因素的影响则会导致胎儿发育异常。因此,在孕期的前3~4个月应避免接触病毒、药物、放射线等不良因素。

(二)新生儿期

从胎儿娩出结扎脐带至生后28天内称为新生儿期(neonatal period)。此期新生儿为适应宫外新环境,全身各系统需进一步调整以完善功能,由于其生理调节和适应能力不够成熟,易发生体温不升、体重下降、窒息、感染等各种疾病,故应加强保健。新生儿期的保健特别强调护理,如保温、清洁卫生、消毒隔离、合理喂养,最好选用母乳喂养,定期进行访视,做好疾病的预防和治疗,以降低新生儿的发病率和死亡率。

胎龄满28周至出生后7足天为围生期(perinatal period),又称围产期。此期包括了胎儿晚期、分娩过程和新生儿早期三个过程,是小儿经历巨大变化的时期。应重视优生优育,做好围生期保健。

(三)婴儿期

出生后至满1周岁前称为婴儿期(infant period)。此期特点是生长特别快,所需蛋白质、热能均比成人相对要高,由于其消化功能不足,免疫功能不成熟,易发生消化功能紊乱、营养不良及感染性疾病。此期保健重点是提倡母乳喂养,合理添加辅食,及时做好计划免疫接种,定期进行体格监测。

(四)幼儿期

1周岁到满3周岁前称为幼儿期(toddler's age)。该期生长发育速度减慢,智能发育加快,语言、思维、动作、社交能力发育较快,但缺乏对危险的识别能力,易发生意外创伤和中毒,自身免疫力尚不够健全,故感染性疾病及传染病多见。应有计划、有目的地进行早期教育,并在正确教养下培养良好的饮食和卫生习惯,注意安全护理及预防传染病。

（五）学龄前期

3周岁到6~7岁入小学前为学龄前期（preschool age）。此期儿童的体格发育处于稳步增长阶段，智力发育更趋完善，求知欲强，好奇心强，能做较复杂的动作，语言和思维进一步发展，可塑性很强，所以应加强品德教育。与外界环境的接触日益加多，仍可发生传染病及各种意外事故；免疫性疾病，如急性肾炎、风湿热也可发生。应根据上述特点，做好保健工作。

（六）学龄期

从6~7岁入学起到11~12岁前为学龄期（school age）。此期体格发育平稳增长，除生殖系统以外大部分器官都已发育成熟，大脑皮质功能更加发达，理解、分析、综合能力逐步增强，是学习科学文化知识、增加自身修养、培养早期世界观的关键时期。此期保健应注意劳逸结合，做好保护视力、防止龋齿等指导；端正坐、立、行姿势，防止脊柱侧弯等畸形；重视思想及心理疏导，防止课业负担过重及过度竞争造成的心理损害。

（七）青春期

从11~12岁到17~18岁为青春期（adolescence）。此期体重、身高大幅增长，生殖器官迅速发育并趋向成熟，第二性征逐渐明显，女孩出现月经，男孩出现遗精现象。此期患病率和死亡率相对较低，但神经内分泌调节不够稳定，女孩可出现月经不规则、痛经、贫血、良性甲状腺肿等疾病，也可引起心理、行为、精神方面的不稳定。此期保健重点除了供给足够营养以满足生长发育加速所需，加强体格锻炼和充分注意休息之外，尚应根据其心理、精神上的特点加强教育和引导，使之树立正确的人生观和培养优良的道德品质，正确面对学业负担及社会竞争压力，保证青少年的身心健康。

第四节　儿科护理学的发展与展望

中医儿科学是祖国医学的重要组成部分，众多名家思想及医典古籍中常可见到有关小儿保健、疾病防治方面的记载。公元前14世纪的甲骨文中就有很多占卜小儿病的卜辞，根据我国古代文献记载，远在春秋战国时期就有了小儿医，如《史记·扁鹊仓公列传》："扁鹊……闻秦人爱小儿，即为小儿医。"这是最早关于儿科医生的记载。汉代司马迁《史记·扁鹊仓公列传》还记载以"下气汤"治婴儿"气膈病"，这就是最早的儿科医案。

《黄帝内经》中提出了有关儿科的许多论证，如有关婴儿疾病的诊断以及预后判断，《灵枢·论疾诊尺》和《素问·通评虚实论》均有婴儿病。唐代孙思邈《备急千金要方》有小儿护养观及疾病诊治的重要内容。

被后世誉为"儿科之圣"的北宋钱乙，积累40年儿科临床经验，撰写《小儿药证直诀》一书，创立"五脏证治"作为辨证的依据，提出心主惊、肝主风、脾主困、肺主喘、肾主虚，成为中医儿科辨证学中最重要的方法；该书总结了小儿面部望诊的实践经验；提出"脏腑柔弱，易虚易实，易寒易热"的小儿生理病理特点，指出"肝常有余，有泻无补；肾常不足，有补无泻"，并据此制订儿科治则治法。

明代儿科在预防医学上的成就更值得一提，除用烧灼脐带法预防脐风、较完善的小儿护养学说得以形成外,应用人痘接种法预防天花也已得到广泛传播和应用,较西欧琴纳发明牛痘至少早 150～200 年,开创了世界免疫发展的先河,为人类消灭天花作出了重要贡献。

19 世纪下半叶西方医学传入我国后,由各国传教士开办的教会医院及护士学校在我国兴起,医院中设立了产科、儿科病房和门诊,护理工作主要是放在住院患儿的照顾和护理上,逐渐形成我国儿科护理学的雏形。1943 年,著名儿科专家诸福棠教授总结了儿科工作者的临床实践经验,编著了我国第一部系统、完整的《实用儿科学》。

新中国建立以后,党和政府对儿童的健康问题极为关注,从推广新法接生、实施计划免疫、建立各级保健医疗机构、发展托幼机构以及对儿童生长发育的监测等,到逐步形成和发展儿科重症监护中心等专科护理,使儿科护理学的范围、水平都有了很大的拓展和提高。小儿传染病和感染性疾病、营养障碍性疾病的发病率大幅度下降,重症患儿的死亡率明显降低。随着医学模式的改变、经济的发展及现代医学技术水平的不断提高,儿科护理模式也由传统的单纯临床疾病护理逐渐转向儿童身体、心理、社会等方面的整体护理。儿科护理学已逐渐发展成为具有独立功能的专业学科,已形成从中专至博士研究生的完整的人才培养体系,研究范围涉及影响儿童健康和卫生的所有问题。儿科护士成为临床护理和儿童保健的主要力量。

2001 年,国务院颁布了《中国儿童发展纲要(2001～2010 年)》,从儿童健康、教育、法律保护和环境四个领域提出了儿童发展的主要目标和策略措施,我国儿童生存、保护、发展的环境和条件得到明显改善,儿童权利得到进一步保护,儿童护理学发展取得了巨大成就。截至 2010 年,"纲要"确定的主要目标基本实现。儿童健康、营养状况持续改善,婴儿、5 岁以下儿童死亡率分别从 2000 年的 32.2‰、39.7‰下降到 13.1‰、16.4‰,纳入国家免疫规划的疫苗接种率达到了 90% 以上。2011 年,在此基础上制定了《中国儿童发展纲要(2011～2020 年)》,其总目标在儿童的医疗卫生保健方面提出了更高要求,具体如进一步减少出生缺陷所致的残疾;降低流动人口中婴儿和 5 岁以下儿童死亡率;控制中小学生视力不良、龋齿、超重/肥胖、营养不良发生率;降低儿童心理行为问题发生率和儿童精神疾病患病率;提高适龄儿童性与生殖健康知识普及率;减少环境污染对儿童的伤害。为达到新的儿童发展纲要的目标,我们应从以下方面加强和改进。

(一)加强儿科临床护理内容,提供优质护理

首先,儿科护士应以循证医学及循证护理思想为指导,运用最新的、有事实根据的知识和信息来指导护理实践。其次,儿科护士应在医疗服务及用药安全方面起到良好的协调及监督作用。由于儿科疾病复杂,病情变化快,加上儿科医生工作繁忙,与家长沟通时间少,缺乏对疾病以外的家庭情况的了解,对疾病的解释常常应用医学术语,造成家长对患儿病情及预后缺乏清晰的了解。因此,护理实践中,护士应站在患儿及其家长的角度,细心地体察他们的心情,给予他们同情和关爱。本着一切为患儿着想的原则,以循证医学/护理为依据,客观准确地介绍患儿病情、分析目前具体疾病的治疗现状及预后;结合患儿家庭实际情况,向家长提供切实可行的诊治护理备选方案。在儿童用药方面,护理人员应关注用药安全及药物与食物相互作用引起的药物安全性问题,如西柚汁具有较强的药酶抑制剂作用(可抑制肝脏 P450 酶的活性,该酶与多种药物的代谢有关),且作用时间持久,服用后可增加血药浓度及药物的不良反应,尤其是服用抗过敏药物时应引起高度重视。

(二)利用社区资源,强化城乡社区儿童服务功能,加强和完善儿科护理

加大社区儿童活动设施建设,创造有益于儿童身心健康的社区文化环境。以社区为载体,建立儿童保健中心及家庭健康教育指导服务体系。通过健康教育和健康促进,大力推广科学育儿,普及常见病的防治和其他儿童保健知识,加强社区儿童慢性病的管理,消除各种对儿童身心造成伤害的因素。

目前,我国传染病发病率虽有大幅减少,但感染性疾病,尤其是病毒感染性疾病,仍占儿童疾病的主导地位。感染病原谱发生变迁,与社会经济发展、广谱抗生素的广泛应用、社区宠物饲养等环境因素的变化有关。儿童感染性疾病的发病高峰与季节明显相关,如北方冬春季呼吸道感染发病率高,加强社区预防工作,可应用简单方法,如空气熏醋、口服不良反应较小且价格低廉的中草药等达到预防的目的。发挥社区医院的诊疗作用(尤其高峰期),缓解疾病高峰期大量患儿涌入儿童医院的状况,以减少呼吸道疾病的交叉感染。加强社区健康教育,提高家长育儿能力、信息素养及健康素养能力,早期发现儿童伤害、致残因素并给予早期干预,如早期发现脑瘫并及时干预,以尽可能减少疾病造成的损害。又如1~2个月的婴儿发生小儿晚发性维生素K缺乏性出血症,后果严重,常引起颅内出血,多系纯母乳喂养儿发病,因其发病率低,对于是否定期在儿童保健门诊预防性补充维生素K制剂颇有争议。护理人员可通过健康教育,让家长每周添加1~2次含有维生素K的配方奶喂养进行预防。此外,还应配合医院加强慢性病的管理及制定慢性病患儿的康复计划,如儿童哮喘、脑性瘫痪等的管理。

(三)重视小儿心理发育及健康,关注儿童发展的特殊问题

营造尊重、爱护儿童的社会氛围,提倡正确的养育观念,消除对儿童的歧视和伤害,发挥社会的监督作用,降低儿童心理行为问题发生率和儿童精神疾病患病率。社区相关工作人员尤其应该关注特殊群体儿童的身心健康,如孤残儿童、父母离异及重组家庭的儿童、父母心智不健全以及监护不利的儿童。另外,对于儿童发展时期的特殊问题也应予以重视。

鼓励并支持儿童参与家庭、文化和社会生活,社区应创造有利于儿童参与的社会环境,畅通儿童意见表达渠道,重视、吸收儿童意见。社区工作人员应定期家访与监督,最大限度地保护儿童权益及健康。

(四)加强偏远地区、贫困地区儿童医疗及保健工作

我国幅员辽阔,城乡区域间儿童医疗及保健水平发展不平衡,贫困地区儿童整体发展水平(健康、教育)较低,儿童医疗保健条件缺失甚至缺如,应在国家政策及当地政府扶持下努力改善,完善县级以下单位儿童保健工作的内容,鼓励和支持社会力量参与志愿活动加强儿童医疗和保健工作,为贫困和大病儿童提供医疗救助;建立完善残疾儿童康复救助制度和服务体系,提高0~6岁残疾儿童抢救性康复率。

学习小结

1. 学习内容

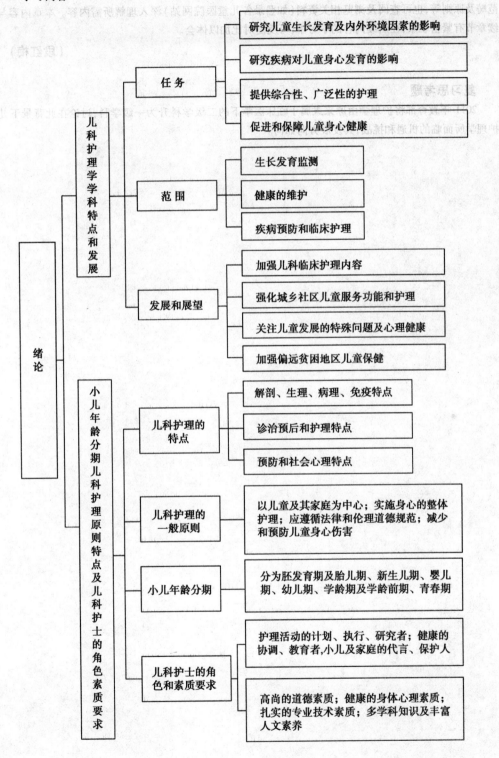

```
                                              研究儿童生长发育及内外环境因素的影响

                                    任  务     研究疾病对儿童身心发育的影响

                                              提供综合性、广泛性的护理

                          儿                   促进和保障儿童身心健康
                          科
                          护
                          理                   生长发育监测
                          学
                          学     范  围         健康的维护
                          科
                          特                   疾病预防和临床护理
                          点
                          和
                          发                   加强儿科临床护理内容
                          展
                                              强化城乡社区儿童服务功能和护理
                                    发展和展望
                                              关注儿童发展的特殊问题及心理健康
     绪
     论                                        加强偏远贫困地区儿童保健

                                              解剖、生理、病理、免疫特点
                          小
                          儿     儿科护理的     诊治预后和护理特点
                          年      特点
                          龄                   预防和社会心理特点
                          分
                          期
                          儿                   以儿童及其家庭为中心;实施身心的整体
                          科     儿科护理的     护理;应遵循法律和伦理道德规范;减少
                          护      一般原则      和预防儿童身心伤害
                          理
                          原
                          则     小儿年龄分期    分为胚发育期及胎儿期、新生儿期、婴儿
                          特                   期、幼儿期、学龄期及学龄前期、青春期
                          点
                          及
                          儿                   护理活动的计划、执行、研究者;健康的
                          科                   协调、教育者,小儿及家庭的代言、保护人
                          护     儿科护士的
                          士      角色和素质要求
                          的                   高尚的道德素质;健康的身体心理素质;
                          角                   扎实的专业技术素质;多学科知识及丰富
                          色                   人文素养
                          素
                          质
                          要
                          求
```

2. 学习方法

在本章内容的学习中,应结合自己及周围事例(如探视患儿,就诊体会)去理解儿科护理学的任务、范畴及原则等,也可查阅及浏览相关资料(如登录各儿童医院网站)深入理解所需内容。本章内容与后续章节有紧密联系,在后续内容的学习中,可反复对比加以体会。

(段红梅)

复习思考题

2011 年教育部将护理学由原来隶属于临床医学下的二级学科升为一级学科,讨论在此背景下儿科护理学所面临的机遇和挑战,其发展方向如何。

第二章 生长发育

学习目的

生长发育是小儿特有的生理现象,也是学习儿科护理学的基础。通过对本章内容的学习,学生应该掌握小儿生长发育的概念及其规律、小儿体格发育常用指标,了解小儿身心发育特点,理解生长发育的个体差异及环境对小儿发育及心理行为的影响。为后续章节小儿疾病护理的学习奠定基础。

学习要点

生长发育的概念及其规律,小儿体格发育常用指标与评价,小儿心理发展阶段及特点,小儿心理发育的评价,环境对小儿发育及心理行为的影响等。

第一节 生长发育的规律与心理发展阶段的特点

生长(growth)一般是指小儿各器官、系统的长大和形态变化,可测出其量的改变;发育(development)指细胞、组织、器官的分化完善和功能上的成熟,为质的改变。生长和发育两者紧密相关,不能截然分开,生长是发育的物质基础,而发育成熟状况又反映在生长的量的变化上。生长发育的过程既包括身体的变化也包括心理的变化,呈现出特有的规律性与相应的阶段性。

一、生长发育的规律

(一)生长发育的连续性

生长发育是一个连续的过程,但各年龄阶段生长发育的速度不同,具有阶段性。一般年龄越小,体格增长越快,出生后6个月生长最快,尤其是最初3个月,出现生后第一个生长高峰;后半年生长速度逐渐减慢,2岁后的儿童体格稳步增长,至青春期又迅速加快,出现第二个生长高峰。

(二)各系统器官发育的不平衡性

人体各系统的发育顺序遵循一定规律,各系统发育速度不同,有各自特点。神经系统发育较早,生殖系统发育较晚,淋巴系统在小儿时期发育迅速,青春期达高峰,以后逐渐降至成人水平;皮下脂肪在年幼时较发达,而肌肉组织则到学龄期才发育加速;其他如心、肝、肾等器官的增长基本与体格生长平行(图2-1)。

(三)生长发育的顺序性

小儿生长发育通常遵循由上到下、由近到远、由粗到细、由低级到高级、由简单到复杂的顺序或规律,如婴儿出生后运动发育的规律是:先抬头,后抬胸,再会坐、立、行(由上到下);先抬肩、伸臂,再双手握物,先会控制腿再到控制脚的活动(由近到远);先会用全手掌握持物品,以后发展到能以手指摘取(从粗到细);先会画直线,进而能画图、画人(由简

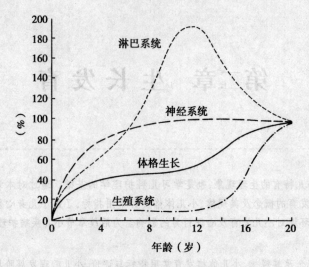

图 2-1　各系统器官发育不平衡

单到复杂）；先会看、听和感觉事物、认识事物，再发展到记忆、思维、分析、判断（由低级到高级）。

（四）生长发育的个体差异

小儿生长发育虽按上述一般规律发展，但在一定范围内由于受遗传、营养、环境、教养等各因素的影响而存在着较大的个体差异。体格上的个体差异一般随年龄增长而越来越显著，青春期差异更大。因此所谓正常值不是绝对的，必须考虑各种因素对个体的影响，并应作连续动态的观察，才能作出正确的判断。

二、心理发展阶段划分及其特点

按照小儿在一段时期内所具有的共同的、典型的心理特点和主要活动特征，将小儿的心理发展过程划分为若干个阶段，称心理发展阶段（developmental stage）。各心理学家关注的侧重点不同，心理发展阶段的划分也不同。

（一）弗洛伊德的心理发展阶段划分及其特点

弗洛伊德（Freud S），奥地利著名的心理学家，"精神分析"学派的创始人。弗洛伊德认为，儿童人格的发展，主要是本能的发展，本能的根源在于身体的紧张状态，多集中在身体的某些部位，称为动欲区。每个儿童都要经历若干个先后有序的发展阶段，儿童在这些阶段中获得的经验决定了其人格特征。每一阶段的划分均以动欲区的转移为依据，动欲区在发展的早期是不断变化的，首先是口腔，其次是肛门，然后是生殖器，据此将人格发育分为五个时期，即口腔期、肛门期、性器期、潜伏期和生殖期。每个时期都有与性有关的特殊矛盾冲突，人格差异与个人早期人格发展中性冲突解决的方式有关。如果某一时期的矛盾没有顺利解决，需求没有得到满足或过度满足，就会在以后保持这个时期的某些行为，即"停滞现象"。

1. 口腔期（oral stage，0～1岁）　这个时期的动欲区是口腔。小儿通过吮吸、吞咽、咀嚼、撕咬等活动获得快感。口腔欲望得到满足有利于小儿情绪与人格的正常发育，否则易出现咬指甲、抽烟、吸毒、酗酒等不良行为，或产生自恋、悲观、退缩、嫉妒、猜疑等人格变化。

2. 肛门期(anal stage,1~3岁) 动欲区在肛门区域。此期儿童必须学会控制生理排泄,使之符合社会要求,快感主要来自对粪便的排泄与控制,如果这一时期出现停滞现象,则可能导致放纵、生活秩序混乱、不拘小节或循规蹈矩、谨小慎微、吝啬等人格改变。

3. 性器期(phallic stage,3~6岁) 动欲区在生殖器区域,小儿表现出对性器官的关心和对性别差异的觉察。出现"恋母情结"、"恋父情结",与父母亲的认同不但是超自我发展的开始,同时也是对两性行为方式的基本学习过程。如果此期发展不利,则可能产生性别认同困难或成为异常性行为的导因。

4. 潜伏期(latent stage,6~12岁) 此期儿童的兴趣不再局限于自己的身体,对外界环境也逐渐有了探索倾向。由于这个时期的行为少有与身体某一部位快感的满足有直接关系,于是乃有"潜伏"的说法。如果此期发展不利,则可能出现强迫人格。

5. 生殖期(genital stage,12岁以后) 到了青春期,随着生理发育的成熟,个人的兴趣逐渐从自己身体刺激的满足转变为异性关系的建立与满足。该阶段儿童已从一个自私的、追求快感的孩子成长为具有对异性有爱的权力的、社会化的个体。此期如果不能顺利发展,儿童则可能产生性犯罪、性倒错,甚至精神异常。

(二)艾瑞克森的心理发展阶段划分及其特点

艾瑞克森(Erikson E),美籍丹麦裔心理学家,将弗洛伊德的理论拓展到社会学领域,形成了社会心理发展理论(theory of psychosocial development)。艾瑞克森的社会心理理论强调文化社会环境对人格发展的影响,他认为生命的历程就是不断达到心理社会平衡的过程,他将人的一生分为8个心理社会发展阶段,其中,前5个阶段与儿童的心理社会发展有关,不同的阶段有不同的特点,表现为某方面的行为特征比较明显。并认为每个阶段均有一个特定的发展问题(development task),这些问题即是儿童健康人格的形成和发展过程中所必须遇到的挑战或危机。成功地解决每一阶段的发展问题,就可以健康地步入下一阶段;反之,将导致不健康的结果而影响后一阶段的发展。

1. 婴儿期(0~1岁) 主要的心理社会发展课题是:信任对不信任(trust vs. mistrust)。信任感是发展健全人格的基础,人生第一年的发展任务是与照顾者(通常是父母)建立起信任感,克服不信任感。婴儿呱呱坠地后的最初阶段,必须依赖父母来满足自己的需要,婴儿通过哭声、表情等向父母发出各种需求的信息,父母如果及时给予正确的解读,提供合适的满足,则小儿情绪愉悦。在"婴儿发出信息,父母解读信息、给予满足"这种反复的应答过程中,和父母的信任感得以建立,疑惑得以克服。这一信任感是儿童与他人建立信赖关系的根源与出发点。相反,如果父母无视婴儿发出的信息、不能给予婴儿生理与精神的满足,婴儿便会对父母产生不信任感。而且对他人亦难以产生信赖,对日后人际关系的发展产生不利的影响。

2. 幼儿期(1~3岁) 主要的心理社会发展课题是:自主对怀疑(autonomy vs. shame or doubt)。此阶段幼儿能够主动地探索外部世界,已经开始觉察到自己的行为对周围环境与人的影响,从而形成独立自主感,喜欢以"不"来满足自己独立自主的需要。如果得不到父母的许可,或对其独立行为缺乏耐心、嘲笑、斥责等将会使小儿产生羞愧和疑虑,小儿将怀疑自己的能力,并停止各种尝试和努力。因此,父母对孩子合理的自主行为必须给予支持和鼓励,避免过分干涉;同时,应以温和、适当的方式教育小儿,使其学会适应社会规则。此期顺利发展的结果是获得自我控制和自信。

3. 学龄前期(3～6岁)　主要的心理社会发展课题是:主动对内疚(initiative vs. guilt)。随着身体活动能力和语言的发展,儿童探究范围扩大,他们开始主动探索周围的世界,敢于有目的地去影响和改变环境,并能以现实的态度去评价个人行为。如果对他们的好奇与探索给予积极鼓励和正确引导,则有助于他们主动性的发展。反之,如果总是指责孩子的行动是不好的,禁止他们有一些离奇的想法或游戏活动,或要求他们完成其力所不能及的任务,都会使他们产生内疚感、缺乏自信、态度消极、怕出错、过于限制自己的活动。

4. 学龄期(6～12岁)　主要的心理社会发展课题是:勤奋对自卑(industry vs. inferiority)。此期是成长过程中的一个决定性阶段。儿童迫切地学习文化知识和各种技能,学会遵守规则,从完成任务中获得乐趣。如果在这个时期小儿能出色地完成任务并受到鼓励,则可发展勤奋感;如果无法胜任父母或老师所指定的任务,遭受挫折和指责,小儿就会产生自卑感。此期顺利发展的结果是学会竞争、力求创造和自我发展。

5. 青春期(12～18岁)　主要的心理社会发展课题是:角色认同对角色混淆(identity vs. role confusion)。此期的青少年关注自我,探究自我,经常思考"我是怎样一个人?"或"适合怎样的社会职业(角色)?"等问题。他们极为关注别人对自己的看法,并与自我概念相比较,一方面要适应他们必须承担的社会角色,同时又想扮演自己喜欢的新潮形象,因此,他们为追求个人价值观与社会观念的统一而困惑和奋斗。正常的心理社会发展主要来自于建立其独立自主的人生观,并完善自己的社会能力和发展自身的潜能。如无法解决上述冲突,则会导致角色混淆,没有自控力,没有安全感。

(三) 皮亚杰的心理发展阶段划分及其特点

皮亚杰(Jean Piaget),瑞士心理学家,"发生认识论"的开创者。皮亚杰将儿童心理认知过程划分为:感知运动阶段、前运思阶段、具体运思阶段、形式运思阶段。该理论的核心概念是"运思",运思是一种特别的心智活动,它能够根据特定的目的转换信息,并且具有可逆性,这个历程是心智发展的核心。

1. 感知运动阶段(sensorimotor stage,0～2岁)　此时期小儿尚未掌握语言,主要是通过感觉运动和外界接触并相互作用,通过抓、握、摸、拉、推、看、听等动作获得感知与运动的体验,此阶段小儿主要是通过嘴的吸吮与手的抓取认识世界,认知形式是图式结构,尚不能用语言和抽象符号来命名事物。

2. 前运思阶段(preoperational stage,2～7岁)　此时期小儿各种感知运动开始内化为语言表象,能用语言符号、象征性游戏等手段表达内、外部事物。言语和非言语表达能力得以迅速发展,思维开始从表象思维向运算思维过渡,并依赖直觉活动的帮助,表现出思维的直觉性。该阶段的思维特征:①以自我为中心:深信自己想的也是别人想的,自己想的永远是对的。②思维的片面化:小儿在观察事物时,往往将注意力集中在最感兴趣的一面,忽视其全貌。③思维的非可逆性:小儿不能沿原来思想的相反思路回到原来思考的出发点。这个时期的小儿仅具备一些日常生活中的"概念",还没有形成真正的逻辑概念,只是到了该阶段的后期,最初的运算图式才出现。

3. 具体运思阶段(concrete operational stage,7～11岁)　此时期小儿已克服了前一阶段的局限性,出现了具体运算的图式,能够进行初步的逻辑思维,并能运用逻辑思维解决所遇到的具体问题。在该阶段,儿童的思维开始具有可逆性,获得了各种守恒概念、分类概念、序列概念、关系概念等。小儿的思维特征具有多维性、可逆性、去自我中心性,可进行具体逻辑推理,但此时还不能在假设的基础上进行思考,并且也无法解决具有多重逻辑关系的问题。

4. 形式运思阶段(formal operational stage,11~15岁)　此阶段小儿的思维是以命题形式进行的,能够根据逻辑推理、归纳或演绎的方式来解决问题,能够通过假设推理来解答问题,或从前提出发得出结论。小儿已经能够运用逻辑思维来解决各种复杂的问题,而且也能通过假设来解决各种问题。其思维发展已接近成人的水平。

总的来说,小儿思维(智力)的萌芽出现在感知运动阶段,在前运思阶段则主要是表象思维和直觉思维,在具体运思阶段出现初步的逻辑思维,比较复杂的逻辑思维直到形式运思阶段才出现——这就是儿童智力、心理发展的过程。在儿童思维发展的不同阶段,其思考、解决问题的方式及能力、智力也有所不同。前一阶段是后一阶段发展的前提条件,而后一阶段又是前一阶段发展的结果。由于环境、教育、文化及主体动机等各种因素的差异,各阶段的出现可以推迟或提前,但每个个体的智力发展都要依次经过这四个不同的阶段。

(四) 库尔伯格的心理发育阶段划分及其特点

库尔伯格(Kohlberg L),美国心理学家,他创立的"道德发展阶段"理论,在心理学界、教育界产生了很大的影响。库尔伯格的道德认知发展理论认为人的道德判断随年龄增长而发展。他通过对10多个不同国家的儿童进行研究,发现尽管种族、文化和社会规范等各方面都不相同,但人的道德判断随着年龄的增长,其发展趋势却是一致的,大致可分为3个层次,6个阶段。

1. 前习俗期(preconventional stage,1~6岁)　此期小儿以家长和权威人物的教导为道德判断标准,表现为对权威的服从和惧怕惩罚。此期分为2个阶段:①惩罚-顺从导向阶段:该阶段的儿童,对成人或规则采取服从的态度,以免受到惩罚,即因"我害怕被惩罚"或"不想惹麻烦"而服从。②快乐主义导向阶段:处于该阶段的儿童在进行道德判断时,开始比较行为和个人的关系,认为每个人都有自己的意图和需要,即因"对我有好处"而服从。在这个道德认知层次上,对错的观点是依据权威者的说教,依据行为所致结果会带来惩罚或是奖赏。任何一位父母都可以证明这一点。问一个四五岁的孩子"为什么偷窃是不对的",绝大多数的回应都是"因为爸爸妈妈说这是不对的",或"偷东西会挨打"。有些人终其一生都停留在这个阶段,持续地以听从权威者的话、害怕惩罚,并以如何避免痛苦后果或取得奖赏来定位是非对错。

2. 习俗期(conventional stage,6~12岁)　此期小儿道德规范观念开始形成,对事物的道德判断能够以社会习俗和规范为准则去思考,行为动机主要为符合父母、家庭、社会的需求,能够遵守社会道德规范。此期包括2个阶段:①好孩子导向阶段:处于该阶段的小儿认识到必须尊重他人的看法和想法,意识到他人和社会对一个"好孩子"的期望和要求,并尽量按这种要求去做。该阶段的儿童已经开始从关心自己的需求发展到较全面地关心别人的需求,从而为自己塑造一个社会赞同的形象。②社会秩序导向阶段:该阶段的小儿开始从维护社会秩序的角度来思考什么行为是正确的,认识到每个社会成员都应当遵守全社会共同约定的某些行为准则,即强调对法律的服从。

3. 后习俗期(postconventional stage,12 岁以上) 此期小儿道德观念已经内化,个人道德理想和良心开始形成,能够全面自我约束,凭借良心及个人观念进行是非善恶的判断。其中包括 2 个阶段:①社会契约导向阶段:尊重法规,认为个人目标要对社会负责,保证大多数人的利益;②普遍道德原则导向阶段:该阶段的个体认识超越了法律,认为除了法律以外,还有诸如生命的价值、全人类的正义、个人的尊严等更高的道德原则,把这些普遍伦理原则看得比任何法律更为优先。不是所有的个人都能达到这个道德阶段。

第二节 小儿体格生长发育及评价

一、体格生长常用指标及测量方法

体格生长应选择易于测量、有较好人群代表性的指标来表示。常用的指标有体重、身高(长)、坐高(顶臀长)、头围、胸围等。

(一)体重

体重(weight)为各器官、组织及体液的总重量,是反映儿童体格生长,尤其是营养状况的最易获得的敏感指标,也是儿科临床计算药量、输液量等的重要依据。新生儿出生体重与胎次、胎龄、性别以及宫内营养状况有关。我国 2005 年九市城区调查结果显示平均男婴出生体重为 $3.33 \pm 0.39kg$,女婴为 $3.24 \pm 0.39kg$。出生后第 1 周内由于摄入不足、水分丧失及排出胎粪,体重可暂时性下降 3%~9%,可在生后 3~4 日达到最低点,以后逐渐回升,常于 7~10 日恢复到出生时的水平,这一过程称为生理性体重下降(physiological weight loss)。对 10 日后体重继续下降者应寻找原因。生后如及时喂哺可减轻或避免生理性体重下降的发生。随年龄的增加儿童体重的增长逐渐减慢:正常足月儿出生后头 3 个月每月增长 700~800g,其中第 1 个月可增长 1000~1700g;4~6 个月每月增长 500~600g;7~12 个月每月增长 300~400g。一般生后 3 个月时体重约为出生时的两倍(6kg),1 岁时体重约为出生时的三倍(9kg),呈现第 1 个生长高峰,是生后体重增长最快的时期。2 岁时体重约为出生时的四倍(12kg),2 岁后到青春期前体重每年稳步增长约 2kg。进入青春期后体格生长再次加快,体重猛增,每年可达 4~5kg,可持续 2~3 年,呈现第 2 个生长高峰。小儿体重的增长可按以下公式计算:

1~6 个月:体重(kg) = 出生时体重(kg) + 月龄 ×0.7(kg)

7~12 个月:体重(kg) = 6(kg) + 月龄 ×0.25(kg)

2~12 岁:体重(kg) = 年龄 ×2 +7(或 8)(kg)

正常同年龄、同性别儿童的体重存在着个体差异,一般在 10% 上下,故大规模儿童生长发育指标测量的数据均值只能提供参考。评价某一儿童的生长发育状况时,应连续定期监测其体重,发现体重增长过多或不足,需寻找相关原因。

(二)身高(长)

身高(standing height)指从头顶到足底的全身长度。3 岁以下小儿站立时测量不准确,一般取仰卧位测量,称身长(recumbent length)。3 岁以后立位测量,称身高。卧位与立位测量值约相差 1~2cm。身长的增长规律与体重增长相似,年龄越小,增长越快,也呈现婴儿期和青春期2个生长高峰。新生儿出生时身长平均为50cm（2005年调查我国新生儿平均身长49.7~50.4cm）。生后第1年身长平均增长约25cm，上半年增长比下半年快，其中前3个月可增长11~12cm。第2年增长速度减慢，平均为10cm，到2岁时身长约85cm。2岁后身高（长）稳步增长，平均每年增加5~7cm，至进入青春早期出现第2个身高增长加速期，其增长速度可达儿童期的两倍，持续2~3年。女孩进入青春期较男孩约早2年，故10~13岁的女孩常较同龄男孩高，但男孩至青春期后身高加速增长，且持续时间较长，故最终身高超过女孩。

2~12岁身高（长）的估算公式为：身高（cm）= 年龄×7 + 70（cm）

身高（长）包括头、躯干（脊柱）和下肢的长度，这三部分的增长速度并不一致。生后第1年头部生长最快，躯干次之，而青春期身高增长则以下肢为主，故各年龄期头、躯干和下肢所占身高（长）的比例各有不同。某些疾病可使身体各部分比例失常，这就需要分别测量上部量（从头顶至耻骨联合上缘）及下部量（从耻骨联合上缘到足底），以便进行比较，帮助判断。出生时上部量 > 下部量，中点在脐上；随着下肢长骨增长，中点下移，2岁时在脐下；6岁时在脐与耻骨联合上缘之间；12岁时恰位于耻骨联合上缘，此时上部量与下部量相等。

身高（长）的增长与遗传、种族、内分泌、营养、运动和疾病等因素有关。明显的身材异常往往由甲状腺功能减退、生长激素缺乏、营养不良、佝偻病等引起。短期的疾病与营养波动不会明显影响身高（长）。

（三）坐高

由头顶至坐骨结节的长度称坐高（sitting height），3岁以下取仰卧位测量，称顶臀长（crown to bottom）。坐高代表头颅与脊柱的发育，其增长规律与上部量增长相同。由于下肢增长速度随年龄增加而加快，坐高占身高的百分数则随年龄增加而下降，由出生时的67%降至14岁时的53%。此百分数显示了身体上、下部比例的改变，比坐高绝对值更有意义。

（四）头围

经眉弓上方、枕外隆凸绕头一周的长度为头围（head circumference，HC）。头围反映脑和颅骨的发育。出生时平均32~34cm。在1岁以内增长较快，前3个月和后9个月都约增长6cm，故1岁时为46cm。1岁以后头围增长明显减慢，2岁时为48cm，5岁时为50cm，15岁时54~58cm（接近成人头围）。头围测量在2岁前最有价值。较小的头围（$< \bar{x} - 2SD$）常提示小头畸形、脑发育不良等；头围增长过快则提示脑积水。

（五）胸围

沿乳头下缘水平绕胸一周的长度为胸围（chest circumference，CC）。胸围大小与肺、胸廓的发育密切相关。出生时胸围比头围小1~2cm，约32cm。1岁时头围与胸围相等，以后则胸围超过头围。头围、胸围增长曲线的交叉时间与儿童营养和胸廓发育有关，肥胖儿由于胸部皮下脂肪厚，胸围可于3~4个月时暂时超过头围；营养较差、佝偻病、缺少锻炼的小儿胸围超过头围的时间可推迟到1.5岁以后。1岁至青春前期胸围超过头围的厘米数约等于小儿的岁数减1。

（六）骨骼的发育

1. 头颅骨发育　颅骨随脑的发育而增长，故其发育较面部骨骼（包括鼻骨、下颌骨）

为早。可根据头围大小,骨缝及前、后囟闭合的迟早来评价颅骨的发育。颅骨缝出生时尚分离,约于 3~4 个月时闭合。前囟为顶骨和额骨边缘形成的菱形间隙(图 2-2),其对边中点连线长度在出生时为 1.5~2.0cm,后随颅骨发育而增大,6 个月后逐渐骨化而变小,1~1.5 岁时闭合。

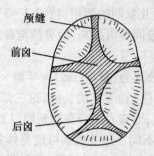

颅缝
前囟
后囟

图 2-2　小儿囟门

前囟早闭或过小见于小头畸形、脑发育不良等;前囟迟闭、过大见于佝偻病、先天性甲状腺功能减退症等;前囟饱满常示颅内压增高,见于脑积水、脑炎、脑膜炎、脑肿瘤等疾病,而前囟凹陷则见于极度消瘦或脱水者。后囟为顶骨与枕骨边缘形成的三角形间隙,出生时即已很小或已闭合,最迟于生后 6~8 周闭合。面骨、鼻骨、下颌骨等的发育稍晚,1~2 岁时随牙齿的萌出面骨变长,下颌骨向前凸出,面部相对变长,整个头颅的垂直直径增加,使婴儿期的颅骨较大、面部较短、圆胖脸形逐渐向儿童期面部增长的脸形发展。

2. 脊柱的发育　脊柱的增长反映脊椎骨的发育。出生后第 1 年脊柱增长较下肢快,1 岁后其增长速度则落后于下肢。新生儿时脊柱仅轻微后凸,3 个月左右随抬头动作的发育出现颈椎前凸,此为脊柱的第 1 个弯曲;6 个月左右会坐时出现胸椎后凸,为脊柱的第 2 个弯曲;1 岁左右开始行走时出现腰椎前凸,为脊柱的第 3 个弯曲。至 6~7 岁时随着韧带发育,上述 3 个脊柱弯曲为韧带所固定。生理弯曲的形成,有利于身体保持平衡和直立行走。坐、立、行姿势不正确及骨骼病变可引起脊柱发育异常或造成畸形。

3. 长骨的发育　长骨的生长和成熟与体格生长有密切关系。长骨生长主要依靠其干骺端软骨骨化和骨膜下成骨作用使之增长、增粗。干骺端骨骺融合,标志长骨生长结束。随着年龄的增长,长骨干骺端的骨化中心按一定的顺序和部位有规律地出现,通过 X 线检查长骨骨骺端骨化中心的出现时间、数量、形态变化和干骺端融合时间,可判断骨骼发育情况,根据每个骨化中心的出现时间、大小、形态、密度等与标准图谱加以比较,其骨骼成熟度相当于某一年龄标准图谱时,该年龄即为其骨龄(bone age)。出生时腕部无骨化中心,出生后腕部骨化中心的出现次序为:头状骨、钩骨(3 个月左右);下桡骨骺(约 1 岁);三角骨(2~2.5 岁);月骨(3 岁左右);大、小多角骨(3.5~5 岁);舟骨(5~6 岁);下尺骨骺(6~7 岁);豆状骨(9~10 岁)。10 岁时出全,共 10 个,故 1~9 岁腕部骨化中心的数量约为其岁数加 1。出生时股骨远端及胫骨近端已出现骨化中心。婴儿早期可摄膝部、年长儿可摄腕部 X 线骨片,以判断长骨的生长。临床判断骨龄常用 Gruelich 和 Pyle 图谱或 TW2 评分法,骨龄测定有助于诊断某些疾病,如生长激素缺乏症、甲状腺功能减退症、肾小管酸中毒等,表现为骨龄明显落后;中枢性性早熟、先天性肾上腺皮质增生症时骨龄则常超前。出生后不久怀疑甲状腺功能不足者,可选择股骨远端作 X 线摄片,因为此处骨化中心在出生时已形成。

(七) 牙齿的发育

牙齿的发育与骨骼发育有一定的关系。人一生有两副牙齿,即乳牙(共 20 个)和恒牙(共 32 个)。出生时在颌骨中已有骨化的乳牙牙孢,但未萌出,生后 4～10 个月乳牙开始萌出,约 2.5 岁出齐,2 岁以内乳牙的数量约为月龄减 4～6,但乳牙的萌出时间也存在较大的个体差异,12 个月尚未出牙可视为异常。恒牙的骨化从新生儿时开始,6 岁左右开始出第 1 颗恒牙,即第 1 磨牙,长于第 2 乳磨牙之后,又称 6 龄齿;7～8 岁开始乳牙按萌出先后逐个脱落代之以恒牙,其中第 1、2 前磨牙代替第 1、2 乳磨牙;12 岁左右出第 2 磨牙;18 岁以后出第 3 磨牙(智齿),但也有人终身不出此牙。恒牙一般 20～30 岁出齐。出牙为生理现象,但个别小儿可有低热、流涎、睡眠不安、烦躁等反应。较严重的营养不良、佝偻病、甲状腺功能减退症、21-三体综合征等患儿可有牙齿萌出迟缓、牙釉发育不良等现象。医护人员要定期进行儿童口腔保健检查,开展口腔卫生健康教育。

二、体格生长的评价

充分了解儿童各年龄期生长发育的规律和特点,正确评价其生长发育状况,给予适当的指导和干预,对促进儿童的健康成长十分重要。为客观和正确地评价个体或群体儿童生长发育现状及今后发展趋势,必须选择一个合适的正常儿童体格生长标准参照值作为比较,并采用适当的体格生长评价方法。2005 年我国九市儿童随机抽样调查的结果显示,我国城市、城郊儿童体重、身长、坐高、头围、胸围五项指标均已达到 2006 年 WHO 颁布的《儿童生长发育标准》,因此可以将上述五项指标作为参照人群的基准值,与实测值进行比较。

(一) 体格生长评价的常用方法

1. 均值离差法 适用于样本变量呈正态分布状况。正常儿童生长发育状况呈正态分布,故常用均值离差法,以平均值($\bar{x}$)加减标准差(SD)来表示。根据不同年龄、性别分组,通过对某一特定人群大样本横断面调查(附表 2-1、附表 2-2),计算出均值($\bar{x}$)与标准偏差(SD)。以该均值($\bar{x}$)为基值、标准差(SD)为离散距,$\bar{x} \pm 1SD$ 包含 68.3% 的受检总体,$\bar{x} \pm 2SD$ 包含 95.4% 的受检总体,$\bar{x} \pm 3SD$ 包含 99.7% 的受检总体。通常以 $\bar{x} \pm 2SD$(包含 95% 的总体)为正常范围。可按离差范围不同将儿童体格发育分成五等级或六等级进行评价(表 2-1)。也可按年龄画成曲线进行评价。通常用小儿生长指标的实测值与标准参照均值比较,根据实测值在标准参照均数上下的位置,确定和评价小儿发育等级。

表 2-1 均值离差法的等级评价

等级	$\bar{x}-2SD$ 以下	$\bar{x}-(1\sim2SD)$	$\bar{x}-1SD$	$\bar{x}$	$\bar{x}+1SD$	$\bar{x}+(1\sim2SD)$	$\bar{x}+2SD$ 以上
六级	下	中下	中-		中+	中上	上
五级	下	中下		中		中上	上

2. 中位数、百分位数法 适用于样本变量呈正态和非正态分布状况。将变量值按数值大小顺序排列为 100 份,每份即代表一个百分位数。将一组样本变量从小到大排列,位居中央的变量即中位数。当样本变量为正态分布时,中位数等于均数与第 50 百分位数。当样本变量分布不是完全正态分布时,选用中位数而不是算术平均数作为中间值。百分位数法以第 50 百分位(P_{50})为中位数,其余百分位数为离散距,常用 P_3、P_{10}、P_{25}、P_{50}、P_{75}、P_{90}、P_{97}。当样本变量呈正态分布时,P_{50} 相当于 $\bar{x}$,P_3 相当于 $\bar{x}-2SD$,P_{97} 相当于 $\bar{x}+2SD$。当测量值呈偏正态分布时,百分位数法能更准确地反映所测数值的分布情况。百分位数法以 $P_3 \sim P_{97}$,(包括总体的 94%),为正常范围,相当于 $\bar{x}\pm2SD$。

3. 指数法 用两项指标间相互关系作比较,如 Kaup 指数,即体重(kg)/身高(m)^2,其含义为单位面积的体重指数(BMI),主要反映体格发育水平及营养状况。15～18 为正常,<15 为偏瘦,>18 为肥胖倾向。

4. 生长曲线图评价法 将同性别、各年龄组小儿的某项体格生长指标(如身高、体重等)画成曲线(离差法的均值和标准差值或百分位数值),制成生长发育曲线图,将定期连续测量的数据每月或每年描绘于图上作比较,可了解该小儿目前所处发育水平,比较前后数据,可看出其发育趋势和生长速度为向下(下降)、向上(增长)、或平坦(不增),这种连续动态测量小儿生长发育的方法可及时发现偏离,分析原因并予以干预,故临床意义较大。

(二)体格生长评价的内容

体格生长评价一般包括发育水平、生长速度和匀称程度 3 个方面。

1. 发育水平 横断面测量某一年龄段的某项体格生长指标值,与同年龄同性别的参考人群值进行横向比较,以此来评价该小儿某项体格生长指标在该年龄段的生长水平,一般以等级表示,但不能预计其生长发育趋势。

2. 生长速度 定期连续测量小儿某项体重生长发育指标,如体重、身长,即可得到小儿该项指标的生长速度。这种动态纵向观察,可以发现该小儿某一指标的"生长轨迹",预示其该项指标的生长趋势,将其与参考人群比较,可以及时发现生长偏离。故生长速度的比较较发育水平更能反映小儿的生长情况。

3. 匀称程度 评估小儿发育各项指标间的关系,以此了解小儿体型,判断身材是否匀称。例如用坐高(顶臀长)/身高(长)的比值与参考人群值比较,以此评价身材是否匀称,以身高(长)与体重的比值来评价体型。

第三节 小儿神经心理发育及其评价

在小儿生长发育过程中,神经心理的发育与体格生长具有同等重要的意义。小儿日常行为可反映出神经心理的发育,故此期的发育也称为行为发育。小儿神经心理发育的基础是神经系统的发育,尤其是脑的发育。除先天遗传因素外,神经心理的发育与环境密切相关。

一、神经系统的发育

胎儿时期神经系统的发育最早,尤其是大脑的发育最为迅速。出生时大脑重量已达成人大脑重量的 25%，7 岁时接近成人大脑的重量。从形态学方面来说，出生时大脑的外观已与成人相似，有主要的沟回，但大脑皮质较薄，沟回较浅。出生时神经细胞数量已与成人相同，但其树突与轴突少而短。出生后脑重的增加主要与神经细胞体积增大和树突的增多、加长，以及神经髓鞘的形成和发育有关。神经髓鞘的形成与发育约在 4 岁方能完成，故婴儿时期由于神经髓鞘形成不完善，刺激引起的神经冲动传导速度缓慢，而且易于泛化，不易形成明显的兴奋灶，则易疲劳而进入睡眠状态。

脊髓的发育随年龄增加而增长。在胎儿时期，脊髓位于第 2 腰椎下缘，4 岁时上移至第 1 腰椎，因此，在行腰椎穿刺时应注意穿刺部位。

出生时小儿具有觅食、吸吮、吞咽、拥抱、握持等先天性反射和对强光、寒冷、疼痛的反应。其中某些先天条件反射会随年龄增长而消失，如握持反射应于 3～4 个月时消失，如继续存在将妨碍手指精细动作的发育，同时也提示神经系统疾病的可能。新生儿和婴儿肌腱反射不如成人灵敏，腹壁反射和提睾反射也不易引出，到 1 岁时才稳定。3～4 个月前小儿肌张力较高，屈髋伸膝试验（Kerning）可为阳性，2 岁以下小儿巴宾斯基征（Babinski）阳性亦可为生理现象。

小儿出生后 2 周左右即可形成第一个条件反射，即抱起喂奶时出现吸吮动作；2 个月后逐渐形成与视觉、听觉、味觉、嗅觉、触觉等相关活动的条件反射；3～4 个开始出现兴奋性和抑制性条件反射；2～3 岁时皮质抑制功能逐渐发育完善，到 7～14 岁时皮质抑制调节功能达到较成熟水平。

二、感知的发育

感知（sense and perception）是通过各种感觉器官从环境中选择性地获取信息的功能，感知的发育对小儿运动、语言、社会适应能力的发育起着重要的促进作用。

（一）视感知的发育

新生儿已有视觉感应功能、瞳孔对光反应，但因视网膜黄斑区发育不全和眼外肌协调较差，视觉不敏锐，只有在 15～20cm 范围内视觉才最清晰，在清醒和安静状态下可短暂注视和追随近处缓慢移动的物体。不少新生儿可出现一时性斜视和眼球震颤，3～4 周内自动消失。新生儿后期视感知发育迅速，第 2 个月起可协调注视物体，头可跟随移动的物体在水平方向转动 90°，有初步头眼协调的动作。3～4 个月时喜看自己的手，头眼协调较好，头可随物体在水平方向移动 180°。5～7 个月时目光可随上下移动的物体垂直方向转动，出现手眼协调动作，追随跌落的物体，开始认识母亲及奶瓶等常见物品，喜红色等鲜艳明亮的颜色。8～9 个月时开始出现视深度的感觉，能看到小物体。18 个月时能区别各种形状，喜看图画。2 岁时两眼协调较好，可区别水平线和垂直线。5 岁时能区别颜色，6 岁时视深度充分发育。

（二）听感知的发育

出生时因中耳鼓室无空气并有羊水潴留，听力较差，但对强声可有瞬目、震颤等反应。出生 3～7 天后听力已相当好，声音可引起呼吸节律改变。1 个月时能分辨"吧"和"啪"的声音；3～4 个月时头可转向声源（定向反应），听到悦耳声时会微笑；6 个月时能区别父母声音，唤其名有应答反应；7～9 个月时能确定声源，区别语言的意义；1 岁时能听懂自己的名字；2 岁时能区别不同高低的声音，听懂简单吩咐；4 岁时听觉发育完善。听感知发育与小儿的语言发育直接相关,听力障碍如不能在语言发育的关键期内或之前得到确诊和干预,则可因聋致哑。因此,出生后要进行听力筛查。初筛于出生后72小时内进行,未通过者在出院前、42天时分别再做复查。以后,分别在8个月、1岁、2岁、3岁……每年进行一次听力检查。以便及时发现由于某些后天因素而导致的听力缺失。

(三)味觉和嗅觉的发育

出生时味觉和嗅觉已发育完善。新生儿对酸、甜、苦等不同味道可产生不同的反应,闻到乳香会寻找乳头;3~4个月时能区别好闻和难闻的气味;4~5个月的婴儿对食物味道的轻微改变已很敏感,故应适时添加各类辅食,使之习惯不同味道的食物。

(四)皮肤感觉的发育

皮肤感觉包括触觉、痛觉、温度觉和深感觉。触觉是引起某些反射的基础,新生儿感觉已很灵敏,尤以眼、口周、手掌、足底等部位最为敏感,触之即有瞬目、张口、缩回手足等反应,而前臂、大腿、躯干部触觉则较迟钝。新生儿已有痛觉,但较迟钝,疼痛刺激后出现泛化的现象,出生后2个月才逐渐改善。新生儿温度觉很灵敏,冷的刺激比热的刺激更能引起明显的反应,如出生时离开母体环境,温度骤降就啼哭。3个月的婴儿已能区分31.5℃与33℃的水温。2~3岁时小儿通过触觉能区分物体的软、硬、冷、热等属性;5岁时开始辨别体积相同而重量不同的物体。

(五)知觉发育

知觉为人对事物各种属性的综合反映,知觉的发育与视、听、触等感觉的发育密切相关。生后5~6个月时小儿已有手眼协调动作,通过看、摸、咬、抓、敲击等逐步感知、体会物体各方面的属性,其后随着语言的发育,小儿的知觉开始在语言的调节下进行。1岁以后开始有时间和空间知觉的初步认识;3岁能辨别上下;4岁辨别前后;5岁开始辨别以自身为中心的左右。4~5岁已有时间概念,能区别早上、晚上、今天、明天和昨天;5~6岁时能区别前天、后天、大后天。

三、运动的发育

运动的发育可分为平衡和大运动(gross motor)及精细运动(fine motor)两大类。妊娠后期出现的胎动为小儿运动的最初形式,新生儿因大脑皮质发育尚不成熟,传导神经纤维尚未完成髓鞘化,故多属于无意识和不协调性运动。此后,尤其第1年内随着大脑的迅速发育,小儿运动功能逐步完善。

(一)平衡和大运动(gross motor)

1. 抬头　因为颈后肌发育先于颈前肌,所以新生儿俯卧位时能抬头1~2秒;3个月时抬头较稳;4个月时抬头很稳并能自由转动。

2. 翻身　出现翻身动作的先决条件是不对称颈紧张反射的消失。婴儿大约5个月时能从仰卧位翻至俯卧位;6个月时能从俯卧位翻至仰卧位。

3. 坐　新生儿腰肌无力,至3个月扶坐时腰仍呈弧形;5个月时靠着坐腰能伸直;6个月时能双手向前撑住独坐;8个月时能坐稳并能左右转身。

4. 匍匐、爬　新生儿俯卧位时已有反射性的匍匐动作;2个月时俯卧能交替踢腿;3~4个月时可用手撑起上身数分钟;7~8个月时已能用手支撑胸腹,使上身离开床面,有时能在原地转动身体;8~9个月时可用上肢向前爬;12个月左右爬时能手膝并用;18个月时可爬上台阶。学习爬的动作有助于胸部及智力发育,并能提早接触周围环境(通过爬能拿到手拿不到的东西),促进神经系统的发育(表2-2)。

表2-2 小儿神经精神发育进程

年龄	粗细动作	语言	适应周围人物的能力—行为
新生儿	无规律,不协调动作,紧握掌	能哭叫	铃声使全身活动减少
2个月	直立位及俯卧位时能抬头	发出和谐的喉音	能微笑,有面部表情,眼随物转动
3个月	仰卧位变为侧卧位,用手摸东西	咿呀发音	头可随看到的物品或听到的声音转动180°,注意自己的手
4个月	扶着髋部时能坐,或在俯卧位时用两手支持抬起胸部,手能握持玩具	笑出声	抓面前物体,自己玩手,见食物表示喜悦,较有意识地哭笑
5个月	扶腋下能站得直,两手各握一玩具	能喃喃地发出单调音节	伸手取物,能辨别人声音,望镜中人笑
6个月	能独坐一会,用手摇玩具		能认识熟人和陌生人,自拉衣服,自握足玩
7个月	会翻身,自己独坐很久,将玩具从一手换另一手	能发"爸爸"、"妈妈"等复音,但无意识	能听懂自己的名字,自握饼干吃
8个月	会爬,会自己坐起来,躺下去,会扶着栏杆站起来,会拍手	重复大人所发简单音节	注意观察大人的行动,开始认识物体,两手会传递玩具
9个月	试独站,会从抽屉中取出玩具	能懂几个较复杂的词句,如"再见"等	看见熟人会手伸出来要抱,或与人合作游戏
10~11个月	能独站片刻,扶椅或推车能走几步,拇、示指对指拿东西	开始用单词,一个单词表示很多意义	能模仿成人的动作,招手"再见",抱奶瓶自食
12个月	独走,弯腰拾东西,会将圆圈套在木棍上	能叫出物品名字,如灯、碗,指出自己的手、眼	对人和事物有喜憎之分,穿衣能合作,用杯喝水
15个月	走得好,能蹲着玩,能叠一块方木	能说出几个词和自己的名字	能表示同意、不同意
18个月	能爬台阶,有目标地扔皮球	能认识和指出身体各部分	会表示大小便,懂命令,会自己进食
2岁	能双脚跳,手的动作更准确,会用勺子吃饭	会说2~3个字构成的句子	能完成简单的动作,如拾起地上的物品,能表达喜、怒、怕、懂

续表

年龄	粗细动作	语言	适应周围人物的能力—行为
3岁	能跑,会骑三轮车,会洗手、洗脸,会脱、穿简单衣服	能说短歌谣,数几个数	能认识画上的东西,认识男女,自称"我",表现自尊心、同情心,怕羞
4岁	能爬梯子,会穿鞋	能唱歌	能画人像,初步思考问题,记忆力强,好发问
5岁	能单腿跳,会系鞋带	开始识字	能分辨颜色,数10个数,知物品用途及性能
6~7岁	参加简单劳动,如扫地、擦桌子、剪纸、泥塑、结绳等	能讲故事、开始写字	能数几十个数,可简单加减,喜独立自主,形成性格

5. 站、走、跳　新生儿直立时双下肢稍能负重,出现踏步反射和立足反射。5~6个月扶立时双下肢可负重,并能上下跳动;8个月时可扶站片刻,腰、背、臀部能伸直;10个月左右能扶走;11个月左右能独站片刻;15个月左右可独自走稳;18个月左右能跑及倒退走;2岁左右能并足跳;2岁半左右能单独足跳1~2次;3岁左右双足交替走下楼梯;5岁左右能跳绳。

（二）精细动作（fine motor）

新生儿两手握拳很紧,2个月时握拳姿势逐渐松开,3~4个月握持反射消失,开始有意识地取物;6~7个月时能独自摇摆或玩弄小物体,将物体从一手转换至另一手,并出现捏、敲等探索性动作;9~10个月时可用拇、示指对指拿取小物件;12~15个月时学会用匙,会乱图画,能几页几页地翻书;18个月时能垒2~3块积木;2岁时可垒6~7块积木,一页一页翻书,能握杯喝水;3岁时在别人的帮助下会穿衣服,临摹简单图形;4岁时基本上能自己脱、穿简单衣服;5岁时能学习写字。

四、语言的发育

语言（language）为人类特有的高级神经活动,用以表达思维、观念等心理过程,与智能关系密切。正常小儿天生具备发展语言技能的机制和潜能,但是必须提供适当的环境与条件,如与周围人群进行语言交流,其语言能力才能得以发展。通过语言符号,小儿获得更为丰富的概念,提高解决问题的能力,同时吸收社会文化中的信念、习俗及价值观。语言发育需经过发音、理解和表达三个阶段。

1. 发音阶段　新生儿已会哭叫,对饥饿、大小便、疼痛刺激等的哭叫声在音响度、音调上有所不同。1~2个月开始发喉音;2个月开始发"啊"、"伊"、"呜"等元音;6个月时出现辅音;7~8个月能发"爸爸"、"妈妈"等语音;8~9个月时喜欢模仿成年人的口唇动作练习发音。

2. 理解语言阶段　婴儿在发音的过程中逐渐理解语言。小儿通过视觉、触觉、体味觉等与听觉的练习,逐步理解一些日常用品,如奶瓶、电灯等的名称。9个月左右的婴儿已能听懂简单的词义,如"再见","把手给我"等。亲人对婴儿自发的"爸爸","妈妈"等语言的及时应答,可促进小儿逐渐理解这些音的特定含义。10 个月左右的婴儿已能有意识地叫"爸爸"、"妈妈"。

3. 表达语言阶段　在理解的基础上,小儿学会表达语言。一般 1 岁开始会说单词,后可组成句子;先会用名词,然后才会用代名词、动词、形容词、介词等;从讲简单句发展为复杂句。小儿说话的早晚与父母的教育、关注是分不开的。当婴儿说出第一个有意义的字时,意味着他真正开始用语言与人交流。语言发育过程中,须注意下列现象:①乱语:又称隐语。1~2 岁的小儿,很想用语言表达自己的需求,由于词汇有限,常常说出一些成年人听不懂的话语即乱语。遇到这种情况要耐心分析,不要加以训斥,否则会影响说话及表达思维的积极性。②口吃:3~4 岁的小儿,词汇增多,但常常发音不准或句法不妥,如把"老师"发音为"老希",愈是急于纠正愈容易出现口吃。遇此情况不必急于纠正,一般情况下会逐渐转为发音正常。③自言自语:自言自语是小儿从出声的外部语言向不出声的内部语言(沉默思考时的语言)转化过程中的一种过渡形式,是幼儿语言发展过程中的必经阶段,为小儿进入小学,很快发展内部语言打下基础。一般 7 岁以后,小儿不会再出现自言自语,如继续存在,则应引起注意。

五、心理活动的发育

小儿出生时不具有心理现象,待条件反射形成即标志着心理活动发育的开始,随年龄增长,心理活动不断发展。了解不同年龄小儿的心理特征,对保证小儿心理活动的健康发展十分重要。

(一)注意的发展

注意(attention)是人对某一部分或某一方面环境的选择性警觉,或对某一刺激的选择性反应。注意可分无意注意和有意注意,前者为自然发生,不需要任何努力;后者为自觉的、有目的的行为。新生儿已有非条件的定向反射,如大声说话可使其停止活动。婴儿时期以无意注意为主,3 个月开始能短暂地集中注意人脸和声音,强烈的刺激如鲜艳的色彩,较大的声音或需要的物品(奶瓶等)都能成为小儿无意注意的对象。随着年龄的增长,活动范围的扩大,生活内容的丰富,动作语言的发育,小儿逐渐出现有意注意,但幼儿时期注意的稳定性差,易分散、转移;5~6 岁后小儿才能较好地控制自己的注意力。

注意是一切认知过程的开始。自婴幼儿开始即应及时培养注意力,加强注意的目的性,去除外来干扰,引起小儿注意。

(二)记忆的发展

记忆(memory)是将所获得的信息储备和"读出"的神经活动过程,包括识记(事物在大脑中形成暂时联系)、保持(事物在大脑中留下痕迹)和回忆(大脑中痕迹恢复)。回忆又可分为再认和重现。再认是对以前感知的事物在眼前重现时能认识;重现是对以前感知的事物虽不在眼前出现,但可在脑中重现,即被想起。5~6 个月婴儿虽能再认父母,但直到 1 岁后才有重现。婴幼儿时期的记忆特点是时间短,内容少,易记忆带有欢乐、愤怒、恐惧等情绪的事情,且以机械记忆为主,精确性差。随着年龄的增长,思维、理解、分析能力逐步加强,小儿逐渐学会有意识地逻辑记忆,记忆内容也越来越广泛、复杂,记忆的时间也越来越长。

(三) 思维的发展

思维(thinking)是人应用理解、记忆和综合分析能力来认识事物的本质和掌握其发展规律的一种精神活动,是心理活动的最高形式。小儿1岁以后开始产生思维。婴幼儿的思维为直觉活动思维,即思维与客观物体及行动分不开,不能脱离人物和行动来主动思考,如拿着玩具汽车边推边说"汽车来了",如果将汽车拿走,该思维活动则停止。学龄前期小儿则以具体形象思维为主,即凭具体形象引起的联想来进行思维,尚不能考虑事物间的逻辑关系和进行演绎推理,如在计算活动中,小儿知道3个苹果加3个苹果是6个苹果,但对3+3=6的计算感到困难,必须经过实物的图形等多次计算后才能掌握。随着年龄增长,小儿逐渐学会综合、分析、分类、比较等抽象思维方法,使思维具有目的性、灵活性和判断性,在此基础上进一步发展独立思考的能力。

(四) 想象的发展

想象(imagination)也是一种思维活动,是在客观事物影响下,在大脑中创造出以往未遇到过的或将来可能实现的事物形象的思维活动,常常通过讲述、画图、写作、唱歌等表达出来。新生儿无想象力;1~2岁时由于生活经验少,语言尚未充分发育,小儿仅有想象的萌芽,局限于模仿成人生活中的某些个别动作,如模仿妈妈的动作给布娃娃喂饭;3岁后小儿想象内容稍多,但仍为片断、零星的;学龄前期小儿想象力有所发展,但以无意想象和再造想象为主,想象的主题易变;学龄期小儿有意想象和创造性想象迅速发展。

(五) 情绪、情感的发展

情绪(emotion)是活动时的兴奋心理状态,是人们对事物情景或观念所产生的主观体验与表达。情感则是在情绪的基础上产生的对人、物的关系的体验,属较高级复杂的情绪。外界环境对情绪的影响甚大。新生儿因不适应宫外环境,常表现为不安、啼哭等消极情绪,而哺乳、抚摸、抱、摇等则可使其情绪愉快。6个月后小儿能辨认陌生人时,逐渐产生对母亲的依恋及分离性焦虑,9~12个月时依恋达高峰,以后随着和别人交往的增多,逐渐产生比较复杂的情绪,如喜、怒及初步的爱、憎等,也会产生一些不良的情绪,如见人怕羞、怕黑、嫉妒、爱发脾气等。婴幼儿情绪表现特点为时间短暂,反应强烈,容易变化,外显而真实,易冲动,但反应不一致。随着年龄和与周围人交往的增加,小儿对客观事物的认识逐渐深化,情感也日益分化,对不愉快因素的耐受性逐渐增强,逐渐能有意识地控制自己的情绪,情绪反应渐趋稳定,情感也日益分化,产生信任感、安全感、荣誉感、责任感、道德感等。有规律的生活,融洽的家庭气氛,适度的社交活动和避免精神紧张与创伤,能使小儿维持良好、稳定的情绪和情感,有益于智能发展与优良品德的培养。

(六) 意志的发展

意志(will)为自觉地、主动地调节自己的行为,克服困难以达到预期目标或完成任务的心理过程。新生儿无意志,随着语言、思维的发展,婴幼儿开始有意行动或抑制自己某些活动时即表示有意志的萌芽。随着年龄增长,语言思维不断发展,社会交往也越来越多,加上成人教育的影响,小儿意志逐步形成和发展。积极的意志主要表现为自觉、坚持、果断和自制;消极的意志则表现为依赖、顽固和易冲动等。成人可通过日常生活,游戏和学习来培养孩子的积极意志,增强其自制力、独立性和责任感。

(七)个性和性格的发展

个性(personality)是每个人处理环境关系的心理活动的综合形式,包括思维方式、情绪反应、行为风格等。艾瑞克森心理社会发展理论认为,性格是人的内在动力与外在环境产生和解决矛盾的过程中发展起来的,具有阶段性。在婴儿时期,由于自理能力有限,所有的生理需要完全依赖照顾者(父母),人生第一年很容易与父母建立信赖关系和产生安全感,但是如果父母没有给予很好的照顾,将会使小儿产生不信任感并感到不安。幼儿期,小儿开始有自理能力,但仍需依赖父母,故违拗性与依赖性行为交替出现。学龄前期,自理能力提高,有主动行为,但常因为失败而产生失望和内疚。学龄期,学校生活开始,小儿因学习能力的提高和得到认可而得到心理满足,同时又会因为成绩不佳、能力不足而产生自卑。青春期接近成人,认知能力提高。心理适应能力增强,但易波动,在情感、交友、择业、价值观等问题上处理不当易影响性格的形成。性格除与遗传有关外,其形成主要受生活环境和教育等因素的影响,一旦形成则相对稳定。

六、社会行为的发育

小儿社会行为(personal-social behavior)是个体年龄阶段心理行为发展的综合表现,此期发展受外界环境的影响,也与家庭、学校、社会对小儿的教育有密切关系,并受神经系统发育程度的制约。新生儿觉醒时间短,对周围环境反应少,但不舒服时会哭叫,抱起来即安静。2个月时注意母亲脸,逗引会笑;4个月认出母亲及熟悉的东西,能发现和玩弄自己的手、脚等,开始与别人玩,高兴时就笑出声;6个月能辨出陌生人,玩具被拿走时会表示反对;8个月时注意周围人的行动,寻找落下或被表面遮挡的东西;9~12个月时认生达高峰,对熟悉和不熟悉的人和物有喜欢、不喜欢的表现,会模仿别人的动作,唤其名字会转头。1岁后独立性增强,喜欢玩变戏法和"躲猫猫"游戏,能较正确地表示喜怒、爱憎、害怕、同情、嫉妒等情绪;2岁左右不再认生,爱表现自己,吸引别人的注意,喜欢听故事,爱看画片,能执行简单命令;3岁时人际交往更熟练,与人同玩游戏,能遵守游戏规则。此后,随着接触面的不断扩大,对周围人和环境的反应能力更趋完善(见表2-2)。

七、神经心理发育的评价

小儿神经心理发育的水平表现在感知、运动、语言和心理过程等各种能力及性格方面,对这些能力和特征的检查称为心理测验(psychometry)。根据测试内容的不同,分为能力测验和适应性测验。能力测验中包括筛查测验和诊断测验,其中,丹佛发育筛查测验(Denver developmental screening test,DDST)是测量小儿心理发育最常用的方法,主要用于6岁以下小儿发育筛查,该量表共104个项目(原著有105项)。诊断测验常用的量表有贝利婴儿发展量表(Bayley scales of infant development,BSID)、格塞尔发育量表(Gesell scales of development)等。而适应性测验多采用日本S-M社会生活能力检查,即"婴儿~初中学生社会生活能力量表",此量表适用于6个月~15岁小儿社会生活能力的测定,共132项。

第四节 环境对小儿生长发育的影响及心理行为问题

一、影响小儿生长发育的因素

遗传因素和环境因素是影响小儿生长发育的最基本因素。遗传决定了生长发育的潜力,这种潜力又受众多外界因素的作用和调节,两方面因素相互作用,决定了每个儿童的生长发育水平。

(一)遗传因素

小儿生长发育受父母双方遗传因素的影响。不仅表现在皮肤和头发的颜色、面部特征、身材高矮等外貌特征方面,而且也表现在心理与性格特征、气质类型等方面。小儿对某些疾病的易感性也多与遗传因素有关,遗传性疾病无论是染色体畸变或代谢缺陷对生长发育均有显著影响。

(二)环境因素

家庭、社会外界环境直接或间接地影响着小儿各个阶段的生长发育与健康。在胎儿期更多地受孕妇生活环境、营养、情绪、健康状况等各种因素的影响。出生后,不仅受母亲、家庭成员的影响,同时受社会文化等大环境的影响。

1. 家庭生活环境与营养 无论是在出生前,还是出生后,舒适的居住环境、充足的阳光、新鲜的空气、清洁的水源、温馨和睦的家庭气氛等都能促进小儿的生理与心理生长发育,反之,则带来不良影响。健康的生活方式、科学的护理、正确的教养、适当的锻炼和完善的医疗保健服务均是保证小儿体格、神经心理发育达到最佳状态的重要因素。合理的营养是小儿生长发育的物质基础,年龄越小受营养的影响越大。当各种营养素供给比例恰当,加上适宜的生活环境,可使小儿的生长潜力得到最好的发展。

2. 家庭文化与教育 家庭是每个孩子的第一所学校,父母是孩子的第一任老师。孩子自出生起即受家庭文化的熏陶与父母的直接影响。家庭是孩子健康成长的摇篮,父母是孩子学习和模仿的榜样。整洁有序的生活习惯、尊老爱幼的文化传承、谦让节制的文化教养、问候恭敬的礼貌意识都与家庭文化有关,都源于家庭教育。因此,良好的家庭文化与家庭教育是小儿身心健康成长的前提与保障,而家庭文化匮乏、家庭功能缺失、暴力家庭将给小儿带来严重的负面影响,有的影响甚至是终生的。艾瑞克森认为"信与不信"的形成是在人生第 1 年,它是人际关系的起源;弗洛伊德认为成年人格是在生命的前 5 年形成的。提示:家庭成员、家庭文化与家庭教育的重要性。

3. 社会大环境的变化 随着社会的不断发展与开放,使信息出现多渠道化,价值观出现多元化的变化。小儿随着年龄的增长,越来越多地接受着来自社会大环境的影响。一方面,外界的刺激能够开阔视野,活跃思维,丰富知识。同时,由于小儿缺乏辨别分析能力,社会环境中的某些不健康因素难免带来了一些消极的影响。对于社会上的不健康因素,首先应该是物理性的隔离,如学龄期小儿应远离成人娱乐场所、游戏厅等,青春期小儿应远离黄色书刊、音视频资料等。同时发挥家庭的屏障作用,教育小儿分辨什么是健康信息,什么是不健康的信息,自觉抵制社会不良因素的影响。同时,应大力发展社区健康文化事业,为小儿提供安全的游戏场所及健康的精神食粮;发挥社区的资源优势,建立健全儿童安全监督机制。另外,来自学业与生存的压力也会直接或间接地对小儿身心健康产生影响,应发挥关键人物的影响力,如家长、教师、住院时所接触的医护人员对压力的应对方式与反映程度是小儿学习和模仿的对象,他们的沉着、淡定将给小儿以安心、安全的感觉,他们的鼓励与认可也将给小儿以信心与勇气。

4. 疾病与药物　疾病对小儿生长发育的影响十分明显,急性感染常使体重减轻;长期慢性疾病则同时影响体重和身高的增长;内分泌疾病常引起骨骼生长和神经系统发育迟缓;先天性疾病,如先天性心脏病、21-三体综合征等,对体格和神经心理发育的影响更为明显。通常 2 岁以内的小儿疾病痊愈后,如营养充足,会出现"追赶生长(catch up growth)"现象,即小儿身高、体重等短期内加快增长,以弥补患病期间造成的损失。对这种现象尚无满意的解释,但可以明确的是,在这种情况下,小儿生长发育的时间机制并未受到影响,因此,当相应问题得到解决后,小儿将追赶其暂时搁置的生长发育任务,但持续的生长延迟或发生在关键期的不良事件所造成的影响却是无法弥补的。

药物也可影响小儿的生长发育,如较大剂量或较长时期给予链霉素、庆大霉素可致听力减退、甚至耳聋;肾病、血液病长期使用激素的患儿,会出现"水牛背、满月脸"的特殊体征,甚至可致身高增长的速度减慢,骨质疏松等改变。

了解小儿生长发育规律及内、外因素的影响,可使医护人员根据不同年龄小儿的发育特点,创造有利条件,预防不利因素,以促进小儿正常生长发育;同时又可正确地判断和评价小儿生长发育情况,及时发现偏离和不足,追查原因予以纠正,以保证小儿正常生长发育。

二、常见的心理行为问题

心理行为问题对小儿身心健康影响较大,在小儿成长发育过程中较常见。近年来的调查显示我国儿童行为异常的发生率为 12.6% ~ 15.5%,而且有逐年上升的趋势。儿童行为异常常表现在日常生活中,容易被家长忽视或过度评价。因此,区分正常和异常的儿童行为非常重要,目前有多种衡量儿童行为的量表可以帮助区分儿童异常行为问题。儿童行为问题的发生与父母对子女的过高期望、教养方式、文化水平、学习环境等因素显著相关。多数儿童的行为问题在发育过程中可自行消失。

(一)生物功能性问题

1. 遗尿症　正常小儿在 2 ~ 3 岁时已能控制排尿,若 5 岁后仍发生不随意排尿即为遗尿症。大多数遗尿发生在夜间熟睡时称夜间遗尿症。遗尿症可分为原发性和继发性两类。原发性遗尿症多因控制排尿的能力迟滞所致,无器官性病变。健康欠佳、劳累、过度兴奋、紧张、情绪波动时可使症状加重,有时症状可自动减轻或消失,亦可复发。部分患儿持续遗尿至青春期,往往造成严重的心理负担,影响正常的生活和学习。继发性遗尿症大多由于全身性疾病或泌尿系统疾病引起,处理原发疾病后症状即可消失。因此,应帮助小儿树立信心,避免过重的心理负担,合理安排小儿的生活并坚持排尿训练,晚餐后适当控制饮水量,避免过度兴奋等。

2. 夜惊　又称睡惊症(sleep terrors)是指睡眠中突然出现的一种短暂的惊惧和惊扰发作,伴有强烈的语言、运动形式及自主神经系统的兴奋现象。该症多发生于 4 ~ 12 岁儿童,发病的高峰年龄为 4 ~ 7 岁,据调查 1 ~ 14 岁儿童中大约 3% 发生过夜惊,青春期以后极少见,男童略多于女童。学习压力、生活中的负性事件、人际关系问题、家庭矛盾、恐怖电视镜头等是夜惊的诱发因素,部分儿童有家族史。处理方式主要是解除诱因,一般不需特殊处理,个别发作频繁者,可短期使用地西泮。除上述遗尿、夜惊外,此类行为异常中还有遗便、多梦、睡眠不安、食欲不佳、过分挑剔等。

(二)运动行为问题

1. **屏气发作** 为呼吸运动暂停的一种异常行为,多见于6~18个月的婴幼儿,5岁前会自然消失。屏气发作常在发怒、恐惧、悲伤、剧痛、剧烈叫喊等情绪急剧变化时出现。表现为过度换气,哭喊时屏气;因脑血管扩张、缺氧,出现昏厥、意识丧失、口唇发绀、躯干及四肢挺直,甚至四肢抽动,持续0.5~1分钟后呼吸恢复,症状缓解,口唇返红,全身肌肉松弛而入睡。一日可发作数次。这种婴幼儿性格多暴躁、任性、好发脾气。对此类儿童家庭应加强教养,遇矛盾冲突时,耐心说服解释,避免粗暴打骂。

2. **吮拇指、咬指甲癖** 3~4个月后的婴儿生理上有吮吸要求,尤其是吸吮拇指,以安定自己。这种行为多在寂寞、饥饿、疲乏和睡前出现,多随年龄增长而消失。有时在小儿心理得不到满足,如精神紧张、恐惧、焦虑,或未获得父母充分的爱,又缺少玩具、音乐、图片等视、听觉刺激时,便吮指或咬指甲自娱,渐成习惯,直到年长时尚不能戒除。长期吮手指可影响牙齿、牙龈及下颌发育,致下颌前突、齿列不齐,妨碍咀嚼。学龄前期和学龄期小儿还有咬指甲癖。因此,要多关心和爱护这些孩子,消除其抑郁、孤单心理,鼓励小儿建立改正坏习惯的信心,大多数小儿入学后受同学的影响会自然放弃此不良习惯。

3. **小儿擦腿综合征(亦称习惯性会阴部摩擦动作)** 这是小儿通过摩擦动作引起兴奋的一种运动行为障碍。发作时小儿两腿伸直交叉夹紧,手握拳或抓住东西使劲,有时依床脚、墙角或骑跨栏杆进行,多在睡前、睡醒后或在独自玩耍时发生,大多因外阴局部受刺激反复发作渐成习惯。因此,要注意会阴部的清洁卫生;尽早穿封裆裤,衣裤、被褥不可太厚、太紧;合理安排小儿睡前与醒后的活动。鼓励小儿参加各种游戏,使其生活轻松愉快,随年龄增长此习惯动作逐渐自行缓解。

(三)学习障碍

学习障碍亦称学习困难,是指在获得和运用听、说、读、写、计算、推理等特殊技能上有明显困难,并表现出相应的多重障碍综合征。小学2~3年级为发病高峰,男孩多于女孩。可表现为学习功能的偏异,如操作、理解和语言表达能力差;听觉辨别能力弱,分不清近似音,交流困难;眼手协调能力障碍;知觉转换和视觉-空间知觉障碍,辨别形状能力不够。其原因有先天遗传因素、产伤、窒息、大脑发育不全和周围环境缺乏有利刺激或心理问题等造成,但小儿不一定智力低下。因此,应详细了解情况,分析其原因,加强教育训练,根据个体情况有针对性地进行矫治,同时须取得家长的理解和密切配合。

(四)社会行为问题

1. **攻击性行为** 有些小儿在游戏时会表现出攻击性行为,他们屡次咬、抓或打伤别人。出现攻击性行为的原因较复杂,可受成人行为的影响;或遭受挫折,如生病住院,通过伤害兄弟姊妹或其他小朋友以获得父母或老师的关注。因此,应引导并教育孩子学会控制自己,要尊重、理解孩子,帮助孩子使用适当的社会能接受的方式发泄情绪,同时帮助他们获得团体的认同。

2. **破坏性行为** 小儿因好奇、取乐、显示自己的能力或精力旺盛,无意中破坏东西;

有的小儿则由于无法控制自己的愤怒、嫉妒或无助的情绪而采取破坏行动。对此类孩子要仔细分析原因,给予正确引导,避免斥责和体罚。

学习小结

1. 学习内容

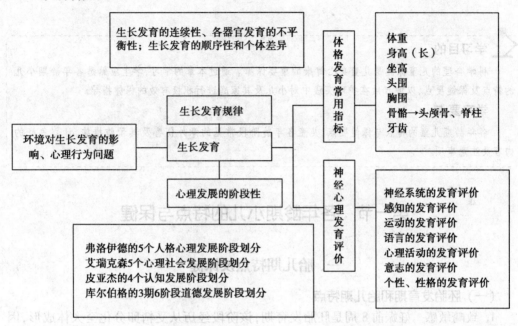

2. 学习方法

在本章内容的学习中,小儿生长发育是有规律的,其规律及常用评价指标是需要记忆的;而生长发育的个体差异及环境对小儿身心发育及心理行为的影响需要结合身边的实例去深入理解。

(庞书勤)

复习思考题

姐姐,女,5岁,社区护士反映:姐姐经常咬指甲,左右手指甲不整齐,提醒后能短时中止。姐姐8个月时父母外出打工,将她寄养在城里的姑母家。姑母家有1位比姐姐大1岁的小姐姐,小姐姐聪明、漂亮,成绩也比姐姐好。

思考:姐姐的行为属于什么? 试分析其形成因素,如何对家长进行健康教育?

第三章 儿 童 保 健

学习目的

科学合理的儿童保健是儿童身心健康的重要保障。通过本章的学习,学生应熟悉各年龄期小儿的特点及保健要点,以便日后在护理实践中对小儿及其家庭进行积极有效的保健指导。

学习要点

各年龄期儿童的特点与保健要点,儿童各年龄阶段常见的意外伤害及其预防措施,计划免疫的内容及注意事项。

第一节 各年龄期小儿的特点与保健

一、胎儿期特点及保健

(一) 胚胎发育期和胎儿期特点

1. **致畸敏感** 妊娠前 8 周是胚胎发育期,该阶段经历从受精卵分化至大体成形,因此期胚胎细胞高度分化、器官初步形成,是致畸敏感期。如受环境等不良因素的干扰与影响可导致发育缺陷与畸形。

2. **生长发育迅速** 胎儿期组织、器官生长迅速,生理功能逐渐成熟。

(二) 胎儿期保健

胎儿的发育与孕母的健康、营养状况、生活环境和情绪等密切相关。孕母如受到各种不良因素刺激,可影响胎儿的生长发育,甚至导致胎儿流产、早产或先天畸形。故胎儿期保健应以孕母保健为重点,通过对孕母的产前保健达到保证胎儿健康成长的目的。

1. **预防遗传性疾病** 禁止近亲结婚,婚前应进行遗传咨询。家庭成员中有确诊或疑诊遗传性疾病患者、家庭成员中发生多例原因不明疾病患者,或有遗传相关先天畸形、智能低下患者的都是遗传咨询的重点对象。

2. **预防感染** 弓形虫、风疹病毒、巨细胞病毒、单纯疱疹病毒、细小病毒 B19、乙型肝炎病毒是引起宫内感染的常见病原体,直接损害胎儿细胞,使细胞分化受到影响,发生畸形。风疹病毒的致畸作用主要发生在胚胎 3 个月内,可致白内障、失聪、智能低下、先天性心脏畸形等。弓形虫感染可致脉络膜视网膜炎、脑钙化、脑积水等。孕妇应尽量避免各种感染。

3. **避免接触放射性及化学毒物** 孕妇应避免接触各类放射线,特别是妊娠早期。尽量避免接触化学毒物,如烟、酒、毒品、重金属,以及有机磷等化学毒物,以免损害胎儿发育。环境激素(endocrine disruptor)是一类外源性有毒化学物质,通过植物、动物等食物链进行生物浓缩后进入人体,在母体脂肪组织中残留,通过胎盘传递给胎儿,干扰胎儿体内激素产生、释放、代谢、结合、反应和消除,导致胎儿畸形等不良后果。孕妇远离环境激素的做法有:①不吃易被工业污染的近海鱼类;②少用塑料食具、一次性包装用品;③远离农药、室内杀虫剂、新装修住房;④少食肉类、多进食谷类、绿色蔬菜及纤维素、海藻等。已检测出体内积蓄较高浓度环境激素的哺乳期妇女应避免哺乳,以免环境激素通过脂溶性高的乳汁传递给婴儿。

4. 慎用药物 药物对胚胎、胎儿的影响与用药时的孕周及药物的种类有关。受精卵着床阶段对药物很敏感,轻微的损伤可导致胚胎流产或胚胎死亡;药物还可能使器官形成期的胚胎发生畸形。孕3个月后除性激素类药物外,一般药物不会产生致畸作用,但可影响胎儿的生长与器官功能的发育。

5. 治疗孕母慢性疾病 患有心肾疾病、糖尿病、结核等慢性疾病的孕母应在医生指导下进行治疗,高危产妇应定期进行产前检查,必要时终止妊娠。

6. 孕期应保证充足的营养 胎儿生长发育所需要的营养物质完全依赖孕母供给,孕母营养不良、微量元素不足可导致胎儿异常。因此孕母应加强营养,补充各种微量元素。

7. 孕母应有良好的生活环境 孕母应注意生活规律,保持心情愉快、休息充足,注意劳逸结合,避免妊娠期并发症,预防流产、早产。

二、新生儿期特点及保健

新生儿脱离母体后,为了适应宫外的新环境,解剖及生理上发生了巨大变化,而新生儿各组织和器官的功能发育尚不成熟,对外界环境变化的适应性和调节能力差,抵抗力弱,易患各种疾病,且病情变化快,发病率和死亡率高,尤其出生后1周内,因此,新生儿期家庭访视非常重要。新生儿出生28天内,每周应家庭访视1次。第1周家访应重点查看有无产伤、畸形、视听觉检查、生后生活状态、卡介苗及乙肝疫苗接种情况、开奶指导、建立健康档案等;第2周家访时重点查看黄疸消退情况、有无脐部感染、指导家长及时添加维生素D 400U/d、指导新生儿抚触等;第3周访视时,重点检查新生儿抚触执行情况,指导家长进行俯卧-抬头运动训练等;第4周家访的重点是测量头围、体重、身长等增长情况,交代预防接种情况。具体护理及保健见第六章第二节内容。

三、婴儿期特点及保健

(一)婴儿期特点

婴儿期生长发育最为迅速,体格生长最快,系第1个生长高峰。该阶段婴儿能量、营养素尤其是蛋白质的需要量相对较多,而消化和吸收功能尚未发育完善,故易出现消化功能紊乱和营养不良等疾病。随着月龄的增加(6个月后),婴儿通过胎盘从母体获得的免疫物质逐渐减少,而自身免疫功能尚未成熟,故易患肺炎等感染性疾病和传染病。婴儿期保健应提倡母乳喂养,合理添加辅食,指导断奶;建立良好的母子关系,以促进小儿身心健康发育。

（二）婴儿期保健

1. 日常照顾

（1）合理喂养：4～6个月以内婴儿提倡母乳喂养。4个月以上婴儿要及时添加辅食，以补充乳类的营养不足，并使其适应多种食物。护理人员应向家长介绍辅食添加的顺序和原则、婴儿食物的选择和制作方法，教会家长通过观察婴儿的粪便，判断辅食添加是否合适。根据婴儿及其母亲的具体情况指导断奶。训练婴儿适时用勺子进食、用奶瓶喝奶喝水，促进小儿独立性、自主性的发展。

（2）清洁卫生：每日早晚应给婴儿洗脸、洗脚和臀部，勤换衣裤，根据季节，每日或隔日沐浴，保持会阴部及皮肤清洁。

（3）衣着：婴儿衣着应简单、宽松、少缝，便于穿脱及四肢活动。衣服上用带子代替纽扣，以免婴儿误食或误吸，造成意外伤害。根据外界环境温度增减衣被，衣着以婴儿两足温暖为宜。

（4）睡眠：良好的睡眠对婴儿健康十分重要。睡眠时间不足，会引起婴儿烦躁、食欲减退、体重不增。婴儿期的睡眠时间个体差异较大，随着年龄增长，睡眠时间逐渐减少，两次睡眠的间隔时间延长。为保证睡眠质量，需早期培养良好的睡眠习惯。

（5）牙齿：4～10个月乳牙开始萌出，婴儿会有吮手指、咬东西、烦躁不安、无法入睡和拒食等表现。可指导家长用软布清洁婴儿牙龈和萌出的乳牙，并给婴儿提供一些较硬的饼干、烤面包片或馒头片等食物咀嚼，以增加口腔舒适度。

（6）户外活动：家长应每日带婴儿进行户外活动，呼吸新鲜空气和晒太阳；有条件者可进行空气浴和日光浴，以增强体质和预防佝偻病的发生。

（7）大小便训练：婴儿3个月后可以把尿，会坐后可以练习大小便坐盆，每次3～5分钟。婴儿坐盆时不要分散其注意力。随食物性质的改变和消化功能的成熟，婴儿大便次数逐渐减少，至每日1～2次时，即可开始训练定时大便。小便训练可从6个月开始，先训练白天不用尿布，然后夜间按时叫醒坐盆，最后晚上也不用尿布。在进行排便习惯的训练期间，婴儿应着易穿、脱的裤子。

2. 按时体检和预防接种 婴儿生长发育迅速，定期体检可以早期发现问题，早期干预。6个月以下的婴儿应1～2个月体检一次，超过6个月的婴儿应2～3个月体检一次。指导家长预防呼吸道、肠道感染，督促家长按时做好预防接种。

3. 婴儿抚触（touch） 通过对婴儿皮肤进行科学的温和刺激，达到刺激机体表面感受器，调整大脑皮质和各脏腑的功能，促进婴儿健康发育的护理方法。抚触可促进婴儿血液淋巴系统的循环，增强机体免疫力，改善消化功能，增加体重；改善睡眠质量，稳定情绪，减少哭闹；促进母婴情感交流，促进大脑发育等。抚触的环境温度应为28～30℃，宜在两餐之间进行。抚触者的双手要温暖、光滑，修剪指甲，避免戴戒指、手链等，以免划伤婴儿的皮肤。抚触的顺序为：头部→胸部→腹部→四肢→手足→背部。具体操作见学习指导。

4. 婴儿游泳 婴儿游泳是12个月内婴儿在专用安全保护措施下，由经过专门培训的人员操作和看护，在出生当天即可进行的一项特定的、阶段性的人类水中早期保健运动，分为被动游泳和自主游泳两部分。此项运动的目的是用最为自然的治疗手法，促进消化、呼吸、循环、骨骼及中枢神经等系统生长发育，激发婴儿的早期潜能，为早期智能、体能开发打下基础。出生后的新生儿,经儿科和神经科医生检查身心情况良好即可游泳。首次可在洗澡盆里试游,室温28℃左右,水温最好为36~38℃,练习5~20分钟,以后逐渐延长。

5. 初期社会关系的发展——依恋(attachment) 依恋是指母亲(稳定的母亲代理者)和婴儿之间形成的一种亲密情感纽带关系,是鲍尔贝(J·Bowlby)依恋理论中的主要概念。依恋表现为分离时的紧张和寻找,重逢时的愉悦和轻松,并对陌生人形成一种排斥倾向。依恋对象能给婴幼儿提供一种安全感,是婴幼儿消除紧张、恐惧情绪,探索外部世界的安全基地(secure base)。

艾斯沃斯(Ainsworth)基于婴儿的表现差异,把依恋分为四种类型:①安全型依恋:这类婴幼儿,母亲在场时能安逸地游戏和探索,母亲离开时会出现情绪困扰,但母亲回来后又很快恢复平静;②回避型依恋:这类婴儿表现为母亲在场或不在场影响不大,母亲离开时也并不表现出分离焦虑,实际上这类儿童并未形成对母亲的真正依恋;③矛盾-抵抗型依恋:这类婴儿似乎离不开母亲,母亲离开时极度痛苦,但母亲返回后又表现出矛盾心理,既想寻求与母亲接触,又在母亲亲近时生气地拒绝和反抗;④混乱型依恋:这类婴儿在陌生情景中表现出杂乱无章和缺乏组织的行为,表现出最大限度的不安全感,对母亲表现出恐惧或过分任性的态度。依恋类型一旦形成,则相对稳定,对成年个体持续产生影响。回避型依恋的儿童易成长为具有反社会性和攻击性行为的个体,矛盾-抵抗型依恋的儿童容易表现出退缩行为,混乱型依恋儿童容易发展成为精神障碍患者。因此,后三种依恋型又称为不安全型依恋。亲子依恋的建立有一个类似于最佳时机的关键期(critical period),即个体的整个生长发育过程是最易获得、最易受环境因素影响的时期。如果父母在"关键期"内错过了和孩子建立依恋的时机,那么孩子和父母之间的关系将会疏远,以后将很难弥补。依恋形成除了受婴儿气质的影响外,主要是通过母亲读懂婴儿发出的需求信息、敏感地做出反应、满足其需要来实现的。婴儿用哭泣、攀抓、追视、微笑、咿呀学语等向母亲发出信号,母亲有解读这种信号的直觉和回应信号的能力,并要及时满足婴儿的吃奶、喝水、更换尿布的生理需求,同时关注其精神需要:模仿其动作、声音、表情,和婴儿说话、做游戏,愉快地拥抱和安慰婴儿。对婴儿各种信号的敏感反应是依恋形成的主要影响因素。母亲如果能一贯性地对这些信号敏锐地觉察并及时给予满足,则形成安全型依恋的可能性就比较大。安全的早期依恋关系直接影响个体成长过程中的人格完善过程,所以家长应该培养儿童安全型依恋关系。

> **知识链接** ➤
>
> **关 键 期**
>
> 儿童生长发育的关键期(critical period)是指个体生长发展过程中,最易获得、最易受环境因素影响的某一时期。在此期间,适宜的良性刺激可使个体行为、能力的发展特别容易、特别迅速。大量的研究发现:人类胚胎最易受损害的关键期是在怀孕后6周内,先天缺陷大都发生在妊娠头3个月内。大脑发育的关键期为生后第5~10个月。1~3岁是口头语言发育的关键期,也是记忆力发育的关键期;0~4岁是形象视觉发育的关键期;3~5岁是建立规矩、培养音乐能力的关键期;5~6岁是掌握数字概念、口头语言发育的第二个关键期;3~8岁是学习外语的关键期。

6. 游戏

(1)视、听觉游戏:对 3 个月内的婴儿,可在婴儿床上悬吊颜色鲜艳、能发声及转动的玩具,逗引婴儿注意。3~6 个月婴儿需进一步促进视、听觉的发展,可选择各种颜色、形状、发声的玩具,逗引婴儿看、摸、听;悄悄地打开录音设备放在婴儿身边,逗引婴儿发出可爱的声音,录下后再放给婴儿听,一边放一边说:"这是宝宝的声音",使视觉、听觉与心理活动紧密联系起来。

(2)动作游戏:2 个月时,婴儿可开始练习空腹俯卧,并逐渐延长俯卧的时间;3~6 个月,婴儿喜欢注视和玩弄自己的小手,能够抓握细小的玩具,应用玩具练习婴儿的抓握能力、训练翻身;7~9 个月,用能滚动的、颜色鲜艳的软球等玩具逗引婴儿爬行,同时练习婴儿站立、坐下和迈步,以增强婴儿的活动能力;10~12 个月,婴儿会玩"躲猫猫"的游戏,鼓励婴儿学走路。

四、幼儿期特点及保健

(一)幼儿期特点

幼儿生长发育速度较前减慢,但神经心理发育迅速,行走与语言能力增强,自主性与独立性不断发展,出现第一个反抗期,也是个性形成、口头语言发育的关键期。随着活动范围增加,与外界环境接触机会增多,加之对危险事物的识别能力有限,意外伤害发生率增加。因其免疫功能尚不健全,感染性和传染性疾病发病率亦较高。

(二)幼儿期保健

1. 日常照顾与生活习惯的培养

(1)合理安排膳食:幼儿正处在断奶之后、生长发育仍较快的时期,应注意供给足够的能量和优质蛋白,保证各种营养素充足与均衡。在 2.5 岁之前,幼儿乳牙尚未出齐,咀嚼和胃肠消化能力较弱,食物应细、软、烂,且种类和制作方法需经常更换,做到多样化、色香味美,以增进幼儿的食欲。由于幼儿期生长速度较婴儿期减慢,对营养的需要量相对下降,以及受外界环境的吸引,18 个月左右可能出现生理性厌食,幼儿明显表现出对食物缺乏兴趣和偏食的现象。应指导家长掌握合理的喂养方法和技巧。

(2)衣着:幼儿衣着应颜色鲜艳便于识别,穿脱简便,便于自理。幼儿 3 岁左右应学习穿脱衣服、整理自己的用物。家长应为其创造自理条件,如选择不用系鞋带式的鞋子。

(3)睡眠:幼儿的睡眠时间随年龄的增加而减少。一般每晚睡 10~12 小时,白天小睡 1~2 次。幼儿睡前常需有人陪伴,或抱着喜欢的玩具上床,这样可以使他们有安全感。就寝前不要给幼儿阅读紧张的故事或做剧烈的游戏,可用柔和的声音讲故事帮助其入眠。

(4)口腔保健:幼儿不能自理时,家长可用软布或软毛牙刷轻轻清洁幼儿牙齿表面。3 岁后,幼儿应在父母的指导下自己刷牙,早晚各一次,并做到饭后漱口。幼儿应少食糖果、甜点,以减少龋齿发生率。不要养成喝着牛奶、果汁入睡的不良习惯。指导家长定期安排幼儿口腔检查。

(5)大小便训练:18~24 个月时,幼儿开始能够自主控制肛门和尿道括约肌,而且认知的发展使他们能够表示便意,理解应在什么时候和地方排泄,已具备大小便训练的生理和心理条件。在训练过程中,家长应注意多采用赞赏和鼓励的方式,训练失败时不要表示失望或责备幼儿。在环境突然变化或有精神压力时,幼儿已经形成的排泄习惯会改变,但当幼儿情绪平稳后,排泄习惯会恢复。

(6)卫生习惯的培养:培养幼儿养成饭前便后洗手、不喝生水、不吃未洗净的瓜果、不食掉在地上的食物、不随地吐痰和大小便、不乱扔瓜果纸屑等习惯。

(7)品德教育:幼儿应学习与他人分享快乐与成功,互助友爱,尊敬长辈,使用礼貌用语等。由于幼儿模仿能力极强,成人要给小儿树立榜样。成人对幼儿教育的态度和要求应一致,要平等对待每个幼儿,以免引起心理紊乱、缺乏信心或顽固任性。当幼儿破坏了家长一再强调的某些规则时,需给予适当的惩罚。

2. 自我意识的萌发与早期教育 幼儿由于自由活动能力的迅速增强,各方面知识不断增加,常表现出独立的愿望。虽然能力有限,也要求自己动手,变得不太听话,会说"不",会用第一人称"我"。常常表现为:非要自己倒水,非要到水坑里玩等,有的幼儿在睡觉的时候非要选择特定的被子,要求特定的人讲故事,这些都属于反抗期的表现,是一种自我意识的萌发,心理学上称此期为第一反抗期。此阶段幼儿内心需要家长的情感支持和适时的鼓励。放手让幼儿独立做一件事时,家长可以首先判断一下多大程度上能完成这件事和可能遇到的问题,然后在没有危险的前提下,让幼儿自己去做。如果幼儿拟做的事情可能危害健康或存在安全隐患,父母必须果断地制止,并用其他安全的活动转移其注意力。幼儿在满足成就感的同时享受到父母的关爱,可缓解反抗情绪。

3. 语言发育的促进 幼儿有强烈的好奇心、求知欲和表现欲,喜欢问问题,唱简单的歌谣、翻看故事书。成人应满足这种需求,经常与幼儿交谈,鼓励其多说话。通过游戏、讲故事、唱歌等促进幼儿语言发育,并借助动画片等幼儿电视节目扩大其词汇量,纠正错误发音。

五、学龄前期特点及保健

(一)学龄前期特点

学龄前儿童体格发育较前减慢,但语言、思维、动作、神经精神发育仍较快,具有好奇心强、爱发问的特点,有一定的自理能力,是掌握数字概念、培养音乐能力的关键期,也是口头语言发育的第二个关键期。该阶段儿童喜欢联合性、合作性游戏。情绪、情感发育开始符合社会规范,呈现理性意识,性别意识萌发,关注自己是男孩还是女孩。父母应培养其伙伴意识、协作精神和性别意识。

(二)学龄前期保健

1. 日常护理

(1)合理营养:学龄前儿童饮食接近成人,食品制作要多样化,并做到粗、细、荤、素食品搭配,保证各种营养素的摄入。学龄前儿童喜欢参与食品制作和餐桌的布置,家长可借此机会进行营养知识、食品卫生和防止烫伤等的健康教育。

(2)自理能力:学龄前儿童已有部分自理能力,如进食、洗脸、刷牙、穿衣等,但其动作缓慢、不协调,常需成人协助,应鼓励小儿自理,不应包办代替。

(3)睡眠:学龄前儿童思维发展快,想象力丰富,加之对故事、动画片的理解和记忆,可导致小儿怕黑、做噩梦等,往往一个人不敢独自入睡,常需要成人陪伴。可在小儿入睡前进行一些轻松、愉快的活动以减轻其紧张情绪。

2. 伙伴关系的发展与促进　游戏与儿童智力发育和性格形成密切相关,不同年龄阶段的游戏结构各不相同。学龄前儿童多以集团性、伙伴性游戏为主,5 岁时游戏伙伴为2~5 人,6 岁时为5~6 人,此期要培养小儿关心集体、遵守纪律、团结协作、热爱劳动等品格。

3. 性别意识的萌发与健康教育　4 岁左右儿童开始意识到自己是男孩或是女孩,而且在情绪、行为方面开始模仿同一性别的成人,即自我性别认同。如从妈妈、爸爸或者老师中,寻找自己的模仿对象。不仅是外部模仿,而且表现在态度、价值取向上的认同。正确认同自己的性别非常重要,它将影响到儿童能否顺利度过青春期,能否最终形成健全的人格。家长要为此期儿童选择与性别相适应的服饰,以利于儿童逐步形成良好的性别意识。

六、学龄期·青春期特点及保健

(一) 学龄期·青春期特点

学龄期是小儿接受文化教育的重要时期,伙伴、学校和社会环境对其影响较大。养成良好的学习习惯,注意用眼卫生、口腔卫生,保持正确的姿势非常重要。继学龄期之后是青春期,青春期起始于第二性征的出现,该阶段身体、精神和社会性发展迅速,呈现第 2 个体格生长高峰,是从儿童向成人的过渡阶段。

(二) 学龄期·青春期保健

1. 身心发育与健康教育　此期儿童的主要活动是学习,学习的成功与否、被人肯定与批评成为儿童获得自信、勤奋或自卑、懒惰的重要影响因素。因此,不同的教育与教养环境将培养出不同性格的儿童。

(1)提供适宜的学习条件:培养良好的学习兴趣、习惯,以鼓励、激励为主,培养积极性、主动性,保护儿童自尊心;开展体育锻炼,增强体质,同时应注意锻炼儿童的毅力,培养坚强意志。

(2)平衡膳食:加强营养,每日摄入优质蛋白占总蛋白的二分之一,满足第二个生长高峰的需要;多食富含钙的食物,如牛奶、豆制品,加强运动,促进骨骼发育。预防缺铁性贫血、营养不良、肥胖症等发生。

(3)定期体格检查:每年一次健康检查,检测生长发育情况,及时发现体格生长偏离与异常,早期实施干预措施。

(4)培养良好的睡眠习惯:养成早睡、早起的睡眠习惯,尽量安排午睡,保证儿童精力充沛,身体健康。

(5)注意口腔卫生:培养小儿每天早晚刷牙、饭后漱口的习惯,预防龋病。

(6)预防近视:教育儿童写字、读书时书本和眼睛应保持 30cm 左右的距离,保持正确姿势。桌、椅要配套,并定期更换座位。教室光线充足,避免小儿在太弱的光线下看书、写字。课间要到户外活动,行远眺及开展眼保健操活动。

(7)心理行为问题:学龄儿童对学校不适应是比较常见的问题,表现为焦虑、恐惧、长期旷课或拒绝上学。其原因较多,如分离性焦虑、不喜欢学校的环境、与同学关系紧张、害怕考试等。应查明原因,与教师相互配合,帮助小儿适应学校生活。

(8)法制和品德教育:青少年思想尚不稳定,易受外界一些错误的或不健康的因素影响。因此,青少年需要接受系统的法制教育,学习助人为乐、勇于进取的道德风尚,自觉抵制腐化堕落思想的影响。

2. 第二性征的出现与健康教育 儿童进入青春期后,由于受内分泌的影响,体格生长出现第二高峰,同时,第二性征开始出现。男童的变化是睾丸和阴囊增大,出现阴毛及阴茎增长、变粗;身体增长迅速,肌肉发达,胡须和腋毛长出,声音变得低沉,通常 12~14 岁出现第一次遗精。女童的变化是乳房开始发育,出现阴毛,阴道出现黏液性分泌物,臀部突出,体态丰满,皮肤细腻,声音变细,11~13 岁出现月经初潮。家长、学校和保健人员可通过交谈、宣传手册、上卫生课等方式对青少年进行性教育,以去除青少年对性的困惑。提倡正常的男女学生之间的交往,并自觉抵制黄色书刊、录像等的不良影响。对于青少年的自慰行为应给予正确引导,避免夸大这些行为对健康的危害,以减少恐惧、苦恼和追悔的心理冲突与压力。

3. 自我同一性的发展与心理护理 艾瑞克森认为,青少年期的心理发展课题是“自我同一性确立对同一性扩散”。自我同一性是自我在内外因素的共同影响和作用下,通过区分、校正、组织和监控个体与环境的关系,调整和平衡自身内外矛盾,使自身达到完整、一致、和谐状态的一种自我特性。儿童进入青春期后,身心经历着较大的变化,他们开始特别关注自己的身体形象,对自身形象重新进行认同。同时也认识到社会对自己提出了新要求,这使得青少年处于心理冲突之中,体验着各种困扰和混乱。这个时期儿童容易出现“逆反”心理,进入第二反抗期。第二反抗期的反抗对象主要是父母。注重自己在同龄人群中、朋友中的地位,他们力求找到知心朋友,渴望得到别人的接纳与尊重。开始思考“我是谁”、“我能干什么”等问题,在反复思考和种种尝试性选择中获得同一性,克服同一性扩散。此期心理护理要点如下:

(1)告诉儿童这一时期的思想特点,说明困顿、迷茫、烦闷等思想和情绪的变化是成长的表现、思想成熟的必经之路,表示个体在探索、追求一个更加理想的、高大的自我。

(2)在家庭和学校生活中,要充分信任儿童,引导儿童独立探索和研究问题,培养儿童独立思考和独立解决问题的能力。从自我教育、自我服务、自我管理三个方面增强儿童的独立能力。

(3)培养儿童认识社会、认识人生的能力,使他们能够在角色转换过程中比较客观全面地认识、分析和对待自我。并提供具有影响力的榜样和励志图书。

第二节 意外伤害的预防

小儿由于认知能力有限、阅历不足,对危险物品缺乏足够的认识。当身边存在危险物品时,小儿会在好奇心的驱使下,接近、接触危险物,造成意外伤害的发生。小儿常见的意外伤害有窒息、气管异物、中毒、外伤、溺水等。儿童任何意外伤害的发生,大都具备 3 种危险因素:①危险物的存在,如热源、电源、药品、锐器等,由于小儿生长发育的特殊性,对成人来说并无危险性的物品,对儿童来说也是危险物,如花生米、瓜子等;②儿童自身因素,如认知水平、运动能力(交通事故多出现在独立行走后等)、特殊的解剖结构(磨牙尚未萌出、会厌软骨发育不全)等;③成人的认知与行为因素,成人没有预测到儿童有可能接触到危险物,因而没有及时采取预防措施。

由于小儿年龄各阶段认知水平和运动能力的不同,所以,意外伤害发生的种类与儿童的年龄阶段有着密切的关系,预防的原则:①提高家长对儿童生长发育特点与意外伤害发生关系的认识;②检查儿童周围存在的潜在危险物,使儿童远离危险物品;③对年长儿直接进行安全教育及特殊情况下的逃生演习训练。

（一）窒息与异物进入机体

1. **窒息的原因** 窒息是出生 1~3 个月婴儿较常见的意外伤害,多发生于寒冷地区的严冬季节。婴儿窒息常见的原因有:

(1)危险物:有可能盖住口鼻的被褥、毛巾等,阻塞气道的奶液、奶块。

(2)家长因素:①被褥盖过婴儿的头部;②婴儿包裹过多、过严;③母亲与婴儿同床,熟睡后误将手臂或被子捂在婴儿的口鼻上;④将毛巾、小毛毯放置在婴儿周围等;⑤婴儿发生溢奶,家长未能及时发现,奶液或奶块呛入气管等。

(3)小儿因素:①1~3 个月婴儿双手能够本能地抓住头脸附近的毛巾、小毛毯;②胃的位置呈水平位,贲门括约肌较松弛。

2. **异物进入机体的原因**

(1)儿童因素:多见于 9 个月~5 岁的儿童,好奇、拇指和示指能够捏住小物件、磨牙尚未萌出、会厌软骨发育不完善。

(2)危险物:小儿身边有豆类、硬币、纽扣、果冻、瓜子、花生等危险物的存在。

(3)家长因素:没有认识到危险物的危险性,未能在餐前稳定小儿情绪,小儿进食时哭闹、嬉笑,强迫喂药等。

3. **预防原则与措施** ①提高家长对小儿生长发育特点与意外伤害发生关系的认识。②检查儿童周围存在的潜在危险物,使儿童远离危险物品,如母婴分床睡,婴儿床上无杂物;哺乳后要竖起排气,防止呕吐;5 岁前不进食瓜子、花生、豆子;婴儿周围不放置体积小于其口腔直径的小物件等。③减少家长的危险行为:进餐时不惊吓、逗乐、责骂小儿等。

（二）中毒

引起小儿中毒的原因:①危险物:有毒动植物、药物、化学物品等;②儿童因素:对危险物缺乏认识、好奇等;③家长因素:没有预测到儿童身边危险物的存在。

预防原则与措施:①提高家长对小儿生长发育特点与意外伤害发生关系的认识;②检查儿童周围存在的潜在危险物,使儿童远离有毒的动植物、药物、化学物品等;③减少家长的危险行为,家庭常用药物、农药等应放置在小儿拿不到的地方,常检查煤气是否漏气等。

（三）外伤

引起小儿外伤的原因:①危险物:锐器、未加栏杆的阳台、窗户,热源、电源等;②儿童因素:虽然认知能力有限,但随着运动系统的发育已能够接触到危险物;③家长因素:对危险物及某些危险行为认识不足,如用力拽拉小儿上肢。

预防原则与措施:①提高家长对小儿生长发育特点与意外伤害发生关系的认识;②检查儿童周围存在的潜在危险物,如小儿周围有无刀、剪等锐器、使用安全型电源插座,阳台、窗户设置栏杆等;③减少家长的危险行为:不要拽拉小儿上肢等。

（四）溺水与交通事故

溺水与交通事故的危险原因:①危险物:水源、车道;②儿童因素:对危险物缺乏认识,但随着运动系统的发育已能够接触到危险物;③家长因素:没有预测到危险因素的存在。

预防原则与措施:①提高家长对小儿生长发育特点与意外伤害发生关系的认识;②检查儿童周围存在的潜在危险物,使儿童远离河塘、沟渠、公路等;③对于年长儿直接进行安全教育:教育小儿识别红绿灯,遵守交通规则,勿在马路上玩耍,不可独自或结伴去无安全措施的池塘、江河玩水或游泳。

第三节　计　划　免　疫

儿童计划免疫(planned immunization)是根据小儿的免疫特点和传染病疫情的监测情况制定的免疫程序,是有计划、有目的地将生物制品接种到婴儿体内,以确保小儿获得可靠的免疫力,达到预防、控制疾病的目的。预防接种是计划免疫的主要内容。

一、免疫方式及常用制剂

(一)主动免疫及常用制剂

主动免疫是指给易感者接种特异性抗原,刺激机体产生特异性抗体,从而产生相应的免疫力。这是预防接种的主要内容,但主动免疫制剂在接种后经过一定期限产生的抗体,在持续 1~5 年后逐渐减少,故要适时地安排加强免疫,巩固免疫效果。主动免疫常用制剂包括:①菌苗:用细菌菌体或细菌多糖体制成,包括死菌苗(如霍乱、百日咳、伤寒菌菌苗等)和减毒活菌苗(如卡介苗、鼠疫、布鲁菌菌苗等)。菌苗有效期短,菌苗失去活性后失效,故需冷链运输、冷藏保存。②疫苗:用病毒或立克次体接种于动物、鸡胚或组织中培养,经处理后形成,包括灭活疫苗(如乙型脑炎和狂犬病疫苗等)和减毒活疫苗(脊髓灰质炎和麻疹疫苗等)两种。③类毒素:用细菌所产生的外毒素加入甲醛变成无毒性而仍有抗原性的制剂,如破伤风和白喉类毒素等。

(二)被动免疫及常用制剂

未接受主动免疫的易感者在接触传染病后,给予相应的抗体,而立即获得免疫力,称之为被动免疫。由于抗体在机体内的维持时间一般为 3 周左右,故主要用于应急预防和治疗。例如,给未注射麻疹疫苗的麻疹易感儿注射人免疫球蛋白以预防麻疹;受伤时注射破伤风抗毒素以预防破伤风等均属于被动免疫。常用的被动免疫制剂,包括特异性免疫血清、人免疫球蛋白、胎盘球蛋白等,其中特异性免疫血清又包括抗毒素、抗菌血清和抗病毒血清。此类制剂来自于动物血清,对人体是一种异性蛋白,注射后容易引起过敏反应,特别是重复使用时更应慎重。

二、免　疫　程　序

免疫程序是指接种菌苗或疫苗的先后顺序及要求。我国卫生部规定,小儿在 1 岁内必须完成卡介苗、脊髓灰质炎疫苗、百白破混合制剂、麻疹疫苗和乙肝疫苗的接种。另外,还可以根据当地疾病的流行情况、家长的意愿选择其他疫苗接种,如流行性脑脊髓炎疫苗、流感疫苗、腮腺炎疫苗、风疹疫苗、甲型肝炎疫苗等。我国卫生部规定的儿童免疫计划程序见表3-1。

表3-1 儿童计划免疫程序

预防疾病	结核病	脊髓灰质炎	麻疹	百日咳、白喉、破伤风	乙型肝炎
接种疫苗	卡介苗	脊髓灰质炎疫苗	麻疹疫苗	百白破混合制剂	乙肝疫苗
接种方法	皮内注射	口服	皮下注射	皮下注射	肌内注射
接种部位	左上臂三角肌中部		上臂外侧	上臂外侧	上臂三角肌
初种次数	1	3	1	3	3
每次剂量	0.1ml	1丸	0.2ml	0.5ml	5μg
初种年龄	生后2~3天	第一次2个月第二次3个月第三次4个月	8个月以上易感儿	第一次3个月第二次4个月第三次5个月	第一次出生时第二次1个月第三次6个月
复种	接种后于7岁、12岁进行复查，结核菌素阴性时需加强接种	4岁时加强一次	7岁时加强一次	1.5~2岁、7岁各加强一次，用吸附白破二联类毒素	周岁时复查免疫成功者，3~5年加强；免疫失败者，重复基础免疫
禁忌证	体重低于2.5kg、患结核、急性传染病、肾炎、心脏病、湿疹、其他皮肤病、免疫缺陷者	免疫缺陷、免疫抑制剂治疗期间、发热、腹泻、急性传染病者	发热、鸡蛋过敏、免疫缺陷者	发热、有明显过敏史、神经系统疾病、急性传染病者	肝炎、急性传染病、其他严重疾病者
反映情况及处理	接种后4~6周局部有小溃疡，应保护创口不受感染，个别腋下或锁骨上淋巴结肿大或化脓时的处理：肿大用热敷；化脓者用干注射器抽出脓液；溃破处涂5%异烟肼软膏或20%对氨基水杨酸软膏	一般无特殊反应，有时可有低热或轻度腹泻	部分婴儿接种后9~12天，有发热及卡他症状，一般持续2~3天，也有个别婴儿出现散在皮疹或麻疹黏膜斑	一般无反应，个别轻度发热，局部红肿、疼痛、发痒。处理：多饮开水，有硬块时可逐渐吸收	一般无反应，个别局部轻度红肿、疼痛，很快消退
注意事项	2个月以上婴儿接种前应做结核菌试验，阴性者才能接种	冷开水送服或含服，服后1小时内禁用温热饮食	接种前1个月及接种后2周避免用胎盘球蛋白、人免疫球蛋白制剂	2次接种间隔4~12周	

三、预防接种的准备及注意事项

1. 环境准备　接种场所温湿度适宜，空气清新，光线充足；接种及抢救物品摆放有序。

2. 患儿及家长准备　交代家长接种宜在饭后进行，以防晕针；做好解释说明工作，以解除家长和小儿的紧张、不安等负性情绪，取得他们的配合。

3. 评估患儿　注意有无预防接种的禁忌证，如表3-1所示。

4. 严格执行免疫程序　严格按接种程序的剂量、次数、时间和不同疫苗的联合免疫方案执行，及时记录及预约，交代接种后注意事项、处理措施。

5. 严格执行查对制度及无菌操作原则　常规执行"三查七对"制度和无菌操作原则，接种活疫苗、菌苗时，只用75%乙醇消毒，抽吸后剩余药液不能超过2小时，最后剩余菌苗、疫苗应烧毁。

四、预防接种的反应及处理

作为异物的免疫制剂进入人体后会引起不同程度的不适，可分为一般反应和异常反应，其临床表现及处理措施如下：

（一）一般反应

一般反应又分为局部反应和全身反应。

1. 局部反应　接种后数小时至24小时左右，注射部位会出现红、肿、热、痛，有时还伴有局部淋巴结肿大或淋巴管炎。红晕直径在2.5cm以下为弱反应，2.6~5cm为中等反应，5cm以上为强反应。局部反应一般持续2~3天。如接种活菌（疫）苗，则局部反应出现较晚、持续时间较长。

2. 全身反应　一般于接种后24小时内出现不同程度的体温升高，多为中低度发热，持续1~2天。体温37.5℃左右为弱反应；37.5~38.5℃为中等反应；38.6℃以上为强反应，但接种活疫苗需经过一定潜伏期（5~7天）才有体温上升。此外，还常伴有头晕、恶心、呕吐、腹泻、全身不适等反应。个别儿童接种麻疹疫苗后5~7天出现散在皮疹。

多数儿童的局部和（或）全身反应是轻微的，无需特殊处理，注意适当休息、多饮水即可。局部反应较重时，用干净毛巾热敷；全身反应可对症处理，不要随意服用抗生素类药物。如局部红肿继续扩大，高热持续不退者，应到医院诊治。

（二）异常反应

异常反应发生于少数人，临床症状较重。

1. 过敏性休克　于注射免疫制剂后数秒钟或数分钟内发生。表现为烦躁不安、面色苍白、口周青紫、四肢湿冷、呼吸困难、脉搏细速、恶心呕吐、惊厥、大小便失禁甚至昏迷，如不及时抢救，可在短期内危及生命。此时应使患儿平卧，头稍低，注意保暖，给予氧气吸入，并立即皮下或静脉注射1:1000肾上腺素0.5ml，必要时可重复注射。

2. 晕厥　由于各种刺激引起反射性周围血管扩张所致的一过性脑缺血。儿童在空腹、疲劳、室内闷热、紧张或恐惧等情况下，在接种时或几分钟内，出现头晕、心慌、面色苍白、出冷汗、手足冰凉、心跳加快等症状，重者心跳、呼吸减慢，血压下降，知觉丧失。此时应立即使患儿平卧，头稍低，保持安静，饮少量热开水或糖水，必要时可针刺人中、合谷穴，一般即可恢复正常。数分钟后未恢复正常者,皮下注射 1:1000 肾上腺素,每次 0.5ml。

3. **过敏性皮疹** 荨麻疹最为多见,一般于接种后几小时至几天内出现,经服用抗组胺药物后即可痊愈。

4. **全身感染** 有严重原发性免疫缺陷或继发性免疫功能遭受破坏者,接种活菌(疫)苗后可扩散为全身感染。

学习小结

1. 学习内容

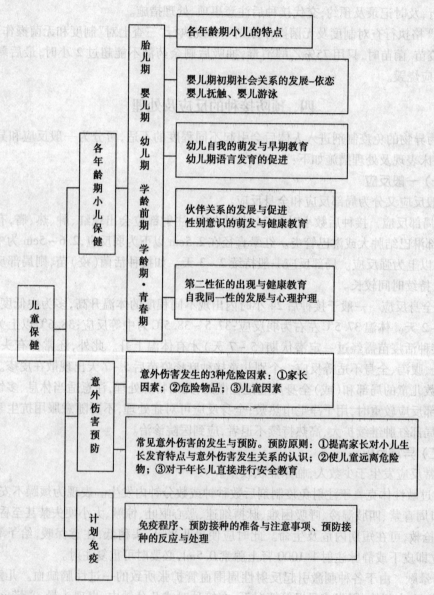

各年龄期小儿的特点

婴儿期初期社会关系的发展-依恋
婴儿抚触、婴儿游泳

幼儿自我的萌发与早期教育
幼儿期语言发育的促进

伙伴关系的发展与促进
性别意识的萌发与健康教育

第二性征的出现与健康教育
自我同一性的发展与心理护理

意外伤害发生的3种危险因素:①家长因素;②危险物品;③儿童因素

常见意外伤害的发生与预防。预防原则:①提高家长对小儿生长发育特点与意外伤害发生关系的认识;②使儿童远离危险物;③对于年长儿直接进行安全教育

免疫程序、预防接种的准备与注意事项、预防接种的反应与处理

2. 学习方法

对比小儿各期的不同特点学习各期保健。学习中应密切结合生活,观察身边儿童,注意小儿动态发育的过程;学习期间应结合应用,对周围家长和儿童开展健康教育。

　　小儿保健措施及意外伤害的发生均与小儿特点有关,故要在理解各年龄期小儿特点的基础上,记忆小儿保健的要点和预防小儿意外伤害的措施。计划免疫是本章的重点,要在掌握计划免疫概念的基础上,通过比较、归纳 5 种疫苗的接种次数、接种方法等,来熟记我国计划免疫的内容,掌握预防接种的准备、注意事项、反应及处理。

（庞书勤）

复习思考题

　　1. 小明,3 岁,妈妈向护士抱怨孩子近来变得不听话,凡事非要自己一个人做,连盛饭、倒开水也非要自己做。如何对小明的妈妈进行健康教育?

　　2. 童童,男,4 岁,父母疼爱有加,经常给童童梳小辫、穿裙子,打扮成女孩模样。社区护士应该如何对该家长进行健康教育。

　　3. 我国卫生部规定 1 岁以内小儿预防接种的疫苗有哪几种? 对于预防接种的一般反应该如何处理?

第四章 儿童营养与营养障碍
疾病患儿的护理

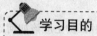

学习目的

通过学习本章,应熟悉不同年龄小儿对能量及营养素的需求,理解各种营养素缺乏的病因及所致疾病的表现;学会不同年龄小儿的喂养及膳食安排,为儿童营养指导及营养相关疾病的护理奠定理论基础。

学习要点

小儿能量及各种营养素的需要、小儿喂养及膳食安排、营养障碍性疾病的发病机制、临床表现和护理措施。

营养(nutrition)是指人体获得和利用食物维持生命活动的整个过程。合理的营养是保证小儿健康成长的重要物质基础。食物中经过消化、吸收和代谢能够维持生命活动的物质称为营养素(nutrients)。膳食营养素推荐摄入量(recommended nutrient intake,RNI)是指可以满足某一特定性别、年龄及生理状况群体中绝大多数(97%~98%)个体需要的量。小儿生长发育迅速,新陈代谢旺盛,无论喂奶阶段、过渡阶段,还是成人饮食阶段,膳食安排均应达到能量及各种营养素的均衡,以满足机体的需求,避免发生营养障碍性疾病。

第一节 能量及营养素的需要

一、能量的需要

供给能量的三大营养素为蛋白质、脂肪、碳水化合物。在体内的产能分别为:蛋白质4kcal/g(16.8kJ/g),脂肪9kcal/g(37.8kJ/g),碳水化合物4kcal/g(16.8kJ/g)。小儿能量的需求,共分5个方面:

1. 基础代谢(for basal metabolism) 小儿基础代谢的能量需要较成人高,随着年龄的增长逐渐减少。婴幼儿期基础代谢所需能量占总能量的50%~60%。1岁以内小儿的基础代谢约为每日55kcal/kg(230.12kJ/kg);7岁时约为44kcal/kg(184.10kJ/kg);12岁时与成人相仿,每日约需30kcal/kg(125.52kJ/kg)。

2. 活动消耗(for physical activity) 活动消耗是用于肌肉活动的能量,随年龄增长而增加,个体差异较大。当能量摄入不足时,小儿首先表现为活动减少。婴儿需63~84kJ/kg(15~20kcal/kg),到12~13岁时需126kJ/kg(30kcal/kg)。一般多动爱哭的小儿比同龄安静的小儿多3~4倍。

3. 生长所需(for growth)　此项能量的消耗为小儿时期所特有,与小儿的生长速度成正比,婴儿期生长速度最快,需要量相对较多,占总能量的 25% ~ 30%。以后随年龄增长其需要量逐渐减少,至青春期又增高。

4. 食物的特殊动力作用(for thermic effect of food,TEF)　指进食后胃肠道消化吸收,及食物代谢时产生的超过基础代谢的能量消耗,也称食物的热效应。与食物成分有关,三大宏量营养素中以蛋白质的热效应最大,可使代谢增加 30%,而脂肪和碳水化合物仅为 4% 和 6%。婴儿食物含蛋白质较多,故此项能量消耗占总能量的 7% ~ 8%,较大儿童膳食为混合食物,约占 5%。

5. 排泄消耗(for excreta)　每日摄入的食物中,一部分未被消化吸收而排出体外,这部分损失通常不超过总能量的 10%。当腹泻或其他消化功能紊乱时,能量丢失可成倍增加。

上述五个方面所需能量的总和即为小儿总需能量。2000 年中国营养学会规定婴儿能量的推荐摄入量为 397kJ/(kg·d)[95kcal/(kg·d)],1 岁后以每日计算。

二、营养素的需要

(一)宏量营养素

1. 蛋白质　是构成组织和器官的重要成分,其次作用是供能,占总能量的 8% ~ 15%。小儿处于不断生长发育的阶段,蛋白质的需要量相对较多,尤其需要与人体蛋白质氨基酸模式接近的优质蛋白质,应保证优质蛋白质供给占 50% 以上。除需要有与成人相同的 8 种必需氨基酸外,组氨酸是婴儿所需要的必需氨基酸。胱氨酸、酪氨酸、精氨酸、牛磺酸为早产儿所必需。1 岁内婴儿蛋白质的推荐摄入量为 1.5 ~ 3g/(kg·d)。母乳喂养儿,每日约需蛋白质 2g/kg,牛乳中蛋白质的利用率略低于母乳,故牛乳喂养儿每日约需 3.5g/kg,1 岁以后供给量逐渐减少,至青春期又增加。

2. 脂类　包括脂肪(甘油三酯)和类脂,除供能及有利于脂溶性维生素的吸收外,还具有保护脏器及维持正常体温的作用。婴幼儿每日需脂肪 4 ~ 6g/kg。婴儿期脂肪所提供的能量占每日总能量的 35% ~ 50%。随着年龄的增长,脂肪提供能量的比例逐渐下降,但仍占总能量的 25% ~ 30%。

脂肪来源于乳类、肉类、鱼类及各种动植物油。其中人体不能自身合成、必须从食物中获得的脂肪酸称为必需脂肪酸,主要来源于植物,如亚油酸主要来源于植物油、坚果类,亚麻酸主要来源于绿色蔬菜、鱼类脂肪及坚果类。亚油酸在体内可转变成亚麻酸和花生四烯酸,后者是小儿大脑和视神经发育的重要物质,故亚油酸是最重要的必需脂肪酸。总而言之,必需脂肪酸对维持细胞膜正常功能、基因表达、脑和视网膜的发育、保持皮肤正常代谢、防治心血管疾病和正常生长发育都有重要的作用。

3. 碳水化合物类　是机体供能的主要营养素,主要来源于粮谷类和薯类。1 岁以内婴儿需要量相对较多,每日约需 12g/kg;2 岁以上者约需 10g/kg。碳水化合物类所供的能量应占总能量的 55% ~ 60%,如其供能 >80% 或 <40% 都不利于小儿健康。

(二)微量营养素

1. 维生素　是维持人体正常生理功能所必需的一类营养素,常参与酶系统活动或为其辅酶成分,调节体内各种代谢过程。多数维生素在体内不能合成或合成的数量不足,须由食物供给。分为脂溶性(维生素 A、D、E、K)与水溶性(维生素 B 族和维生素 C)两大类。脂溶性维生素可储存于体内,不需每日供应,但排泄慢,过量摄入易导致中毒。水溶性维生素易排出体外,仅少量储存于体内,故不易中毒,但需每日供应,缺乏后出现症状早。儿童时期容易缺乏的维生素为维生素 A、维生素 D、维生素 C、维生素 B_1。

2. 矿物质 参与人体组织的构成及调节各种生理功能。

(1)常量元素:在矿物质中,元素的含量超过体重的 0.01% 为常量元素,如碳、氢、氧、氮、钙、磷、镁、钠等,在体内发挥重要的作用,如钙、磷是构成骨骼和牙齿的主要成分;钠、钾参与维持水、电解质酸碱平衡等。

(2)微量元素:体内含量很少,绝大多数 <0.01%,需由食物供给,具有非常重要的生理功能。其中碘、锌、硒、铜、钼、铬、钴、铁这 8 种元素为人体必需微量元素,是酶、维生素所必需的活性因子,并参与激素的作用及核酸代谢。小儿时期主要微量元素缺乏症表现为铁、碘、锌的缺乏。

(三)其他

1. 水 是维持生命的重要物质,参与体内所有的新陈代谢及体温调节活动。小儿新陈代谢旺盛,需水量相对较多。婴儿每日需 150ml/kg,以后每增加 3 岁约减少 25ml/kg,至成人每日需 40~45ml/kg。

2. 膳食纤维 主要来自植物细胞壁的非淀粉多糖类,不被小肠酶消化。膳食纤维可吸收大肠水分,软化大便,增加粪便体积,促进肠蠕动,并可吸附胆酸,有利于降低血清胆固醇。一般从谷类、新鲜蔬菜、水果中获取。小儿适宜的摄入量为每日 20~35g。

第二节 小儿喂养、膳食安排及营养评估

一、婴 儿 喂 养

婴儿时期生长发育迅速,能量及营养素的需求量大,但其消化功能尚未成熟,食物品种单一,故合理喂养非常重要。

婴儿喂养的方式有母乳喂养、部分母乳喂养及人工喂养三种。

(一)母乳喂养(breast feeding)

母乳喂养无论从营养、经济、喂哺方式及促进小儿身心发育来说,均是最理想的选择,4~6 个月以内婴儿大力提倡纯母乳喂养。

1. 母乳的成分变化

(1)各期母乳成分:母乳成分随产后不同时期有所改变。初乳(colostrums)是指产后 4~5 天以内的乳汁,量少,淡黄色,呈碱性,每日 15~45ml,含脂肪较少而蛋白质较多(以免疫球蛋白为主),维生素 A、牛磺酸和矿物质含量丰富;过渡乳是指产后 6~10 天的乳汁,脂肪量高,蛋白质及矿物质含量逐渐减少;成熟乳是指 11 天~9 个月的乳汁,蛋白质含量更少;晚乳是指 10 个月以后的乳汁,量和营养成分均明显减少。

(2)哺乳过程中的乳汁成分变化:每次哺乳时,乳房最初分泌的乳汁和最后分泌的乳汁成分有差异,前奶即哺乳开始时分泌的乳汁,其中蛋白质含量高于脂肪,以后脂肪

含量逐渐增加,蛋白质含量越来越少,至哺乳结束前的乳汁(后奶)中脂肪的含量最高。

(3)泌乳量:正常母乳每天平均的泌乳量随时间而逐渐增加。初乳量少,过渡乳的总量增加,成熟乳的总量达到高峰,可达700~1000ml,一般6个月后母乳的泌乳量和营养成分均开始逐渐下降。适量的喂哺次数尤其夜间哺乳有利于促进乳汁分泌。

2. 母乳喂养的优点

(1)营养丰富,易于消化吸收:①母乳蛋白主要为乳清蛋白,酪蛋白较少(乳清蛋白与酪蛋白比为4:1),且以β-酪蛋白为主。乳清蛋白遇胃酸形成的凝块小,易消化;含较多的必需氨基酸,如由半脱氨酸转化的牛磺酸,能促进婴儿神经系统和视网膜的发育。②不饱和脂肪酸多,有利于大脑发育;脂肪颗粒小,并含较多脂肪酶,易于消化吸收。③乙型乳糖多,可促进大脑发育,有利于双歧杆菌和乳酸杆菌的生长。④矿物质含量较低,适应婴儿不成熟的肾发育水平,且易吸收,如钙、磷比例适宜(2:1),钙吸收好;锌主要与小分子多肽结合,吸收率高;铁含量虽与牛乳相同(0.05mg/dl),但其吸收率(49%)却远高于牛乳(4%)。

(2)母乳具有增进婴儿免疫力的作用:母乳中含有较多的免疫因子:①初乳中丰富的分泌型IgA(SIgA)可保护呼吸道及消化道,阻止病原微生物的侵入;②初乳中的乳铁蛋白是重要的非特异性防御因子,对铁有强大的螯合作用,能夺走大肠埃希菌和白色念珠菌赖以生长的铁,有抗感染作用;③溶菌酶能水解、破坏革兰阳性细菌胞壁中的乙酰基多糖,增强抗体的杀菌效能;④双歧因子能促进乳酸杆菌的生长,使肠道pH值达4~5,抑制大肠埃希菌的生长;⑤含有较多的免疫活性细胞,如巨噬细胞等,能释放多种细胞因子而发挥免疫调节作用;⑥母乳特有的双聚糖可阻止细菌黏附于肠黏膜,促进乳酸杆菌生长。

(3)喂哺简便:母乳温度及吸吮速度适宜,不易污染,经济方便。

(4)促进母婴情感交流:喂哺过程中,母亲的抚摸、拥抱,与婴儿的对视,可增进母婴感情,使婴儿获得安全感,有利于婴儿心智及社会适应性的发育。

(5)有利于母体健康:母亲哺乳可加快产后子宫复原,促进健康;哺乳期月经推迟,可起到一定的避孕效果;哺乳母亲也较少发生乳腺癌和卵巢癌。

3. 母乳喂养的护理

(1)产前准备:宣传母乳喂养的优点,并全程指导;保证乳母充足、合理的营养,使乳母保持良好的身心状态,以分泌足够的乳汁。

(2)哺乳方法指导

1)时间和次数:产后2周诱导缩宫素分泌的条件反射易于建立,是建立母乳喂养的关键时期。提倡"三早",即早接触、早吸吮、早开奶,最早的接触应在母亲产后30分钟内,此期婴儿吸吮反射最强,通过吸吮可促进乳汁的分泌。出生后2个月内,提倡按需哺乳,随婴儿成长,吸奶量增多,可采取相对定时的喂养方法,一般2~3小时哺喂一次,昼夜7~8次,随月龄增长添加辅助食品并逐渐减少哺喂的次数。每次哺乳时间约为15~20分钟。

2)方法:①哺喂前先湿热敷乳房,2~3分钟后,从外侧边缘向乳晕方向轻拍或按摩乳房以刺激泌乳反射。②授乳时母亲可取舒适的姿势,一般宜采取坐位,母亲抱婴儿于斜坐位,让婴儿的头、肩置于母亲哺乳侧肘弯部,用另一手的拇指和其余四指分别放在乳房上、下方,托起整个乳房,将整个乳头和大部分乳晕置入婴儿口中。③两侧乳房应先后交替进行哺乳,每次尽量使一侧乳房排空后再换另一侧。④哺乳后应将婴儿竖抱,头部靠在母亲肩上,轻拍其背部,使空气排出,然后保持右侧卧位,以防呕吐。⑤乳头皲裂者,应在哺喂前湿热敷乳房和乳头,同时按摩乳房,挤出少量乳汁使乳晕变软,方便婴儿含吮。哺喂后再挤出少许乳汁涂在乳头上,利用乳汁富含的蛋白质和抑菌物质使表皮修复。

3)注意事项:①乳母感染 HIV 或患有严重疾病时应停止哺乳,如重症心脏病、肾脏病、癫痫等。②乳母患急性传染病时,可将乳汁挤出,消毒后哺喂;乳母患肺结核,但无临床症状时可继续哺乳;乙型肝炎病毒携带者并非哺乳的禁忌证。

4)母乳充足的表现:每次哺乳时能听到吞咽声,喂后婴儿能安静入睡,每天有 2~4 次质软的大便,6 次左右的小便,身高体重发育正常。

(3)断奶:随着婴儿年龄增长,母乳的量和质已不能满足婴儿营养与生长发育的需求,同时其各项生理功能也逐步适应非流质食物,可改变食物的品种而断奶。婴儿自生后 4~6 个月开始添加辅助食品,逐渐减少哺乳次数,一般于生后 10~12 个月断奶,应选择春、秋两季,小儿身体状况良好的时机断奶。

目前 WHO 不主张强行断奶,因为婴儿后期母乳虽然不再是主要的营养来源,但仍是婴儿健康生长与发育所需要的最安全、营养最均衡的食品,为满足婴儿不断发展的营养需要,可继续母乳喂养至≥2 岁。

(二)部分母乳喂养(partial breast feeding)

部分母乳喂养是指母乳与其他代乳品混合使用的一种喂养方法,有以下两种方法。

1. 补授法 当母乳量不能满足婴儿需要时,可每次先哺母乳,将两侧乳房排空后再补充代乳品,此为补授法。此法有利于刺激母乳分泌。

2. 代授法 在乳汁足够,母亲因特殊原因不能按时哺乳时,可每日以代乳品替换母乳数次,称为代授法。采用代授法时,每日母乳哺喂次数最好不少于 3 次,尤其应有夜间的哺乳。

(三)人工喂养

4~6 个月以内的婴儿由于各种原因不能进行母乳喂养时,完全采用配方奶或其他兽乳,如牛乳、羊乳等喂哺婴儿,称为人工喂养。

1. 乳品及代乳品

(1)牛乳的特点:牛乳是最常用的代乳品,但成分不适合婴儿:①蛋白质含量高,且以酪蛋白为主,在胃中形成凝块较大,不易消化吸收;②脂肪球大,缺乏溶脂酶,难以消化,不饱和脂肪酸尤其亚麻酸低于母乳;③乳糖含量较少,且以甲型乳糖为主,有利于大肠埃希菌生长;④矿物质含量比母乳多 3~3.5 倍,增加肾溶质负荷;⑤缺乏各种免疫因子,以此喂养婴儿患各种感染性疾病的机会增加。

(2)配方奶粉:以母乳的营养素含量及其组成模式为生产依据,参照母乳组成成分对牛乳进行加工和改进,使其成分接近母乳,如降低其酪蛋白,加入脱盐乳清蛋白,使两者比例接近母乳;添加必需氨基酸、不饱和脂肪酸及乳糖;强化婴儿生长所需的维生素和微量元素,经上述方案改良的奶制品称为配方奶粉。在无法母乳喂养时应首选配方奶粉。一般婴儿配方奶粉每100g提供能量约2029kJ（500kcal），而婴儿能量需要量为397kJ/（kg·d），所以婴儿需要配方奶粉量约为20g/（kg·d）。在喂哺时按重量比1:7调配，一般配方奶粉有统一规格的小勺（如盛4.4g奶粉的专用小勺，一勺加入30ml温开水）。正确的奶粉调配是保证婴儿营养摄入的关键。

（3）全牛乳：由于牛乳所含的营养素不适合婴儿，当无条件选用配方奶而需采用牛乳喂养婴儿时，牛乳必须经过改造才能喂养婴儿。

1）牛乳配制：鲜牛乳经稀释、加糖、煮沸方可使用。①通过稀释（加水或米汤）降低酪蛋白、矿物质的含量。生后不满2周者可用2:1奶（牛奶2份加水1份），逐渐增至3:1或4:1，满月后可用全奶；②加糖可使牛乳中三大供能营养素比例适宜，有利吸收，一般在每100ml牛乳中加5~8g糖；③煮沸既达到灭菌的目的，又使凝块变小，有利于消化。

2）奶量计算：以每日所需总能量和总液量计算。婴儿每日需总能量397kJ（95kcal）/kg，需水量150ml/kg，100ml全牛奶供能67kcal（280.33kJ）。

例如：某3个月婴儿，体重5kg。计算其每日所需奶量和水量如下：

每日需要总能量：95kcal/kg（397kJ/kg）×5 = 475kcal（1985kJ）

每100ml牛乳加8g糖所含能量为：67 + 4×8 ≈ 100kcal（418.4kJ）

每日需用牛乳总量（X）：100:100 = X:475　X≈475ml

每日需水量：150×5 = 750ml　牛乳以外需水量：750 – 475 = 275ml

全日牛乳量、水量分次哺喂。

（4）全脂奶粉：鲜牛奶经浓缩制成干粉，使其中的酪蛋白变软、细，较鲜牛乳易消化且不易过敏。在喂哺时按重量比1:8（1份奶粉加8份水）或按容量比1:4（1勺奶粉加4勺水），将其调配成全乳。

（5）羊乳：与牛乳的营养价值大致相同，乳凝块较细、软，脂肪颗粒大小接近母乳，但羊乳叶酸含量很少，长期喂哺易发生营养性巨幼细胞贫血。

（6）其他：大多以大豆为主，如豆浆、豆浆粉等，其营养成分不适合婴儿。

（四）辅助食品的添加

婴儿辅助食品又称为换乳食品或断乳食品。婴儿的食物以乳汁为主，但随着月龄的增长，乳汁（包括人乳）所供给的能量和营养素渐显不足，同时婴儿乳牙萌出，消化系统也日趋成熟，因此，婴儿自4~6个月起应逐渐有计划地添加辅助食品，为断奶作准备。不同喂养方式添加辅食的内容略有不同，母乳喂养儿是逐渐添加配方奶粉或动物乳以替代母乳，同时再逐渐添加谷类或其他食物；部分母乳喂养或人工喂养儿是逐渐添加谷类、蔬菜等食物；辅食添加最终使婴儿从单纯的乳类流质食物过渡到半固体和固体食物，完成到成人混合膳食的重大转变。在添加辅助食品过程中应逐步培养婴儿的进食能力和良好的饮食习惯。

1. 辅食添加的原则

（1）从一种到多种　每次添加一种食物，适应后再试喂另一种。一种新食物一般须经7~10天才能适应。添加新食物后应密切观察消化情况，如有呕吐、腹泻等，应暂停喂哺，待恢复正常后，再从很小量开始尝试。

（2）从少到多　使婴儿有一个适应过程，如添加蛋黄，从每天1/4只起试喂，3~5天渐增至1/3～1/2只,再1～2周增至1只。

(3)从稀到稠 同一种食物,应从流质开始到半流质,到固体,如大米食品,从米汤到稀粥,到稠粥,再至软饭。

(4)从细到粗 如添加绿叶菜,可从菜汁到菜泥,乳牙萌出后可试喂碎菜。

(5)应在婴儿身体健康、消化功能正常时添加新食物。天气炎热或患病期间应减少辅食量或暂不添加辅食,以免造成消化不良。

2. 辅食添加的顺序 一般按"淀粉(谷物)→蔬菜→水果→动物食品"的顺序添加。不同喂养方式的婴儿,自出生2～3周起,如日光照射不足,每日均需给维生素 D 10μg(400U)的预防剂量,可连续服用2～3年;自满月起需添加果汁和菜水以补充维生素 C,每日1～2次,每次从 10ml 开始,随月龄可逐渐增加;自满4～6个月起需添加一些半固体、固体食品,第一种可为含铁配方米粉,既能补铁,又不致过敏(表4-1)。

表4-1 添加辅食顺序

月龄	食物性状	添加辅食
4～6个月	泥状食物	含铁配方米粉、菜泥、水果泥、配方奶、蛋黄泥
7～9个月	末状食物	稀(软)饭、烂面、菜末、全蛋、鱼泥、豆腐、肉末、肝泥、水果
10～12个月	碎食物	软饭、面条、馒头、面包、豆制品、碎肉、碎菜、鱼肉

二、幼儿膳食安排

1～3岁幼儿的饮食安排,应根据此时期的营养需求及消化功能而定。幼儿生长发育虽不如婴儿时期迅速,但仍比年长儿和成人快,对营养物质的需求仍相对较多,如幼儿的能量需要量为每日 5020kJ(1200kcal),蛋白质需要量为每日40～50g(动物蛋白仍应占50%),脂肪需要量约为每日35～40g。幼儿胃肠功能及消化酶的发育虽较婴儿更为成熟,但咀嚼吞咽和消化吸收利用食物的功能仍未十分健全,因此,幼儿的膳食安排应遵循以下原则:①平衡膳食:膳食所供给的各类营养素之间的比例要合适,如蛋白质、脂肪、碳水化合物供给量的比例最好保持1:1.2:4。②选择合适的食物品种:幼儿胃容量有限,宜选择质优量少易消化的食物。③注意合理烹调:食物烹调要注意色、香、味、形,以刺激小儿食欲。食物宜细、软、烂、碎,利于消化吸收。④膳食的具体安排:幼儿的进餐次数一般为早、中、晚三次主食,两餐之间可加辅餐,如饼干、果汁或水果等,其中乳类每日应在400～500ml。⑤重视饮食卫生:幼儿尽量少食生冷食物,不食隔夜饭菜,如偶尔进食熟食或半成品应煮透蒸熟方可食用,餐具碗匙碟杯等均应专用。⑥培养良好的饮食行为习惯:鼓励幼儿主动参与进食,逐渐学会应用碗匙自食,并使幼儿养成定时定点进食的良好习惯。

三、小儿营养状况评估

小儿营养状况评估一般通过临床询问、营养调查进行,营养调查的内容包括膳食调查、体格检查及体格发育评价、实验室检查。

(一)健康史询问

询问小儿在家或幼托机构的进食情况;母乳喂养儿要询问母乳喂养次数及哺乳后情

况;人工喂养儿应了解乳品的种类、配制浓度、数量等;辅食添加的种类及数量;有无偏食,有无便秘或腹泻等。

(二)营养调查

1. 膳食调查

(1)调查方法:包括称重法、记账法及询问法3种,可根据调查目的的不同分别选用:①称重法:较准确,但方法复杂,即实际称量各餐进餐量,以生、熟比例计算实际摄入量。查《食物成分表》得出当日主要营养素的量。此法适用于集体儿童膳食调查。②记账法:简单但不够准确,该法需要准确账目,以记录食物出入库的量算。计算与结果分析同称重法。适用于集体机构的膳食调查。③询问法:通过问答方式,调查小儿刚吃过或过去一段时间内吃过的食物。计算与结果分析同称重法。方法简单,易于临床应用,但欠准确,常用于散居儿童的膳食调查。

(2)调查结果评价:将膳食调查的结果与推荐供给量进行比较:①营养素摄入量:全日摄入总能量达到推荐量90%以上为正常,低于80%为不足;蛋白质、矿物质和维生素应达到各自推荐量的80%以上。②营养素供能比例应适当。③膳食能量分配应适当:早餐占1日总能量的25%~30%,中餐占35%~45%,晚餐占25%~30%,点心占10%。

2. 体格检查 除常规体格检查外,应注意营养缺乏症的体征。

3. 体格发育评价 见生长发育章节。

4. 实验室检查 通过实验方法测定小儿体液或排泄物中各种营养素及其代谢产物、相关化学成分等,了解食物中营养素的吸收利用情况,了解机体某种营养素贮存、缺乏水平。将测得的结果与正常值相比较,并结合膳食调查、体格检查等进行综合分析,从而对营养相关疾病做出早期诊断。

第三节 蛋白质-能量营养障碍

一、蛋白质-能量营养不良

蛋白质-能量营养不良(protein-energy malnutrition,PEM)是因缺乏能量和(或)蛋白质所致的一种营养缺乏症,多见于婴幼儿。临床特点为体重减轻,皮下脂肪减少和皮下水肿,严重者生长发育停滞,常伴有全身各个器官不同程度的功能紊乱。临床常见3种类型:以能量供应不足为主的消瘦型;以蛋白质供应不足为主的水肿型;介于两者之间的消瘦-水肿型。

【病因】

1. 摄入不足 喂养不当是婴儿营养不良的主要原因,如母乳不足而未及时添加其他乳品;突然断奶而未及时添加辅食;奶粉配制过稀;长期以淀粉类食品喂养为主;较大小儿多有长期偏食、挑食、不吃早餐等情况。

2. 消化吸收障碍 消化系统解剖或功能上的异常,如唇裂、腭裂、幽门梗阻、迁延性腹泻、过敏性肠炎、肠吸收不良综合征等,均可影响食物的消化和吸收。

3. 需要量增多 急、慢性传染病(如麻疹、伤寒、肝炎、结核)的恢复期;双胎或多胎、早产因追赶生长而需要量增加;生长发育快速阶段等均可因需要量增多而造成营养相对缺乏。

4. 消耗量过大 糖尿病、大量蛋白尿、发热性疾病、烧伤、甲状腺功能亢进、恶性肿瘤等均可使蛋白质消耗增多而导致营养不良。

【病理生理】

1. 新陈代谢异常

(1)蛋白质:蛋白质摄入不足或丢失过多,使体内蛋白质代谢处于负平衡。当血清总蛋白浓度<40g/L、白蛋白浓度<20g/L时,便可发生低蛋白性水肿。

(2)脂肪:能量摄入不足时,患儿体内脂肪大量消耗以补充能量的不足,故血清胆固醇浓度下降。由于肝脏是脂肪代谢的主要器官,当体内脂肪消耗过多,超过肝脏的代谢能力时,可引起肝脏脂肪浸润及变性。

(3)碳水化合物:由于摄入营养素不足或消耗过多,使糖原储存不足和血糖偏低。轻度时症状并不明显,重者可引起低血糖昏迷甚至猝死。

(4)水、盐代谢:由于脂肪大量消耗,故细胞外液容量增加,低蛋白血症可进一步加剧而出现水肿;营养不良时ATP合成减少,影响细胞膜上钠-钾-ATP酶的运转,钠在细胞内潴留,细胞外液一般呈低渗性,尤其在胃肠道功能紊乱时,易出现低渗性脱水、酸中毒、低钾血症和低钙血症。

(5)体温调节能力下降:患儿体温偏低,可能与能量摄入不足、皮下脂肪较薄造成散热快、血糖降低以及氧耗量低、脉率和周围血循环量减少等有关。

2. 各系统功能低下

(1)消化系统:由于胃肠道消化液和酶的分泌减少,酶活性降低,肠蠕动功能减弱,菌群失调,致消化吸收功能低下,易发生腹泻。

(2)循环系统:心肌收缩力减弱,引起心搏量减少、血压偏低和脉搏细弱。

(3)泌尿系统:肾小管重吸收功能减退,可引起尿量增多,比重低等。

(4)神经系统:精神抑郁,且时有烦躁不安、表情淡漠、反应迟钝、记忆力下降、条件反射不易建立。

(5)免疫功能:非特异性免疫功能(如皮肤黏膜屏障、白细胞吞噬功能、补体功能)及特异性免疫功能均明显降低,极易并发各种感染。

【临床表现】

营养不良早期表现为体重不增。随营养失调日久加重,患儿体重逐渐下降,皮下脂肪逐渐减少以至消失,皮肤苍白、干燥无弹性,额部出现皱纹,如老人状,肌张力逐渐降低,肌肉萎缩呈"皮包骨"样。皮下脂肪消减的顺序首先是腹部,其次为躯干、臀部、四肢,最后是面部。腹部皮下脂肪层厚度是判断营养不良程度的重要指标之一。营养不良初期,身高(长)并无影响,但随着病情进展,骨骼生长减慢,身高(长)也低于正常。轻度营养不良,精神状态正常,但重度患儿可有精神委靡,反应差,体温偏低,脉细无力,食欲低下,腹泻和便秘交替。部分患儿合并血浆白蛋白明显降低时,可出现凹陷性水肿、皮肤发亮,严重时可破溃、感染形成慢性溃疡。重度营养不良可有重要脏器功能损害,如心脏功能下降。

营养不良患儿易出现各种并发症,如贫血及反复呼吸道感染、肺炎、鹅口疮、结核病、中耳炎、尿路感染等。主要与缺乏铁、锌、叶酸、维生素 A、维生素 D 及维生素 B_{12} 等各种营养物质有关;在营养不良时,维生素 D 缺乏的症状不明显,当进入恢复期生长速度加快时症状较突出;婴儿腹泻也常迁延不愈,可加重营养不良,形成恶性循环;营养不良可并发自发性低血糖,若不及时诊治,可致患儿死亡。

临床上根据患儿的各种症状,将营养不良分为三度(表 4-2)。

表 4-2　婴幼儿不同程度营养不良的特点

	营养不良程度		
	I 度(轻)	II 度(中)	III 度(重)
体重低于正常均值	15% ~ 25%	25% ~ 40%	40% 以上
腹部皮下脂肪厚度	0.8 ~ 0.4cm	<0.4cm	消失
身高(长)	尚正常	低于正常	明显低于正常,常低于 P_3(均数减 3SD)
消瘦	不明显	明显	皮包骨样
皮肤	尚正常	干燥、苍白	明显苍白、无弹性,可出现瘀点
肌张力	正常	明显降低、肌肉松弛	肌张力低下、肌肉萎缩
精神状态	正常	烦躁不安	委靡,反应低下,抑制与烦躁交替

诊断营养不良的基本测量指标为身高(长)和体重。根据患儿体重及身高(长)减少情况,5 岁以下营养不良的体格测量指标的分型和分度如下:

1. 体重低下型(underweight)　患儿体重低于同年龄、同性别参照人群值的均值减两个标准差(即 2SD)。如在均值减 2 ~ 3SD 之间为中度,在均值减 3SD 以下为重度。此项指标主要反映急性或慢性营养不良,但仅凭此不能区别是急性还是慢性营养不良。

2. 生长迟缓型(stunting)　患儿身高(长)低于同年龄、同性别参照人群值的均值减 2SD。如在均值减 2 ~ 3SD 之间为中度,在均值减 3SD 以下为重度。此项指标主要反映长期慢性营养不良。

3. 消瘦型(wasting)　患儿体重低于同性别、同身高(长)参照人群值的均值减 2SD,如在均值减 2 ~ 3SD 之间为中度,在均值减 3SD 以下为重度。此项指标主要反映近期、急性的营养不良。

【辅助检查】

最重要的改变是血清白蛋白浓度降低,但其半衰期较长(19 ~ 21 天),故不够灵敏。胰岛素样生长因子 1(IGF-1)水平反应灵敏且受其他因素影响较少,是诊断营养不良的较好指标。此外,多种血清酶活性均下降,经治疗后可迅速恢复正常;血浆胆固醇、各种电解质及微量元素浓度皆可下降;生长激素水平升高。

【治疗要点】

积极处理各种危及生命的并发症、祛除病因、调整饮食、促进消化和改善代谢功能。

【护理评估】

1. 健康史　了解患儿的喂养史、疾病史：是否存在母乳不足、奶粉是否调配不当、有无及时添加辅食；有无不良的饮食习惯；有无唇、腭裂等先天畸形或各种急、慢性疾病史；是否为双胎、多胎或早产。

2. 身体状况　测量体重、身高(长)、皮下脂肪等体格发育指标，并与同年龄、同性别健康小儿正常标准相比较；检查有无肌张力下降；注意评估患儿精神状态。分析血清白蛋白、IGF-1等指标的改变。

3. 心理社会状况　了解患儿父母的喂养知识及对疾病防治的认识程度；了解家庭的经济状况及家长心理状况。

【护理诊断】

1. 营养失调：低于机体需要量　与能量和(或)蛋白质摄入不足和(或)需要、消耗过多有关。

2. 有感染的危险　与机体免疫力低下有关。

3. 潜在并发症：营养性贫血、维生素A缺乏症、低血糖。

4. 生长发育改变　与营养素缺乏有关。

5. 知识缺乏　与患儿家长缺乏营养知识及育儿知识有关。

【护理措施】

1. 饮食护理　营养不良患儿因长期摄入过少，消化道已适应低能量的营养摄入，过快增加摄入量易出现消化不良、腹泻，故饮食调节应根据营养不良的程度、消化功能和对食物的耐受情况来调整，原则为循序渐进，逐渐补充。

(1)能量的供给：①轻度营养不良患儿，可从每日供给热量250～330kJ/kg(60～80kcal/kg)开始，以后逐渐递增。②中-重度营养不良患儿，可参考原来的饮食情况，供给热量从每日165～230kJ/kg(40～55kcal/kg)开始，逐步少量增加；若消化吸收能力较好，增加能量至能够满足追赶生长需要，一般可达到每日500～727kJ/kg(120～170kcal/kg)，并按实际体重计算所需热能。

(2)蛋白质的供给：蛋白质摄入量从每日1.5～2.0g/kg开始，逐步增加到每日3.0～4.5g/kg，如过早给予高蛋白质食物，可引起腹胀和肝大。

(3)维生素及矿物质的补充：食物中应含有丰富的维生素及矿物质，每日给予菜汤、果汁或碎菜等富含维生素的食物，由少到多，以免引起腹泻。

(4)喂养方法：母乳喂养儿可根据患儿的食欲按需哺乳；人工喂养儿可给予稀释牛奶，少量多次喂哺，若消化吸收好，可逐渐增加牛奶的量及浓度。

(5)培养良好的饮食习惯：帮助患儿纠正偏食、挑食、吃零食的不良习惯。

2. 促进消化、改善食欲　①遵医嘱给予B族维生素和胃蛋白酶、胰酶等以促进消化；蛋白同化类固醇制剂，如苯丙酸诺龙肌内注射，以促进蛋白质的合成和增进食欲；对食欲差的患儿给予胰岛素皮下注射，可降低血糖，增加饥饿感以提高食欲，注射前先服葡萄糖，1～2周为一疗程；给予锌制剂，可提高味觉敏感度，有增加食欲的作用。②中药参苓白术散能调整脾胃功能，针灸、捏脊、推拿等也有一定的疗效。

3. 预防感染　保持皮肤清洁，防止皮肤破损；患儿抵抗力差，口腔黏膜干燥，易发生口腔炎，应做好口腔护理；必要时做好保护性隔离，预防交叉感染。

4. 观察病情 密切观察患儿尤其是重度营养不良患儿的病情变化,如营养性贫血、自发性低血糖及维生素 A 缺乏所致的眼部伤害等临床表现;观察有无继发感染的征象,尤其腹泻时观察有无严重脱水和电解质紊乱的表现,一旦发现病情变化应及时报告,并做好急救准备。

5. 促进生长发育 加强营养指导;合理安排生活作息制度,保证充足的睡眠;坚持适当的户外活动和体格锻炼;及时纠正先天畸形。

6. 健康教育 向患儿家长介绍科学育儿的知识,特别要强调对重度营养不良患儿饮食调整的方法;纠正小儿的不良饮食习惯;加强小儿体格锻炼,增强体质;预防感染,按时进行预防接种;先天畸形患儿应及时手术治疗;定期测量体重,做好生长发育监测。

二、小儿单纯性肥胖症

小儿单纯性肥胖症(obesity)是由于长期能量摄入超过人体的消耗,导致体内脂肪过度积聚,体重超过一定范围的一种营养障碍性疾病。小儿单纯性肥胖症在我国呈逐渐增多的趋势,目前发生率为 5% ~ 8%。肥胖不仅影响小儿的健康,且儿童期肥胖还可延续至成人,易引起冠心病、高血压、糖尿病、胆石症、痛风等疾病,故对本病的防治应引起社会和家庭的重视。

【病因】

单纯性肥胖症占肥胖症的 95% ~ 97%,不伴有明显的内分泌、代谢性疾病。其发病与多种因素有关,常见因素有:

1. 能量摄入过多 长期能量摄入过多,超过机体能量和代谢需要,多余的能量转化为脂肪贮存于体内,导致肥胖。

2. 活动量过少 活动过少和缺乏体育锻炼是发生肥胖症的重要因素,即使摄食不多,也可引起肥胖。肥胖儿大多不喜爱运动,从而形成恶性循环。

3. 遗传因素 肥胖具有高度的遗传性,目前认为肥胖与多基因遗传有关。

4. 其他 如进食过快,或饱食中枢和饥饿中枢调节失衡而致多食;精神创伤和心理异常等因素亦可致小儿过食。

【病理生理】

肥胖的主要病理改变是脂肪细胞的数量增多或体积增大。人体脂肪细胞数量的增多主要在出生前 3 个月、生后第 1 年和 11 ~ 13 岁三个阶段,若肥胖发生在这三个阶段,即可引起脂肪细胞数量增多性肥胖,治疗较困难且易复发;而不在此三个阶段发生的肥胖,脂肪细胞体积增大而数量正常,治疗效果较前者好。

肥胖患儿可发生下列代谢及内分泌改变:①对环境温度的变化较不敏感,用于产热的能量消耗减少,有低体温倾向。②脂类代谢异常,肥胖儿血浆甘油三酯、胆固醇、极低密度脂蛋白(VLDL)及游离脂肪酸增加,而高密度脂蛋白(HDL)减少,以后易并发动脉硬化、冠心病、高血压、胆石症等。③嘌呤代谢异常,血尿酸水平增高,易发生痛风症。④内分泌变化,在肥胖儿较常见,如男性患儿的雄性激素水平可降低,而女性患儿的雌激素水平可增高;血浆生长激素减少,但其 IGF-1 分泌正常,胰岛素分泌增加,对生长激素的减少起到代偿作用;患儿既有高胰岛素血症,又存在胰岛素抵抗,导致糖代谢异常,出现糖耐量减低或糖尿病。

【临床表现】

肥胖可发生于任何年龄,但最常见于婴儿期、5~6岁和青春期。肥胖患儿一般食欲旺盛且喜吃甜食和高脂肪食物。明显肥胖的患儿常易疲劳,用力时气短或腿痛,不爱运动。重度肥胖者可因脂肪的过度堆积而限制了胸廓和膈肌的运动,导致肺通气不足、呼吸浅快,引起低氧血症、气急、红细胞增多、发绀,心脏扩大或出现充血性心力衰竭甚至死亡,称肥胖-换氧不良综合征(Pickwickian syndrome)。

体格检查可见患儿皮下脂肪丰满,但分布均匀,腹部膨隆下垂,重度肥胖者可因皮下脂肪过多,使胸腹、臀部及大腿皮肤出现皮纹;少数肥胖患儿因体重过重,走路时双下肢负荷过重而出现扁平足和膝外翻;肥胖儿性发育常较早,骨龄常超前,故影响最终身高。常因外形产生自卑、胆怯、孤僻等心理上的障碍。

小儿肥胖的诊断以同性别、同身高(长)正常小儿体重均值为标准,超过10%~19%者为超重;超过20%以上者即为肥胖;超过20%~29%者为轻度肥胖;超过30%~49%者为中度肥胖;超过50%者为重度肥胖。

体质指数(body mass index,BMI)指体重/身高(长)的平方(kg/m^2),目前被推荐为诊断肥胖最有用的指标。小儿BMI因年龄、性别而有差异,评价时可查阅图表,如BMI值在P_{85}~P_{95}之间为超重,有肥胖风险,超过P_{95}为肥胖。

【辅助检查】

甘油三酯、胆固醇大多增高,重度肥胖患儿血清β白蛋白也增高;常有高胰岛素血症,血生长激素水平减低,生长激素刺激试验的峰值也较正常小儿为低。

【治疗要点】

饮食疗法和运动疗法是两项最主要的措施,目的是减少产能食物的摄入和增加机体对能量的消耗;苯丙胺类和马吲哚类等食欲抑制剂及甲状腺素等增加消耗类药物治疗效果不肯定,外科手术的并发症严重,不宜用于小儿。

【护理评估】

1. 健康史 应详细询问患儿的饮食习惯、每日饮食的量及种类、运动量及时间,肥胖起始时间,有无肥胖家族史。

2. 身体状况 应注意测量患儿体重、身高、皮下脂肪厚度及脂肪分布,观察外生殖器及智力发育情况。分析血甘油三酯等指标的动态变化,以评估治疗效果。

3. 心理社会状况 应注意评估患儿是否存在自卑、胆怯、孤独等不良心理活动而影响其社会交往。

【护理诊断】

1. 营养失调:高于机体需要量 与摄入能量过多和(或)运动过少有关。

2. 自我形象紊乱 与由肥胖引起的自身体态改变有关。

3. 社交障碍 与肥胖引起的心理障碍有关。

4. 知识缺乏:患儿及家长缺乏正确的营养知识。

【护理措施】

1. 饮食疗法 由于患儿处于生长发育阶段,加上治疗的长期性,在限制饮食量及种类的同时必须满足小儿的基本营养及生长发育需要:①多采用低脂肪、低碳水化合物和高蛋白食谱;②鼓励患儿选择体积大、能量低,易产生饱腹感的蔬菜水果类食品:如萝卜、青菜、黄瓜、番茄、莴苣、竹笋、苹果、柑橘等;③培养良好的饮食习惯:提倡少量多餐,细嚼慢咽;避免晚餐过饱,不吃夜宵和零食等。

2. 运动疗法　适当的运动能促进脂肪分解,减少胰岛素分泌,使脂肪合成减少,蛋白质合成增加,促进肌肉发育。应鼓励患儿选择喜欢、有效且易于坚持的运动项目,如晨间跑步、散步、做操、游泳等,每日坚持运动至少 30 分钟。运动量以运动后轻松愉快、不感到疲劳为原则。

3. 心理支持　家长应注意避免经常指责患儿的进食习惯而引起患儿精神紧张;引导肥胖儿正确认识自身体态的改变,帮助其重塑对自身形象的信心;鼓励患儿多参加集体活动,改变其孤僻、自卑的心理。

4. 健康教育

(1)向患儿家长介绍科学的喂养知识,辅食添加应按先蔬菜后水果的顺序,摒弃不吃早餐,中、晚餐又吃得过饱的不良饮食习惯,避免营养过剩。

(2)创造条件和机会增加患儿的活动量。

(3)定期监测患儿体重,定期到儿童保健门诊接受系统的营养监测和指导。

第四节　维生素 D 缺乏性疾病

一、维生素 D 缺乏性佝偻病

维生素 D 缺乏性佝偻病(rickets of vitamin D deficiency)是由于小儿体内维生素 D 不足导致钙、磷代谢紊乱,产生的一种以骨骼病变为特征的全身慢性营养性疾病。其典型特征为正在生长的长骨干骺端和骨组织钙化不全。

本病常见于 2 岁以下的婴幼儿,我国该病患病率北方高于南方,随着社会经济的发展,目前发病率已逐年降低,且多数患儿病情趋于轻度。

【维生素 D 的来源及转化】

1. 维生素 D 的来源　维生素 D 是一组具有生物活性的脂溶性类固醇衍生物,包括维生素 D_2(麦角骨化醇)和维生素 D_3(胆骨化醇)。前者由植物中的麦角固醇经紫外线照射后转变而成,后者则由人类和动物皮肤中的 7-脱氢胆固醇经日光中紫外线的光化学作用转变而成,为内源性维生素 D,是人类维生素 D 的主要来源。此外,胎儿可通过胎盘从母体获得维生素 D。

2. 维生素 D 的转化　维生素 D_3 和维生素 D_2 在人体内均无生物活性,它们被吸收入血循环后与血浆中的维生素 D 结合蛋白(DBP)结合,被转运、贮存于肝脏,经过两次羟化作用后始能发挥生物效应:首先在肝脏经 25-羟化酶作用生成 25-羟维生素 D_3[25-$(OH)D_3$],循环中的 25-$(OH)D_3$ 与 α 球蛋白结合被运载到肾脏,在近端肾小管上皮细胞线粒体中的 1-α 羟化酶的作用下再次羟化,生成有很强生物活性的 1,25-二羟维生素 D_3,即 1,25-$(OH)_2D_3$。

【维生素 D 的生理功能】

从肝脏释放入血的 25-$(OH)D_3$ 浓度较稳定,可反映体内维生素 D 的营养状况,正常值为 11~60ng/ml,其虽有一定的生物活性,但作用较弱。血循环中的 $1,25\text{-}(OH)_2D_3$ 约 85% 与 DBP 结合,15% 左右与白蛋白结合,只有 0.4% 以游离形式存在而对靶器官(肠、肾、骨)发挥其生物效应。其抗佝偻病的主要生理功能包括:①促进小肠黏膜合成一种特殊的钙结合蛋白(CaBP),增加肠道对钙的吸收,磷的吸收也随之增加;②增加肾近曲小管对钙、磷的重吸收,尤其是磷的重吸收,提高血磷浓度,有利于骨的钙化;③促进成骨细胞的增殖和破骨细胞分化,直接作用于骨的矿物质代谢(沉积与重吸收)。

目前研究认为 $1,25\text{-}(OH)_2D_3$ 不仅是一个重要的营养成分,也是激素前体,参与多种细胞的增殖、分化和免疫功能的调控过程。

【病因】

1. 围生期维生素 D 不足　母亲妊娠期,尤其是妊娠后期维生素 D 营养不足与早期新生儿体内维生素 D 的量有关,如母亲严重营养不良、肝肾疾病、慢性腹泻,以及早产、双胎均可导致婴儿体内贮存不足。

2. 日光照射不足　因普通玻璃窗可明显减弱紫外线的强度,故小儿缺少户外活动可影响内源性维生素 D 的转化;北方地区冬季长、日照时间短,亦可使内源性维生素 D 生成不足。

3. 维生素 D 摄入不足　天然食物,包括乳类含维生素 D 少,即使纯母乳喂养,若户外活动少或未及时添加维生素 D 制剂,亦易患佝偻病。

4. 生长速度快　早产或双胎婴儿生后生长发育快,需要维生素 D 多,而其体内贮存的维生素 D 不足,但生长迟缓的婴儿发生佝偻病者不多。

5. 疾病与药物的影响　胃肠道或肝胆、肾疾病影响维生素 D 的吸收;长期服用抗惊厥药物可使维生素 D 和 $25\text{-}(OH)D_3$ 加速分解为无活性的代谢产物;糖皮质激素有对抗维生素 D 对钙转运的作用而导致佝偻病。

【发病机制】

维生素 D 缺乏性佝偻病可被认为是机体为维持正常血钙水平而对骨骼造成的损害。维生素 D 缺乏时,肠道吸收钙磷减少,血清钙、磷水平降低,刺激甲状旁腺(PTH)分泌增加,以动员骨钙释出,使血钙维持在正常的水平。但 PTH 分泌增加同时也抑制肾小管重吸收磷而使尿磷排出增加,导致血磷降低,钙磷乘积降低,最终使骨样组织钙化过程发生障碍,成骨细胞代偿性增生,在局部形成骨样组织堆积,产生一系列的骨骼和血生化改变(图4-1)。

【临床表现】

本病多见于 3 个月~2 岁的婴幼儿,主要表现为生长中的骨骼改变、肌肉松弛和神经兴奋性改变。重症佝偻病患儿可有消化和心肺功能障碍,并可影响智能发育及免疫功能等。临床分期如下:

1. 初期(早期)　多见 6 个月以内,尤其是 3 个月以内小婴儿,主要表现为神经兴奋性增高,如易激惹、烦闹、睡眠不安、夜间啼哭、汗多刺激头皮而摇头擦枕,出现枕秃。

2. 激期(活动期)　初期患儿若未经适当治疗,早期症状可进一步加重,发展为激期。主要表现为骨骼改变、运动功能以及智力发育迟缓。

(1)骨骼改变

1)头部:①颅骨软化,多见于 3~6 个月患儿,检查者用双手固定患儿头部,手指稍用

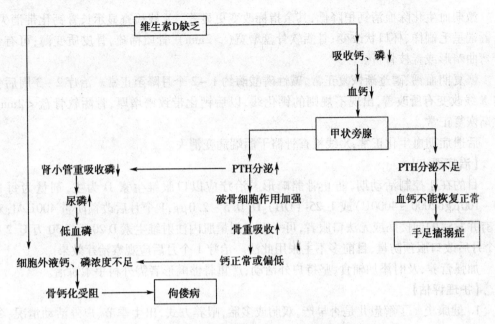

图4-1　维生素 D 缺乏性佝偻病和手足搐搦症的发病机制

力压迫枕骨或顶骨后部,可有乒乓球样的感觉;②方颅,多见于 7～8 个月患儿,主要为额骨和顶骨双侧骨样组织堆积形成;③前囟晚闭,重者可延迟至 2～3 岁才闭合;④出牙延迟,牙釉质缺乏,易生龋齿。

2)胸部:胸廓畸形多见于 1 岁左右小儿。①肋骨与肋软骨交界处,骨骺端因骨样组织堆积而膨大呈圆形隆起,上下排列成串珠状,可触及或看到,以两侧第 7～10 肋最明显,称为佝偻病串珠(rachitic rosary);②严重佝偻病患儿的胸廓下缘由于膈肌附着部位的肋骨长期受牵拉而内陷,形成一条沿肋骨走向的横沟,称为肋膈沟或郝氏沟(Harrison groove);③由于肋骨骺部内陷,致使胸骨和邻近的软骨向前突出,形成鸡胸,如胸骨剑突部向内凹陷,可形成漏斗胸。

3)四肢:①6 个月以后患儿手腕和足踝部可形成钝圆形环状隆起,称手镯或足镯;②由于骨质软化,小儿开始站立和行走后,因负重可出现下肢弯曲,形成严重膝内翻("O"形腿)或膝外翻("X"形腿)畸形;③久坐者可出现脊柱后凸或侧弯畸形。

(2)运动功能发育迟缓:患儿全身肌肉松弛,肌张力低下,肌力减弱,表现为头颈软弱,坐、立、行等运动功能落后;腹肌张力下降,腹部膨隆如蛙腹。

(3)神经、精神发育迟缓:重症患儿神经系统发育落后,条件反射形成缓慢,患儿表情淡漠,语言发育迟缓;免疫功能低下,常伴发感染。

3. **恢复期**　经适当治疗后,患儿临床症状和体征逐渐减轻或接近消失。

4. **后遗症期**　多见于 2 岁以后小儿,无任何临床症状,仅遗留不同程度的骨骼畸形。

【辅助检查】

初期常无明显骨骼改变,X 线检查可正常或钙化带稍模糊;血清 25-(OH)D$_3$ 下降,PTH 升高,血钙下降,血磷降低,碱性磷酸酶正常或稍高。

激期血生化除血清钙稍降低，其余指标改变更显著。X线检查显示长骨钙化带消失，干骺端呈毛刷样、杯口状改变；骨骺软骨盘增宽（>2mm），骨质稀疏，骨皮质变薄；可有骨干弯曲畸形或青枝骨折。

恢复期血钙、磷逐渐恢复正常，碱性磷酸酶约1～2个月降至正常。治疗2～3周后骨骼X线改变有所改善，出现不规则的钙化线，以后钙化带致密增厚，骨骺软骨盘<2mm，逐渐恢复正常。

后遗症期血生化正常，X线检查骨骼干骺端病变消失。

【治疗要点】

目的在于控制活动期，防止骨骼畸形。治疗应以口服维生素D为主，剂量为每日50～100μg(2000～4000U)或1,25-(OH)₂D₃ 0.5～2.0μg，1个月后改预防量400U/d；对于有并发症的佝偻病或无法口服者，可一次大剂量肌内注射维生素D 20万～30万U，2～3个月后改口服预防量，目前多不主张用此法。治疗1个月后应观察治疗效果。

加强营养，及时添加辅食，坚持户外活动；严重骨骼畸形者需外科手术矫治。

【护理评估】

1. 健康史　了解患儿是否早产、双胎或多胎，喂养方式，出生季节、户外活动情况，冬季是否补充维生素D制剂；有无严重的肝、肾疾病。

2. 身体状况　根据患儿月龄的不同，检查相应的佝偻病体征。分析血生化指标和X线检查的动态变化，评估患儿的治疗效果。

3. 心理社会状况　应评估父母对喂养知识、户外活动的了解和重视程度。

【护理诊断】

1. 营养失调：低于机体需要量　与日光照射不足和维生素D摄入不足有关。

2. 有感染的危险　与免疫功能低下有关。

3. 潜在并发症：维生素D过量中毒。

4. 知识缺乏：家长缺乏佝偻病的相关知识。

【护理措施】

1. 户外活动　指导家长带小儿定时参加户外活动，直接接收阳光照射。新生儿应尽早开始户外活动。活动时间可由短到长，从每日数分钟到每日1～2小时。夏季气候炎热，应避免阳光直射，活动时尽量多暴露皮肤。冬季在室内时应尽量开窗晒太阳，以尽可能接受较多的紫外线照射。

2. 补充维生素D　①提倡母乳喂养，及时添加辅食，食用富含维生素D、钙、磷和其他营养素的食物；②遵医嘱供给维生素D制剂。

3. 预防感染　保持室内空气清新，温、湿度适宜，避免交叉感染。

4. 观察有无维生素D中毒的症状　如食欲减退、烦躁、精神不振、大便异常（腹泻或便秘）等；如用鱼肝油制剂时，还应注意有无维生素A中毒的表现。一旦出现，应及时与医生联系，立即停药。

5. 健康教育

(1)孕母食用富含维生素D、钙、磷和蛋白质的食物，妊娠后期适量补充维生素D 800U/d。

(2)宣传母乳喂养，及时添加辅食，尽早开始户外运动。

（3）指导维生素 D 的使用：①早产儿、低出生体重儿、双胎儿生后 1 周开始补充维生素 D 800U/d,3 个月后改预防量；②足月儿出生 2 周后给予维生素 D 400U/d；③夏季可暂停或减量服用维生素 D；④补充至 2 岁；⑤一般不加服钙剂，但乳类摄入不足和营养欠佳时可适量补充。

（4）指导佝偻病活动期的患儿不要急于学坐、立或行走，以免加重骨骼畸形；对已有骨骼畸形的患儿指导按摩肌肉矫正畸形的方法。

二、维生素 D 缺乏性手足搐搦症

维生素 D 缺乏性手足搐搦症（tetany of vitamin D deficiency）是维生素 D 缺乏性佝偻病的伴发症状之一，多见于 6 个月以内的小婴儿。由于预防工作的普遍开展，本病已较少发生。

【病因和发病机制】

血清离子钙降低是本病的直接原因。维生素 D 缺乏时，血钙降低而甲状旁腺不能代偿性分泌增加，血钙继续下降，当总血钙浓度低于 1.75 ～ 1.88mmol/L（7 ～ 7.5mg/dl）或离子钙低于 1.0mmol/L（4mg/dl）时，可因神经肌肉兴奋性增高，引起局部或全身痉挛。

维生素 D 缺乏时，机体出现甲状旁腺功能低下的原因尚不清楚，主要诱因有：①春季开始接受日光照射增多，或开始用维生素 D 治疗时骨脱钙减少，肠道吸收钙相对不足，而骨骼加速钙化，大量钙沉积于骨，使血钙暂时降低；②人工喂养儿食用含磷过高的奶制品，导致高血磷、低血钙症状；③患儿发热、感染、饥饿时，组织细胞分解释放磷，血磷升高，抑制 25-（OH）D_3 转化为 1,25-（OH）$_2D_3$，致离子钙下降。此外，血清钙离子水平还受血 pH 的影响，pH 增高，离子钙降低，故酸中毒患儿经纠酸治疗后，易出现低钙抽搐。

【临床表现】

主要为惊厥、手足抽搐、喉痉挛，并伴有不同程度的活动期佝偻病的表现。

1. 隐匿型　无典型发作的症状，但可通过刺激神经肌肉引出下列体征：①面神经征（Chvostek sign）：以手指尖或叩诊锤骤击患儿颧弓与口角间的面颊部，引起眼睑和口角抽动为阳性，新生儿可呈假阳性；②陶瑟征（Trousseau sign）：以血压计袖带包裹上臂，使血压维持在收缩压与舒张压之间，5 分钟之内该手出现痉挛症状为阳性；③腓反射（peroneal reflex）：以叩诊锤骤击膝下外侧腓神经处，引起足向外侧收缩者为阳性。

2. 典型发作　①惊厥：多见于小婴儿，突然发生四肢抽动，两眼上窜，面肌颤动，神志不清，发作时间持续数秒至数分钟，发作时间持续久者可有口周发绀。发作停止后意识恢复，精神委靡而入睡，醒后活泼如常，发作次数可数日一次或一日数次甚至数十次。一般不发热，发作轻时仅有短暂的眼球上窜和面肌抽动，神志清楚；②手足抽搐：多见于较大的婴幼儿，突发手足痉挛呈弓状，双手呈腕部屈曲状，手指僵直，拇指内收掌心，踝关节僵直，足趾弯曲向下；③喉痉挛：主要见于 2 岁以下的小儿，喉部肌肉及声门突发痉挛，呼吸困难，吸气时喉鸣，严重时可突然发生窒息而猝死。三种症状中以无热惊厥为最常见。

【辅助检查】

血钙降低,注意应在补钙前取血,总血钙低于 1.75mmol/L,离子钙低于 1.0mmol/L,而血磷正常或升高,尿钙定性阴性。

【治疗要点】

1. 急救处理

(1)立即吸氧,保持呼吸道通畅。

(2)迅速控制惊厥或喉痉挛:给予 10% 水合氯醛,每次 40～50mg/kg 保留灌肠;或地西泮每次 0.1～0.3mg/kg 肌内或静脉注射。

2. 钙剂治疗　尽快给予 10% 葡萄糖酸钙 5～10ml 加入 10%～25% 葡萄糖液 10～20ml 中,缓慢推注或静脉滴注,以迅速提高血钙浓度,惊厥停止后改用口服钙剂。

3. 维生素 D 治疗　急诊症状控制后,按维生素 D 缺乏性佝偻病补充维生素 D。

【护理评估】

1. 健康史　了解患儿是否有佝偻病史,近期是否有大量使用维生素 D 等。惊厥发作是否伴有发热,发作时是否伴有意识障碍,发作后神智是否清醒。每日惊厥发作次数等。

2. 身体状况　主要评估有无骨骼改变、有无枕秃等。分析血清钙的变化。

3. 心理社会状况　注意评估家长对喂养知识及手足搐搦症的了解程度。

【护理诊断】

1. 有窒息的危险　与惊厥、喉痉挛发作有关。

2. 营养失调:低于机体需要量　与维生素 D 缺乏有关。

3. 有受伤的危险　与惊厥、抽搐和喉痉挛发作有关。

【护理措施】

1. 预防窒息

(1)保持呼吸道通畅:惊厥时应立即吸氧,喉痉挛者须立即将舌头拉出口外,并进行人工呼吸或加压给氧,必要时行气管插管或气管切开;同时将患儿头偏向一侧,及时清除口鼻分泌物。

(2)用药护理:①静脉注射镇静药时需缓慢推注,密切观察呼吸,防止因注射量过大或速度过快抑制呼吸,引起呼吸骤停;②补充钙剂时需注意缓慢推注(10 分钟以上)或静脉滴注,谨防因血钙骤升,发生呕吐甚至引起心搏骤停;避免药液外渗,不可皮下或肌内注射,以免造成局部组织坏死。

2. 预防外伤　惊厥或抽搐发作时,对已出牙的小儿,应在上、下门齿间放置牙垫,以免舌被咬伤;床边放置床挡,防止坠床。

3. 定期户外活动,补充维生素 D。

4. 健康教育　指导家长合理喂养,坚持户外活动,遵医嘱补充维生素 D 和钙剂;教会家长惊厥、喉痉挛发作时的急救处理方法。

第五节　锌缺乏症

锌是人体必需微量元素之一,作为 100 多种酶的关键组成成分,广泛地参与 DNA、

RNA 和蛋白质的合成。主要存在于骨、牙齿、毛发、皮肤、肝脏和肌肉中,小儿锌缺乏主要表现为食欲减退,生长迟缓,重者免疫功能低下。青春期缺锌可致性成熟障碍。

【病因】

1. 摄入不足　是引起小儿锌缺乏的主要原因。动物性食物不仅含锌丰富且易于吸收,坚果类含锌也不低,其他植物性食物中的含锌量少,故长期单纯谷类食物喂养的婴儿易发生锌缺乏。年长儿多因偏食、挑食导致锌摄入不足。

2. 吸收障碍　各种原因所致的腹泻均可妨碍锌的吸收;牛乳含锌量与母乳相似,但吸收率不如母乳,故长期纯牛乳喂养也可缺锌。

3. 需要量增加　处于生长发育迅速阶段的婴儿或营养不良恢复期的小儿均对锌的需要量增多。

4. 丢失增多　如大面积烧伤、溶血、慢性失血、慢性肾脏疾病、长期透析及应用金属螯合剂(如青霉胺)等均可使锌丢失过多而导致锌缺乏。

【临床表现】

锌缺乏可致机体多种生理功能紊乱。患儿常表现为食欲减退、厌食、异食癖、反复口腔溃疡、脱发、夜盲、精神怠倦等。缺锌可使脑 DNA 及蛋白质的合成障碍,并妨碍生长激素轴功能和性腺轴的成熟,故引起小儿智能发育迟缓、生长发育落后。锌缺乏时,免疫功能减低,易发生各种感染,尤其是呼吸道感染。

【辅助检查】

空腹血清锌 $< 11.47 \mu mol/L(75 \mu g/dl)$;餐后血清锌浓度反应试验(PICR) $>15\%$ 提示缺锌;发锌测量值一般不作为评估缺锌的可靠指标,仅作为慢性缺锌的参考资料。

【治疗要点】

针对病因、治疗原发病;给予富含锌的动物性食物;口服锌制剂(常用葡萄糖酸锌),每日剂量为锌元素 $0.5 \sim 1.0 mg/kg$,连服 $2 \sim 3$ 个月。

【护理评估】

1. 健康史　了解患儿的喂养史、饮食习惯,是否有腹泻等疾病。

2. 身体状况　评估患儿有无体格矮小、智能发育迟缓等。分析血锌指标。

3. 心理社会状况　评估患儿父母的喂养知识及对疾病相关知识的了解程度。

【护理诊断】

1. 营养失调:低于机体需要量　与摄入不足、丢失过多有关。

2. 有感染的危险　与锌缺乏免疫功能低下有关。

3. 生长发育迟缓　与缺锌妨碍生长激素轴功能和性腺轴的成熟有关。

4. 知识缺乏:患儿家长缺乏喂养知识。

【护理措施】

1. 饮食护理　提倡母乳喂养,特别是初乳中含锌丰富,是初生儿体内锌的主要来源;鼓励进食富含锌的食物;纠正儿童偏食的习惯。

2. 预防感染　保持室内空气清新,注意口腔护理,防止交叉感染。

3. 健康教育　向家长宣教母乳喂养对预防锌缺乏症的意义,同时告知家长随着月龄的增加要及时添加辅食,如蛋黄、瘦肉、动物内脏及坚果类含锌丰富的食物。

学习小结

1. 学习内容

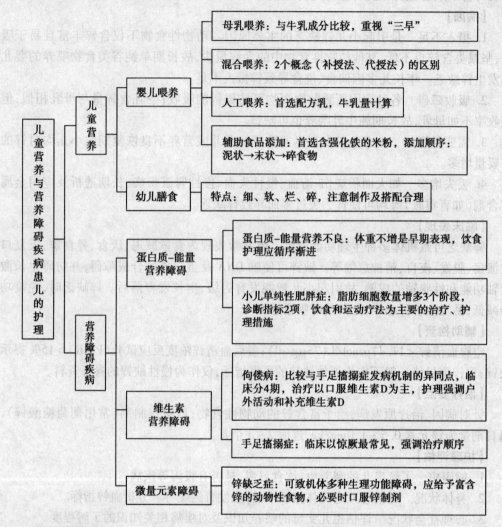

2. 学习方法

在本章内容的学习中,首先要理解营养是小儿生长发育的物质基础,掌握小儿对能量及各种营养素的需求及各种营养素的功能;学习婴儿喂养方式时可用对比的方法记忆母乳成分及母乳喂养的优点及护理;结合身边实例掌握辅食添加的原则和顺序,并学会合理制作和安排小儿膳食。

营养不良和小儿肥胖症是两种对立的疾病,学习中可运用对比的方法,加深理解。佝偻病与婴儿手足搐搦症都是由于维生素 D 缺乏引起的疾病,发病机制的异同点在于 PTH 分泌的增加或不足,学习中应深化理解。婴儿手足搐搦症治疗护理的顺序为先止惊,后补钙,再补充维生素 D,可应用假设的方法调整治疗顺序,然后模拟临床情景,预测可能发生的结果。

(张新宇)

复习思考题

结合身边小儿的成长经历,应用评判性思维,叙述某特定儿童佝偻病预防和治疗的成败之处,进一步讨论如何结合地域和出生季节特点,对家长做小儿佝偻病预防的健康教育?

第五章 住院患儿的护理

学习目的

通过本章的学习,了解儿童医疗机构的布局特点及护理管理,熟悉住院患儿的生理心理特点及相应护理内容,为日后对住院患儿提供优质护理服务奠定基础。

学习要点

小儿体液平衡特点及液体疗法。

儿童对疾病或住院的理解、反应和应对方式,因其生长环境、性格、教养及年龄的不同而有所差异。医院通常被儿童认为是恐惧的地方,住院尤其是无家属陪护会使他们的安全感受到严重威胁。因此,儿童医疗机构不仅要进行科学合理的布局,更需努力营造促进儿童健康的人文氛围。儿科护理人员需要掌握不同年龄小儿的生理心理特点,根据患儿病情、成长环境、年龄及性格特点进行全方位的综合护理。

第一节 儿科医疗机构的设施特点及护理管理

我国儿童医疗机构基本分为三类:各省市的儿童医院、各省市及区以下的各级妇幼保健院、综合医院的儿科。由于小儿抵抗力低下,安全意识薄弱,易发生感染与意外伤害,因此,儿科医疗机构的设置和设施的布局应根据上述特点合理安排,以促进患儿早日康复。一般的儿科医疗机构应包括儿科门诊、儿科急诊和儿科病房。

一、儿科门诊的设施要求和护理管理

(一)儿科门诊的设施要求

1. **预诊处** 预诊的目的是及早检出传染病,避免交叉感染;协助患儿家长选择就诊科别,并根据病情的轻、重、缓、急给予恰当安排,为危重患儿的抢救赢得时机。预诊处一般设置在医院大门附近或儿科门诊的入口处。室内应备有检查台、压舌板、手电筒及洗手设施等。预诊处应设两个出口,一个通向普通门诊候诊室,另一个通向传染病隔离室。隔离室内必须备有隔离衣、消毒设施和洗手设备。隔离的患儿及家属应在指定的区域内办理挂号、交费、取药等手续,或由护理人员代为办理。

预诊时主要采取简单扼要的问诊、望诊及护理体检,力求根据患儿的病史、症状及体征,迅速作出判断。如遇危重患儿应立即护送至急诊室抢救;如遇较重的传染病患儿,应收入传染病房或转至传染病医院。因此,要求预诊工作人员动作迅速,处事果断,经验丰富,责任心强。

2. **挂号处** 经过预检后,凭预诊卡片挂号,并按号存放病历,以便查找。

3. **候诊室** 应设有候诊椅及1~2张小床,为患儿及家属休息、更换尿布、包裹之用,

室内应宽敞,明亮,空气流通,温、湿度适宜。

4. 诊查室　应设有诊查床、诊查桌椅及洗手、消毒设备。

5. 化验室　应设在诊查室附近,便于患儿就近化验检查。

6. 治疗室　应备有常用治疗器械及药品,如注射、穿刺、导尿、灌肠等。

（二）儿科门诊的护理管理

1. 保证就诊秩序有条不紊　儿科门诊的特点之一是患儿及陪伴的家属较多,流动量大,护士应有计划地组织、安排、管理患儿就诊,提高就诊质量。此外,护理人员应做好就诊前的准备、诊查中的配合及诊后的解释工作。

2. 密切观察病情变化　小儿病情变化快,在预诊及门诊整个诊治进程中,护士应经常巡视患儿,一旦发生异常情况,及时进行处理。

3. 预防交叉感染的发生　要有必要的消毒隔离设施和健全的卫生消毒隔离制度,专人管理。定期做细菌培养检查及清洁消毒工作。工作人员要衣帽整齐,接触呼吸道患儿时必须戴口罩,检查治疗后应洗手。

4. 杜绝差错事故的发生　在执行各项护理操作及给药护理时,必须严格执行操作规程和药品管理及查对制度,防止忙中出错。

5. 做好健康宣教工作　护士应利用候诊时间向患儿家长宣传育儿法、疾病的常规护理及常见病的预防和早期发现等知识。宣传形式可采用宣传栏、集体指导、个别讲解或咨询等。有条件者可设立儿童保健咨询处。

二、儿科急诊的设施要求及护理管理

（一）儿科急诊的特点

1. 小儿发病急,病情变化快,意外事故多,应及时发现,随时做好抢救准备。

2. 小儿疾病表现常不典型,或在出现典型症状前已危及生命,医护人员应通过询问、体检尽快明确诊断,及时处理。

3. 小儿疾病的种类和特点有一定的季节性,应根据规律提前做好充分准备。

4. 危重患儿的就诊应先抢救后挂号,先用药后交费,保证及时准确地进行诊治。

（二）儿科急诊的设施要求

1. 抢救室　应设病床2~3张,以及用于小婴儿抢救的远红外辐射床。室内配备急救车、多功能监护仪、供氧设备、吸引装置、气管插管用具、人工呼吸机、洗胃用具等必要的设备,以及各类穿刺包、切开包、导尿包等,以满足抢救危重患儿的需要。此外,还应配置应急灯、简易呼吸器等以备停电时使用。

2. 观察室　设有病床及常规抢救设备,有条件者可配置多功能监护仪,并应按病房要求备有各类医疗文件。

3. 治疗室　内设治疗床、药品柜、治疗柜,备有各种治疗设备、注射用具、穿刺用物及各种导管等。

4. 小手术室　如有条件,还可设置小手术室。除基本的手术室设备外,应备有清创缝合术、骨折固定、大面积烧伤的初步处理等所需的器械及抢救用品。

（三）儿科急诊的护理管理

1. 做好急诊抢救的组织工作　急诊抢救的五要素为人、医疗技术、药品、设备、时间,其中人是最重要的因素。急诊护士应熟练掌握儿科各种抢救理论与技术,具有高度的责任心,敏锐的观察力,较强的组织能力,要临危不乱,保证抢救工作有条不紊地进行。此外,备用药品种类齐全,仪器设备先进,急救时的争分夺秒都是确保抢救成功的重要环节。

2. 执行急诊岗位责任制 护士应坚守岗位,随时做好抢救的准备。主动巡视,密切观察病情变化并及时处理。抢救药品和设备的使用、保管、补充、维护等应有明确分工及交接班制度,以保证高质量、高效率地配合完成抢救任务。

3. 建立并完善常见小儿急症的抢救护理常规 制定小儿常见疾病的抢救流程、护理要点,并组织护理人员进行学习与模拟演练,不断提高抢救成功率。

4. 加强急诊文件的管理 急诊应有完整的病历材料,记录患儿就诊时间、一般资料、诊治经过等。抢救时口头医嘱要复述,并在执行后及时补记于病历上。经急诊及观察室诊治的患儿,均应予以登记,便于追踪分析,不断提高抢救质量。

三、儿科病房的设施要求及护理管理

(一)儿科病房的设施要求

儿科病房应根据小儿年龄特点及病种合理安排床位。每个病区以收治30～40名患儿为宜。

1. 病室 设大、小两种病室,大病室容纳4～6张床,小病室设1～2张床。每张床单位所占面积至少2m²,每床间距应为1m,床头配备呼叫器,床两侧应有床栏,可上下拉动。床应与窗台相距1m,窗外应设护栏,以防意外。病室墙壁可粉刷柔和的颜色,并饰以小儿喜爱的卡通等图案,减少患儿的恐惧和陌生感。每间病室应有洗手设备及夜间照明装置,方便照顾患儿。

2. 抢救室 收治危重患儿的病室。室内应备有各种抢救设备,如抢救车、供氧设备、吸引装置及各种监护仪器。待患儿病情稳定后可转入一般病室。

3. 护士站及医护人员办公室 设在病房中央,靠近抢救室,以利于观察和抢救危重患儿。护士站内应设置信号灯、电话、电子音控对讲设备、电脑和告示栏等。

4. 治疗室 室内设治疗桌、治疗车、器械柜、药柜、冰箱等,并备有各种注射、输液、穿刺所需用物及常用药品等。治疗室可分为内、外两小间,中间相通,一间作为各种注射及输液的准备,另一间则进行各种穿刺,以利于严格无菌操作,也可减少其他患儿的恐惧。

5. 配膳(奶)室 将营养室按医嘱备好的膳食在配膳室分发。宜设在病房的入口处,内设配膳台、配膳车、消毒锅、冰箱、自动电开水炉、微波炉等,如为营养室集中配奶,应另备加热奶的用具。

6. 活动室 可设在病房一端,室内应宽敞,阳光充足,布局适合儿童特点,备有小桌椅、电视及各种玩具。

7. 卫生设施 浴室、卫生间内的设施应适合患儿年龄特点,注意安全。浴室要宽敞,便于护理人员协助沐浴。应尽量在每间病室配置卫生设施。

此外,病房应设库房、值班室、仪器室等,规模较大的病房可增设家属接待室、足月新生儿室、早产儿室、隔离室及1～2间备用房(供临时隔离使用)等。

(二)儿科病房的护理管理

1. 环境管理 病室的墙壁、窗帘、卧具、患儿衣物及工作人员服装等应采用明快的颜色,并以色彩鲜明的图画、玩具等装饰病房,如以不同的水果、动物卡通画作为病室号的标志,使气氛欢快、活泼。病房设施尽可能家庭化、儿童化,以适合儿童的心理特点。新生儿和未成熟儿病室一定要有充足的照明,以便观察;儿童病室夜间灯光宜较暗,以免影响睡眠。病室内温湿度应根据患儿年龄大小而定,新生儿适宜的室温为 $22 \sim 24℃$,婴幼儿 $20 \sim 22℃$,相对湿度为 $55\% \sim 65\%$。年长儿病室的温度为 $18 \sim 20℃$,相对湿度为 $50\% \sim 60\%$。病室应定时通风,一般在做治疗、护理、诊查后进行,通风时避免空气对流,注意遮挡患儿。

2. 生活管理 患儿的饮食、衣着皆由医院提供。饮食供给既要考虑对疾病的治疗作用,也要满足患儿生长发育的需要。食具应选择易清洗、消毒方便及不易破碎类。衣裤应式样简单,图案花色适合小儿,以浅色为主,经常换洗,保持整洁。根据患儿的疾病种类及病情安排其活动与休息的时间,对长期住院的学龄期儿童可适当安排学习时间,建立规律的作息制度,减轻或消除患儿因住院而出现的心理问题。

3. 安全管理 小儿生性好动、好奇心强且无防范意识。因此,儿科病房安全管理的范围广泛,内容繁杂。病室内一切设施均应考虑患儿的安全。病房阳台护栏要高过小儿肩部,凡能下地活动的患儿,不可单独到阳台或楼梯外玩耍。电器、电插座、暖气装置、热水瓶等均应远离患儿,并加防护措施。病室内不应放置尖锐物品,如刀剪、各种针类、玻璃制品等。消毒剂应放置于安全处妥善保管,药柜要上锁。不可让患儿随便进入杂物间、配膳室,以免沾染污物或烫伤。避免让小儿玩纽扣、玻璃球、硬币等小物件和细小的拼装玩具,以及进食瓜子、花生米等颗粒状食物,以防气管异物。每个病室门后张贴紧急疏散图,并应经常检查消防装置及安全通道,确保应急可用状态。严格执行查对制度,遵守操作规范,防止医疗差错。

4. 预防感染 严格执行消毒隔离制度,不同病种患儿应尽量分室收治,按时进行空气、地面的消毒,接触患儿前后应洗手。做好陪护及探视的管理工作。加强健康宣教,提高患儿及家属的自我保护意识。

第二节 住院患儿的护理

小儿时期正处于生长发育的动态变化中,身心均未成熟,易受外界环境的影响,导致自身功能发生改变。因此,在进行健康评估时,应掌握不同年龄小儿的生理心理特点,运用多学科知识,以获得全面、准确的主客观资料,为护理计划的制订和实施打下良好的基础。

一、小儿健康评估特点和入院常规护理

(一)住院患儿健康评估的特点

年幼小儿多不能自述病史,须由家长作为主要照顾者代述。收集健康资料时应耐心听取病情经过、以往健康状况,不要轻易打断。再按需要给予必要的提示和引导,以获得详尽、确切的资料。

与患儿沟通时,护士应采取与患儿视线平行的位置,语速要慢,语气和蔼,注意避免突然接近患儿,以及避免目光持续接触患儿使其感到有威胁感。

【病史的采集和书写】

1. 一般情况　包括姓名、性别、年龄(新生儿记录日龄,婴儿记录到月龄,1 岁以上小儿记录到几岁几个月)、出生年月、民族、入院日期及诊断,父母或抚养人姓名、年龄、文化程度、职业、通讯地址、联系电话,代述病史者与患儿的关系等。

2. 主诉　用患儿或其父母的语言,简要概述主要症状或体征及其持续时间。如"咳喘 3 天"。

3. 现病史　此次患病的详细情况,包括发病时间、主要症状、病情发展、严重程度及接受过何种处理等。还应了解有无伴随症状以及合并其他疾病等。

4. 既往史

(1)出生史:胎龄、胎次,孕期情况及分娩时情况;出生时体重、有无窒息、Apgar 评分等。

(2)喂养史:喂哺的种类和方法、辅食添加情况、断奶时间、儿童进食情况等。

(3)生长发育史:体格、动作、语言、认知及心理等方面的发展情况。

(4)既往健康史:包括预防接种史、患病史、住院史、用药史和过敏史。

(5)日常活动:日常生活作息、自理情况、排泄情况和有无特殊行为问题。

【注意事项】

1. 取得患儿合作　态度和蔼,语言轻柔,解除患儿恐惧心理及紧张情绪。

2. 取适当的检查体位　婴幼儿可让家长抱坐检查,或竖抱小儿伏在家长肩上,从其背后进行检查。

3. 减少不良刺激　手和用具要温暖,手法轻柔,技术娴熟动作迅捷。对较大儿童要注意保护隐私,不要过多的暴露身体。

4. 注意保护隔离　检查前洗手,必要时戴口罩。拉好床栏并避免着凉。

5. 检查顺序灵活　根据小儿年龄特点及病情,可适当调整体检的顺序,如检查小婴儿时,在安静状态下行心肺听诊、腹部触诊、数呼吸脉搏等,而不受哭闹影响的项目放在后面,如检查皮肤、骨骼、口腔、咽部和眼结膜、角膜等。在急诊抢救时,先重点检查生命体征及与疾病相关的部位,边检查,边抢救,待病情稳定后再详细体检。

(二)入院的护理常规

1. 根据患儿的诊断、病情及年龄安置适当的病床。危重患儿安置在监护室。

2. 做好入院指导,介绍病室环境、作息时间、探视制度、主管医生、责任护士等。

3. 保持病室整洁、空气新鲜、温湿度适宜,做好基础护理。每日开窗通风 2 次,定时进行空气、地面的消毒。

4. 测量体温、脉搏、呼吸、血压和体重并进行全身体格检查。

5. 遵医嘱执行等级护理及饮食调护,向家属介绍饮食的具体要求,注意饮食卫生。

6. 三日内收集大小便标本送检,记录大小便次数,三日无大便需通知医生,遵医嘱处理。

7. 经常巡视病房,观察患儿的病情变化,发现异常,及时通知医生并配合抢救。

8. 注意患儿安全,防止坠床。禁止患儿玩弄尖锐、易燃易碎物品,防止发生意外。

9. 根据不同年龄患儿对住院的反应,给予相应的心理护理。

10. 按疾病种类不同提供针对性的健康教育。

二、住院患儿的特殊心理表现及护理

住院是小儿成长过程中的重大生活事件,对其身体和心理都会造成影响。除病痛之外,陌生的人群与环境、被扰乱的日常作息,以及侵入性检查、服药、注射等痛苦诊疗过程,都会导致住院患儿产生心理危机。因此,护理人员应充分了解每位住院患儿的心理反应,针对性地提供护理,促使患儿尽快适应医院生活,减少住院对其身心的伤害。

(一)小儿对疾病与住院的认识

由于认知水平与以往经历的不同,各年龄阶段小儿对患病与住院的理解有所差异。

1. 婴儿　6个月后的婴儿可以辨认其主要的照顾者,与父母分离、接触陌生人时会感到焦虑。因此,住院对婴儿是创伤性事件,尤其是父母不能在旁陪护时,会产生分离性焦虑。

2. 幼儿与学龄前期儿童　此期小儿能认识身体各个部位,但不知其功能。对疾病开始有所了解,但不知患病的原因,常将疾病与惩罚相联系,对疾病的发展及预后缺乏认识。此期儿童一般惧怕疾病或治疗会破坏身体的完整性,怀疑被父母遗弃等。

3. 学龄儿童　此期小儿已具备一定的抽象思维能力,对身体各部分功能的了解开始成熟,对疾病的真实病因有一定的认识,但尚不能用专门的术语表达。学龄儿童已具备较好的时间概念,理解父母会定期探望他们,因此,分离性焦虑程度相对较轻。

4. 青少年　此期患儿的抽象思维能力进一步发展,知道疾病的发生与某些器官功能不良有关,能够用语言表达身体的不适,能理解疾病的治疗过程,并具有一定的自控能力,但患儿常常夸大疾病的严重程度,产生对死亡的恐惧。此外,青少年担心患病会影响其身体形象,以及隐私被侵犯等问题。

(二)住院患儿的特殊心理表现

1. 分离性焦虑(separation anxiety)　是指小儿在与家人,尤其是母亲分离时,出现的极度焦虑反应。多见于婴儿中期至学龄前期的小儿,尤其是6个月~2.5岁的婴幼儿,分离性焦虑可分为三个阶段。

(1)反抗阶段(phase of protest):患儿对与父母的分离表现出侵略性和攻击性的反应,此阶段可持续几小时至几天。较大婴儿的反应包括:哭闹不止,连续呼喊妈妈,抓住父母不放,避开和拒绝陌生人;幼儿的反应有:口头攻击,对陌生人的身体攻击,如踢、打、咬等,寻找父母,拒绝他人的劝阻、照顾。

(2)失望阶段(phase of despair):患儿因找不到父母而悲伤、沮丧、停止哭泣,对周围事物失去兴趣。部分患儿出现退化行为,如吸吮手指或咬指甲、尿床等。这是小儿逃避压力常采用的一种行为方式。此阶段的持续时间因人而异。

(3)否认阶段(phase of denial):长期与父母分离者可通过压抑对父母的感情,建立新的、浅显的关系来应对失落和痛苦情绪。患儿对周围的一切开始有较大的兴趣,以满不在乎的态度对待父母的探望或离去。一旦进入否认阶段,将对儿童产生难以扭转的不利影响。

2. 控制感丧失　住院常导致患儿身体被束缚、日常生活规律被打乱、被强迫地依赖于他人等,从而使儿童感到失去了对身体的控制感,如强迫性的上床休息、使用轮椅或拐杖、按食谱进食等。同时,各种积极的感官刺激减少,而医院的各种声音、颜色、气味、身体侵入性刺激等过剩,使患儿产生压抑、抑郁、敌意以及挫败感。

3. 身体伤害与疼痛反应　　几乎所有的患儿对身体的损伤会产生恐惧,如害怕被截肢、身体被侵入、躯体外形被改变、无行动能力以及死亡等。不同年龄段的患儿对疼痛的反应有所不同,护理人员应能评估这些反应,并采取相应措施避免和减轻疼痛,减少对患儿的伤害。

(三) 不同年龄阶段住院患儿的心理护理

1. 婴儿　　尽量让母亲护理患儿,减少彼此分离。护理人员要多与患儿接触,呼其乳名,多抚摸、搂抱、亲近患儿。满足患儿的生理需求。提供适宜的颜色、声音等感知觉刺激,减少不良环境刺激,协助患儿进行全身或局部的动作训练,维持其正常的发育。鼓励家长把患儿喜爱的玩具或物品放在床旁,以转移患儿的压抑及孤独感。

2. 幼儿　　尽可能设固定护士对幼儿进行连续、全面的护理。以患儿能理解的语言介绍医院环境及安排其生活。了解患儿表达需求的特殊方式,尽量保持患儿住院前的爱好及生活习惯,尤其是睡眠、进食及沐浴等。允许患儿表达其反抗情绪,接受其退化行为,切不可当众指责。自家长处得到与患儿沟通的重要词语,多与患儿交谈,促进其语言能力的发展。创造与患儿能力相适宜的活动机会,鼓励其表达自主性,如自己洗手、吃饭等。

3. 学龄前儿童　　尽量保证固定的护理人员,使患儿尽快熟悉周围环境和相关人员,减轻陌生感。根据患儿病情组织适当的游戏,使其有机会表达情感,克服恐惧和焦虑情绪,同时,通过游戏,以患儿容易理解的语言,介绍所患的疾病及治疗的必要性,使患儿确信住院不是惩罚,也不会对自己的身体构成威胁。鼓励患儿适当参与自我照顾,以增加自信心。

4. 学龄儿童　　根据患儿的理解能力和需要,提供有关疾病及住院的知识,以取得患儿的信任。让患儿参与制定护理计划,给予选择机会。鼓励患儿每日坚持学习,并保持与同学的联系,共同交流学校及学习情况。进行体格检查及各项操作时,应注意保护患儿的隐私和自尊心。鼓励患儿的独立性,支持他们进行自我护理和个人卫生处理,促进其控制感。

5. 青少年　　尊重患儿,以成人的方式对待他们,与其讨论健康状况及住院的感受,保护他们的隐私,建立良好的护患关系,注重健康教育。在进行治疗护理措施前,给予充分的解释,提供部分的选择权。与患儿及其家长共同制定作息表,合理安排治疗、学习及娱乐时间。鼓励青少年与同伴、老师保持联系,维持正常的社交活动,减轻其自卑感和退缩行为。

三、小儿用药特点和护理

药物是治疗疾病的一个重要手段,但药物的过敏反应、副作用和毒性作用常对机体产生不良影响。生长发育中的小儿因器官功能发育尚不够成熟健全,对药物的不良反应较成年人更为敏感。所以要掌握儿童用药的特点,保证药物治疗的合理性与安全性。

(一) 小儿药物治疗的特点

1. 药物在组织内的分布因年龄而异　　如巴比妥类、吗啡、四环素在幼儿脑浓度明显高于年长儿。

2. 对药物的反应因年龄而异　　如吗啡对新生儿呼吸中枢的抑制作用明显高于年长

儿,未成熟儿对麻黄碱的升压作用反应迟钝等。

3. 肝脏解毒功能不足 小儿肝脏功能尚未发育成熟,特别是新生儿和早产儿,肝脏酶系统发育欠佳,影响药物的代谢,药物的半衰期延长,增加了药物的血药浓度和毒性作用。

4. 肾脏排泄功能不足 新生儿,特别是未成熟儿的肾功能尚不成熟,药物及其分解产物在体内滞留的时间延长,会增加药物的不良反应。

5. 先天遗传因素 家族中有遗传病史的患儿对药物的先天性异常反应;家族中有药物过敏史者要慎用某些药物。

(二)药物选择

选择用药的主要依据是小儿年龄、病种和病情,同时要考虑小儿对药物的特殊反应和药物的远期影响。

1. 抗生素 既要掌握抗生素的药理作用和用药指征,更要重视其不良反应。儿童慎用抗生素。

2. 肾上腺皮质激素 短疗程常用于过敏性疾病、重症感染性疾病等,长疗程则用于治疗肾病综合征、血液病、自身免疫性疾病等,哮喘、某些皮肤病则提倡局部用药。在使用中必须重视其不良反应。病毒感染性疾病,如水痘患儿一般禁用激素,以防病情加重。

3. 退热药 发热为小儿疾病的常见症状,一般不用阿司匹林类药物,以防发生 Reye 综合征。大多使用对乙酰氨基酚(扑热息痛)和布洛芬,可反复使用,但剂量不可过大,一般间隔至少 4~6 小时。婴儿期的发热多采用物理降温,不宜过早、过多使用退热药。

4. 镇静止惊药 在患儿高热、烦躁不安、剧咳不止等情况下可给予镇静药。发生惊厥时可用苯巴比妥、地西泮、水合氯醛等止惊。

5. 止咳平喘药 婴幼儿一般不用镇咳药,多用祛痰药口服或雾化吸入,使分泌物稀释、易于咳出。哮喘患儿提倡局部吸入 β_2 受体激动剂类药物,必要时也可用茶碱类,但新生儿、小婴儿慎用。

6. 止泻药与泻药 对腹泻患儿不主张用止泻药,除用口服补液疗法防治脱水和电解质紊乱外,可用保护肠黏膜药物,或辅以含双歧杆菌或乳酸杆菌的制剂以调节肠道微生态。便秘一般不用泻药,可调整饮食或采用松软大便的通便法。

7. 乳母用药 阿托品、苯巴比妥、水杨酸盐等药物可经母乳影响哺乳婴儿,应慎用。

8. 新生儿、早产儿用药 幼小婴儿的肝、肾等代谢功能均不成熟,不少药物易引起不良反应,如磺胺类药、维生素 K_3 可引起高胆红素血症,氯霉素可引起"灰婴综合征"等,故应慎用。

(三)给药方法

根据年龄、疾病及病情选择给药途径、药物剂型和用药次数,以保证药效和尽量减少对患儿的不良影响。

1. 口服法 是最常用的给药方法。神志不清、昏迷患儿可用鼻饲法给药。婴幼儿用糖浆、水剂、冲剂较好,或将药片捣碎后加糖水吞服。年长儿童可用片剂或丸剂。

2. 注射法 注射法比口服法奏效快,但对小儿刺激大,肌内注射次数过多可造成臀肌挛缩、影响下肢功能,应尽量减少不必要的注射给药。静脉推注多在抢救时应用,推注时速度要慢,避免药液外渗。静脉滴注在临床应用较广泛,需根据年龄、病情控制滴速。

3. **外用药**　以软膏多,也可用水剂、混悬剂、粉剂等。要避免小儿用手抓摸药物,误入眼、口引起意外。

4. **其他方法**　雾化吸入常用;灌肠法小儿采用不多,可用缓释栓剂;含剂、漱剂多用于能合作的年长儿。

(四)药物剂量计算

小儿用药剂量较成人更须准确。可按以下方法计算。

1. **按体重计算**　是最常用、最基本的给药方法。计算每日或每次需用量:每日(次)剂量 = 患儿体重(kg) × 每日(次)每千克体重所需药量。患儿体重以实测值为准。年长儿按体重计算超过成人量则以成人量为上限。

2. **按体表面积计算**　因体表面积与基础代谢、肾小球滤过率等生理过程关系更为密切,所以按体表面积计算剂量更准确,但方法较按体重计算复杂。小儿计算公式为:<30kg小儿的体表面积(m^2) = 体重(kg) ×0.035 + 0.1;>30kg 小儿体表面积(m^2) = [体重(kg) −30] ×0.02 + 1.05。

3. **按年龄计算**　用于剂量幅度大、不需十分精确的药物,如营养类药物等。

4. **从成人剂量折算**　小儿剂量 = 成人剂量 × 小儿体重(kg)/50,此法仅用于未提供小儿剂量的药物,所得剂量偏小。

采用上述任何方法计算的剂量,须与患儿具体情况相结合,才能得出比较确切的药物用量,如新生儿或小婴儿肾功能较差,一般药物剂量宜偏小,但对新生儿耐受较强的药物,如苯巴比妥,则可适当增大用量;重症患儿用药剂量宜比轻症患儿大;须通过血-脑屏障发挥作用的药物,如治疗化脓性脑膜炎的磺胺类药或青霉素类药物剂量也应相对增大。用药目的不同,剂量也不同,如阿托品用于抢救中毒性休克时的剂量要比常规剂量大几倍到几十倍。

四、小儿疼痛评估与管理

疼痛是儿科常见的症状之一,由于中枢神经系统缺乏对疼痛的有效抑制,造成小儿所经历的疼痛较成人更为剧烈,此外,既往的疼痛经历也会产生长期负性影响。因此,医护人员应积极进行小儿疼痛的评估与管理。

(一)小儿疼痛的评估内容

1. **疼痛的原因**　包括内在因素(如疾病、创伤或手术等)和外在因素(如环境、体位、约束等)。

2. **目前疼痛情况**　包括疼痛的部位、持续时间、性质及程度,患儿对疼痛的表达方式、疼痛伴随症状、影响疼痛的因素及疼痛对患儿的影响等。

3. **以往疼痛经历**　既往疼痛发生情况、对疼痛的反应及缓解方法等。

4. **家长对疼痛的反应**　患儿父母对疼痛的评价及应对方式等。

(二)评估方法

主要有三方面的评估:自我描述、生物学评估和行为学评估。疼痛是一种主观感受,自我描述是其最佳评估方式,但由于小儿的认知功能、语言表达技能尚未发育完善,因此,临床上常需进行生物学及行为学评估。同时,评估应持续规律进行,定时记录镇痛效果。

1. **自我描述法**　目前公认评估疼痛的"金标准"是儿童对自己所经历痛苦的表达

（即自我描述）。患儿在 1.5 岁左右即可用语言描述疼痛，但不能描述疼痛的强度及类型；3～6 岁儿童可对疼痛程度进行较为细致的描述，能确认疼痛部位及强度，但有时会否认疼痛，或认为疼痛较他人明显；7～9 岁学龄儿童能陈述疼痛的生理特点；10～12 岁儿童能更有特点地描述疼痛，并能表达其内心痛苦；13～18 岁青少年因既往经验而对疼痛描述得更准确，但由于特定情况下不同的需要，儿童的自我描述会带有一定的倾向性。

2. 生物学评估法　对于不能用语言表达的患儿，可以通过测定生理参数（心率、呼吸、血压）来评估疼痛。疼痛时主要表现为交感神经系统和肾上腺系统的兴奋，可引起心率加快、血压升高、呼吸频率加快、体温升高、表情痛苦、肌肉紧张、掌心出汗、肤色改变、脉搏氧饱和度下降等变化。但是，这些生理指标易受感染、发热、血容量等影响，需进行综合、多方位的评估。

3. 行为学评估法　通过面部表情、肢体运动和自主反应进行综合评价，适用于任何年龄，是新生儿、4 岁以下婴幼儿、智力残疾儿童主要的疼痛评估方法。如<6 个月婴儿疼痛时表现为身体扭动、下颌抖动、表情痛苦、喂养困难；6～12 个月婴儿则表现为对外界刺激反应减退、表情痛苦、易激惹、睡眠间断；幼儿疼痛时出现局部退缩、全身抵抗、有攻击行为、睡眠间断；学龄前儿童表现为用身体和语言进行攻击，有挫折感；7～9 岁学龄儿童则出现消极抵抗、握拳、感情退化、乞求；10～12 岁儿童可表现为紧张及焦虑，或为显示其勇敢而假装舒适；青少年则以社会所接纳的方式来表达疼痛，行为有控制。行为学评估是自我描述的重要补充，它适合于短期锐痛的评估，但对长时间持续性疼痛的评估并不成熟。

（三）小儿疼痛常用评估工具

1. 早产儿疼痛评分表（Premature Infant Pain Profile, PIPP）　是由加拿大 Toronto 和 McGill 大学制定，用于评估早产儿的疼痛，包括 7 项指标：孕周、心率、氧饱和度、行为状态、皱眉、挤眼和鼻唇沟情况。

2. 新生儿疼痛评估量表（Neonatal Infant Pain Scale, NIPS）　由加拿大东安大略儿童医院制定，用于评估早产儿和足月儿的操作性疼痛，如静脉穿刺、肌内注射、腰椎穿刺、皮下注射等。其指标包括面部表情、哭闹、呼吸类型、上肢动作、腿部活动和觉醒状态。

3. 东安大略儿童医院疼痛评分表（Children's Hospital of Eastern Ontario Pain Scale, CHEOPS）　用于 1～7 岁患儿疼痛的评估，主要指标包括哭闹情况、面部表情、疼痛的语言表达、躯体的紧张程度、对于疼痛点的反应、腿部活动。

4. 面部表情分级评分（Face Rating Scale, FRS）　FRS 较为客观且方便。它是在模拟评分方法的基础上发展而来的，使用从快乐到悲伤及哭泣的 6 张不同脸谱（图 5-1），代表不同程度的疼痛。评估时要求患儿指出与他们目前疼痛程度最接近的脸谱。适用于 3 岁以上的小儿。

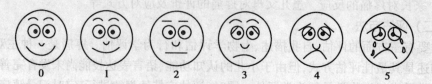

图 5-1　疼痛评估脸谱

使用时应先向患儿解释每张脸谱所代表的含义：①0 分：很高兴，因为一点不痛；②1 分：有一丁点儿痛；③2 分：有多一点儿痛；④3 分：疼痛更多；⑤4 分：整个都痛；⑥5 分：要多痛有多痛。解释后要求患儿选择最能满足他的感觉的脸谱，描述疼痛的性质和时间等。

(四) 小儿疼痛的护理

儿童理想的疼痛控制主要集中于两点：①适当地选择和使用镇痛药；②改善所有加重疼痛的因素，即药物性干预和非药物性干预。因此，在疼痛的管理中，护理人员不仅要评估患儿疼痛的性质和程度，还应协助医生为小儿缓解疼痛。

1. 药物性干预的护理

(1)按医嘱给予止痛药。严格核对药物的剂量、用药途径及滴速，备好止痛药的拮抗剂，防止并发症的发生。

(2)密切观察止痛药的不良反应，如呼吸抑制、镇静、恶心、呕吐、口干、便秘等。

(3)动态评估患儿的疼痛水平，观察止痛药的疗效。

(4)向其他医务人员(如医生、麻醉师等)提供患儿疼痛方面的信息，及时调整药物剂量或种类。

2. 非药物性干预

(1)家长参与：在疼痛的管理中，应取得家长的配合，指导和鼓励他们参与疼痛的评估，给予患儿充分的关心和解释，多抚摸、搂抱患儿。

(2)转移注意力：与家长共同制定患儿的活动日程，使其尽可能参与到各项活动中，如画画、泥塑、游戏、听音乐、看电视等，转移患儿对疼痛等不适的注意力。

(3)放松疗法：肌肉紧张可加剧疼痛。在疼痛出现时，尽量让患儿放松全身肌肉和松开拳头，进行有规律的深呼吸或活动腿部，从而自然地放松身体其他区域，以减轻疼痛刺激。

(4)冷热疗法：热敷可扩张血管，促进血液循环，以解除肿胀压迫神经末梢引起的疼痛。在急性损伤 24 小时内用冷敷法，以减轻局部出血，并降低疼痛的传导速度。

五、小儿疾病的饮食护理

小儿患病期间合理的膳食安排，既能满足患儿的生长发育需求，又有助于疾病的治疗和康复，而不当的饮食可加剧病情，甚至危及生命。因此，医务人员应根据患儿的年龄、疾病、病情及饮食习惯合理安排小儿的饮食。

(一) 医院膳食的种类

1. 一般膳食

(1)普通饮食：饮食性质、形状与正常儿童的饮食基本相同，为易消化、营养丰富、热能充足的食物。适用于一般情况良好、恢复期的患儿。

(2)软食：为细、软、烂的食物，如软饭、稠粥、馒头等，适合消化功能未完全恢复或咀嚼能力弱的患儿。

(3)半流质饮食：食物细软、呈半流质状态，如粥、面条、馄饨、蒸蛋羹等。适合于消化功能弱，不能咀嚼吞咽固体食物的患儿。

(4)流质饮食：食物呈液体状，如牛奶、豆浆、米汤、果汁、菜汁等。适合高热、消化系统疾病、急性感染、胃肠道手术后患儿,亦可用于鼻饲,但不宜长期使用。

(5)乳品:属流质饮食,除纯牛乳外还包括:①稀释乳:供新生儿、早产儿食用;②脱脂奶:供腹泻时或消化功能差者短期食用;③酸奶:供腹泻及消化力弱的患儿食用;④豆奶:适用于乳糖吸收不良和牛乳过敏的小儿;⑤无乳糖奶粉:长期腹泻、有乳糖不耐受的婴儿;⑥低苯丙氨酸奶粉:用于确诊为苯丙酮尿症的婴儿。

2. 治疗饮食(特殊膳食)　是指因疾病需要选择的膳食,包括:高蛋白饮食、低蛋白饮食、低盐或无盐饮食、少渣饮食等。

(1)高蛋白饮食:适用于营养不良、严重贫血、消耗性疾病(如结核病)等患儿。可在正常饭菜中增加优质蛋白质供给,如每餐加荤菜1份,或两餐间加牛奶、鸡蛋等。

(2)低蛋白饮食:一般用于急性肾炎早期、肾功能不全甚至衰竭的患儿。在限量范围内要求适当选用优质蛋白。

(3)低盐或无盐饮食:适用于肾炎、肾病综合征、心力衰竭等疾病出现水肿的患儿。低盐饮食者,每日供给盐小于1g,忌食含盐量高的腌制食品,如咸菜、皮蛋、腐乳等。无盐饮食者,除无盐外,每日食物中自然存在的钠盐含量限制在0.5g以下。

(4)少渣饮食:适用于急慢性肠炎、肠道手术前后、伤寒等患儿。饮食中限制膳食纤维的量,且少油,如粥、蛋类、乳类等。

3. 试验饮食　指在特定的时间内,通过对饮食内容的调整,协助疾病的诊断和提高检查结果的准确性的一种饮食。

(1)隐血试验饮食:连续3天禁食肉类、动物血、绿色蔬菜等食物以及含铁药物,用于大便隐血试验的准备,以协助诊断有无消化道出血。

(2)胆囊造影饮食:造影前第1天中午进高脂肪餐,晚餐进低脂肪餐,次晨早餐禁食、禁水,第一次摄片如胆囊显影良好,可进高脂肪餐。适用于检查胆囊和胆管的功能。

(3)干膳食:指摄入含水分少的食物,如馒头、米饭、肉等,用于尿浓缩功能检查和Addis计数等。

(二)膳食护理

护理人员应按医嘱定时、保质、保量地发放饮食,及时记录患儿用餐情况。母乳喂养儿可协助其母亲继续喂哺;人工喂养者应按浓度比例准确配制乳品,督促家长做好奶具的消毒工作;年龄稍大的患儿可围坐圆桌集体进餐,以减轻焦虑增进食欲。餐前、餐后应避免进行治疗操作。同时,护士应保持与营养室的联系,及时反馈小儿进食情况,以便营养师及时调整食谱。

第三节　小儿体液平衡特点和液体疗法

体液是人体的重要组成部分,体液平衡包括维持水、电解质、酸碱度和渗透压的正常,主要依赖于神经、内分泌系统和肺、肾脏等器官的调节。维持液体平衡非常重要。疾病、外界环境的剧烈变化可引起体液紊乱。由于小儿体表面积相对较大,体液代谢又较旺盛,而肾脏、呼吸和缓冲系统的调节功能较差,故易发生水、电解质紊乱,严重者可危及生命,临床需及时给予液体疗法纠正,护理实践中应根据患儿症状体征,实验室检查及出入量等综合判断患儿体液紊乱的程度和性质及液体疗法的效果。

一、小儿体液平衡特点

（一）体液的分布和组成

体液分布在血浆区、间质区和细胞内区。在血浆区、间质区的为细胞外液，在细胞内区的为细胞内液。按体液占体重的百分比计算，体液总量及分布与年龄有关。年龄越小体液所占的比例越大（表5-1）。小儿体液的电解质组成除出生数天的新生儿外基本与成人相似。

表5-1　不同年龄的体液分布（占体重的）%

年龄	细胞内液	细胞外液		体液总量
		间质液	血浆	
足月新生儿	35	37	6	78
1岁	40	25	5	78
2~14岁	40	20	5	65
成人	40~45	10~15	5	55~60

（二）小儿水代谢的特点

1. 水的需要量大，交换率高　水的需要与新陈代谢、摄入热量、食物性质、经肾排出的溶质量、不显性失水、活动量等有关。由于小儿生长发育快、新陈代谢旺盛；摄入热量、蛋白质和经肾排出的溶质量均高；体表面积大、呼吸频率快，故不显性失水多；细胞、组织增长需蓄积水分也可增加水的摄入。因此，按体重计算，年龄越小，每日出入水量相对越多，婴儿每天排出量为细胞外液量的1/2，而成人每天约为1/7，故小儿较成人易发生体液紊乱。

2. 体液平衡调节功能不成熟　正常情况下水的排出量主要依赖肾脏的浓缩和稀释功能来调节，上述调节作用对于细胞外液的容量与成分的稳定有重要作用。小儿年龄愈小，肾脏的浓缩功能越不成熟，新生儿及小婴儿只能使尿液浓缩到700mOsm/L（比重1.020），而成人可达1400mOsm/L（比重1.035）。因此，小儿在排泄同等量溶质时所需水量较成人多，因而尿量相对较多。小儿肾脏的稀释功能不成熟，肾小球滤过率低，水的排泄速度慢，若摄入水量过多，易致水肿和低钠血症；小儿年龄越小，肾脏排钠、排酸、产氨能力均差，易发生高钠血症和酸中毒。

二、小儿常见的体液紊乱类型

（一）脱水

脱水是指水分摄入不足或丢失过多所造成的体液总量尤其是细胞外液量的减少，脱水时除水分丢失外，还伴有钠、钾和其他电解质的丢失。体液减少的多少可用脱水程度来表示，丢失水分与电解质的比例可用脱水性质来表示。

1. 脱水程度　指患病以来累积的体液丢失量，以丢失液体量占体重的百分比来表示。一般可通过询问病史及根据对前囟眼窝的凹陷程度，皮肤黏膜的干燥程度，皮肤弹性,循环及尿量等临床情况综合分析判断,将脱水分为轻、中、重三度。脱水性质对脱水程度的估计有影响,相对而言,同样失水程度下,低渗性脱水其脱水程度更重。另外,营养不良患儿脱水程度易估计过高(因皮下脂肪少,皮肤弹性差),而肥胖儿同等情况下脱水程度易估计过低。临床实践中应予注意。

2. 脱水性质 指现存体液渗透压的改变。不同原因引起的脱水,水与电解质(主要是钠)丢失的比例不同,导致体液渗透压发生相应改变。临床上将脱水性质分为等渗性脱水、低渗性脱水和高渗性脱水三种类型,其中以等渗性脱水最多见。腹泻引起的脱水多为低渗性或等渗性脱水,高热、严重哮喘的患儿有可能发生高渗性脱水。由于钠离子是决定细胞外液渗透压的主要成分,脱水性质可按血清钠离子浓度而定,也可依据病史、临床表现的特点来综合判断。相对而言,低渗性脱水细胞外液丢失更多,更容易发生休克;而高渗性脱水细胞内液丢失多,口渴、尿量减少、皮肤黏膜干燥更明显。等渗性脱水的临床表现与分度见表5-2。

表 5-2 等渗性脱水的临床表现与分度

	轻度	中度	重度
精神状态	无明显改变	烦躁或委靡	昏睡或昏迷
皮肤	皮肤弹性稍差	皮肤弹性差	皮肤弹性极差
黏膜	口腔黏膜稍干燥	口腔黏膜干燥	口腔黏膜极干燥
眼窝及前囟凹陷	轻度	明显	极明显
眼泪	有	少	无
尿量	略减少	明显减少	少尿或无尿
周围循环衰竭	无	不明显	明显
代谢性酸中毒	无	有	严重
失水占体重百分比(ml/kg)	5%以下(30~50)	5%~10%(50~100)	10%以上(100~120)

(1)等渗性脱水(isotonic dehydration):水和电解质成比例地丢失,血清钠 130~150mmol/L,脱水后仍呈等渗状态,丢失的体液主要是细胞外液。多见于急性腹泻、呕吐、胃肠液引流等所致的脱水。

(2)低渗性脱水(hypotonic dehydration):血清钠<130mmol/L,电解质的丢失多于水分的丢失。脱水后体液呈低渗状态,导致水分由细胞外向细胞内转移,造成细胞内水肿。多见于营养不良患儿伴慢性腹泻或摄入钠盐极少时。临床表现为脱水症状重,较早发生休克;严重低钠者可有脑细胞水肿,出现嗜睡、惊厥或昏迷等神经系统症状。

(3)高渗性脱水(hypertonic dehydration):血清钠>150mmol/L,水分的丢失多于电解质的丢失。脱水后细胞外液呈高渗状态,致细胞内的水分向细胞外转移,造成细胞内脱水。多见于高热等造成不显性失水增多而给水不足。临床特点为患儿口渴明显、尿量锐减、机体产生脱水热及神经系统兴奋征象(烦躁不安、惊厥);脱水体征往往不明显。

(二)酸碱和电解质平衡紊乱

1. 酸中毒和碱中毒 正常情况下血液的 pH 维持在 7.35~7.45,若 pH<7.30 称为

酸中毒;pH > 7.45 称为碱中毒。临床可根据发病原因、临床表现结合血气分析综合判断。

(1)代谢性酸中毒:最多见。主要病因有婴儿腹泻、严重感染尤其伴发休克、缺氧、肾功能不全、糖尿病酸中毒等。根据测定血液 HCO_3^- 临床将其分为轻(18~13mmol/L)、中(13~9mmol/L)、重(<9mmol/L)三度。轻度酸中毒症状一般不明显,典型代谢性酸中毒多为中-重度酸中毒,临床表现为呼吸深、快,口唇呈樱桃红色,患儿精神委靡,昏睡、昏迷,有时伴有腹痛、呕吐等。新生儿、小婴儿往往临床表现不典型,多表现为精神委靡、面色发灰等。

(2)代谢性碱中毒:多见于严重呕吐,如先天性肥厚性幽门狭窄,严重的低血钾等,表现为呼吸浅慢,烦躁、头痛,手足麻木,有时伴手足抽搐,低钾血症等。

(3)呼吸性酸中毒:小儿亦较常见,主要见于严重的呼吸系统疾患或中枢神经系统疾患引起的呼吸障碍,进一步导致体内二氧化碳潴留和高碳酸血症,患儿表现为精神委靡甚至昏迷,缺氧为突出症状。

(4)呼吸性碱中毒:可因剧烈哭吵、高热、水杨酸盐中毒或其他病因引起通气过度,造成血液 CO_2 过度减少、血 H_2CO_3 降低所致。除原发病外,主要表现为呼吸深快。

2. 钾及钙平衡紊乱

(1)低血钾:低血钾在儿科很常见,是指血钾 <3.5mmol/L,主要病因为钾的丢失过多,如腹泻、呕吐,或者钾的摄入不足,如长期进食不足或静脉补液量多且未补充钾及肾小管酸中毒、先天性肾上腺皮质增生症等。另外,长期应用肾上腺皮质激素或排钾利尿剂也可导致低血钾的发生。临床表现为患儿肌肉无力、腹胀、肠鸣音减弱、心音低钝、心律不齐、血压下降、心电图示 T 波降低或倒置、S-T 段下降、Q-T 间期延长、出现 U 波等。

(2)高血钾:相对较少见,是指血钾 >5.5mmol/L,主要见于肾衰竭、肾上腺皮质增生症、重度酸中毒等,临床表现为患儿精神委靡,心率减慢,甚至停搏。心电图示 T 波高尖、QRS 波变宽、房室传导阻滞、室性自主节律等。

(3)低血钙:儿科较常见,主要因维生素 D 缺乏、甲状腺功能低下、慢性肾衰竭等引起。液体疗法中补充大量碱性液体使血清游离钙减少也是常见原因。临床表现为神经肌肉兴奋性增高,手足搐搦和(或)喉痉挛。心电图示 S-T 段平坦延长、Q-T 间期延长。

三、液体疗法及其护理

(一)液体疗法的目的

纠正体内已经存在的水、电解质紊乱,恢复和维持血容量、渗透压、酸碱度和电解质成分,恢复机体正常的生理功能。

(二)常用溶液

溶液的张力(tonicity)是指溶液进入到体内后能够维持血浆渗透压的能力,是指溶液中电解质产生的渗透压与血浆渗透压正常值的比值,是一个没有单位的数值。葡萄糖液虽也有渗透压,但输入体内后葡萄糖逐渐被氧化成水及二氧化碳或转化为糖原储存,液体的渗透压也随之消失。故在液体疗法中一般将各种浓度的葡萄糖液视为无张力溶液,而溶液张力特指溶液中电解质所产生的渗透压。一般来说,与血浆渗透压相等的溶液视为等张液体,低于血浆渗透压的溶液视为低张液体,高于血浆渗透压的溶液视为高张液体,如10%的氯化钠溶液。液体张力的计算:电解质渗透压/血浆渗透压;或混合液中等张液占总液量的比例数即为该溶液的张力数。

1. 非电解质溶液　主要用于补充水分和提供能量,不能起到维持血浆渗透压的作用,为无张力溶液。

常用的5%的葡萄糖为等渗溶液,常用的10%的葡萄糖为高渗溶液。

2. 电解质溶液　主要用于补充体液,纠正体液的渗透压和酸碱平衡。

(1)生理盐水(0.9%的氯化钠溶液)和复方氯化钠溶液(Ringer溶液):为等渗等张液体,用于纠正休克等。

(2)碱性溶液:1.4%的碳酸氢钠为等渗等张溶液,市售5%的碳酸氢钠为高渗高张溶液,可用5%或10%葡萄糖稀释3.5倍,即为等渗等张溶液。

3. 混合溶液　为适用于不同情况的补液需要,常把各种不同渗透压的溶液按不同比例配置混合溶液应用。液体组成和配制见表5-3。

表5-3　常用的儿科混合溶液的组成和配制

混合溶液	组成			混合液的配制(ml)			
	生理盐水	5%或10% 葡萄糖	1.4%碳酸 氢钠	5%或10% 葡萄糖	10% 氯化钠	5%的碳酸 氢钠	张力
2:1含钠液	2份	-	1份	500	30	47	1
1:1含钠液	1份	1份	-	500	20	-	1/2
1:2含钠液	1份	2份	-	500	15	-	1/3
1:4含钠液	1份	4份	-	500	10	-	1/5
2:3:1含钠液	2份	3份	1份	500	15	24	1/2
4:3:2含钠液	4份	3份	2份	500	20	33	2/3

(1)2:1等张含钠液:等张液体,常用于休克时的快速扩容。

(2)1:1溶液:1/2张液体,常用于轻、中度等渗性脱水补充累积丢失量,尤其适合于呕吐引起的脱水。

(3)1:2溶液:1/3张液体,常用于轻度等渗性脱水,或重度脱水补充继续丢失量。

(4)1:3溶液:1/4张液体,常用于脱水纠正后补充生理需要量。

(5)2:3:1溶液:1/2张液体,常用于轻、中度等渗性脱水补充累积丢失量。

(6)4:3:2溶液:2/3张液体,常用于重度脱水,尤其是低渗性脱水补充累积丢失量。

4. 口服补液盐溶液(oral rehydration salts,ORS)　口服补液盐是世界卫生组织(WHO)推荐用来治疗急性腹泻合并脱水的一种溶液,经临床应用取得了良好效果。其理论基础是基于小肠的Na^+-葡萄糖偶联转运吸收机制。小肠上皮细胞刷状缘的膜上存在着Na^+-葡萄糖共同载体,此载体上有Na^+-葡萄糖两个结合位点,当Na^+-葡萄糖同时与结合位点相结合时能显著增加钠和水的吸收。其配方为:氯化钠3.5g,碳酸氢钠2.5g,枸橼酸钾1.5g,葡萄糖20.0g,加水1000ml溶解。配制后的溶液张力为2/3张。

上述ORS液体钠的渗透压偏高(90mmol/L),适合于分泌性腹泻等肠道丢失电解质较多的情况使用,可引起口渴、水肿等不良反应。2002 年 WHO 推荐使用新 ORS(reduced-osmolarity ORS,"低渗 ORS"),其配方通过减少氯化钠及葡萄糖浓度而降低渗透压,其他成分保持不变。具体配方为:氯化钠 2.6g,枸橼酸钠 2.9g,氯化钾 1.5g,葡萄糖 13.5g,加水 1000ml 溶解。

(三) 液体疗法的实施

液体疗法需遵循"三定"(定输液量、定输液性质、定输液速度)的原则,按照"三先"(先盐后糖、先浓后淡、先快后慢)、"三见"(见尿补钾、见惊补钙、见酸补碱)的步骤实施。实施时要全面了解患儿的疾病情况,根据病史、临床表现和化验检查综合分析,判断水和电解质紊乱的程度和性质,以确定补液的量、液体的组成及补液的速度。液体疗法包括补充累积损失量、继续丢失量和生理需要量三部分。实施时可独立计算每部分的量,根据患儿情况灵活掌握,实施过程中需密切观察患儿血压、脱水程度纠正情况、尿量,根据情况随时调整液体的组成、输液量及输液速度。一般来说,脱水患儿第一天的补液量应包括累积损失量、继续丢失量和生理需要量三部分,第二天若脱水纠正,则只需补继续丢失量,生理需要量参考患儿饮食情况酌情补充。同时继续补钾。

1. **静脉补液**　适用于严重呕吐、腹泻,伴中重度脱水,或经口服补液不见好转或呕吐、腹胀严重的患儿。

(1) 补充累积损失量:指发病后水和电解质总的损失量,可根据患儿脱水程度及性质补充。

1) 定补液量:根据脱水程度而定,即轻度脱水 30 ~ 50ml/kg;中度脱水 50 ~ 100ml/kg;重度脱水 100 ~ 150ml/kg。

2) 定液体种类:根据患儿脱水性质来定,通常对低渗性脱水补 2/3 张含钠液;等渗性脱水补 1/2 张含钠液;高渗性脱水补 1/3 ~ 1/5 张含钠液。如临床上判断脱水性质有困难,可先按等渗性脱水处理。

3) 定输液速度:输液速度取决于脱水程度,原则上应先快后慢。对伴有循环不良和休克的重度脱水患儿,开始应快速输入等渗含钠液(生理盐水或 2:1 液),按 20ml/kg 于 30 ~ 60 分钟输入(总量不超过 300ml)。其余累积损失量常在 8 ~ 12 小时内输入,或以每小时 8 ~ 10ml/kg 的速度补给。对于高渗性脱水,需缓慢纠正高钠血症,以防血钠迅速下降出现脑水肿。

(2) 补充继续丢失量:在开始补充累积损失量后,腹泻、呕吐、胃肠引流等引起的体液丢失继续存在,如不及时补充其丢失液量,则又将转为新的累积损失量。此种丢失量依患儿病情而定,原则上是丢多少补多少,依丢失液体的性质补充类似溶液。一般按每天 10 ~ 40ml/kg 计算,用 1/3 ~ 1/2 张含钠液,能口服者可将此液体量分次口服补给。同时注意钾的补充。

(3) 补充生理需要量:生理需要量涉及热能、水和电解质,取决于尿量、大便丢失及不显性失水。一般来说,年龄越小,需水相对越多。发热、呼吸加快或过度通气,如哮喘、酮症酸中毒时不显性失水增加。一般情况下,婴幼儿每天生理需要量按 60 ~ 80ml/kg 补充,尽量口服,不足者可用 1/5 ~ 1/4 张含钠液(含 0.15% 氯化钾)补充。

继续丢失量和生理需要量以 5ml/(kg·h)在 12 ~ 16 小时内补完。

以上三部分液体构成第一天补液总量,轻度脱水为 90 ~ 120ml/kg;中度脱水 120 ~

150ml/kg;重度脱水 150～180ml/kg。但在实际实施时,给予安全补液量,即学龄前期及学龄期儿童补液量应酌减 1/4～1/3。

(4)纠正酸中毒:输入的液体中含有一定量的碱性液,输液后循环血量和肾功能得到改善,酸中毒同时也得到纠正。所以,轻、中度酸中毒一般无需另行处理。重度酸中毒可根据临床症状和血气分析结果来决定是否另给碱性液。

(5)纠正低血钾:见尿补钾或补液前 6 小时内有尿者应及时补钾,常用 10% 氯化钾 1～3ml/(kg·d),静脉滴注,切忌静脉推注。浓度一般不超过 0.3%,每日补钾总量静脉滴注时间应不短于 8 小时。

(6)纠正低钙和低镁血症:补液过程中如出现惊厥,可用 10% 葡萄糖酸钙 5～10ml,以等量的葡萄糖液稀释后静脉滴注,如病情无好转,则要考虑低镁血症,给予 25% 硫酸镁补充。

2. 口服补液　适用于:①中度以下脱水,呕吐不严重,无腹胀的患儿;②补充累积损失量、继续损失量;③预防腹泻引起的脱水。液体选择 ORS 液,累积丢失量轻度脱水按 50～80ml/kg;中度按 80～100ml/kg,4～8 小时内补足,少量多次。此期间禁食,但不禁水。继续丢失量的补充按丢失量的多少评估,可给予丢失量的半量或全量,补充该部分液体时可随意饮水。需注意的是,ORS 液张力较高(2/3 张),新生儿、心肾功能不全者不宜选用。另外,用于预防脱水或继续损失量的补充需加等量水稀释后方能使用或直接使用 WHO 推荐的"低渗 ORS"。

(四)液体疗法的护理

1. 补液前的准备阶段　儿科护理人员要全面了解患儿的病史、病情、补液目的及其临床意义,向患儿家长解释补液的目的和意义,针对小儿病情迅速认真地做好补液的各项准备工作。

2. 补液阶段

(1)按补液目的,分阶段定好补液计划:按医嘱要求全面安排 24 小时的液体总量,静脉液体疗法一般分两个阶段进行。第 1 阶段针对脱水,即补充累积丢失量,属急救阶段。第 2 阶段为维持治疗,即补充继续丢失量和生理需要量。患儿开始有尿,为血容量恢复的重要指征,眼窝凹陷的恢复,也是补液后最早改善的体征之一。临床只有脱水纠正后方能进入第二阶段的补液。

(2)严格掌握补液速度,明确每小时输入量:根据补液计划确定输液速度,明确每小时应输入量,计算出每分钟输液滴数,并随时检查,防止输液速度过速或过缓。有条件最好使用输液泵,以更精确地控制输液速度。

(3)严格遵循补液原则:输液中应遵循先快后慢、先浓后淡、先盐后糖、先晶后胶(先输晶体液,后输胶体液)的原则,一旦有尿,注意钾的补充。

(4)注意观察脱水纠正情况,随时调整补液计划:输液计划仅是医护人员根据患儿入院病情初步制定的,执行中必须按照患者实际情况进行调整。若输液合理,一般于补液后 3～4 小时应排尿,表明血容量恢复;补液后 8～12 小时眼窝凹陷消失,口舌湿润、饮水正常,无口渴,则表明脱水已被纠正。若补液后尿量多而脱水未纠正,说明输入的液体中葡萄糖液比例过高,若输液后出现眼睑水肿,说明电解质溶液比例过高或输液量偏多。

(5)密切观察生命体征,注意输液反应的发生:患儿输液过程中出现烦躁不安、脉率加快、呼吸加快时,应警惕输液过量、速度过快、张力过高以及引起的心力衰竭和肺水肿等。但亦需与入院时重度脱水、酸中毒引起的循环不足相鉴别,后者除脉率加快外,尚有呼吸深大、皮肤发花、口唇樱红;更重要的鉴别点是补液后上述症状逐渐好转,脉率逐渐减慢,心音渐有力。若在输液过程中出现寒战、发热、恶心、呕吐等症状,应减慢或停止输液,并及时报告医生,以及时发现和处理输液反应。

(6)准确记录液体出入量:24小时液体入量,包括静脉输液量、口服液体量及食物中含水量;液体出量,包括尿量、呕吐量、大便丢失的水分和不显性失水。

病案

　　患儿,女,10个月,因腹泻3天,呕吐2天入院。患儿入院前4天受凉后出现喷嚏、流涕,继之呕吐、腹泻,每日大便10余次,大便呈蛋花汤样,每次量多,不含黏液、脓血,无里急后重。于入院前2天出现呕吐,伴恶心,非喷射性,每日3~4次,入院前12小时内无尿。入院查体:体温38.5℃,体重7.8kg,神志朦胧,呼吸快,口唇樱红,前囟1.5cm×1.5cm;前囟及眼窝明显凹陷,皮肤弹性极差,心率125次/分,心音低钝,四肢厥冷,皮肤发花,哭无泪。

　　问题:

　　1. 该患儿的医疗诊断可能是什么?作为护理人员,入院后最先应采取哪些措施?

　　2. 患儿首批输液应选择何种液体,张力如何?输液量及输液时间?接下来的累积丢失量应如何补充?写出具体输液量及输液时间。

　　3. 假设患儿入院后给予2:3:1液体800ml,输液过程中患儿尿量多,但上述液体输完后患儿前囟及眼窝仍凹陷,皮肤弹性仍差,考虑什么原因?

　　4. 在补液过程中,患儿出现精神委靡、心音低钝、四肢无力、腹胀、肠鸣音弱,该如何考虑?

　　5. 该患儿经补液治疗,入院6小时后脱水症状明显减轻,但突然出现四肢抽动,两眼上翻,请分析原因并提出处理措施。

　　6. 请提出患儿的护理措施,说明按何种脱水性质给予补液。

第四节　儿科常用护理技术

一、口服给药法

【操作目的】

口服给药(oral administration)是指药物经病人口服后,被胃肠道吸收、利用,以达到防治和诊断疾病目的的方法。

【操作前准备】

1. 评估患儿病情、意识状态、是否留置鼻饲管、有无呕吐;患儿对服药心理反应及合作程度;观察患者口咽部是否有溃疡、糜烂等情况。

2. 护士需衣帽整洁、修剪指甲、洗手、戴口罩。

3. 准备小药卡、药杯、药匙、量杯、滴管、研钵等用物。

【操作步骤】

1. 取药法　洗手、戴口罩。

(1) 固体药用药匙取。

(2) 水剂药用量杯,手握标签,药液摇匀,注意量杯刻度与视线相平,倒毕,用湿纱布擦净瓶口。两种以上药液应分装药杯,量杯应洗净晾干后再用。

(3) 药液不足 1ml 用滴管吸取,每 1ml 以 15 滴计算。

(4) 油剂或不足 1ml 药液,先在药杯中加少量冷开水,以免药液附着影响剂量。

(5) 个人专用药需单独存放,注明姓名、床号、药名、剂量。

2. 配药法

(1) 查对:查对服药本和小药卡,确保安全用药。

(2) 配药:根据服药本上床号、姓名、药名、浓度、剂量、时间、用药方法进行配药。先配固体药,后配水剂药。

(3) 再次查对:全部配好重新查对一遍后,再由另一护士查对一遍。

3. 发药法

(1) 合作:查对、倒水、服药后方可离开。

(2) 不合作:①婴儿:用拇指压下颌使其张口,滴管或注射器置舌中央滴药,宜慢,避免哽塞;哭时不喂药,不与乳汁混喂。②幼儿:用药杯或汤匙喂,从嘴角顺口颊方向慢倒,不合作时将小匙留在口中片刻,待咽下再取出,或轻捏双颊,切勿捏鼻,以免造成气管异物;也可让患儿自己握杯服药,服后给饮料。③年长儿:训练其自愿服药,耐心说服,不可强迫,协助全部药物服下后方离去。

【注意事项】

1. 严格执行查对制度,按照医嘱正确为患者实施口服给药。

2. 掌握患者所服药物的作用、不良反应以及某些药物服用的特殊要求。

二、更换尿布法

【操作目的】

更换尿布(diaper changing)的目的是保持臀部皮肤的清洁、干燥、舒适,预防尿布皮炎发生或使原有的尿布皮炎逐步痊愈。

【操作前准备】

1. 评估患儿喂养情况、每日排便排尿规律、使用尿布的种类、排泄后的卫生习惯;评估患儿臀部皮肤的颜色及完整性,局部皮肤有无疱疹、潮湿、压痕等。

2. 护士需衣帽整洁、修剪指甲、洗手、戴口罩。

3. 准备尿布(以白色、柔软、易吸水的棉布或一次性尿布为宜)、尿布桶、小盆及温水(有尿布皮炎时备 1:5000 高锰酸钾溶液)、小毛巾,按臀部皮肤情况准备治疗药物(如氧化锌油、鱼肝油、鞣酸软膏等)、烤灯。

4. 调节病室温湿度,避免对流风。

【操作步骤】

1. 携带用物至床旁,放下床栏,揭开盖被,解开尿布带,露出臀部,以原尿布上端两角洁净处轻拭会阴部及臀部,并以此覆盖污湿部分。

2. 用一手轻轻提起双足,使臀部略抬高,另一手取下污尿布,放于污物桶内。

3. 如有大便,观察大便性质。用温水洗净臀部,再用小毛巾轻轻吸干。

4. 将清洁尿布垫于腰下,放下双足,尿布的底边两角折到腹部,两腿间的一角向上拉,系好尿布带。

5. 拉平衣服,盖好被子,整理床单位。

6. 洗手、记录。

【注意事项】

1. 物品准备齐全,环境准备需符合要求。

2. 动作宜轻柔敏捷,不可过度暴露患儿。

3. 尿布包裹松紧适宜。

4. 患儿臀部皮肤清洁、舒适,床单位整洁。

三、婴儿沐浴法

【操作目的】

婴儿沐浴(bathing the infant)的目的是使患儿皮肤清洁,帮助皮肤排泄和散热,预防皮肤感染,促进血液循环,活动患儿肢体,使之感到舒适,并可观察全身皮肤情况。

【操作前准备】

1. 评估患儿病情、意识状态、体温以及婴儿全身皮肤状况,于喂奶前或喂奶后 1 小时进行。

2. 护士需衣帽整洁、修剪指甲、洗手、戴口罩。

3. 准备用物

(1)婴儿尿布及衣服、大毛巾、毛巾被及包布、系带、面巾 1 块、浴巾 2 块。

(2)护理盘内备:梳子、指甲剪、棉签、液状石蜡、50% 乙醇、婴儿爽身粉、婴儿沐浴液。

(3)浴盆、温热水及容器、水温计(水温:冬季为 38 ~ 39℃,夏季为 37 ~ 38℃,备水时水温稍高 2 ~ 3℃)。

(4)其他:必要时备床单、被套、枕套、体重秤等。

4. 关闭门窗,调节室温在 27℃左右。

【操作步骤】

1. 抱婴儿于沐浴处。

2. 脱衣,用大毛巾包裹婴儿全身,测体重并记录。

3. 擦洗面部。用面巾从内眦向外眦擦拭眼睛,然后擦耳,最后擦面部。

4. 用棉签清洁鼻孔。

5. 擦洗头部:抱起婴儿,用左手托住头颈部,拇指与中指分别将婴儿双耳廓折向前方,轻轻按住,堵住外耳道口;左臂及腋下夹住小儿臀部及下肢;右手用婴儿浴液洗头,用清水冲洗干净,用大毛巾擦干头部。

6. 左手握住婴儿左肩及腋窝处,使其头颈部枕于操作者前臂;用右手握住婴儿左腿靠近腹股沟处,使其臀部位于操作者手掌上,轻放婴儿于水中。

7. 松开右手,用浴巾淋湿婴儿全身,涂抹浴液,按顺序依次洗颈下、胸、腹、腋下、臂、手、会阴、臀部、腿、足。边洗边冲净。

8. 用右手从婴儿前方握住其左肩及腋窝处,使其头颈部俯于操作者右前臂,左手涂抹浴液清洗婴儿后颈及背部,以水冲净。

9. 洗毕,迅速将婴儿依照入水方法抱出,用大毛巾包裹全身并将水分吸干(必要时用棉签蘸水擦净女婴大阴唇及男婴包皮处污垢)。

10. 为婴儿穿衣、垫尿布,必要时修剪指甲。

【注意事项】

1. 为婴儿洗面部时不用洗浴液。

2. 洗浴时观察全身皮肤情况。

3. 洗浴时抱法正确、牢靠。

4. 动作轻快,暴露适宜。

5. 水及浴液不可入眼或耳内。

6. 头顶部皮脂结痂处理方法正确(涂液状石蜡,次日清洗)。

四、约束保护法

【操作目的】

约束(restraint)的目的是防止因患儿不合作而导致碰伤、抓伤或坠床等意外,以保证患儿的安全及治疗护理操作的顺利进行。

【操作前准备】

1. 根据患儿的病情确定是否适合约束,并取得家长的理解和支持。

2. 了解患儿病情及约束相关知识和注意事项。

3. 用物准备

(1)全身约束:凡能包裹患儿全身的物品皆可使用,如大单、大毛巾、童毯等。

(2)手或足约束:手足约束带或用棉垫与绷带。

(3)沙袋约束:2.5kg沙袋(用便于消毒的橡皮布缝制)。

4. 环境安静,避免噪音。

【操作步骤】

1. 全身约束法

(1)折叠大毛巾(床单)达到能盖住小儿由肩至脚跟部的宽度。

(2)放患儿于大毛巾中间,将大毛巾一边紧裹患儿一侧上肢、躯干和下肢,经胸、腹部至对侧腋窝处,再将大毛巾整齐地压于患儿身下。

(3)大毛巾另一边紧裹患儿另一侧手臂,经胸压于背下,如患儿活动剧烈,可用布带围绕双臂打活结系好。

2. 手或足约束法

(1)置患儿手或足于约束带甲端中间,将乙、丙两端绕手腕或踝部对折后系好。松紧度以手或足不易脱出且不影响血液循环为宜。

(2)将约束带丁端系于床缘上。

3. 砂袋约束法

(1)需固定头部时,用两个砂袋呈"人"字形摆放在头部两侧。

(2)需保暖、防止患儿蹬被时,将两个砂袋分别放在患儿两肩旁,压在棉被上。

（3）需侧卧、避免其翻身时,将砂袋放于患儿背后。

【注意事项】

1. 结扎包裹松紧适宜。

2. 确保患儿体位舒适,并能适时给予改变,减少患儿疲劳。

3. 随时注意约束部位皮肤颜色、温度,观察血液循环情况。

五、婴幼儿灌肠法

【操作目的】

婴幼儿灌肠(enema for infants and toddlers)的目的是刺激肠壁、促进肠蠕动,使患儿排出粪便;降温。

【操作前准备】

1. 评估患儿病情、意识状态、生命体征及合作程度;灌肠前排尿。

2. 护士需衣帽整洁、修剪指甲、洗手、戴口罩。

3. 用物准备

（1）治疗盘内:一次性灌肠器、止血钳、治疗巾、弯盘、棉签、液状石蜡、量杯、水温计,无菌手套(左手用,单只)。

（2）灌肠液:常用0.1%～0.2%肥皂水,生理盐水,温度39～41℃,用于降温时28～32℃。

（3）输液架、便器、尿布等。

4. 关闭门窗,屏风遮挡,调节室温。

【操作步骤】

1. 备齐用物携至床旁,将便器放于床旁椅上,输液架放于合适位置。

2. 助患儿取左侧卧位,如病情所限,可取仰卧位。双腿屈曲,脱裤至膝。

3. 将治疗巾铺于臀下,弯盘置于臀边。

4. 核对一次性灌肠器有效期,检查外包装是否完好,剪开袋口并取出灌肠器。夹闭灌肠管。

5. 将配制好的灌肠液倒入袋中,挂于输液架上。

6. 左手戴手套。

7. 取棉签蘸液状石蜡润滑肛管前端。

8. 打开管夹,排气(水)于便器内。再次夹闭灌肠管。

9. 用左手分开患儿臀裂,露出肛门,将肛管轻轻插入,婴儿2.5～4cm,儿童5～7.5cm,扶持肛管。

10. 打开管夹,使液体缓缓流入。

11. 观察患儿反应及灌肠液下降速度。

12. 灌毕夹紧肛管,轻轻拔除肛管,并轻轻夹紧患儿两侧臀部数分钟。

13. 协助排便,擦净臀部,穿好裤子,包好包被。

14. 整理用物,记录溶液量及排便情况。

【注意事项】

1. 根据年龄和病情选择合适的肛管和适量的灌肠液。

2. 灌肠中注意保暖。

3. 正确处理灌肠中出现的问题(患儿疲劳时可暂停片刻后再继续,如患儿突然腹痛、腹胀或异常哭闹应立即停止灌肠并及时与医生联系处理)。

4. 降温灌肠,液体应保留30分钟后排出,排出30分钟后再测量体温并记录。

六、头皮静脉输液法

【操作目的】

静脉输液(intravenous infusion)的目的是纠正水和电解质失调,维持酸碱平衡;补充营养,维持热量;输入药物,达到治疗疾病的目的。

【操作前准备】

1. 评估患儿的病情、年龄、营养状态、心理状态;患儿及家长对输液的认知程度;穿刺部位皮肤及血管状况;排尿、为其更换尿布、顺头发方向剃净局部毛发。

2. 护士需衣帽整洁、修剪指甲、洗手、戴口罩。了解所输药液的使用方法及作用,掌握输液中常见问题的处理方法。

3. 用物准备

(1)输液器、液体及药物。

(2)治疗盘内置:聚维酮碘消毒液及容器、棉签、弯盘、胶贴、备用头皮针等。

(3)其他物品:剃须刀、污物杯、肥皂、纱布、治疗巾,必要时备砂袋或约束带。

4. 环境清洁、安静,操作前半小时停止扫地及更换床单。

【操作步骤】

1. 在治疗室内核对、检查药液、输液器,按医嘱加入药物,将输液器针头插入输液瓶塞内,关闭调节器。

2. 携用物至患儿床旁,核对患儿,再次核对药液,将输液瓶挂于输液架上,排尽空气。

3. 将枕头放于床沿,使患儿横卧于床中央,必要时约束患儿。

4. 如两人操作,则一人固定患儿头部,另一人穿刺。穿刺者立于患儿头端,消毒皮肤后,一手紧绷血管两端皮肤,另一手持头皮针柄,在距静脉最清晰点向后移少许将针头沿静脉向心方向平行刺入皮肤,然后将针头稍挑起,沿静脉走向徐徐刺入,见回血后推液少许,如无异常,用胶布固定。

5. 调节滴速,将输液管妥善固定。

6. 整理用物,记录输液时间、输液量及药物。

【注意事项】

1. 认真查对,遵守无菌技术操作原则,注意药物配伍禁忌。

2. 穿刺中观察患儿的面色及一般情况。

3. 合理调节输液速度。

4. 正确处理输液中的各种异常情况。

七、股静脉穿刺法

【操作目的】

股静脉穿刺(femoral vein puncture)主要用于婴儿静脉采血。

【操作前准备】

1. 评估患儿病情、意识状态、心理状态;患儿配合程度、局部皮肤情况。患儿取仰卧位,固定大腿外展成蛙形,暴露腹股沟区。

2. 护士需衣帽整洁、修剪指甲、洗手、戴口罩;根据患儿年龄做好解释工作。

3. 用物准备　治疗盘内盛:5ml 注射器、聚维酮碘、棉签、纱布、无菌持物镊、弯盘等。

4. 环境清洁、操作前 30 分钟停止扫地及更换床单等。

【操作步骤】

1. 用聚维酮碘消毒患儿穿刺部位及护士左手示指。

2. 在患儿腹股沟中、内 1/3 交界处,以左手示指触及股动脉搏动处。右手持注射器在股动脉搏动处内侧 0.5cm 处垂直穿刺,边退针边抽回血。

3. 见回血后固定针头,抽取所需血量。

4. 拔针,用纱布压迫穿刺点 5 分钟左右至血止,胶布固定。

【注意事项】

1. 严格无菌操作。

2. 注意观察患儿反应。

3. 穿刺位置正确,手法正确。

八、温箱使用法

【操作目的】

使用温箱(incubator)的目的是创造一个温度和湿度相适宜的环境,使新生儿体温保持稳定,用以提高未成熟儿的成活率。

【操作前准备】

1. 评估患儿孕周数、出生体重、日龄、生命体征、病情及并发症。穿单衣、裹尿布。

2. 护士衣帽整洁、修剪指甲、洗手、戴口罩。熟悉温箱的性能及使用参数。

3. 用物准备　婴儿温箱(检查其性能、用前清洁消毒)。

4. 调节室温(>23℃),将温箱放置在无阳光直射、无对流风、与取暖设备有一定距离处。

【操作步骤】

1. 根据患儿体重、出生日龄调节箱内温度,预热。

2. 患儿入箱后定时测量体温,当体温未升至正常之前每小时测温一次,体温正常后每 4 小时测温一次。保持体温在 36 ~ 37℃,维持相对湿度在 55% ~ 65%。

3. 从边门或袖孔进行喂奶、换尿布、清洁皮肤、检查等操作。

【注意事项】

1. 掌握温箱性能,严格执行操作规程。避免安全隐患。

2. 使用时密切观察,妥善处理各种状况。

3. 入箱操作、检查、接触患儿前洗手。

4. 掌握温箱使用注意事项及出箱条件

(1)严禁骤然升温。

(2)每天用消毒液及清水擦拭温箱内外,若有奶渍等污渍随时擦去;每周更换温箱一次,定期细菌培养;空气净化垫每月清洗一次,必要时更换;患儿出箱后对温箱进行终末消毒。

（3）出箱条件:患儿体重≥2000g,体温正常;在室温 24～26℃情况下,患儿穿衣在不加热的温箱内能维持正常体温;部分患儿在温箱内生活了 1 个月以上,体重虽不到 2000g,但一般情况良好。

九、光 照 疗 法

【操作目的】

光照疗法(phototherapy)用于各种原因引起的新生儿高胆红素血症。

光照治疗是一种通过荧光灯照射治疗新生儿高胆红素血症的辅助疗法。主要作用是使 4Z,15Z- 胆红素转变成水溶性的 4Z,15E- 胆红素异构体,从而易于从胆汁和尿液中排出体外。

【操作前准备】

1. 评估患儿日龄、体重、生命体征、精神状态;黄疸的范围和程度、胆红素检查结果。清洁皮肤、剪指甲、戴眼罩、脱衣裤,全身裸露,长条尿布遮盖会阴、肛门、男婴阴囊处。

2. 护士需衣帽整洁、修剪指甲、洗手、戴口罩、戴墨镜。

3. 用物准备

（1）光疗箱:波长 425～475nm 蓝光灯管。

（2）遮光眼罩。

4. 调节室内温度。光疗箱放在干净、温湿度变化小、无阳光直射处。

【操作步骤】

1. 清洁光疗箱及灯管,接通电源,检查线路及灯管亮度,温湿度适中。

2. 患儿戴眼罩,放入已预热好的光疗箱中,灯管与患儿皮肤距离 33～50cm,记录开始照射的时间。

3. 使患儿皮肤均匀受光,每 2 小时更换体位一次。

4. 每小时测体温一次,保持体温在 36～37℃。

5. 符合出箱条件[血清胆红素 <171μmol/L(10mg/dl)]时停止光疗。出箱前将患儿衣被预热,穿好,切断电源,除去眼罩,抱回病床。

6. 记录。

【注意事项】

1. 掌握光疗箱的性能及出入箱条件。

2. 掌握光疗期间需重点观察的内容(胆红素变化,患儿精神反应及生命体征,黄疸部位、程度及变化,大小便颜色与性状,皮肤有无发红、干燥、皮疹,有无呼吸暂停、烦躁、嗜睡、发热、腹胀、呕吐及惊厥等;吸吮能力、哭声变化等)。

3. 保持灯管及反射板清洁,每日清洁灯管及反射板。禁用乙醇擦洗光疗箱的有机玻璃。

学习小结

1. 学习内容

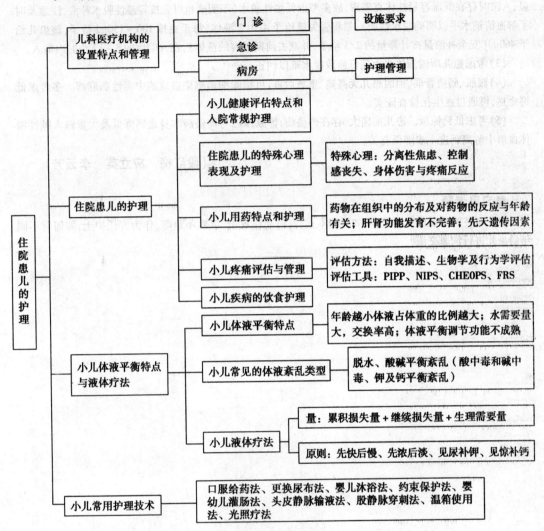

2. 学习方法

结合临床见习,熟悉儿科医疗机构的特点、住院患儿的特点及常规护理;液体疗法的学习中,首先要理解小儿体液平衡的特点,熟悉常见的水、电解质和酸碱平衡紊乱的类型及发生原因;液体疗法即是通过输液纠正上述紊乱,小儿腹泻最常见的体液紊乱类型即是脱水,常常伴有代谢性酸中毒。液体疗法前需要评估患儿脱水程度、脱水性质,制定液体疗法方案,包括输液种类、输液量、输液速度,方案设计后即可实施,需要注意的是,制定前的评估是根据患儿临床脱水症状和体征估计的,准确性与评估人经验等有关,可能与客观事实存在一定出入,而且液体疗法实施后体液的恢复存在个体差异,故在液体疗法实施过程中需要密切观察脱水恢复情况,动态评估,适时调整输液方案。

3. 病例分析思路

(1)该患儿为婴儿,腹泻前有上呼吸道感染病史,大便为蛋花汤样,量多,故诊断考虑:轮状病毒性肠炎伴重度脱水酸中毒。入院后首先立即测血压,同时建立静脉通道,准备输液。在非静脉输液肢体采集血样,送检血液生化检查。

(2)该患儿入院时为重度脱水酸中毒,存在低血容量性休克,故首批液体应给予2:1等张含钠液静脉滴注,30~60分钟内输入,按20ml/kg给予(最多不超过300ml)。该患儿体重7.8kg,但重度脱水时体重减少在10%以上,故其体重应按8.7kg计算,2:1等张含钠液的量应为170ml。另外,患儿脱水体征明显,入院时存在低血容量性休克表现,故多考虑低渗性脱水(不明确也可先按等渗性脱水补液,注意及时了解血清钠水平以明确脱水性质),累积丢失量给予4:3:2液体,每千克按100~150ml给予,该患儿给予460ml(安全补液量按计算量的2/3给予,并减去前期扩容的液体),在入院后的8~12小时内输入。

(3)考虑患儿所输液体张力偏低所致脱水难以纠正。

(4)腹胀、肠鸣音弱,但因患儿无高热、里急后重,可排除细菌感染造成的中毒性肠麻痹。多考虑低钾血症,可通过血生化检查证实。

(5)考虑低钙惊厥。患儿前囟大,存在佝偻病,惊厥原因与佝偻病本身血钙降低及大量输入碱性液体血清中游离钙进一步降低有关。

(段红梅　应立英　李云芳)

复习思考题

患儿对住院的反应有所差异,如哭闹不止、言语动作攻击、沉默不语等,作为责任护士,如何与不同年龄患儿进行沟通交流?

第六章　新生儿及新生儿疾病患儿的护理

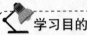

学习目的

通过本章的学习,应熟悉新生儿的特点和命名及各种新生儿疾病的病因和发病机制,掌握正常和疾病新生儿的临床特点和护理要点,以便为日后新生儿临床护理实践奠定理论基础。

学习要点

新生儿命名分类,新生儿特殊的生理及病理状态,各种新生儿疾病的病因、临床表现和护理措施。

第一节　新生儿分类

新生儿(neonate)是指从脐带结扎到生后 28 天内的婴儿。出生后 7 天内的新生儿又称为早期新生儿。新生儿期是胎儿时期的延续,是人类发育的基础阶段。新生儿期尤其是早期新生儿期,由宫内生活向宫外生活过渡,需要多方面的生理调整以适应母体外复杂多变的生活环境。卫生保健人员需了解和掌握正常及疾病新生儿的特点,给予及时正确的治疗和护理,使小儿顺利度过这一特殊时期,为其一生的健康和发展奠定基础。

新生儿分类有不同的方法,分别根据胎龄、出生体重、胎龄与出生体重的关系及出生后周龄等分类,具体如下:

(一)根据胎龄分类

1. 足月儿(full-term infant)　指胎龄满 37 周至未满 42 周的新生儿(260～293 日)。

2. 早产儿(preterm infant)　指胎龄未满 37 周的新生儿(≤259 日)。胎龄在 35～37 周,更接近成熟足月的新生儿称为接近足月新生儿或称晚期早产儿(near-term infant or late preterm infant)。

3. 过期产儿(post-term infant)　指胎龄超过 42 周的新生儿(≥294 日)。

(二)根据出生体重分类

1. 正常出生体重儿(normal birth weight neonate)　指出生体重为 2500～4000g 的新生儿。

2. 低出生体重儿(low birth weight neonate)　指出生体重 <2500g 的新生儿。

3. 极低出生体重儿(very low birth weight neonate)　指出生体重 <1500g 的新生儿。

4. 超低出生体重儿(extremely low birth weight neonate)　指出生体重 <1000g 的新生儿。

5. 巨大儿(giant weight neonate)　指出生体重 >4000g 的新生儿。

(三)根据体重和胎龄关系分类

1. 小于胎龄儿(small for gestational age,SGA)　指出生体重在同胎龄儿平均体重的第 10 百分位以下的新生儿。

2. 适于胎龄儿(appropriate for gestational age,AGA)　指出生体重在同胎龄儿平均体重第 10~90 百分位的新生儿。

3. 大于胎龄儿(large for gestational age,LGA)　指出生体重在同胎龄儿平均体重第 90 百分位以上的新生儿(图 6-1)。

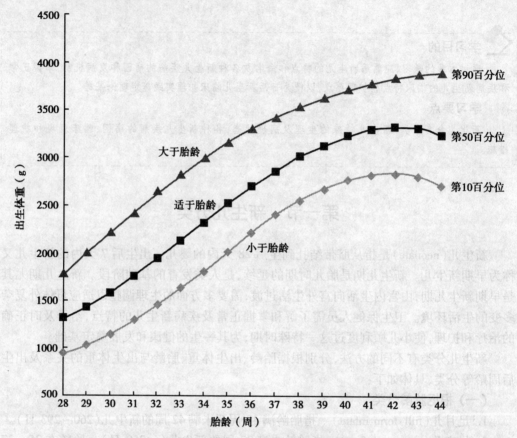

图 6-1　新生儿命名与胎龄及出生体重的关系

(四)根据出生后周龄分类

1. **早期新生儿**(early newborn)　指出生后 1 周以内的新生儿。

2. **晚期新生儿**(late newborn)　指出生后第 2~4 周末的新生儿。

(五)高危新生儿

高危新生儿(high risk neonate)　指已发生或有可能发生危重情况而需要密切观察的新生儿。包括以下几种情况:

1. **母亲异常妊娠史的新生儿**　如母亲有糖尿病、妊娠高血压综合征、感染、先兆子痫、阴道流血、吸烟、酗酒史,母亲既往有习惯性流产、死胎、死产史及母亲为 Rh 阴性血型(配偶为 Rh 阳性血型)。

2. **异常分娩的新生儿**　如手术产儿、各种难产及母亲分娩过程中使用镇静剂等。

3. **出生时有异常的新生儿**　如 Apgar 评分 <7 分,脐带绕颈,各种先天性畸形,早产

儿,双胎或多胎产儿,小于胎龄儿,低出生体重儿,有已明确或尚未明确疾病的新生儿。

由于高危新生儿有可能存在某些疾病或潜在疾病,新生儿室的医护人员应密切观察患儿,及时发现病情变化,及时评估和干预,以便最大限度地减少疾病对机体造成的损害,改善患儿预后。

第二节　正常足月儿、早产儿的特点及护理

一、正常足月儿的特点

(一)外观特点

正常足月新生儿体重在 2500g 以上,身长在 47cm 以上(平均 50cm),全身胎毛少,哭声响亮,肌肉有一定张力,四肢屈曲,皮肤红润,皮下脂肪丰满。新生儿头和身长之比为1:4(成人为1:8),前额大且突出。头部通过产道时,为了顺应产道会发生头部变形即顶骨重叠现象,部分患儿出现头颅血肿和产瘤。足月新生儿出生时头发分条清楚;耳郭软骨发育好,耳舟成形、直挺;乳晕清楚,乳头突起,乳房可触摸到结节;男婴睾丸降入阴囊,女婴大阴唇覆盖小阴唇;指(趾)甲达到或超过指(趾)尖;双足足底有较多的足纹。

(二)生理特点

1. 体温　新生儿体温中枢发育不完善,体温调节能力差;皮下脂肪薄,体表面积相对较大,容易散热。而新生儿产热主要依靠棕色脂肪的代谢。新生儿出生时与母亲体温相同或稍高,出生后 1 小时内体温可降至 35℃ 以下,若环境温度适中,体温逐渐可升到 36 ~ 37℃ 之间。新生儿在环境温度过低时,易造成体温低下或寒冷损伤综合征;而环境温度过高时,通过皮肤蒸发和出汗散热,造成血液浓缩,可使体温增高,出现新生儿脱水热。

"适中温度",又称"中性温度"(neutral temperature),是指能维持正常体核(核心)温度和皮肤温度的最适宜的环境温度。在此温度下,人体耗氧量最小,新陈代谢率最低,蒸发散热也少。不同胎龄、不同日龄的新生儿,其中性温度不同。一般来说,胎龄和日龄越小,所需中性温度越高。

2. 呼吸系统　胎儿在子宫内依靠母体通过胎盘得到氧气和排出二氧化碳,虽有微弱的呼吸运动,但不需要肺的呼吸。分娩后新生儿在第一次吸气后紧接着啼哭,肺泡张开。由于呼吸中枢发育不成熟,呼吸节律常不规则,频率较快,40 ~ 45 次/分。由于新生儿胸腔较小,肋间肌较软弱,胸廓运动较浅,主要靠膈肌运动,以腹式呼吸为主。在一些病理情况下,如代谢性酸中毒、新生儿肺炎时,新生儿可出现胸式呼吸的增强。

3. 循环系统　胎儿出生后血液循环发生巨大变化,脐带结扎,肺血管阻力降低,卵圆孔和动脉导管出现功能性关闭,部分新生儿出生后前几日心前区可闻及生理性杂音。新生儿心率快,约100 ~ 150 次/分,平均120 ~ 140 次/分,波动范围大。活动或吃奶后心率可加快。血压平均为 70/50mmHg(9.3/6.7kPa)。

4. 消化系统　新生儿消化道面积相对较大,有利于吸收,肠管壁较薄,通透性高,有利于吸收母乳中的免疫球蛋白,但也可使肠腔内的毒素及消化不全的产物通过肠壁进入血液循环,引起中毒和过敏现象。

新生儿的胃呈水平位,贲门括约肌发育较差,幽门括约肌发育较好,易发生溢乳和呕

吐。除胰淀粉酶外,足月儿其余消化酶已足够消化蛋白质及脂肪。

新生儿出生后12小时开始排出墨绿色胎粪(由胎儿肠道分泌物、胆汁和吞下的羊水组成),3~4日排完,如超过24小时还未见胎粪排出,应检查有无畸形,如肛门闭锁。

新生儿肝中的葡糖醛酸基转移酶的活力较低,这是新生儿出现黄疸及对某些药物解毒能力低下的主要原因。

5. 泌尿系统　新生儿一般在生后24小时内排尿,如超过48小时仍未排尿,应查找原因。正常新生儿生后头几天内,尿色深,稍混浊,放置后有红褐色沉淀,为尿酸盐结晶,不属于异常。新生儿肾小球滤过率低,浓缩功能较差,排出同样量的溶质需要比成人多2~3倍的水,易出现脱水或水肿。同时新生儿对钠的耐受限度较窄,易发生水钠潴留和水肿;肾脏处理酸碱负荷的能力不足,易产生代谢性酸中毒;肾稀释功能尚可,而排磷功能较差,人工喂养儿,如奶配方不当可造成血磷偏高,使血钙下降,易产生低钙血症。

6. 血液系统　由于胎儿期处于相对缺氧状态,故红细胞数和血红蛋白量较高,新生儿出生时红细胞数约$(5.0~7.0) \times 10^{12}$/L,血红蛋白量150~210g/L,以后逐渐下降。新生儿血红蛋白,在出生时胎儿血红蛋白占70%~80%,5周内减少到55%,以后被成人型血红蛋白所取代。新生儿刚出生时白细胞数较高,第一日平均为18×10^9/L,第三日开始下降。新生儿早期外周血象中可见少量中幼粒细胞。

7. 神经系统　新生儿脑部相对较大,占体重10%~20%。脊髓相对较长,大脑皮质兴奋性低,睡眠时间长。足月儿出生时已具有原始的神经反射,如觅食反射、吸吮反射、拥抱反射、握持反射和交叉伸腿反射。正常情况下,生后3~4个月这些反射可自然消失。在新生儿缺氧缺血性脑病等疾病状况下,原始反射可出现异常。

8. 免疫系统　胎儿可通过胎盘从母体获得免疫球蛋白IgG,故新生儿对某些传染病,如麻疹等具有免疫力而不易感,而免疫球蛋白IgA和IgM则不能通过胎盘传给新生儿,因此新生儿易患呼吸道、消化道感染性疾病,感染后炎症不易局限而易扩散。另外,新生儿皮肤黏膜屏障功能差,网状内皮系统和白细胞的吞噬作用较弱,血清补体水平比成人低,这也是新生儿易患感染尤其是真菌感染的原因。

9. 热能、水和电解质需要量　新生儿体液总量占体重的比例大于成人,占体重的65%~75%(成人占体重的55%~60%),热能需要量在适中环境下平均每日418~502kg/(kg·d)(100~120kcal/kg)。新生儿每日液体维持量为:第一日为60~80ml/kg;第二日80~100ml/kg;第三日以后100~140ml/kg。足月儿每日钠需要量为1~2mmol/kg;出生10日后钾的需要量为每日1~2mmol/kg。

（三）常见几种特殊生理状态

1. 生理性黄疸　见本章第六节。

2. 乳腺肿大　无论男婴或女婴,在生后3~5日内可出现乳腺肿大,呈蚕豆大小,可有乳汁分泌,主要由于母体孕期分泌孕酮和催乳素经胎盘传至胎儿体内所致。一般生后2~3周内消退,无需特殊处理。

3. 口腔内改变　新生儿上腭中线两侧及牙龈切缘上常有微凸的淡黄色点状物,常被俗称为"上皮珠"和"马牙",这是正常上皮细胞的堆积或黏液腺分泌物积聚所致,数周后可自行消失。新生儿面颊部有脂肪垫,俗称"螳螂嘴",有利于吸乳,不应挑割,以免发生感染。

4. 假月经 有些女婴生后 5~7 日可见阴道少量流血,持续 2~3 日,是由于妊娠后期母体雌激素进入胎儿体内,生后雌激素作用突然中断,形成类似月经的出血。一般量不大,无需特殊处理,但在新生儿自然出血症等疾病状态下可出现阴道流血量增加,需给予相应治疗。

二、正常足月儿的护理

【护理评估】

1. 健康史 评估患儿出生史,母孕期营养及健康状况。评估新生儿所在环境、照顾者健康状况;评估新生儿保暖、喂养方式及消毒隔离情况。

2. 身体状况 除表现出正常新生儿特点外,可出现一些特殊生理状态,如生理性体重下降、生理性黄疸、乳腺肿大、假月经及"上皮珠"和"马牙"等。

3. 心理社会状况 家长缺乏对新生儿特点及护理相关知识的了解,不能做好相关护理;母亲产后身体虚弱,精神焦虑,对护理新生儿缺乏自信。

【护理诊断】

1. 有体温改变的危险 与体温调节中枢发育不完善,不能适应外界环境温度的变化,或与生后保暖、喂养和护理不当有关。

2. 有窒息的危险 与新生儿溢奶、呕吐有关。

3. 有感染的危险 与新生儿免疫功能不足及皮肤黏膜屏障功能不完善有关。

【护理措施】

1. 维持体温稳定

(1)环境:新生儿应安置在阳光充足、空气流通的地方,但应避免空气直接对流。适宜的环境温、湿度对维持正常体温非常重要,应将新生儿置于适中温度(又称中性温度)下。

(2)保暖:除保持理想室温外,新生儿娩出后应立即擦干全身皮肤,用温热干毛巾包裹,以减少体热散失及对流。应用不同的保暖措施,如置于母体胸前,用母体的温度取暖、应用婴儿暖箱、辐射式新生儿抢救台、添加包被、头戴绒布帽、热水袋等。接触新生儿的手、仪器、物品等均应预热。进行治疗和护理操作时注意保暖,不要过分暴露新生儿。

2. 母婴同室 母婴同室对促进乳母乳汁分泌及母子感情交流有利,强调"三早"(早接触、早吸吮、早开奶)及按需哺乳。

3. 保持呼吸道通畅

(1)新生儿娩出后,开始呼吸前,应立即清除口、鼻腔的黏液及羊水,保持呼吸道通畅,以免引起吸入性肺炎或窒息。

(2)保持新生儿合适的体位,如仰卧时避免颈部前屈或过度后仰;俯卧时,头偏向一侧,专人看护。

(3)避免物品阻挡新生儿口、鼻部或压迫其胸部。经常检查鼻腔是否通畅,及时清理鼻腔的分泌物。

4. 预防出血症 母乳喂养儿应强调乳母多摄入富含维生素 K 食品,如鱼、豆制品及绿叶蔬菜以增加乳汁中维生素 K 含量,预防新生儿自然出血症及晚发性维生素 K 缺乏引起的出血症。一般出生 1 周内新生儿可常规应用维生素 K 制剂。

5. 预防感染

（1）环境清洁卫生：建立消毒隔离制度和完善清洗设施，接触新生儿前后要洗手或涂抹消毒液，避免交叉感染。室内应采用湿式清洁，以免灰尘飞扬，最好给予空气净化。每月对空气、物品及工作人员的手进行监测。

（2）工作人员：注意个人卫生，严格无菌操作，对患病或带菌者应暂时调离新生儿室。

（3）个人卫生：新生儿衣服应柔软，棉布制作，宽松舒适，避免纽扣、装饰品等硬物。尿布可用清洁、吸水性强的软棉布或纸尿裤，以防皮肤擦伤而感染。注意眼睛、鼻腔、外耳道、口腔的清洁护理。体温稳定后，每日可沐浴，以达到清洁皮肤和促进血液循环的目的，同时检查脐带、皮肤完整性及有无感染等。每次大便后及时更换尿布，同时用温开水清洗臀部，拭干，必要时涂抹消毒植物油，以防尿布皮炎。

（4）脐带护理：一般新生儿娩出后 1~2 分钟内无菌结扎脐带，脐带脱落前应注意脐部纱布有无渗血，保持敷料干燥，避免被尿液污染。脐带脱落后应注意脐窝有无渗出物，可涂 95% 乙醇保持干燥。有脓性分泌物时，可先用 3% 过氧化氢溶液清洗，然后涂 2% 碘酊，并用 75% 乙醇脱碘。若有肉芽形成，可用 5%~10% 硝酸银溶液点灼。

6. 合理喂养 正常足月新生儿生后 30 分钟就可以吸乳，尽早吸乳可预防新生儿低血糖，有利于维持体温及早期肠道正常菌群的建立。鼓励按需哺乳，喂奶前可试喂糖水，排除消化道畸形。喂奶后应竖抱小儿并轻拍背部，然后取右侧卧位。防止溢乳和呕吐引起窒息。人工喂养者，奶具需专用并消毒。定时、定磅秤、定地点测量体重，每次测定前均要调好磅秤零位点，确保测得体重的精确性。

7. 日常观察和记录 严密观察新生儿的面色、哭声、精神、皮肤、体温、呼吸、脉搏、奶量、睡眠及大小便等，及时发现异常情况并给予相应处理。

8. 预防接种 出生后 3 日内接种卡介苗，出生当日、1 个月、6 个月时各注射乙肝疫苗一次。

9. 健康教育

（1）为促进母婴感情的建立，提倡母婴同室和母乳喂养。尽早让新生儿吸乳，给予皮肤接触，促进感情交流，使新生儿得到良好的身心照顾。

（2）指导家长进行正确的喂养及护理方法，介绍富含维生素 K 的食品。介绍预防接种等相关知识。

（3）护理人员应了解对新生儿进行筛查的项目，如先天性甲状腺功能减退症、苯丙酮尿症和半乳糖症等，以便对可疑者进行筛查。

三、早产儿的特点

早产儿，又称未成熟儿，是指胎龄未满 37 周、出生体重在 2500g 以下的活产新生儿。

（一）外观特点

早产儿体重大多 <2500g，身长 <47cm，哭声低，颈肌软弱，四肢肌张力低下，皮肤薄，红嫩，皮下脂肪少，胎毛多。头发短而软，部分胎龄偏小的新生儿头发呈短绒状，分条不清。耳郭软、耳舟不清楚，乳晕不清，乳腺结节不明显，女婴大阴唇不能遮盖小阴唇，男婴睾丸未降或未全降，指（趾）甲软，未达到指（趾）尖，足底纹理少。

（二）生理特点

1. **体温**　与正常足月儿比较，早产儿体温调节功能更不完善，棕色脂肪含量少，体表面积相对较大，皮下脂肪少，易散热，易发生低体温。同时，汗腺发育不成熟，缺乏寒冷发抖反应。因此，早产儿的体温易随环境温度的改变而变化，且常因寒冷导致新生儿寒冷损伤综合征的发生。

2. **呼吸系统**　与正常足月儿比较，早产儿呼吸中枢更不成熟，表现为呼吸浅快而不规则，在呼吸过程中，易发生呼吸暂停。由于早产儿肺发育不成熟和缺少表面活性物质，尤其是 35 周以下的早产儿容易发生肺透明膜病。

3. **循环系统**　早产儿心率快，血压较足月儿低。在某些病理情况下，易出现血容量不足和低血压，又因为毛细血管脆弱，缺氧时易导致出血。如新生儿缺氧缺血性脑病时常发生颅内出血。

4. **消化系统**　早产儿吸吮能力弱，吞咽功能不完善，贲门括约肌松弛，胃容量小，易出现溢乳、呛奶及乳汁吸入气管等。早产儿各种消化酶不足，胆酸分泌较少，对脂肪的消化吸收能力不足，在缺氧、缺血、高渗透压奶方喂养情况下易发生坏死性小肠结肠炎。另外，早产儿的胎粪形成较少，且肠蠕动乏力，易出现胎粪延迟排出。

早产儿肝脏不成熟，葡糖醛酸基转移酶活性不足，黄疸持续时间长且易发生高胆红素血症，又由于血-脑脊液屏障不完善，高胆红素血症时容易出现胆红素脑病损伤脑组织。此外，早产儿肝内糖原储存量少，蛋白质合成不足，易发生低血糖和低蛋白血症。由于肝功能不完善，肝内维生素 K 依赖凝血因子的合成少，易发生出血症。

5. **血液系统**　早产儿出生几日后外周血红细胞数和血红蛋白下降快，易出现贫血，白细胞计数较低，为 $(6 \sim 8) \times 10^9/L$，血小板量较足月儿略低，加之维生素 K 储存不足，致凝血因子缺乏，故易引起出血，常见危及生命的为肺出血和颅内出血。

6. **泌尿系统**　早产儿肾脏功能不成熟，易发生水、电解质紊乱。肾小管对醛固酮反应低下，排钠分数高，易发生低钠血症。因抗利尿激素缺乏，故尿的浓缩功能较差。另外，由于早产儿肾葡萄糖阈值低，静脉输葡萄糖速度过快时易发生糖尿。同时，肾小管排酸能力较差，在用普通牛奶喂养时，因酪蛋白含量高，可发生晚期代谢性酸中毒。

7. **神经系统**　神经系统的功能和胎龄有关，胎龄越小，功能越差。觉醒程度低，嗜睡，肌张力低下，吞咽、吸吮、眨眼、觅食、对光等反射均不敏感，拥抱反射不完全。

8. **免疫系统**　早产儿皮肤娇嫩，屏障功能弱，从母体获得的免疫球蛋白 IgG 相对较足月儿少，各种补体水平较足月儿更低，故易发生各种感染。

四、早产儿的护理

【护理评估】

1. **健康史**　了解患儿的胎次、胎龄、母亲孕期健康状况、胎儿发育情况及家族史等。

2. **身体状况**　评估患儿的体重、外观特征是否符合胎龄，生命体征有无异常，神经系统反应及各系统的功能状况。早产儿生后 24 小时内应及时进行胎龄评估，准确命名，以便制定合理的护理方案。

3. **心理社会状况**　住院期间应评估家长对患儿目前状况的心理承受能力、对预后的了解程度、治疗的态度、经济状况等。出院后应评估家长对早产儿特点及护理相关知识的了解,护理操作的熟悉程度,喂养情况及母乳喂养的成功率。

【护理诊断】

1. 体温过低 与体温调节中枢发育不成熟及产热储备力不足有关。

2. 不能维持自主呼吸 与呼吸中枢和肺发育不成熟有关。

3. 营养不足 与吸吮、吞咽、消化吸收功能差有关。

4. 有感染的危险 与皮肤黏膜屏障功能较差及免疫功能发育不成熟有关。

5. 潜在并发症:硬肿症、出血、感染等。

【护理措施】

1. 维持体温稳定 早产儿需要的中性温度一般为 32～36℃ 之间,相对湿度在55%～65%。胎龄体重越小的早产儿所需要的中性温度越高。一般需要放置在暖箱或远红外辐射床保暖,根据患儿胎龄体重和日龄调节暖箱温度。体温低或不稳定的婴儿不宜沐浴。

2. 维持有效呼吸 护理中注意呼吸的节律和频率,应密切观察患儿皮肤颜色,一旦出现呼吸暂停时间大于 20 秒,而且伴发绀和心率减慢者,应立即给予弹足底、托起背部让肺被动扩张等刺激呼吸,必要时吸氧。反复出现呼吸暂停者,可遵医嘱给予氨茶碱,必要时给予人工气囊或气管插管辅助呼吸。早产儿有缺氧症状者一般主张间断低流量给氧,通过经皮氧饱和度监测或血气分析,随时调整吸氧浓度,SaO_2 85% 以下给氧浓度 30%～40%,维持氧饱和度 85%～95%,勿超过 95%。氧气浓度过高,吸氧时间过长,可引起支气管、肺发育不良和(或)早产儿视网膜病,导致严重后果。

早产儿咳嗽反射较弱,黏液在气管内不易咳出,易引起呼吸道阻塞,出生后应及时清除呼吸道的分泌物,随时保持呼吸道通畅。备好氧气、吸痰器、新生儿复苏囊、喉镜、气管插管和急救药品等,若发生异常可及时进行抢救。对于胎龄过小已发生或有发生新生儿肺透明膜病倾向的患儿,可遵医嘱气管内滴入肺泡表面活性物质。

3. 合理喂养

(1)喂养方式:尽早开奶,以防止低血糖发生。根据早产儿的生活能力,选择不同的喂养方式以保证营养及水分的供给。有吸吮、吞咽能力者直接喂哺母乳或奶瓶喂养,吸吮能力不足而吞咽能力尚可的早产儿可用滴管或小勺喂养,吞咽、吸吮能力均不足者可给予鼻饲喂养。重症患儿尤其是呼吸功能不全或伴有坏死性小肠结肠炎等疾病者,可按医嘱采用静脉营养。喂奶后患儿宜取右侧位,注意观察有无溢奶、呕吐及青紫的发生。

(2)乳类的选择:首选母乳喂养,如因患儿监护等不方便哺乳或患儿吸吮无力者,可将母乳挤出以滴管、小勺或鼻饲喂养。对于不会吞咽和吸吮的早产儿可采用胃管间歇或持续喂养。胃管间歇喂养时应在每次喂奶前检测上一次残余的奶量和性质。持续胃管喂养可用输液泵将一定量奶在一定时间内缓慢注入,每 3～4 小时检测一次残余奶量,残余奶量不应超过 1 小时给予的喂养量,这种喂养方法比较适用于那些特别小的和不能耐受一次较大量注入的早产儿。如确无母乳者,可给予人乳库的奶喂养或早产儿专用配方奶喂养。切忌使用渗透压过高的奶方,以免引起坏死性小肠结肠炎。

4. 集中护理与观察病情 护理人员应营造安静幽暗的环境,给予舒适的体位,各种护理操作尽可能集中进行,以利于早产儿神经行为的发展。早产儿潜在并发症多,病情变化快,会出现呼吸暂停等危及生命的情况,临床护理中除应用监护仪监测体温、脉搏、呼吸等生命体征外,还应观察患儿面色、哭声、精神反应、吃奶情况、四肢末梢温度、大小便等,注意监测血糖以早期发现低血糖及高血糖情况。严格记录出入量、体重增长情况。静脉输液的早产儿一定注意输液量及液体速度,强调用输液泵,一般每日的液体应在24小时之内均匀滴入。

5. 预防感染　严格执行消毒隔离制度,严禁非专室人员的进入,强化医护人员的洗手制度及暖箱等器具的清洁消毒,防止交叉感染。

6. 补充维生素及铁剂　出生3天内应及时补充维生素 K_1,每日0.5~1mg肌内注射,连用三天以预防新生儿出血症;出生1~2周给予维生素D,每日400~800U,以预防佝偻病;早产儿宜在出生后2个月左右补充铁剂预防缺铁性贫血。

7. 健康教育　母亲因为婴儿早产往往会产生忧郁、焦虑甚至罪恶感等心理反应,应给予心理辅导,树立其照顾婴儿的信心。向家长介绍护理早产儿的知识,指导家长做好日常护理技能,如沐浴、喂奶、更换尿布等。指导家长做好新生儿疾病筛查及预防接种。向家长说明出院后要定期随访的重要性,定期检查眼底、智力、生长发育等;指导家长按时补充维生素D制剂及铁剂以预防佝偻病和贫血。

■ 知识拓展

发展性照顾

　　发展性照顾是20世纪80年代后在美国、日本等地区发展起来的一种新生儿护理新理念。它根据每个婴儿的不同情况,创造一个更好的环境,制订更具体的、个性化的护理方案,来促进新生儿的生长发育,如对不能进食的早产儿实施非营养性吸吮;为极低出生体重儿实施脐静脉插管、使用静脉留置针等以减少、减轻疼痛刺激;模拟子宫环境制作"鸟巢",为早产儿创造适合其生长发育的环境;患儿体重达到1500g、生命体征平稳时采取袋鼠式护理,提供亲子接触;根据每个早产儿的病情、体重及不同的适应时间进行新生儿抚触,促进胃泌素和胰岛素的分泌,促进食物的消化和吸收。发展性照顾护理模式有利于提高早产儿的生存能力及促进其生长发育。

■ 病例

　　患儿,男,生后1小时。孕31周早产,出生体重1300g,出生时轻度窒息,Apgar评分:1分钟6分,5分钟7分。目前呼吸尚平稳,转入儿科新生儿室。查体:早产儿外貌,心肺未见异常,未见皮肤硬肿、水肿,腹软,肝脾不大,肠鸣音正常。吸吮反射弱,觅食反射可引出,拥抱反射不完全。

　　问题:

　　1. 早产儿入院后,假设母亲月经不准或末次月经记不清等原因无法确定准确的预产期,患儿的胎龄和命名该如何确定。该患儿的命名是什么?

　　2. 入院后如何确定该患儿的喂养方式,如何保暖?

　　3. 患儿入院8小时,频繁出现呼吸暂停,暂停时间大于15秒,伴皮肤发绀。应如何用药和护理?

　　4. 入院第二天,患儿出现呕吐咖啡色样物,黑便,阴道流血(量较多),考虑患儿发生了什么情况?

　　5. 入院第三天,患儿出现轻度腹胀,少量果酱样大便,考虑患儿发生了什么情况?应如何处理?

第三节　新生儿重症监护及气道护理

一、新生儿重症监护

新生儿重症监护病房(neonatal intensive care unit,NICU)是治疗、护理危重新生儿的集中病室。其目的是降低新生儿病死率和远期发病率,促进新生儿的生长发育。

(一) 监护对象

主要包括:①应用辅助通气及气管插管后拔管 24 小时内的新生儿;②重度围生期窒息儿;③急慢性脏器衰竭;④外科大手术术后(尤其是术后 24 小时内);⑤极低出生体重儿和超低出生体重儿;⑥反复惊厥发作者;⑦严重的呼吸暂停;⑧接受全胃肠外营养或换血者。

(二) 监护内容

1. 心电监护　监测患儿的心率、心律和心电波形的变化。

2. 呼吸监护　监测患儿的呼吸频率、呼吸节律的变化和呼吸暂停。

3. 血压监护　可应用直接测压法(创伤性测压法)、间接测压法(无创性测压法)两种方法测压。后者是目前国内 NICU 最常用的方法,将袖带束于患儿上臂间断测量,可自动显示收缩压、舒张压和平均动脉压。此法方法简便,无并发症。

4. 体温监测　置新生儿于已预热的远红外辐射台上或暖箱内,将体温监测仪传感器分别置于腹壁皮肤和肛门内,其体表温度、核心温度和环境温度则自动连续显示。

5. 血气监护　包括经皮氧分压($TcPO_2$)、二氧化碳分压($TcPCO_2$)及脉搏血氧饱和度监护仪($TcSO_2$)。$TcSO_2$ 相对较准确,是目前 NICU 中血氧动态监测的常用手段。

二、新生儿气道护理

对新生儿加强气道护理的目的在于改善机体供氧,保证通气量,减少交叉感染,促进患儿康复。

(一) 环境和体位

保持室内空气新鲜,温湿度适宜,理想室温为 22 ~ 24℃,相对湿度为 55% ~ 65%。患儿仰卧位时,头部应轻微后仰,避免过度后仰或前倾;操作时,切忌随意将物品遮盖于患儿头部或置于其胸部,以免造成患儿通气不良。

(二) 胸部物理治疗

1. 翻身　目的是预防肺内分泌物堆积,促进受压部位的肺扩张。一般要求每 2 小时翻身一次。

2. 叩击胸背　通过胸壁的震动,促进肺循环,同时使小气道内的分泌物松动,易于进入较大的气道,以利于吸痰。可使用半握空拳法或使用拍击器,从外周向肺门轮流反复叩击,叩击的速度与强度视患儿具体情况而定。

(三) 吸痰术

因新生儿不能进行有效咳嗽,所以可利用负压作用,用导管经患儿的口、鼻腔、人工气道将呼吸道分泌物吸出,以保持呼吸道通畅。临床上常用的吸痰装置有中心负压吸引装置和电动吸引器两种。注意操作要点,记录分泌物的量、色泽、黏稠度,必要时留取分泌物标本做细菌培养。

第四节　新生儿窒息

新生儿窒息(asphyxia of newborn)指婴儿出生后因无自主呼吸或呼吸抑制而导致低

氧血症、高碳酸血症和代谢性酸中毒,是新生儿死亡和儿童伤残的重要原因之一。

【病因】

窒息的本质是缺氧,凡能使血氧浓度下降的任何因素均可引起窒息。

1. 孕母因素　①母亲患严重贫血、心脏病、高血压等;②胎盘因素,如前置胎盘、胎盘早剥或胎盘老化等;③母亲吸烟或被动吸烟、吸毒等;④母亲年龄 ≥35 岁或 <16 岁以及多胎妊娠等。

2. 分娩因素　①如胎头过大或母亲骨盆过小、胎位不正等;②高位产钳助产、胎头吸引不顺利等;③产程中麻醉药、镇痛剂和催产药使用不当等。

3. 胎儿因素　①早产儿或巨大儿;②宫内感染;③羊水或胎粪吸入致使呼吸道阻塞;④先天性畸形,如呼吸道梗阻畸形、先天性心脏病等。

【病理生理】

缺氧初期,出现呼吸深快,随即转为呼吸抑制和反射性心率减慢,即原发性呼吸暂停。因血液重新分布(潜水反射),此时肌张力存在,血压稍升高,伴有发绀。此阶段如能及时给氧或予以适当刺激,即可恢复自主呼吸。若缺氧持续存在,则出现喘息样呼吸,心率继续减慢,血压下降,肌张力消失,苍白,呼吸运动减弱,最终出现一次深度喘息而进入继发性呼吸暂停。如无外界正压呼吸帮助可致死亡。临床上有时难以区分原发性和继发性呼吸暂停,为不延误抢救,均可按继发性呼吸暂停处理。

缺氧导致血 PaO_2 及 pH 降低,$PaCO_2$ 升高。由于低氧血症和酸中毒,引起体内血液重新分布,保证生命器官(心、脑、肾上腺等)血液供应。继之血流失代偿,重要脏器血供减少导致缺氧缺血性损害。窒息尚可引起低血糖、低钙血症、低钠血症等代谢改变。

【临床表现】

1. 胎儿缺氧(宫内窒息)　早期有胎动增加,胎心率 ≥160 次/分;晚期则胎动减少,甚至消失,胎心率 <100 次/分;羊水被胎粪污染。

2. 新生儿窒息　Apgar 评分(表 6-1)是临床评价出生窒息程度的经典而简易的方法。评估内容包括心率、呼吸、对刺激的反应、肌张力和皮肤颜色 5 项,分别于生后 1 分钟、5 分钟和 10 分钟进行评分,8~10 分为正常,4~7 分为轻度窒息,0~3 分为重度窒息。1 分钟评分反应窒息严重程度,5 分钟和 10 分钟评分有助于判断复苏效果及预后。

表 6-1　新生儿 Apgar 评分法

体征	评分标准			评分	
	0	1	2	1 分钟	5 分钟
皮肤颜色	青紫或苍白	躯干红,四肢青紫	全身红		
心率(次/分)	无	<100	>100		
弹足底或插鼻管反应	无反应	有些动作,如皱眉	哭、喷嚏		
肌张力	松弛	四肢略屈曲	四肢活动好		
呼吸	无	慢,不规则	正常,哭声响		

目前认为单独的 Apgar 评分不应作为评估低氧或产时窒息以及神经系统预后的唯一指标,特别是早产儿或存在其他严重疾病者。出生时加做脐血血气分析可增加判断窒息

程度的正确性。

3. 多脏器受损症状　缺氧缺血可造成多器官受损,如①中枢神经系统:缺氧缺血性脑病和颅内出血;②呼吸系统:胎粪吸入综合征、肺透明膜病和肺出血;③心血管系统:持续性肺动脉高压、缺氧缺血性心肌损害、心力衰竭、心源性休克、DIC 等;④泌尿系统:肾功能不全、衰竭及肾静脉血栓形成等;⑤消化系统:应激性溃疡、坏死性小肠结肠炎及黄疸加重或时间延长等;⑥代谢方面:高血糖或低血糖、低钙及低钠血症等。

【辅助检查】

出生前可通过羊膜镜了解羊水混胎便程度或取头皮血进行血气分析,以评估宫内缺氧程度;生后应检测动脉血气、血糖、电解质、血尿素氮和肌酐等生化指标。

【治疗要点】

1. 预防和治疗孕母疾病。若预测胎儿存在宫内缺氧,酌情根据孕母情况辅助分娩,加快产程,分娩前应做好充分复苏准备,包括人员、技术和仪器物品。

2. 生后立即进行复苏及评估。采用国际公认的 ABCDE 复苏方案:A(airway)清理呼吸道;B(breathing)建立呼吸;C(circulation)维持正常循环;D(drugs)药物治疗;E(evaluation)评价。其中 A 是根本,B 是关键,E 则贯穿于整个复苏过程中。呼吸、心率和皮肤颜色是窒息复苏评价的三大指标。应遵循评估→决策→措施程序,如此循环往复,直至完成复苏。并严格按照 A→B→C→D 步骤进行复苏,其步骤不能颠倒。

3. 复苏完成后根据机体代谢紊乱及器官功能损害情况给予相应治疗。合并吸入性肺炎者给予抗生素治疗。

【护理评估】

1. 健康史　了解母亲孕期健康史,有无影响胎盘血流灌注的疾病及分娩过程中用药情况等,评估窒息程度。

2. 身体状况　按 Apgar 评分评估心率、呼吸、肌张力、皮肤颜色和对刺激的反应情况,复苏完成后根据临床表现及实验室检查结果评估器官损害及代谢紊乱情况。

3. 心理社会状况　评估家长对本病的知识及对患儿病情的了解程度,对治疗和预后的担心及焦虑程度,评估家长对本病后遗症康复治疗和护理方法的了解程度。

【护理诊断】

1. 自主呼吸受损　与吸入羊水、气道分泌物导致低氧血症和高碳酸血症有关。

2. 体温过低　与缺氧有关。

3. 潜在并发症:肺出血、心力衰竭等。

4. 焦虑　与病情危重及预后不良有关。

【护理措施】

1. 复苏　必须争分夺秒,由产、儿科医生、护士、助产师及麻醉师共同合作进行。根据 ABCDE 复苏原则,具体复苏步骤和程序如下:

(1)最初评估:婴儿出生后立即快速评估 4 项指标:①是足月儿吗? ②羊水清吗?③有呼吸或哭声吗? ④肌张力好吗? 如以上任何一项为"否",则需进行以下初步复苏。

(2)初步复苏步骤:①保暖:娩出后立即置于预热的辐射抢救台;②减少散热:用温热干毛巾快速擦干全身;③摆好体位:肩垫高,头略后伸;④清理呼吸道:娩出后立即吸净口、鼻、咽黏液,先吸口腔,再吸鼻腔黏液;⑤触觉刺激:拍打足底 2 次或摩擦背部以诱发自主

呼吸。以上步骤要求在 30 秒内完成。

（3）气囊面罩正压人工呼吸：触觉刺激后无规律呼吸建立或心率 <100 次/分，应立即用复苏气囊进行面罩正压通气。最初的几次正压人工呼吸需要 30~40cmH$_2$O，以后维持在 20~30cmH$_2$O，频率为 40~60 次/分，吸呼比 1:2，以可见胸廓起伏、听诊呼吸音均正常为宜。15~30 秒后，如无规律呼吸或心率 <100 次/分，则需进行气管插管正压通气。

（4）胸外心脏按压：如气管插管正压通气 30 秒后，心率 <60 次/分或心率在 60~80 次/分不再增加，应同时进行胸外心脏按压。用双拇指或中、示指按压胸骨体下 1/3 处，频率为 120 次/分（每按压 3 次，正压通气 1 次），按压深度为 2~3cm。

（5）给药：迅速建立静脉通道，遵医嘱给予 1:10 000 肾上腺素、扩容剂、碳酸氢钠、纳洛酮等药物。

2. 复苏后的监护 复苏完成后患儿绝对安卧、延迟开奶，注意保暖。监测生命体征、尿量、肤色等。密切观察病情变化，如神志、哭声、前囟、瞳孔、肌张力、神经反射和有无抽搐等，观察药物反应，认真做好护理记录。

3. 预防感染 复苏过程应严格无菌操作，有羊水、胎粪污染或羊水吸入者应给予抗生素治疗。

4. 健康教育 向家长介绍新生儿窒息的相关知识，及时告知家长患儿的病情、抢救情况及可能出现的并发症，对即将出院的患儿，根据患儿病情介绍随诊及康复治疗的情况，指导家长对患儿的护理。

第五节 新生儿缺氧缺血性脑病

新生儿缺氧缺血性脑病（hypoxic-ischemic encephalopathy，HIE）是指各种围生期因素引起的部分或完全缺氧、脑血流减少或暂停，导致胎儿或新生儿的脑损伤。HIE 是引起新生儿急性死亡和慢性神经系统损伤的主要原因之一。

【病因】

缺氧是发病的核心，其中围生期窒息是最主要的病因。此外，出生后心脏病变、肺部疾患及严重贫血也可引起 HIE。

【发病机制】

1. 脑血流改变 窒息早期，体内血液重新分配（全身血液分流），以保证心、脑的血液供应；失代偿后，在大脑的选择性易损区引起脑细胞的损伤。脑组织对损害的高危性称为选择性易损区，足月儿的易损区在大脑矢状旁区；早产儿的易损区位于脑室周围白质区。缺氧和酸中毒还可使脑血管的自主调节功能发生障碍，形成"压力被动性脑血流"，引起缺血性脑损伤。

2. 脑组织代谢改变 缺氧时，由于脑组织无氧酵解增加，组织中乳酸堆积，能量急剧减少甚至衰竭，出现一系列使脑组织出现脑细胞死亡的瀑布样反应，如细胞膜上钠-钾泵、钙泵功能异常，氧自由基生成增多等，最终导致细胞水肿、凋亡和坏死。

【临床表现】

主要表现为意识障碍、肌张力低下和原始反射的改变，症状轻重不一，临床上分为轻、中、重三度（表 6-2）。

表 6-2 HIE 临床分度

临床表现	分度		
	轻度	中度	重度
意识	过度兴奋	嗜睡、迟钝	昏迷
肌张力	正常	减低	松软
拥抱反射	稍活跃	减弱	消失
吸吮反射	正常	减弱	消失
惊厥	无	常有	多见
中枢性呼吸衰竭	无	有	明显
瞳孔改变	无	缩小	不对称或扩大
前囟张力	正常	稍饱满	饱满、紧张
病程及预后	症状在 72 小时内消失,预后好	症状在 14 天内消失,可能有后遗症	症状可持续数周,病死率高,存活者多有后遗症

【辅助检查】

1. 影像学检查 对确定病变部位与范围、有无颅内出血和出血类型具有诊断价值,包括头颅 B 超、CT、MRI。

2. 脑电图 有助于确定脑损害程度、判断预后和对惊厥的鉴别诊断。

3. 其他 血清磷酸肌酸激酶脑型同工酶(CPK-BB)、神经元特异性烯醇化酶(NSE)等测定。

【治疗要点】

1. 支持疗法 ①维持良好通气功能:是支持治疗的核心,保持 $PaO_2 > 50 \sim 70mmHg$, $PaCO_2 < 40mmHg$;②维持脑和全身良好的血液灌注:是支持治疗的关键,低血压可用多巴胺,也可加用多巴酚丁胺;③维持血糖在正常高值。

2. 控制惊厥 首选苯巴比妥。

3. 治疗脑水肿 避免输液过量,降低颅内压(首选利尿剂)。

【护理评估】

1. 健康史 包括出生前患儿在母体内有无胎动加快、胎心率增加等病史。了解患儿分娩史及产程中用药史;出生时有无产程延长、羊水污染及了解 Apgar 评分结果等。了解新生儿的复苏过程。评估出生后有无心、肺、脑等严重疾病。

2. 身体状况 评估患儿有无意识障碍及肌张力低下,原始反射是否能引出,活跃还是减弱;出生后是否出现过惊厥,自主呼吸情况如何,有无呼吸暂停,检查瞳孔对光反射情况等。

3. 心理社会状况 评估家长对该病的认知程度及心理状态,有无焦虑、恐惧或其他不良情绪反应。

【护理诊断】

1. 自主呼吸受损 与缺氧缺血致呼吸中枢损害有关。

2. 潜在并发症:颅内压升高。

3. 有废用综合征的危险　与缺氧缺血导致的神经系统后遗症有关。

【护理措施】

1. 给氧　保持呼吸道通畅,根据患儿病情选择合适的给氧方式。

2. 监护　严密监测患儿的呼吸、血压、心率、血氧饱和度等,注意观察患儿的神志、肌张力、瞳孔、前囟张力等的变化。

3. 早期康复干预　0~2 岁的小儿,其大脑正处于快速发育的时期,可塑性极强,因此对 HIE 患儿及早开始康复训练可促进脑结构和功能代偿,有利于促进脑功能的恢复和减少后遗症。

4. 健康教育　耐心细致的解答病情,取得家长的理解和配合,指导家长掌握康复干预的措施,坚持定期随访。

第六节　新生儿颅内出血

新生儿颅内出血(intracranial haemorrhage of the newborn)是新生儿期最严重的脑损伤,主要由缺氧或产伤引起,病死率高,存活者常留有神经系统后遗症。近年来,随着产科技术的发展和早产儿存活率的提高,使本病的出血类型有所改变,表现为硬膜下出血的发生率减少和早产儿脑室内出血增加。

【病因与发病机制】

1. 早产　尤其是胎龄 32 周以下的早产儿,由于脑室管膜发育不成熟,易引起毛细血管破裂而出血。

2. 缺氧缺血　由于低氧、高碳酸血症,导致毛细血管扩张破裂而出血,或因静脉血栓形成、脑静脉血管破裂而出血。

3. 产伤　如胎位不正、胎儿过大等导致胎儿头部过分受压,或使用胎头吸引器、急产等机械性损伤均可使脑表面浅静脉破裂出血。

4. 医源性颅内出血　频繁的头部操作,或不适当的高渗溶液输入等,使脑血流动力学突然改变和脑血流自主调节受损,引起毛细血管破裂而出血。

【临床表现】

新生儿颅内出血的临床表现与出血部位和出血量有关,轻者可无症状,大量出血者可在短期内死亡。

1. 常见的症状与体征有　①颅内压力增高:前囟隆起、血压增高、抽搐、角弓反张、脑性尖叫等;②呼吸改变:增快、减慢、不规则或呼吸暂停;③神志改变:激惹、嗜睡,严重者昏迷;④眼征:凝视、斜视、眼球上转困难、眼球震颤等;⑤瞳孔:不等大和对光反应消失;⑥肌张力:增高、减弱或消失;⑦其他:不明原因的苍白、黄疸和贫血。

2. 出血主要分为以下 5 种临床类型

(1)脑室周围-脑室内出血:是新生儿颅内出血中常见的一种类型。多见于胎龄 <32 周,体重 <1500g 的早产儿,是引起早产儿死亡的主要原因之一。大多发生在出生后 72 小时内,常表现为呼吸暂停、嗜睡和拥抱反射消失。

(2)硬膜下出血:是产伤性颅内出血最常见的类型,多见于足月巨大儿。出血量少者可无症状;出血明显者一般在出生 24 小时后出现惊厥、偏瘫和斜视等神经系统症状。大量出血者可在短时间内死亡。

(3)原发性蛛网膜下腔出血:与缺氧、酸中毒、产伤有关,多见于早产儿。大多数出血量少,无临床症状,预后良好。典型表现是生后第 2 天抽搐,但发作间歇表现正常;极少数大量出血病例可在短期内死亡。脑脊液呈血性。

(4)脑实质出血:多因小静脉栓塞后使毛细血管压力增高、破裂而出血。如出血部位在脑干,早期可发生瞳孔变化、呼吸不规则和心动过缓等。主要后遗症为脑性瘫痪、癫痫和精神发育迟缓。

(5)小脑出血:多见于胎龄 <32 周、体重 <1500g 的早产儿。神经系统症状主要为脑干症状,如频繁呼吸暂停、心动过缓、角弓反张等,可在短时间内死亡,预后较差。

【辅助检查】

1. 脑脊液检查　可与其他引起中枢神经系统症状的疾病鉴别,但病情危重时不宜进行。脑脊液检查镜下可见皱缩红细胞,蛋白含量明显升高。

2. 头颅影像学检查　有助确诊,可提示出血部位和范围,有助于判断预后。头颅 B 超对颅脑中心部位病变分辨率高,因此成为脑室周围-脑室内出血的特异性诊断手段,应为首选,并在生后 3～7 天进行,1 周后动态监测。但蛛网膜下腔、颅后窝和硬膜外等部位出血 B 超不易发现,需 CT、MRI 确诊。

【治疗要点】

1. 止血　可使用新鲜冰冻血浆、维生素 K_1、酚磺乙胺、血凝酶等。

2. 控制惊厥　选用苯巴比妥、地西泮等。

3. 降低颅内压　有颅内压增高者可用呋塞米(速尿);有中枢性呼吸衰竭者可用小剂量甘露醇。

4. 脑积水治疗　乙酰唑胺可减少脑脊液的产生;梗阻性脑积水可行脑室-腹腔分流术。

【护理评估】

1. 健康史　评估母亲孕期的健康状况、胎动情况,患儿出生时是否难产、有无窒息等。

2. 身体状况　评估患儿的一般状态,包括体温、神志、精神反应情况等,注意有无呕吐、尖叫、双目凝视、呼吸节律改变、发绀;检查瞳孔改变、肌张力及前囟饱满程度等。

3. 心理社会状况　评估家长对本病严重性及预后的认识。家长是否能接受患儿可能致残的结果,家长的心理状态,是否出现悲伤、抑郁、焦虑、恐惧等心理反应。

【护理诊断】

1. 潜在并发症:颅内压增高。

2. 自主呼吸受损　与颅内出血导致呼吸中枢受损有关。

3. 有窒息的危险　与惊厥有关。

4. 体温调节无效　与体温调节中枢受损有关。

【护理措施】

1. 严密观察病情变化　注意患儿的意识状态、呼吸、肌张力、瞳孔、前囟张力、头围的变化。仔细观察有无易激惹或惊厥发生。

2. 保持绝对静卧　抬高头部,减少噪声,尽可能避免移动和刺激,将治疗和护理操作集中进行,动作轻柔,以防止加重颅内出血。

3. 合理用氧　及时清除呼吸道分泌物,保持呼吸道通畅,根据患儿病情选择合适的给氧方式,维持血氧饱和度在85% ~95%即可。呼吸衰竭或频繁发作的呼吸暂停需采取人工辅助呼吸。

4. 维持体温稳定　体温过高时给予物理降温,体温过低时用辐射式新生儿抢救台、暖箱或热水袋保暖,注意防止烫伤。

5. 合理喂养　根据病情选择适当的喂养方式。病情较重者延迟喂奶至生后72小时,禁食期间遵医嘱静脉补充营养,液体量应控制在每日60~80ml/kg,输液速度宜慢。

6. 健康教育　向家长解释病情的严重程度及本病的预后,给予家长必要的心理支持及安慰,鼓励坚持治疗和定期随访,有吸氧史的早产儿出院后应定期检查眼底,并建议家长尽早去有条件的医院进行新生儿行为神经测评;对已出现后遗症的患儿,鼓励并指导家长尽早对患儿进行肢体功能训练和智力开发,以促进各项功能的恢复。

第七节　新生儿肺透明膜病

　　新生儿肺透明膜病(hyaline membrane disease of newborn)又称新生儿呼吸窘迫综合征(neonatal respiratory distress syndrome),由于缺乏肺表面活性物质(pulmonary surfactant,PS)引起,表现为生后不久出现进行性加重的呼吸困难和呼吸衰竭,多见于早产儿。

【病因】

1. 早产　是肺表面活性物质不足或缺乏的最主要因素。肺表面活性物质于孕18~20周开始产生,缓慢增加,35~36周达肺成熟水平。早产儿胎龄愈小,发病率愈高:胎龄36周者仅5%,32周者为25%,28周者达70%,24周者超过80%。

2. 糖尿病母亲娩出的婴儿(infant of diabetic mother,IDM)　由于血中高胰岛素能拮抗肾上腺皮质激素对肺表面活性物质合成的促进作用,故新生儿肺透明膜病的发生率比正常增加5~6倍。

3. 肺灌流不足　肺表面活性物质的合成还受体液pH、体温和肺血流量的影响,因此,围生期窒息、低体温、前置胎盘、胎盘早剥和母亲低血压等所致的胎儿血容量减少,都会诱发新生儿肺透明膜病。

4. 剖宫产婴儿　因减除了正常分娩时子宫收缩使肾上腺皮质激素分泌增加而促进肺成熟的作用,所以新生儿肺透明膜病的发生率也较高。

【发病机制】

　　肺表面活性物质覆盖在肺泡表面,可降低肺泡表面张力,防止呼气末肺泡萎陷,保持功能残气量(FRC),稳定肺泡内压,减少液体自毛细血管向肺泡渗出。

　　由于肺表面活性物质缺乏,肺泡表面张力增加,呼气末FRC明显减少,肺泡逐渐萎陷,肺顺应性降低,吸气时做功增加也难以使肺泡充分扩张,潮气量和肺泡通气量减少,导致缺氧和CO_2潴留,从而引起代谢性酸中毒和呼吸性酸中毒。缺氧及混合性酸中毒使肺毛细血管通透性增加,液体漏出,肺间质水肿和纤维蛋白沉着于肺泡表面形成嗜伊红透明膜,加重气体弥散障碍,加重缺氧和酸中毒,而缺氧和酸中毒又会进一步抑制肺表面活性物质的合成,形成恶性循环,病情进展非常迅速。

【临床表现】

出生时多正常。生后 2～6 小时(严重者生后即刻)出现呼吸窘迫,具体表现有:①呼吸急促:为增加肺泡通气量,代偿潮气量的减少,呼吸频率 >60 次/分;②鼻翼扇动:是为增加气道横截面积,减少气流阻力;③呼气性呻吟:是由于呼气时声门不完全开放,使肺内气体潴留产生正压,防止肺泡萎陷;④吸气性三凹征:是呼吸辅助肌参与的结果,以满足增加的肺扩张压;⑤发绀:反映氧合不足,常提示动脉血中还原血红蛋白 >50g/L。呼吸窘迫呈进行性加重是新生儿肺透明膜病的特点。严重时表现为呼吸浅表,呼吸节律不整,呼吸暂停及四肢松弛。由于呼气时肺泡萎陷,体格检查可见胸廓扁平;因潮气量小,听诊呼吸音减低,肺泡有渗出时可闻及细湿啰音。

随着病情的逐渐好转,由于肺的顺应性改善,肺动脉压力降低,易出现动脉导管重新开放。表现为喂养困难、呼吸暂停、水冲脉、心率增快或减慢、心前区搏动增强、胸骨左缘第 2 肋间可听到收缩期或连续性杂音。

新生儿肺透明膜病通常于生后第 2、3 天病情严重,72 小时后明显好转。并发颅内出血及肺炎者病程较长。若出生 12 小时后出现呼吸窘迫,一般不考虑本病。

【辅助检查】

1. 血气分析 PaO_2 和 pH 下降、$PaCO_2$ 升高、碳酸氢根减低是新生儿肺透明膜病的常见改变。

2. 肺表面活性物质测定 肺表面活性物质的主要成分为磷脂。其中磷脂酰胆碱即卵磷脂(lecithin)是起表面活性作用的重要物质。此外还含有鞘磷脂(sphingomyelin),其含量较恒定,所以羊水或气管吸引物中的 L/S(lecithin/sphingomyelin)值可作为判断胎儿或新生儿肺成熟度的重要指标。L/S 值≥2 提示"肺成熟",1.5～2 为"可疑",<1.5 为"肺未成熟"。

3. 泡沫试验 将出生 6 小时以内患儿胃液(代表羊水)1ml 加 95% 乙醇 1ml,振荡 15秒,静置 15 分钟后沿管壁有多层泡沫,表明肺表面活性物质多,可除外新生儿肺透明膜病;无泡沫表明肺表面活性物质少,可考虑为新生儿肺透明膜病;两者之间为可疑。

4. X 线检查 胸片表现较特异,是目前确诊新生儿肺透明膜病的最佳手段。早期两肺野呈普遍透过度降低,可见均匀细小颗粒的斑点状阴影(肺泡萎陷与肺不张)和网状阴影(过度充气的细支气管和肺泡管)。晚期由于肺泡内无空气、萎陷的肺泡互相融合形成实变,气管及支气管仍有空气充盈,故可见清晰透明的支气管充气征。重者呈白肺,双肺野均呈白色,肺肝界及肺心界均消失。

【治疗要点】

目的是保证通、换气功能正常,待自身肺表面活性物质产生增加,新生儿肺透明膜病得以恢复。机械通气和肺表面活性物质是治疗的重要手段。

1. 纠正缺氧 根据患儿病情可予头罩吸氧、鼻塞持续气道正压(continuous positive airway pressure,CPAP)吸氧、气管插管机械呼吸。

2. 支持治疗 包括保温、保证液体和营养的供应、纠正酸中毒等。

3. 肺表面活性物质替代疗法 应用外源性肺表面活性物质以迅速提高肺内该物质的含量,一旦确诊,力争生后 24 小时内经气管插管注入肺内。根据所用肺表面活性物质的不同,其剂量及重复给药的间隔时间(6 小时或 12 小时)亦不相同。视病情轻重,可予以 2~4 次。

4. 治疗　动脉导管未闭。

【护理评估】

1. 健康史　评估患儿生后出现呼吸窘迫的时间,生产史是否顺利,出生时有无窒息,为何种生产方式,是否为早产儿,其胎龄评估与预产期推算的宫内发育时间是否相符等。

2. 身体状况　评估患儿的呼吸,是否有进行性呼吸困难、呼吸不规则、呼吸暂停、发绀等。早产儿出生后 24 小时内应进行胎龄评估。

3. 辅助检查　了解血气分析、X 线检查、羊水 L/S 值及泡沫试验结果。

4. 心理社会状况　评估家长对本病及其预后的认知程度及心理状态等。

【护理诊断】

1. 低效性呼吸形态　与肺表面活性物质缺乏导致的肺不张有关。

2. 气体交换受损　与肺表面活性物质缺乏导致的肺透明膜形成有关。

3. 有感染的危险　与患儿抵抗力低下有关。

4. 营养失调:低于机体需要量　与摄入量不足有关。

5. 潜在并发症:动脉导管未闭。

【护理措施】

1. 供氧　维持 PaO_2 6.7~9.3kPa(50~70mmHg)和 $TcSO_2$ 85%~93% 为宜。保持呼吸道通畅,及时清除患儿口、鼻、咽部分泌物,根据患儿病情选择合适的给氧方式:①头罩给氧:应选择大小适宜的头罩型号,头罩过小不利于 CO_2 排出,头罩过大,易引起氧气外溢。头罩给氧氧流量必须 >5L/min,以免呼出气体在头罩内被重复吸入,导致 CO_2 蓄积。②CPAP:目的是使有自主呼吸的患儿在整个呼吸周期中都接受高于大气压的气体,能使肺泡在呼气末保持正压,由于呼气末增加了气体存留,因此 FRC 增加,防止了呼气时肺泡萎陷,改善了肺氧合,并能减少肺内分流;CPAP 多适用于轻、中度新生儿肺透明膜病患儿,若其 $TcSO_2$ 或 PaO_2 已符合上呼吸机指征者,应尽早给予机械通气治疗。③气管插管用氧:若使用 CPAP 后病情仍无好转,应采用间歇正压通气(IPPV)及呼气末正压呼吸(PEEP)。

2. 保温　将患儿放置在自控式暖箱内或辐射式抢救台上,保持皮肤温度在 36.5℃,肛温在 37℃。环境温度维持在 22~24℃,相对湿度在 55%~65%。

3. 预防感染　新生儿肺透明膜病的患儿多为早产儿,住院时间较长,抵抗力较差,极易发生院内感染,因此,做好消毒隔离工作至关重要。

4. 保证营养供给　吸吮无力、不能吞咽者可用鼻饲法或静脉补充营养。

5. 健康教育　使家长了解该病的发病机制及预后,向家长解释病情的转归,为其提供心理支持,以减轻焦虑情绪并使其理解和配合治疗。

第八节　新生儿肺炎

新生儿肺炎(neonatal pneumonia)是新生儿时期的常见病,病因主要为羊水和(或)胎粪的吸入及感染,上述两种病因可单独出现,也可先后或同时并存。若宫内或产时吸入混有胎粪的羊水,导致呼吸道机械性阻塞及化学性炎症,出现生后以呼吸窘迫为主要表现的临床综合征,称为胎粪吸入综合征。本节重点讲述感染引起的新生儿肺炎。

感染性肺炎可发生在宫内、分娩过程中或出生后,称为产前、产时或出生后感染性肺炎,可由细菌、病毒、衣原体、真菌等不同的病原体引起,是新生儿期常见的疾病,病死率可达 5% ~20%。

【病因及发病机制】

1. 宫内感染性肺炎　又称先天性肺炎,感染途径有:①上行感染:胎膜早破,细菌如大肠埃希菌、克雷伯杆菌、李斯特菌、B 组 β - 溶血链球菌或原虫(弓形虫)、支原体等从阴道上行污染羊水,导致胎儿感染。胎膜早破时间越长,感染的几率越大;②血行感染:病原体由母体通过胎盘至胎儿循环,然后到达肺组织,一般以病毒为主,如巨细胞病毒、风疹、水痘、单纯疱疹、柯萨奇病毒等,也可由李斯特菌、肺炎链球菌、梅毒螺旋体、弓形虫原虫等引起。

2. 分娩过程中感染性肺炎　①胎膜早破者胎儿在娩出过程中;②产程延长时胎膜通透性增高,产道内细菌可通过未破的胎膜上行污染羊水后再感染胎儿;③胎儿吸入了产道中污染的血性分泌物而发生肺炎。病原体有:细菌、沙眼衣原体、巨细胞病毒、单纯疱疹病毒。早产、滞产、产道检查更易诱发感染。

3. 出生后感染性肺炎　①呼吸道感染:病原体经飞沫传播由上呼吸道向下至肺,亦可鼻腔内原来带有金黄色葡萄球菌在抵抗力降低时(如受凉、上感后)下行引起感染。②血行感染:病原体经血循环至肺组织,常为败血症的一部分。③医源性感染:由于医用器械,如吸痰器、雾化器、气管插管、供氧面罩等消毒不严,或呼吸机使用时间过长,或通过医务人员的手传播病原体等引起感染性肺炎。病原体以金黄色葡萄球菌、大肠埃希菌多见。近年来机会致病菌,如克雷伯杆菌、表皮葡萄球菌、假单胞菌、枸橼酸杆菌等感染增多。病毒则以呼吸道合胞病毒、腺病毒多见,广谱抗生素使用过久易发生念珠菌性肺炎。

【临床表现】

1. 宫内感染性肺炎　发病早,多在生后 24 小时发病,出生时常有窒息史,复苏后可有气促、呻吟、口吐白沫、呼吸困难,体温不稳定,反应差。肺部听诊呼吸音粗糙、减低或可闻及湿啰音;严重者可出现呼吸衰竭、心力衰竭、DIC、休克或持续肺动脉高压,血行感染者多为间质性肺炎,缺乏肺部体征,而表现为黄疸、肝脾大和脑膜炎等多系统受累。

2. 分娩过程中感染性肺炎　发病需经过潜伏期再发病,一般在出生后数日至数周发病,如衣原体感染在生后 3~12 周发病,细菌感染在生后 3~5 天发病,Ⅱ型疱疹病毒感染多在生后 5~10 天发病。表现为体温不稳定,呛奶、发绀、吐沫、三凹征等。

3. 产后感染性肺炎　表现为发热或体温不升(早产儿或重症者多见)、精神委靡、呛奶、气促、鼻翼扇动、发绀、吐沫、三凹征等。肺部体征早期常不明显,胸式呼吸增强是新生儿肺炎的体征之一,病程中双肺亦可出现细湿啰音。呼吸道合胞病毒性肺炎可表现为喘息,肺部听诊可闻哮鸣音。病情严重者可表现为明显的呼吸困难、呼吸暂停;亦可表现为反应低下、面色青灰、呼吸不规则、腹胀等。

【辅助检查】

1. 血液检查　细菌感染者白细胞总数多增高,以中性粒细胞增高为主;病毒感染者、早产儿、体弱儿白细胞总数升高不明显。

2. X 线检查　胸片可显示肺纹理增粗,可见点片状阴影,可融合成片。可有肺不张、肺气肿改变。金黄色葡萄球菌肺炎 X 线检查可见肺大泡。

3. 病原学检查 取血液、气管分泌物、鼻咽部分泌物等进行细菌培养、病毒分离和血清特异性抗体检查有助于病原学诊断。

【治疗要点】

1. 呼吸道管理 及时洗净口鼻分泌物,保持呼吸道通畅。体位引流,定期翻身、拍背。有低氧血症时给予氧疗。

2. 控制感染 细菌性肺炎早期合理应用抗生素;衣原体肺炎首选红霉素;单纯疱疹病毒性肺炎可选用阿昔洛韦;巨细胞病毒性肺炎可选用更昔洛韦。

3. 对症和支持治疗 纠正酸中毒,有心衰者使用洋地黄类药物。

【护理评估】

1. 健康史 了解母亲孕期有无呼吸、生殖及其他系统感染史,有无胎膜早破,羊水是否混浊;询问新生儿有无宫内窘迫,出生时有无窒息史,有无吸入胎粪、羊水或乳汁史,生后有无感染史。患儿有无反应差、吃奶减少、呛奶、发热、口吐白沫、发绀、呼吸暂停等情况。

2. 身体状况 注意评估呼吸频率及节律、心率、体温,观察患儿精神反应情况、有无鼻翼扇动、发绀、呼吸困难等。听诊呼吸音有否改变,肺部可否听到细湿啰音。

3. 心理社会状况 了解患儿家长心理社会状况,尤其当患儿病情较重甚至出现严重的并发症需要住院治疗时,常使其家长陷入恐惧和焦虑中,应给予心理支持。重点评估患儿家长有无焦虑及其程度,以及对治疗的态度和承受能力。

【护理诊断】

1. 清理呼吸道无效 与吸入羊水、胎粪,咳嗽反射功能不良及无力排痰有关。

2. 气体交换受损 与肺部炎症有关。

3. 有体温改变的危险 与患儿感染和环境温度变化有关。

4. 潜在并发症:可能发生心力衰竭、呼吸衰竭、DIC、休克等,与严重感染、缺氧、酸中毒。

知识链接 ↘

新生儿湿肺

新生儿湿肺(wet-lung disease)又名暂时性呼吸困难,是由于新生儿出生后肺泡内液过多和(或)体液转运功能不全所致。宫内窘迫、窒息、剖宫产儿湿肺发生率较高。除部分小儿出生时有窒息外,大多出生时正常而在出生 2～5 小时后出现呼吸急促(＞60 次/分),可伴有唇周发绀,较重者有吸气性凹陷、呼气性呻吟;体温大多正常,少数体温偏低;肺部无明显体征,但亦可有呼吸音减低或粗啰音;症状历时 5～6 小时即减轻,少数持续 1 天或更久。本病病情较轻,无需特殊治疗,有呼吸急促、发绀者给予吸氧,吸入氧气浓度一般在 40% 即可,如发绀较重常规吸氧后仍不好转者,可作 CPAP,注意掌握输入液量。

【护理措施】

1. 保持呼吸道通畅 及时有效清除呼吸道分泌物,分泌物黏稠者应采用雾化吸入,以湿化气道,促进分泌物排出。加强呼吸道管理,定时翻身、叩背、体位引流。

2. 合理用氧,改善呼吸功能 根据患儿病情和血氧监测情况选择鼻导管、面罩或头罩等不同方式给氧;重症并发呼吸衰竭者,给予正压通气。

3. 维持正常体温 体温过高时给予打开包被散热,温水浴等降温措施;体温过低者给予保暖。

4. 密切观察病情 注意液量不宜过多、输液速度宜慢,保证抗生素及其他药物有效进入体内,严密观察药物不良反应。当患儿心率突然加快,呼吸急促,肝脏在短期内增大时,提示合并心力衰竭,应及时与医生取得联系,并给予吸氧、控制液量和速度,遵医嘱给予强心、利尿药等。当患儿突然出现呼吸困难、青紫明显加重时,可能合并气胸或纵隔气肿,应做好胸腔闭式引流的准备,配合医生穿刺及术后护理。

5. 健康教育 向家长讲解本病的知识及护理要点,指导喂养,避免呛奶及乳汁吸入。宣传孕期保健知识,防止感染。新生儿出生后及时清理呼吸道,避免吸入羊水等。出生后注意加强护理,避免交叉感染。

第九节 新生儿败血症

新生儿败血症(neonatal septicemia)是指新生儿期病原菌侵入血循环并在血液中生长、繁殖,产生毒素并发生全身炎症反应综合征。常见的病原体为细菌,也可为真菌、病毒或原虫等。早期临床症状和体征不典型为其临床特点,是新生儿时期常见严重疾病,可引起严重的并发症,发病率及病死率亦相对较高。本节主要阐述细菌性败血症。

【病因及发病机制】

1. 自身因素 新生儿非特异性及特异性免疫功能均不成熟,易致感染。

(1)屏障功能差:主要因为皮肤黏膜柔嫩易损伤;脐残端未完全闭合,细菌易进入血液;感染;呼吸道纤毛运动差,胃液酸度低,胆酸少,杀菌力弱,消化道黏膜通透性高,有利于细菌侵入血循环。同时,新生儿尤其是早产儿血-脑屏障不完善,感染后易患细菌性脑膜炎。

(2)免疫活性物质低:IgA、IgM 不能通过胎盘获得;血清补体浓度低,机体对某些细菌抗原的调理作用差;备解素、纤维结合蛋白、溶菌酶含量低,吞噬和杀菌能力不足,早产儿尤甚;单核细胞产生粒细胞～集落刺激因子(G-CSF)、白细胞介素 8(IL-8)等细胞因子的能力低下。

(3)免疫活性细胞功能不成熟:中性粒细胞产生及储备均少,趋化性及黏附性低下;单核吞噬细胞系统的吞噬作用弱。由于未接触过抗原,T 细胞处于初始状态,产生细胞因子低下,对未来特异性抗原应答差;巨噬细胞、自然杀伤细胞活性低。

(4)炎症不易局限:由于白细胞的调理、趋化及吞噬等功能差,因此新生儿被细菌感染后易致全身性感染。

(5)应激对免疫的影响:胎儿出生后由于要适应外界独立的生活,机体经常处于应激状态,应激状态下(如缺氧、酸中毒、高胆红素血症)免疫系统的杀菌力下降。

2. 病原菌 引起新生儿败血症的主要病原菌随不同地区和年代而异,我国大部分地区以金黄色葡萄球菌及大肠埃希菌等 G⁻杆菌为主要致病菌。近年来随着 NICU 的发展,由于小胎龄、低体重早产儿存活率的提高和各种侵入性医疗技术在临床的广泛应用,表皮葡萄球菌、铜绿假单胞菌、克雷伯杆菌、肠杆菌等机会致病菌,产气荚膜梭菌、厌氧菌以及耐药菌株所致的感染有增多趋势。

3. 感染途径 新生儿败血症可发生在出生前、出生时及出生后。

(1)出生前感染:出生前感染与孕妇感染有关,母亲孕期有感染灶(如子宫内膜炎),细菌可通过胎盘血行感染胎儿;胎膜早破使羊水污染,细菌可经过血行或直接感染胎儿。

(2)出生时感染:出生时感染与胎儿通过产道时被细菌感染有关,常见原因有婴儿吸入或吞咽了产道中被污染的羊水;胎膜早破、产程延长造成细菌上行;产钳助产时,皮肤破损,细菌侵入血液循环引起感染;分娩过程中消毒不严引起的感染。近年来医源性感染有增多趋势。

(3)出生后感染:是新生儿感染的主要途径。细菌从脐部、呼吸道、破损的皮肤黏膜、消化道侵入血液,其中以脐部最多见。各种导管插管破坏皮肤黏膜后,细菌侵入血液循环而导致医源性感染。

【临床表现】

出生后7天内出现症状者称为早发型败血症,感染发生在出生前或出生时,病原菌以大肠埃希菌等 G^- 杆菌为主,常累及多器官,以呼吸系统症状最多见,病死率高;7天以后出现者称为晚发型败血症,感染发生在出生时或出生后,病原菌以葡萄球菌、机会致病菌为主,常有脐炎、肺炎、脑膜炎等其他部位的感染。

多数新生儿败血症感染灶不明显,早期症状不典型,易被忽略。早期表现为精神反应低下,食欲不佳,哭声减弱,体温异常,低热或中等度热,病理性黄疸。重症病情发展较快,可表现为体温不升,迅速出现精神委靡,嗜睡,面色欠佳及病理性黄疸的加重。消化系统表现为腹胀、腹泻、呕吐,肝脾大,严重者表现为中毒性肠麻痹;皮肤黏膜可见出血点,甚至有弥散性血管内凝血。呼吸系统,尤其是原发病为肺炎或其他部位感染波及肺部时,往往表现为呼吸急促或憋气、反应低下、面色苍白、呛奶、口吐白沫;并发化脓性脑膜炎时表现为精神委靡、嗜睡、烦躁不安、哭声高尖,前囟膨出甚至惊厥发作。早产儿缺乏体征,常表现为"五不",即不吃、不哭、不动、体重不增、体温不升;面色青灰,常伴有硬肿、休克及出血倾向。

少数患儿随病情进展,全身情况急骤恶化,很快发展为循环衰竭或呼吸衰竭,酸碱平衡紊乱,弥散性血管内凝血,抢救不及时危及生命。

【辅助检查】

1. 外周血象 正常新生儿白细胞计数波动范围较大,计数增高诊断意义不大,计数降低往往提示严重感染尤其是革兰染色阴性细菌的感染。若白细胞总数 $<5.0 \times 10^9/L$,中性粒细胞中杆状核细胞所占比例 ≥ 0.2,粒细胞内出现中毒颗粒或空泡,血小板计数 $<100 \times 10^9/L$ 有诊断价值。

2. 病原学检查

(1)细菌培养

1)血培养:应争取在用抗菌药物前做血培养,同时做药敏试验。抽血时必须严格消毒,同时做 L 型细菌和厌氧菌培养可提高阳性率。血培养阳性可确诊败血症,阴性结果不能排除败血症。

2)感染灶的细菌培养:根据临床可能感染部位选择脑脊液、尿、咽拭子、呼吸道分泌物、脐残端、皮肤感染部位等合适标本做细菌培养。若在呼吸道分泌物、脐残端、脑脊液、皮肤感染部位的分泌物、尿液等标本中培养出与血培养一致的结果,则临床诊断意义更大。

(2)病原菌抗原检测:采用对流免疫电泳(CIE)、酶联免疫吸附试验(ELISA)、乳胶颗粒凝集(LA)等方法检测血、脑脊液、尿中致病菌抗原;应用基因诊断方法,如质粒分析、核酸杂交、聚合酶链反应等方法用于鉴别病原菌的生物型和血清型,有利于寻找感染源。

3. C 反应蛋白 细菌感染时可增高,有助于早期诊断,治疗有效后则迅速下降。

4. 其他 疑有脑膜炎时做脑脊液检查;疑有泌尿系统感染时可做尿常规检查;疑有肺部感染时做胸片检查。

【治疗要点】

1. 抗感染 选择合适的抗生素,并早期、足量、全程、静脉联合给药。未明确病原菌以前,可结合当地菌种流行病学特点和耐药菌株情况选择两种抗生素联合使用;病原菌明确后可根据药敏试验选择用药;药敏试验提示不敏感但临床有效者暂不换药,一般疗程至少10~14日,有并发症者应治疗3周以上。

2. 支持、对症治疗 保暖、给氧、纠正酸中毒,保持水电解质平衡;治疗原发病,如脐炎或皮肤感染,注意局部病灶的处理;如肺炎,加强呼吸道管理,注意翻身、拍背、体位引流;必要时输新鲜血浆、鲜血或人免疫球蛋白。

3. 免疫疗法 输新鲜血浆或全血以增强机体抵抗力,重症患儿也可考虑交换输血,交换输血不仅可使循环内的细菌或内毒素稀释或部分释放,还可输入抗体。中性粒细胞绝对数减少者,可输注粒细胞及应用粒细胞集落刺激因子(G-CSF)。重症患儿也可适当应用静脉人免疫球蛋白,一方面增加抗体,另一方面也可封闭抗体的 Fc 受体减轻免疫反应及免疫反应造成的组织损伤。

【护理评估】

1. 健康史 了解孕母有无生殖系统、呼吸系统感染史,有无宫内窘迫、产时窒息、胎膜早破等,新生儿生后有无羊水吸入史,羊水有无胎粪污染,新生儿有无感染接触史,有无少吃、少哭、少动等异常表现。

2. 身体状况 评估患儿生命体征、面色、反应,有无感染灶,特别是脐部和皮肤有无破损或化脓;有无黄疸、肝脾大、腹胀、休克和出血倾向等。早产儿有无皮肤硬肿。

3. 心理社会状况 评估家长对本病的了解程度、护理新生儿知识的掌握程度,评估家长担心焦虑或恐惧的程度。

【护理诊断】

1. 体温调节无效 与感染有关。

2. 皮肤完整性受损 与脐炎、皮肤感染有关。

3. 营养失调 与拒奶、吸吮无力、摄入量不足有关。

4. 潜在并发症:有发生化脓性脑膜炎的危险 与病原菌随血液循环到达脑部有关。

【护理措施】

1. 积极查找病原菌 根据患儿可能感染部位,在抗生素使用之前做病灶部位及血液细菌培养。采取血培养标本时应在体温上升时采集,以提高培养阳性率。取血量应>2ml,并严格执行无菌技术操作,尽量避免选择股静脉,因污染的概率较其他部位大。

2. 维持体温稳定

（1）降温：当体温过高时，可降低环境温度，或应用温水浴等物理方法降温。新生儿不宜用退热剂、乙醇擦浴等方式降温。体温波动较大时，每1～2小时测体温一次，物理降温后30分钟复测。

（2）保暖：体温过低或体温不升者可放入暖箱，早产儿宜放入其中性温度下的暖箱中。重症患儿宜放入远红外辐射抢救台以便监护和抢救。

3. 备好氧气、吸痰器　新生儿败血症患儿常拒食或呕吐，部分患儿可因肺部感染、电解质紊乱，血液黏滞度增加等原因产生组织缺氧，应及时吸氧，并根据患儿缺氧程度调节氧流量，及时清除口腔或鼻腔分泌物，保持呼吸道通畅。若有抽搐发生，伴发绀者立即给予氧气，口中有分泌物或呕吐物应立即抽吸口鼻，并及时报告医生；同时记录抽搐的时间长度及状态、所牵涉的身体部位、抽搐前后婴儿的一般情况等。

4. 保证营养供给　因患儿感染，消化吸收能力减弱，加之代谢消耗过多，易发生蛋白质代谢紊乱；同时由于母乳中含有丰富的免疫球蛋白；含有巨噬细胞、淋巴细胞和中性粒细胞等免疫活性细胞及补体等免疫活性物质，对婴儿感染有支持治疗的作用，所以应该坚持母乳喂养，按需哺乳，少量多次喂养。不能进食者用鼻饲喂养（可鼻饲收集的新鲜母乳），也可配合部分静脉高营养。每日称体重，观察喂养及体重增长情况。

5. 有效控制感染　使用抗生素时，一定要新鲜配制，保持静脉输液通畅，确保疗效，同时注意药物的不良反应。败血症时输液时间长，故应有计划地选择血管，用静脉留置针以减少穿刺次数，保护血管。

6. 清除感染灶　清除局部感染灶，如脐炎、脓疱疮、皮肤破损等，促进病灶早日愈合，防止感染蔓延扩散。脐炎可先用3%过氧化氢清洗，再用0.2%～0.5%的聚维酮碘棉签擦拭；皮肤脓疱疹时先用75%的乙醇消毒，再用无菌针头刺破，拭去脓液后涂抗生素软膏。

7. 预防交叉感染　严格执行无菌操作及消毒隔离制度，患儿均应注意隔离，接触患儿前后要洗手，预防交叉感染。

8. 严密观察病情　严密观察生命体征变化，严重者需专人护理，注意加强巡视，观察内容包括精神、面色、食欲、体温、呼吸、循环、前囟张力、皮肤出血点等，及时发现化脓性脑膜炎、肺炎、中毒性肠麻痹的早期征象。

9. 健康教育　指导家属正确喂养和护理新生儿，保持皮肤、黏膜的清洁卫生。注意保护皮肤、黏膜、脐部免受感染或损伤。嘱咐家长细心观察新生儿吃、睡、动等方面有无异常表现，尽可能及早发现轻微的感染征兆。当患儿有感染灶，如脐炎、口腔炎、皮肤脓肿或呼吸道感染时应及时就诊，妥善处理，以防感染扩散。住院患儿的家长应做好心理护理，讲解与败血症有关的病因、治疗、预后、预防的知识，解释使用抗生素治疗需要较长时间，取得家长的理解。出院患儿应叮嘱按时复查病情，若患儿出现精神、食欲、体温改变等症状应及时就诊。

第十节　新生儿黄疸

一、概　述

新生儿黄疸（neonatal jaundice）是新生儿期由于血中胆红素在体内积聚引起的皮肤、

巩膜及其他器官黄染的现象。其原因复杂,可分为生理性黄疸及病理性黄疸两大类。病理性黄疸严重者可导致胆红素脑病,部分患儿留有神经系统后遗症,甚至引起死亡。

【新生儿胆红素代谢特点】

1. 胆红素生成过多　胆红素是血红素的分解产物,新生儿每日生成的胆红素约为成人的 2 倍以上,原因主要为:

(1)红细胞数量过多:胎儿在宫内处于低氧环境,红细胞代偿性增多,出生后建立了自主呼吸,氧分压提高,过多的红细胞破坏,产生较多胆红素。

(2)红细胞寿命短:新生儿红细胞寿命短(早产儿低于 70 天,足月儿约 80 天,成人为 120 天),且血红蛋白的分解速度是成人 2 倍,形成胆红素的周期短。

(3)旁路胆红素来源多:如来源于肝脏和其他组织中的血红素及骨髓红细胞前体较多,这也是造成胆红素产生多的原因。

2. 胆红素代谢不利于清除

(1)刚娩出的新生儿可有不同程度的酸中毒,导致白蛋白与胆红素联结的数量减少;早产儿血中白蛋白的量偏低,均影响胆红素的转运。加之新生儿早期肝脏缺乏 Y 和 Z 蛋白,肝细胞对间接胆红素的摄取能力受限制。另外,肝酶系统发育不完善,肝内葡糖醛酸基转移酶等酶的量和活性不足,使胆红素的结合能力受限。

(2)新生儿出生 2 小时内肠道内无菌,开奶后逐渐建立正常菌群,故不能将胆红素还原成粪胆原、尿胆原排出体外;同时由于新生儿肠腔内 β-葡萄糖醛酸酶活性较高,能很快使进入肠道内的结合胆红素水解成非结合胆红素而被肠黏膜重吸收,经门静脉达肝脏,构成特殊的新生儿肠肝循环。

上述特点决定新生儿摄取、结合、排泄胆红素的能力仅为成人的 1% ~ 2%,因此,很容易出现黄疸。

【新生儿黄疸的分类】

1. 生理性黄疸　大部分新生儿在出生后 2 ~ 3 日出现黄疸,4 ~ 5 日达高峰,足月儿在 2 周内消退,早产儿可延迟到 3 ~ 4 周消退。黄疸期间患儿一般情况好,实验室检查,肝功能正常,仅表现为血清非结合胆红素增多,但一般足月儿不超过 205μmol/L(12mg/dl),早产儿不超过 257μmol/L(15mg/dl),称为生理性黄疸。目前关于生理性黄疸的正常值尚有争议,尤其早产儿血-脑屏障功能差,可能胆红素值在生理性黄疸范围内即可发生胆红素脑病,故临床生理性黄疸的诊断以排外性诊断为主,治疗及护理亦可根据患儿胎龄、日龄、一般状况及胆红素值综合考虑,不能机械性地只以胆红素值决定临床处置。

2. 病理性黄疸

(1)病理性黄疸的特点

1)出现早:出生后 24 小时内出现黄疸。

2)黄疸程度重:足月儿血清胆红素 > 205μmol/L(12mg/dl),早产儿 > 257μmol/L(15mg/dl),或每日上升超过 85μmol/L(5mg/dl)。

3)黄疸持续时间长:黄疸消退延迟,足月儿超过 2 周未消退,早产儿超过 4 周未消退。

4)黄疸退而复现:新生儿生理性黄疸消退后在新生儿后期或出生 1 个月后又再次出现,部分呈进行性加重趋势。

凡具有以上特点之一时,则应考虑病理性黄疸。

（2）病理性黄疸的病因　分为感染性和非感染性两大类。

1）感染性

a. 新生儿肝炎：大多因病原体通过胎盘传给胎儿或通过产道时被感染，以病毒感染为主，巨细胞病毒最常见，其他还有风疹病毒、单纯疱疹病毒、乙型肝炎病毒，弓形虫等。常在生后 1~3 周缓慢起病。表现为生理性黄疸持续不退甚至进行性加重，部分病例表现为黄疸退而复现，同时伴有厌食、呕吐、尿色深黄、体重不增、肝大。

b. 新生儿败血症及其他感染：主要由于细菌毒素加快红细胞破坏及损坏肝细胞所致，除黄疸外临床表现还可见反应低下、体温不升，往往可见感染灶。参阅本章第九节。

2）非感染性

a. 新生儿溶血病：参阅本章第九节。

b. 母乳性黄疸：原因尚不明确，目前认为可能与母乳中 β - 葡萄糖醛酸苷酶活性过高，使胆红素在肠腔内重吸收增加有一定关系。其特点为：血清中非结合胆红素超过生理性黄疸峰值，婴儿一般状况良好，未发现其他引起黄疸的原因。停母乳喂养 3 日，黄疸消退或胆红素下降 50% 以上即可确定诊断。

c. 胆道闭锁：可发生在肝外（胆总管、肝胆管）或肝内胆管闭锁。目前认为与宫内病毒感染有关，部分可能是胎儿肝炎的结果，是引起新生儿期阻塞性黄疸的重要原因。多于生后 2 周出现黄疸且进行性加重，尿色深，粪便呈灰色或淡黄色，逐渐变为白色，肝脏进行性增大，血清中结合胆红素升高。

d. 胎粪排出延迟：由于胎粪排出延迟可使胆红素肠肝循环增加而加重黄疸。

e. 代谢性和遗传性疾病：红细胞葡萄糖-6-磷酸脱氢酶（G-6-PD）缺陷症，红细胞丙酮酸激酶缺陷症，遗传性球形红细胞增多症，α_1-抗胰蛋白酶缺乏症，半乳糖血症等。

f. 药物性黄疸：如磺胺、水杨酸盐、维生素 K 等可影响胆红素代谢，使生理性黄疸加重或延迟消退。

g. 其他：如头颅血肿、甲状腺功能低下等。

【治疗要点】

1. 找出引起黄疸的病因并给予相应的治疗。

2. 给予蓝光治疗，降低血清胆红素。

3. 有胎粪延迟排出的给予通便治疗；尽可能早开奶以促进肠道菌群的建立，刺激肠蠕动以利于排便，亦可给予口服肠道微生态调节剂，减少胆红素的肠肝循环。

4. 保护肝脏，避免使用对肝脏有损害，可能引起溶血及黄疸的药物。

5. 早期应用肝酶诱导剂苯巴比妥和尼可刹米，必要时输血浆和白蛋白，防止胆红素脑病的发生。

6. 控制感染，保暖，纠正缺氧、低血糖、脱水，维持水、电解质酸碱平衡。

二、新生儿溶血病

新生儿溶血病（hemolytic disease of the newborn）是指母、婴血型不合引起的新生儿同族免疫性溶血，一般仅发生在胎儿与新生儿早期，是引起新生儿重症黄疸的原因之一。人类的血型系统有 29 种，虽然有多种系统可发生新生儿溶血病，但临床以 Rh、ABO 血型系统的血型不合引起的溶血病常见。

【病因及发病机制】

胎儿从父亲方遗传获得母体所不具有的血型抗原,当胎儿红细胞通过胎盘进入母体循环时,该血型抗原即刺激母体产生相应的血型抗体,此抗体又经胎盘进入胎儿循环,并且与其红细胞上的相应抗原结合(致敏红细胞),上述致敏红细胞在单核吞噬细胞系统内被破坏,引起溶血。

ABO溶血病主要发生在母亲为O型血而胎儿为A型或B型时,40%~50%的ABO溶血病可发生在第一胎。这是因为自然界中某些食物、革兰阴性细菌、肠道寄生虫、疫苗等也具有A或B血型物质,持续的免疫刺激可使机体产生IgG抗A或抗B抗体,因而O型血的母亲多数在第一胎妊娠前体内已存在抗A、抗B抗体,故怀孕后这类抗体通过胎盘进入胎儿体内可引起溶血。

Rh血型系统共有6种抗原,即C、c、D、d、E、e,其中D抗原最早被发现且抗原性最强,故临床上把具有D抗原者统称为Rh阳性,缺乏D抗原者统称为Rh阴性。迄今为止尚未发现d抗原的存在,只是理论上的推测,以d表示D的缺乏。Rh阴性血型在人群中所占比例少,我国汉族人仅0.34%为Rh阴性,我国有些少数民族(如维吾尔族、乌孜别克族、塔塔尔族等)人群中Rh阴性占5%以上。

Rh溶血病主要发生在母亲Rh阴性,胎儿Rh阳性情况下。血型不合时,Rh阳性胎儿的红细胞进入母体,引起初次的免疫反应,产生IgG、IgM抗体,因这种初发的免疫反应发展缓慢,且所产生的抗体较弱并以IgM抗体为主,又因胎儿红细胞进入母体较多发生在妊娠末期或临产时,故第一胎胎儿发生Rh溶血病的发病率很低。当再次怀孕时(与第一胎Rh血型相同),即使经胎盘失血的量很少,亦能很快地发生次发免疫,IgG抗体迅速上升可通过胎盘进入胎儿体内,使胎儿的红细胞致敏导致溶血。若Rh阴性孕妇在受孕前曾接受过Rh阳性血型的输血,则第一次怀孕即可使Rh阳性的胎儿受累而发病。

【临床表现】

本病的临床症状是由溶血所致,症状的轻重和母亲产生的IgG抗体量、抗体与胎儿红细胞结合程度和胎儿代偿能力有关。Rh溶血病症状较重,严重者甚至死胎。

1. 胎儿水肿　患儿全身水肿、苍白、皮肤瘀斑、胸腹腔积液、心音低钝、心率快、呼吸困难、肝脾大,严重者为死胎。部分胎儿出现早产,如不及时治疗常于生后不久即死亡。此种类型一般见于Rh溶血症。

2. 黄疸　胎儿胆红素主要通过母体代谢,因而出生时常无黄疸,脐血胆红素很少>7mg/dl(119μmol/L),出生后24小时内出现黄疸并迅速加深,黄疸出现早、上升快是Rh溶血病的特点。血清胆红素以非结合胆红素为主,于出生后第3~4日血清胆红素可超过20mg/dl。

3. 贫血　程度不一,贫血轻重与红细胞破坏的程度一致,严重者可出现心力衰竭。部分未进行换血治疗的Rh溶血患儿在生后2~6周时发生明显贫血,称为晚发性贫血。与Rh血型抗体在体内持久存在,继续发生溶血有关。

4. 肝脾大　与髓外造血有关,增大程度不一,胎儿水肿者肝脾大常较明显。

5. 胆红素脑病　新生儿尤其是早产儿血-脑脊液屏障不够完善,通透性较大,血清胆红素尤其是非结合胆红素(脂溶性)升高时易通过血-脑脊液屏障引起中枢神经系统损伤。临床分为4期:警告期、痉挛期、恢复期和后遗症期。多于生后4~7天出现症状,早期表现为嗜睡,吸吮力减弱,肌张力减低,拥抱反射减弱等,如不及时治疗很快出现尖叫、双眼凝视、惊厥、肌张力增高等症状。严重者可出现死亡,存活者常遗留有手足徐动症、眼球运动障碍、听觉障碍、牙釉质发育不良、智力落后等后遗症。

【辅助检查】

1. 血常规及血清胆红素　红细胞计数、血红蛋白降低,网织红细胞显著增高,有核红细胞增多。血清胆红素增高,以非结合胆红素为主。

2. 血型　母子血型同时检查:若母为 Rh 阴性,子为 Rh 阳性,要考虑 Rh 血型不合;母为 O 型,子为 A 型或 B 型,应考虑 ABO 血型不合。

3. 血清学检查　在母子体内检测到血型特异性免疫抗体,是确诊本病的依据。包括婴儿红细胞直接抗人球蛋白试验,红细胞抗体释放试验及婴儿血清游离抗体(抗 A 或抗 B 的 IgG 抗体)检查。

【治疗要点】

极少数重症 Rh 溶血症胎儿需在宫内开始接受治疗,以减轻病情、防止死胎。绝大多数溶血症的治疗在出生后进行。

1. 出生前的治疗　可采用孕妇血浆置换术、宫内输血和提前分娩。

2. 出生后的治疗

(1)光照疗法:若其母既往曾产下溶血病需要换血的患儿,胎儿水肿型或出生前接受过产前溶血病治疗的新生儿,出生后应立即接受光疗。也可作为换血前或换血后降低胆红素的治疗措施。

(2)换血疗法:适用于出生后胆红素上升速度快的严重溶血症患儿。

(3)药物治疗:输血浆、白蛋白以减少游离胆红素,预防胆红素脑病的发生;静脉注射大剂量人免疫球蛋白以达到免疫封闭减少溶血的作用;纠正酸中毒等。

(4)纠正贫血:早期血清胆红素很高,贫血严重者需交换输血;晚期若患儿贫血严重,伴心率加快、气急或体重不增,应适量输血。

三、新生儿黄疸的护理

【护理评估】

1. 健康史　了解其母孕期有无感染病史,了解母亲血型、有无输血、流产史;询问患儿胎次、血型、黄疸出现时间、进展情况;询问其兄、姊有无新生儿期黄疸及胆红素脑病病史,是否接受过换血治疗等。了解患儿出生后有无感染史,喂养情况,胎粪排出早晚,有无家族遗传性、代谢性疾病,有无应用磺胺、水杨酸盐、维生素 K 等药物病史。

2. 身体状况　观察患儿有无黄疸,黄疸程度,参考化验单胆红素数值及直接、间接胆红素数值分析患儿胆红素增高的原因,观察患儿胆红素上升及下降的动态变化过程,血红蛋白值有无下降。检查患儿有无贫血、水肿、肝脾大,评估患儿精神、反应及心功能情况,早期发现心功能衰竭的症状和体征。分析母婴血型、血清抗体、胆红素升高值及血红蛋白下降程度。

3. 心理社会状况　了解患儿家长对黄疸的病因、性质及预后的认识程度。

【护理诊断】

1. 潜在并发症:有胆红素脑病、心力衰竭的可能　与胆红素过高致脑组织损害及重度贫血有关。

2. 知识缺乏 与患儿家长缺乏对溶血病的知识有关。

【护理措施】

1. 一般护理

（1）保暖及输液：因地制宜应用不同方式保暖，遵照医嘱输注葡萄糖及碱性液体，避免低体温、低血糖、酸中毒、脱水等影响胆红素与白蛋白的结合度，而使游离状态胆红素浓度增高。

（2）喂养：出生后提早喂养，可刺激肠蠕动，促进胎粪排出，同时有利于肠道正常菌群的建立；如无胎粪排出或延迟，应予灌肠处理，促进大便及胆红素排出，减少胆红素的肠肝循环。黄疸期间患儿常表现为吸吮无力、食欲缺乏，应耐心喂养，按需调整喂养方式，如少量多次、间歇喂养等，保证奶量摄入。

2. 病情观察

（1）评估黄疸程度：根据患儿皮肤黄染的部位和范围，判断黄疸程度及进展速度，也可对新生儿进行经皮胆红素监测。一般来说，溶血性黄疸为阳黄，色鲜亮，呈杏黄、橙黄色等。根据自然光线下肉眼观察，黄疸程度可分为轻、中、重三度。

1）轻度：患儿只表现为颜面部皮肤黄染，躯干部及四肢皮肤黄染不明显。

2）中度：除颜面部皮肤黄染外，躯干部、四肢皮肤亦黄染，但肘膝关节以下皮肤黄染不明显。

3）重度：全身皮肤黏膜黄染明显，颜面部、躯干部、四肢皮肤均黄染，且患儿肘膝关节以下，包括手、足心皮肤亦出现黄染。

（2）严密观察病情：观察患儿体温、脉搏、呼吸，尤其在蓝光照射时，加强监测次数，观察皮肤黏膜黄疸消退情况，如果患儿溶血严重，应积极做好换血治疗的术前准备工作。观察患儿精神反应状态、神经系统症状和体征，以早期发现胆红素脑病。注意观察患儿呼吸、心率改变，及时发现心功能衰竭表现。

3. 预防胆红素脑病的护理

（1）加强支持：做好保暖、喂养、纠正酸中毒等护理措施，以减少胆红素的肠肝循环及利于胆红素代谢。按医嘱输入白蛋白，以利于胆红素与白蛋白结合，减少胆红素脑病的发生。注意调整输液速度，切忌快速输入高渗性药物，以免血-脑脊液屏障暂时开放，使已与白蛋白连接的胆红素进入脑组织。纠正酸中毒，输注5%的碳酸氢钠应予以稀释。

（2）做好蓝光疗法的护理：非结合胆红素在蓝光、白光等光线照射下可水解为水溶性的结合胆红素排出体外，如果为蓝光单面光疗，应注意翻身、变换体位，以利于不同部位皮肤均得到蓝光照射。蓝光照射时可出现发热、腹泻、皮疹等不良反应，多不严重，可继续光疗。蓝光还可分解体内核黄素，故光疗时注意适当补充维生素 B_2；同时，光疗也可使机体不显性失水增加，亦需注意水分的补充。

（3）换血疗法：换血疗法是用胆红素浓度正常的成人的血替换患儿的血液，借以除去患儿体内的大量胆红素、被敏感化的红细胞及溶血相关的抗体成分。该手术危险性大，主要用于严重的新生儿溶血症非结合胆红素迅速升高者，护士应协助医生做好换血前的用品、环境、药物的准备，协助术中操作及换血后的护理。

（4）观察病情：如患儿出现拒食、嗜睡、肌张力减退等胆红素脑病的早期表现，应立即通知医生,作好抢救准备。

4. 健康教育

(1)指导孕母预防和治疗感染性疾病,避免新生儿肝炎、胆道闭锁、败血症的发生。如可能存在母子血型不合,应做好产前检查及孕妇预防性服药。向患儿家长讲解黄疸的病因,严重性,预后及可能出现的后遗症,并给予心理上的安慰。

(2)若临床考虑母乳性黄疸,嘱可停母乳三天,待黄疸消退后继续母乳喂养。若怀疑G6PD 缺陷者,母亲哺乳期间注意不能吃蚕豆及其制品,也尽量不服用具有氧化作用的药物(如磺胺药、阿司匹林等),以防急性溶血的发生。

(3)黄疸较重尤其发生胆红素脑病者,建议家长尽早带孩子到有条件的医院进行新生儿行为神经测定。

(4)对可能留有后遗症者,建议家长早期进行康复治疗和训练,讲解功能训练和智能开发的重要性。

知识链接 ▶

新生儿 20 项行为神经测定

　　新生儿行为能力的发现和新生儿行为神经测定方法的建立,是近半个世纪以来儿科领域的新进展,目前我国应用广泛的是新生儿 20 项行为神经测定,简称 NBNA 评分,是我国学者在总结国外新生儿行为神经功能评定方法的基础上,发展的一套适合在我国开展并已得到广泛应用的神经行为评估方法。该测试分为 5 个部分:行为能力、被动肌张力、主动肌张力、原始反射和一般评估共 20 项。每一项评分有 0 分、1 分和 2 分,满分为 40 分,35 分以下为异常,而视、听定向可分别获得加分。NB-NA 评分能较全面地反映大脑的功能状态,对早期发现视听障碍、轻微脑损伤等异常有重要意义。缺氧缺血性脑病,胆红素脑病造成的脑功能损害可引起新生儿行为神经异常,通过 NBNA 评分早期发现后早采取措施,可充分利用早期中枢神经系统可塑性强的时机进行干预,促进患儿的代偿性康复,使伤残的发生减少到最低限度。

第十一节　新生儿寒冷损伤综合征

新生儿寒冷损伤综合征(neonatal cold injure syndrome)简称新生儿冷伤,系新生儿期由于寒冷或(和)多种原因引起的皮肤和皮下组织水肿、变硬,同时伴有低体温及多器官功能受损,也称为新生儿硬肿症,严重患儿常并发肺出血而死亡。

【病因和病理生理】

寒冷、早产、感染和窒息为主要原因,某些疾病可造成和加剧硬肿症的发生,低体温及皮肤硬肿可进一步引起多器官功能损害。

1. 寒冷和保温不足　新生儿尤其是早产儿的生理特点是发生低体温和皮肤硬肿的重要原因。①体温调节中枢不成熟。环境温度低时,其增加产热和减少散热的调节功能差,使体温降低。②体表面积相对大,皮下脂肪层薄,血管丰富,易于失热。③躯体小,总液体含量少,体内储存热量少,对失热的耐受能力差。④棕色脂肪储存少,尤其是早产儿。由于新生儿缺乏寒战反应,寒冷时主要靠棕色脂肪代偿产热,因而代偿能力有限。⑤皮下脂肪中饱和脂肪酸含量高,其熔点高,低体温时易于凝固出现皮肤硬肿。

2. **某些疾病** 肺炎、败血症、新生儿肺透明膜病、先天性心脏病、坏死性小肠结肠炎等使能源物质消耗增加、热卡摄入不足,加之缺氧又使能源物质的氧化产能发生障碍,故产热能力不足,即使在正常散热的条件下,也可出现低体温和皮肤硬肿。严重的颅脑疾病也可抑制尚未成熟的体温调节中枢,使其调节功能进一步下降,造成机体散热大于产热,出现低体温,甚至皮肤硬肿。

3. **多器官功能损害** 低体温及皮肤硬肿、可使局部血液循环淤滞,引起缺氧和代谢性酸中毒,导致皮肤毛细血管壁通透性增加,出现水肿。如低体温持续存在和(或)硬肿面积扩大,缺氧和代谢性酸中毒加重,进一步可引起多器官功能损害。

【临床表现】

多发生在寒冷季节,但因严重感染、重度窒息等因素引起者在夏季亦可发生。出生后1周内发生的较多,早产儿、低出生体重儿,发病率相对较高。发病早期表现为患儿进食差甚至拒乳,肢体发凉,反应差,哭声低。逐渐出现皮肤硬肿及各器官功能损害的表现。

1. **一般表现** 患儿反应低下,吮乳无力或拒乳,哭声低弱,活动量减少,部分患儿出现呼吸暂停现象。严重者出现"三不",即不吃、不哭、不动。

2. **低体温** 体核温度(肛门内5cm处温度)常降至35℃以下,重症<30℃,低体温时常伴有心率减慢。新生儿腋窝下含有较多棕色脂肪,寒冷时产热使局部温度升高。临床上可以根据腋窝与肛温差值作为棕色脂肪产热状态的指标。

3. **皮肤硬肿** 凡有皮下脂肪积聚的部位均可发生硬肿,其特点是受累部位的皮肤紧贴于皮下组织,不能移动,部分颜色紫红,有水肿者压之有轻度凹陷。硬肿发生的顺序依次为:小腿→大腿外侧→整个下肢→臀部→面颊→上肢→全身。硬肿范围可按:头颈部20%,双上肢18%,前胸及腹部14%,背及腰骶部14%,臀部8%,双下肢26%计算。严重硬肿可妨碍关节活动,胸部受累可致呼吸困难。

4. **多器官功能损害** 呼吸和心率缓慢、心音低钝、少尿。严重时可呈现休克、弥散性血管内凝血(DIC)、急性肾衰竭和肺出血等多器官衰竭(MOF)的表现。

5. **病情分度** 根据临床表现,病情可分为轻、中、重度(表6-3)。

表6-3 新生儿寒冷损伤综合征的病情分度

分度	肛温	腋-肛温差	硬肿范围	全身情况及器官功能改变
轻度	≥35℃	>0	<20%	一般情况尚好
中度	<35℃	≤0	25%~50%	精神反应差、器官功能低下
重度	<30℃	<0	>50%	休克、DIC、肺出血、急性肾衰竭

【治疗要点】

1. **复温** 是低体温患儿治疗的关键,其目的是在体内产热不足的情况下,通过提高环境温度(减少失热或外加热),以恢复和保持正常体温。复温原则是逐步复温,循序渐进。轻、中度患儿可直接置于中性温度的暖箱中,使患儿于6~12小时内恢复正常体温。重症患儿可先置于高于患儿肛温1~2℃的暖箱中开始复温,随体温升高逐渐提高箱温,每小时提高箱温0.5~1℃,一直维持箱温高于患儿体温1~2℃,等患儿肛温恢复到35℃时,将暖箱温度调至患儿中性温度。一般要求12~24小时内使患儿体温恢复至正常。复温过程中,应监测患儿心率、呼吸、血压及血气等情况。

2. **热量和液体补充** 供给充足的热量有助于复温和维持正常体温。根据患儿情况选择喂养方式,如吸吮、鼻饲或静脉营养,但应注意严格控制输液量及输液速度,最好用输液泵,按 3 ~5ml/(kg·h)给予。

3. **合理用药** 合理应用抗生素,预防和治疗感染;及时纠正酸中毒和代谢紊乱,休克时扩容纠酸及血管活性药物(多巴胺、酚妥拉明或山莨菪碱);DIC 高凝状态时考虑用肝素。

4. **肺出血的处理** 重症患儿应逐步缓慢复温以免引起肺出血,一旦发生肺出血应及早气管内插管,进行正压通气治疗及止血药。

【护理评估】

1. **健康史** 了解患儿胎龄、分娩史及 Apgar 评分情况、出生体重、感染史、喂养及保暖等情况。

2. **身体状况** 观察患儿反应是否低下,监测体温、脉搏、呼吸、心率、尿量变化,观察皮肤颜色,评估硬肿面积及程度,分析血气、血生化、胸部 X 线检查等结果。根据临床及辅助检查评估各脏器功能有无损害,有无 DIC 及肺出血发生的可能性。

3. **心理社会状况** 了解家长对本病病因、性质、护理、预后知识的了解程度,评估家长对患儿疾病的认识情况,经济承受能力的担心和焦虑。

【护理诊断】

1. **体温过低** 与新生儿体温调节功能低下、寒冷、早产、感染窒息等有关。

2. **营养失调:低于机体需要量** 与吸吮无力、热量摄入不足等有关。

3. **有感染的危险** 与皮肤黏膜屏障功能减弱及免疫功能低下有关。

4. **皮肤完整性受损** 与皮肤硬肿、水肿有关。

5. **潜在并发症**:有发生肺出血、DIC 的可能。

6. **知识缺乏**:家长缺乏新生儿护理的相关知识。

【护理措施】

1. **积极复温** 若肛温 >30℃,腋-肛温差≥0℃,提示患儿棕色脂肪产热较好,足月儿一般可包裹温暖并加用热水袋保暖,置于 25 ~26℃的室温环境下,使体温升至正常;早产儿置于已预热至中性温度的温箱中,一般在 6 ~12 小时内恢复正常体温。对于肛温 <30℃,腋-肛温差 <0℃的重度患儿,提示棕色脂肪已耗尽,自身产热不足,需依靠外加热来恢复体温。应将患儿置于比体温高 1 ~2℃的温箱中开始复温,监测肛温、腋温,并每小时提高箱温 1℃,亦可酌情采用辐射式新生儿抢救台或恒温水浴法复温,使患儿体温在 12 ~24小时内恢复正常。

2. **合理喂养** 轻症能吸吮者可经口喂养,吸吮无力者用滴管、鼻饲或静脉营养。

3. **预防感染** 严格消毒隔离,做好环境、医疗用品的消毒。未合并感染的硬肿症患儿应与感染患儿分开,防止交叉感染。

4. **观察病情** 监测体温、呼吸、心率、血压、尿量、血气、硬肿程度及有无出血征象,随时对患儿进行评估,详细记录护理单,备好抢救药品和设备,一旦发生病情突变,及时与医生取得联系救治。对于重症患儿,如面色突然发青、发灰,鼻腔流出或喷出粉红色泡沫样液体,提示患儿可能已经发生肺出血,应立即将患儿头偏向一侧,及时吸出呼吸道分泌物,保持呼吸道通畅,报告医生及时抢救,在抢救过程中避免挤压患儿胸部,以免加重出血。

5. 健康教育 向家长介绍硬肿症发生的相关知识,及时反馈患儿病情变化,介绍有关保暖、喂养、预防感染等育儿知识,鼓励母乳喂养。

第十二节 新生儿代谢紊乱

一、新生儿糖代谢紊乱

糖代谢紊乱是新生儿常见的代谢紊乱之一,无论低血糖或高血糖,严重时均可造成新生儿脑损伤。

(一)新生儿低血糖

新生儿出生后血糖浓度有一自然下降继而上升的过程,并且许多低血糖的新生儿并无任何临床症状和体征,因此,长期以来低血糖的定义一直未完全统一。目前多数学者认为,凡全血血糖 <2.2mmol/L(40mg/dl)都应诊断为新生儿低血糖(neonatal hypoglycemia),而不考虑出生体重、胎龄和日龄。

【病因和发病机制】

新生儿低血糖有暂时性或持续性之分。

1. 暂时性低血糖 指低血糖持续时间较短、不超过新生儿期。

(1)葡萄糖储存不足:①早产儿:肝糖原储存主要发生在妊娠的最后3个月,因此,胎龄越小,糖原储存越少;②围生期窒息:低氧、酸中毒时儿茶酚胺分泌增多,刺激肝糖原分解增加,加之无氧酵解使葡萄糖利用增多;③小于胎龄儿:除糖原储存少外,糖异生途径中的酶活力也低;④其他:如低体温、败血症、先天性心脏病等,常由于热卡摄入不足,而葡萄糖利用增加所致。

(2)葡萄糖消耗增加(即高胰岛素血症):①糖尿病母亲娩出的婴儿:由于胎儿在宫内高胰岛素血症,而出生后母亲血糖供给突然中断所致;②Rh 溶血病:红细胞破坏致谷胱甘肽释放,刺激胰岛素浓度增加。

2. 持续性低血糖 指低血糖持续至婴儿或儿童期。

(1)遗传代谢性疾病:某些糖、脂肪酸、氨基酸代谢异常,如半乳糖血症、糖原累积病、中链酰基辅酶 A 脱氢酶缺乏、支链氨基酸代谢障碍、亮氨酸代谢缺陷等。

(2)内分泌疾病:如先天性垂体功能不全、皮质醇缺乏、生长激素缺乏等。

(3)高胰岛素血症:主要见于胰岛细胞增生症、胰岛细胞腺瘤。

【临床表现】

大多数低血糖者无临床症状;少数可出现喂养困难、嗜睡、青紫、颤抖、震颤、惊厥、呼吸暂停等非特异性症状,经静脉注射葡萄糖后上述症状消失,血糖恢复正常,称"症状性低血糖"。

【辅助检查】

1. 血糖测定 高危儿应在生后4小时内反复监测血糖,以后每隔4小时复查,直至血糖浓度稳定。由于纸片法检测简便、快速、无创,可作为高危儿的筛查,但确诊需依据化学法(如葡萄糖氧化酶)测定血清葡萄糖值。须注意:①取标本后应及时测定,因室温下红细胞糖酵解增加,血糖值每小时可下降 15 ~ 20mg/dl;②由于新生儿红细胞多,且其中还原型谷胱甘肽含量高,红细胞糖酵解增加,故全血糖值较血清糖低 10% ~ 15%。

2. 持续性低血糖者 应进一步测定血胰岛素、胰高血糖素、T_4、TSH、生长激素、皮质醇,血、尿氨基酸及有机酸等。

3. 高胰岛素血症 可作胰腺 B 超或 CT 检查;疑有糖原累积病时可行肝活体组织检查测定肝糖原和酶活力。

【治疗要点】

由于并不能确定引起脑损伤的低血糖阈值,因此不管有无症状,低血糖者均应及时治疗。

对无症状低血糖患儿,可先喂 10% 葡萄糖水,再喂乳汁,如无效可静脉输注葡萄糖;对有症状患儿均应静脉输注葡萄糖,可加用氢化可的松或泼尼松,诱导糖异生酶活性增高;对持续性低血糖患儿可静脉注射胰高血糖素;胰岛细胞增生症则须作胰腺次全切除,先天性代谢缺陷患儿应给予特殊饮食疗法。

【护理评估】

1. 健康史 询问母孕期是否患有糖尿病、妊娠高血压综合征等。家族中有无内分泌疾病、遗传代谢性疾病患者。评估患儿是否为早产儿,有无窒息、感染、体温不升、摄入不足等情况。了解有无多汗、拒乳、抽搐等情况。

2. 身体状况 注意评估患儿神志、呼吸,有无青紫、颤抖、震颤等。

3. 心理社会状况 评估家长对本病的认知程度和心理状态。

【护理诊断】

1. 营养失调:低于机体需要量 与摄入不足、消耗增加有关。

2. 潜在并发症:呼吸暂停。

【护理措施】

1. 积极纠正低血糖 生后能进食者宜尽早喂养;对不能经胃肠道喂养者应尽快建立静脉通路,给予 10% 葡萄糖静脉滴注。

2. 病情监测 密切监测血糖;做好病情观察,若出现喂养困难、烦躁不安、多汗、惊厥、呼吸暂停等低血糖症状,应立即通知医生,遵医嘱给药,静脉滴注时应根据血糖控制滴速。

3. 健康教育 向家长介绍本病的基本知识。对即将出院的患儿,教会父母居家照顾新生儿的相关知识,为患儿出院后得到良好的护理打下基础。

(二) 新生儿高血糖

新生儿高血糖(neonatal hyperglycemia)指全血血糖 > 7.0mmol/L(125mg/dl),血浆或血清糖 > 8.4mmol/L(150mg/dl)。

【病因和发病机制】

1. 应激 是新生儿尤其是极低出生体重儿高血糖的最常见原因。窒息、寒冷损伤、严重感染等时,血中儿茶酚胺、皮质醇、酸碱状况等发生改变,而使糖异生、胰高血糖素及胰岛素反应改变导致高血糖。

2. 医源性 主要见于早产儿和极低体重儿。由于输注的葡萄糖或脂肪乳浓度过高等可引起高血糖。

3. 药物　氨茶碱能引起 cAMP 浓度升高,而激活肝葡萄糖输出,引起高血糖。

【临床表现】

轻者可无症状;血糖增高显著者表现为脱水、多尿、体重下降,严重者可因高渗血症致脑室内出血。

【治疗要点】

减慢葡萄糖输注速度,极低体重儿用 5% 的葡萄糖;纠正脱水及电解质紊乱;高血糖不易控制者可给予胰岛素,但应密切监测血糖,以防低血糖发生,血糖正常后停用。积极治疗原发病。

【护理评估】

1. 健康史　评估有无早产、窒息、感染、寒冷损伤综合征等病史。询问患儿输液史、用药史等。

2. 身体状况　注意患儿意识状态、体重、尿量的变化。

3. 心理社会状况　评估家长对本病的了解程度、心理状态、对治疗护理的需求等。

【护理诊断】

1. 有体液不足的危险　与多尿有关。

2. 有皮肤完整性受损的危险　与多尿、糖尿有关。

3. 潜在并发症:颅内出血。

【护理措施】

1. 维持血糖稳定　严格控制输注葡萄糖的量及速度,密切监测血糖变化。

2. 做好臀部皮肤护理　选用吸水性强的柔软布类尿布,勤更换,每次便后用温水清洗臀部,以保持皮肤清洁干燥。局部发红处涂以 40% 氧化锌油,以促进局部血液循环。

3. 密切监测病情变化　注意患儿体重和尿量的变化。

4. 健康教育　向家长解释患儿的病情并提供心理支持,使其理解和配合治疗。

二、新生儿低钙血症

新生儿低钙血症(neonatal hypocalcemia)是新生儿惊厥的常见原因之一,主要与暂时的生理性甲状旁腺功能低下有关。

【病因和发病机制】

妊娠晚期母血甲状旁腺激素(PTH)水平较高,分娩时脐血总钙和游离钙均高于母血水平(早产儿血钙水平低),使胎儿及新生儿甲状旁腺功能暂时受到抑制(即 PTH 水平较低)。出生后源于母亲钙的供应中断,而外源性钙的摄入又不足,加之新生儿 PTH 水平较低,骨质中的钙不能入血,故导致低血钙症。

临床可见以下 3 种情况:①早期低血钙:发生于生后 72 小时内,常见于早产儿、小于胎龄儿等;有难产、窒息、感染及产伤史者也易发生。②晚期低血钙:发生于出生 72 小时后,常见于牛乳喂养的足月儿。③其他:补充碱性药物或换血时可使血中游离钙降低。应注意母亲是否患有甲状旁腺功能亢进,或患儿有无甲状旁腺功能不全。

【临床表现】

症状多出现于生后 5~10 天,主要症状有烦躁不安、肌肉抽动及震颤,甚至惊厥,手足搐搦和喉痉挛少见。惊厥发作时常伴有呼吸暂停和发绀;发作间期一般情况良好,但肌张力稍高,腱反射亢进,踝阵挛可呈阳性。

【辅助检查】

血清总钙 < 1.75mmol/L(7mg/dl),血清游离钙 < 0.9mmol/L(3.5mg/dl);血清磷 > 2.6mmol/L(8mg/dl);碱性磷酸酶多正常。必要时还应检测母血钙、磷和 PTH 水平。心电图 Q-T 间期延长(早产儿 > 0.2 秒,足月儿 > 0.19 秒)提示低血钙症。

【治疗要点】

1. 抗惊厥　惊厥发作时应立即静脉推注 10% 葡萄糖酸钙,若抽搐仍不缓解,应加用镇静剂。症状控制后改为口服葡萄糖酸钙或氯化钙 1~2g/d 维持治疗,以维持血钙在 2~2.3mmol/L(8.0~9.0mg/dl)为宜。若使用钙剂后,症状仍不能控制,应考虑到低镁血症的可能。

2. 调整饮食　因母乳中钙磷比例适宜,利于肠道钙的吸收,故应尽量应用母乳或配方乳喂养。若应用牛乳喂养,也可口服 10% 氢氧化铝减少磷在肠道的吸收。

3. 补充维生素 D_2　甲状旁腺功能不全者需长期口服钙剂,同时给予维生素 D_2 10 000~25 000IU/d。治疗过程中应定期监测血钙水平,及时调整维生素 D_2 的剂量,避免中毒。

【护理评估】

1. 健康史　询问患儿母亲有无糖尿病、妊娠高血压综合征等病史。了解患儿是否为早产儿、难产儿,有无败血症、窒息、颅内出血等病史。

2. 身体状况　注意患儿意识状态、肌张力、血清游离钙的变化。

3. 心理社会状况　评估家长对本病的认知程度及心理状态。了解家长是否具备科学喂养知识。

【护理诊断】

1. 有受伤的危险　与低血钙引起的惊厥有关。

2. 婴儿行为紊乱　与神经、肌肉兴奋性增高有关。

3. 知识缺乏:家长缺乏科学喂养的知识。

【护理措施】

1. 遵医嘱正确补充钙剂　惊厥发作时应立即静脉推注 10% 葡萄糖酸钙。

(1)使用方法:10% 葡萄糖酸钙 2ml/(kg·次),以 5% 葡萄糖液稀释一倍后静脉推注,速度为 1ml/min。必要时可间隔 6~8 小时再给药一次,每日最大剂量为 6ml/kg(每日最大元素钙量 50~60mg/kg;10% 葡萄糖酸钙含元素钙量为 9mg/ml)。

(2)注意事项:①密切监护心率,当患儿心率 < 80 次/分时立即停用。因血钙浓度升高可抑制窦房结功能引起心动过缓,甚至心脏停搏。②防止药液外溢,避免组织坏死。一旦发现药液外溢,应立即停药,局部用 25%~50% 硫酸镁湿敷。③口服葡萄糖酸钙时,应在两次喂奶间给药,切忌与牛奶搅拌在一起,以免影响钙的吸收。

2. 调整饮食,科学喂养　鼓励母乳喂养,无法母乳喂养时,应选择配方奶;牛乳喂养者,指导其合理补充钙剂和维生素 D_2。

3. 健康教育　介绍新生儿低钙血症的相关知识,对即将出院的患儿,向家长介绍科学喂养的相关知识,对需服用维生素 D_2 的患儿,强调用药注意事项,叮嘱家长务必遵照医嘱规定的剂量服药。

学习小结

1. 学习内容

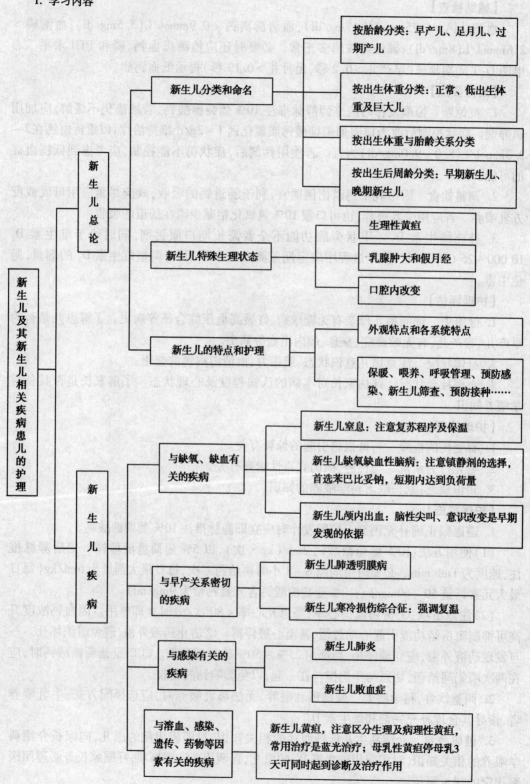

2. 学习方法

新生儿是胎儿时期的延续,新生儿分类和命名主要依据胎龄、出生体重及两者关系;高危儿的含义是已存在危重情况或有潜在问题的新生儿。新生儿有其特殊的生理状态,最典型的就是黄疸,学习时要注意归纳生理性黄疸和病理性黄疸的区别与特点,应结合病例,学会分析和判断黄疸类型及进一步的处置。

新生儿疾病多数与出生时缺氧窒息、早产及感染有关。新生儿窒息、缺氧缺血性脑病及部分新生儿颅内出血均与出生时窒息缺氧有关,要注意掌握这三种疾病之间互为因果的关系。新生儿败血症较其他年龄段发病率高,注意从病因及临床表现方面与外科护理学所学败血症对比。

3. 病例分析思路

(1)入院后24小时内给予胎龄评估,评为早产适于胎龄儿(32周早产儿)。(注:胎龄与母亲预产期有时会不一致,一般以24小时内胎龄评估为"金标准",评估内容包括早产儿外貌、神经行为特征等)。

(2)该患儿为早产儿,出生后即放入暖箱内。按其胎龄及日龄大小,根据其中性温度将暖箱调至35℃。如患儿吞咽、吸吮能力均差,可给予鼻饲喂养,奶方选用早产儿配方奶或人乳。如母亲暂无乳汁分泌,也可给予人乳库母乳喂养。每次5ml,2小时一次,逐渐加大乳量。若患儿吸吮能力弱,吞咽能力尚可,也可选用以滴管滴入口腔方式喂养。根据其体重算出每日热量,不足部分采用部分静脉高营养。

(3)考虑早产儿呼吸中枢不完善,给予刺激足底、摇动身体、托背使肺被动扩张等处理;因效果欠佳,仍反复发作,遂给予氨茶碱静脉滴注。给予患儿间断吸氧,适时调整氧浓度,不宜大流量长时间吸氧。

(4)患儿出现呕吐咖啡色样物,黑便,阴道流血(量较多),考虑新生儿自然出血症,可给予维生素 K 等治疗。

(5)患儿腹胀,果酱样大便,考虑坏死性小肠结肠炎,给予胃肠减压,暂禁食等处理。好转后给予稀释奶喂养,逐渐过渡到全乳。

（段红梅　崔　洁）

复习思考题
讨论新生儿缺氧窒息后可发生哪些疾病? 这些疾病有何联系?

第七章 呼吸系统疾病患儿的护理

小儿呼吸道疾病,包括上、下呼吸道急慢性感染性疾病,呼吸道变态反应性疾病,胸膜疾病,呼吸道异物,呼吸系统先天畸形及肺部肿瘤等,其中以急性呼吸道感染最为常见,约占儿科门诊的60%以上。在住院患儿中,呼吸道感染占60%以上,并且绝大部分为肺炎,这也成为我国5岁以下儿童死亡的首要原因。因此需积极采取措施,降低呼吸道感染的发病率和死亡率。

第一节 小儿呼吸系统解剖生理特点

小儿时期易患呼吸道疾病与小儿呼吸系统的解剖、生理、免疫特点密切相关。由于在不同年龄时期小儿呼吸系统的解剖、生理、免疫特点的不同,使其疾病的发生、发展、诊疗和护理方面各具特点。呼吸系统以环状软骨下缘为界,分上、下呼吸道。上呼吸道包括鼻、鼻窦、咽、咽鼓管、会厌及喉,下呼吸道包括气管、支气管、毛细支气管、呼吸性细支气管、肺泡管及肺泡。

一、解剖特点

(一)上呼吸道

1. **鼻** 婴幼儿鼻和鼻腔相对短小,后鼻道狭窄。鼻黏膜柔嫩并富于血管组织,感染时鼻黏膜充血肿胀使鼻腔更加狭窄,甚至堵塞,引起呼吸困难及吮吸困难。黏膜下层缺乏海绵组织,随着年龄增长逐渐发育,至青春发育期达高峰。因此婴儿很少发生鼻出血,6~7岁后鼻出血较为多见。

2. **鼻窦** 由于鼻窦黏膜与鼻腔黏膜相连续,鼻窦口相对大,患急性鼻炎时常累及鼻窦,故小儿易发生鼻窦炎。婴儿因鼻窦发育未成熟,所以患鼻窦炎较少。

3. **鼻泪管和咽鼓管** 婴幼儿鼻泪管短,开口接近内眦,且瓣膜发育不全,故鼻腔感染常易侵入眼结膜引起炎症。婴儿咽鼓管较宽,且直而短,呈水平位,故鼻咽炎时易致中耳炎。

4. 咽部　咽部较狭窄且垂直。扁桃体包括腭扁桃体及咽扁桃体,腭扁桃体1岁末才逐渐增大,4~10岁发育达高峰,10~15岁时退化,故扁桃体炎常见于年长儿,婴儿则少见。咽扁桃体(腺样体),6个月已发育,位于鼻咽顶部与后壁交界处,严重的腺样体肥大是小儿阻塞性睡眠呼吸暂停综合征的重要原因。

5. 喉　以环状软骨下缘标志。喉部呈漏斗形,喉腔较窄,声门狭小,软骨柔软,黏膜柔嫩而富有血管及淋巴组织,故轻微炎症即可引起声音嘶哑和吸气性呼吸困难。

(二)下呼吸道

1. 气管、支气管　婴幼儿的气管、支气管较成人短且狭窄,黏膜柔嫩,血管丰富,软骨柔软,缺乏弹力组织,黏液腺分泌不足易致气道较干燥,纤毛运动功能差,不能有效地清除吸入的微生物,故易引起感染和呼吸道阻塞等现象。左支气管细长,右支气管短而粗,似气管的直接延伸,故异物较易进入右支气管。

2. 肺　肺泡数量少且面积小,弹力纤维发育较差,血管丰富,间质发育旺盛,致肺含血量多而含气量少,易于感染。感染时易引起间质炎症、肺气肿和肺不张。

(三)胸廓和纵隔

婴幼儿胸廓短小呈桶状,肋骨呈水平位,膈肌位置较高,胸腔小而肺脏相对较大;呼吸肌发育差,因此在呼吸时,肺的扩张受到限制,不能充分进行气体交换,故当肺部病变时,容易出现呼吸困难。小儿纵隔体积相对较大,周围组织松软,在胸腔积液或气胸时易导致纵隔移位。

二、生 理 特 点

1. 呼吸频率及节律　小儿年龄越小,呼吸频率越快(表7-1)。小婴儿由于呼吸中枢发育尚未成熟,呼吸调节功能差,呼吸极不稳定,易出现呼吸节律不齐。

表7-1　不同年龄小儿呼吸、脉搏(次/分)

年龄	呼吸	脉搏	呼吸:脉搏
新生儿	40~45	120~140	1:3
<1岁	30~40	110~130	1:3~1:4
2~3岁	25~30	100~120	1:3~1:4
4~7岁	20~25	80~100	1:4
8~14岁	18~20	70~90	1:4

2. 呼吸型　婴幼儿呼吸肌发育不全,胸廓活动范围小,呼吸时膈肌上下移动明显而呈腹膈式呼吸。随年龄增长,呼吸肌渐发达,膈肌和腹腔脏器下降,肋骨由水平位逐渐变为斜位,于是出现胸腹式呼吸。7岁以后以混合式呼吸为主。

3. 呼吸功能　小儿呼吸功能的特点表现为:肺活量、潮气量、每分通气量和气体弥散量均较成人小,而气道阻力大于成人。因此,小儿各项呼吸功能的储备能力均较低,患呼吸系统疾病时易发生呼吸功能衰竭。

三、免 疫 特 点

小儿呼吸道的非特异性和特异性免疫功能均较差,如新生儿、婴幼儿咳嗽反射及纤毛运动功能差,难以有效清除吸入的尘埃和异物颗粒。婴幼儿的 IgG、SIgA、IgM 含量低微,而且肺泡吞噬细胞功能不足。此外,乳铁蛋白、溶菌酶、干扰素及补体等含量和活性不足,故小儿容易患呼吸道感染性疾病。

四、辅 助 检 查

1. **肺功能检查** 常规的最大呼气流量(maximal expiratory flow,MEF)受到儿童年龄的限制,测试需要受试者的主动配合,故 5 岁以上儿童可作此检查。目前有两种新方法可应用于婴幼儿,潮气呼吸流速容量环(TBFVL)测定及脉冲振荡频谱分析法,其优点是不需受试者主观用力配合。

2. **血气分析** 主要包括检测动脉血 pH、动脉血氧饱和度(SaO_2)、动脉血氧分压(PaO_2)、动脉血二氧化碳分压($PaCO_2$)等,各年龄组其正常值不同。小婴儿的肺功能不易检查,而血气分析可反映气体交换和血液的酸碱平衡状态。所以,在无心血管及血液疾病的情况下,通过血气分析来检查肺功能更为准确实用。临床上已普遍开展小儿微量动脉化血进行测定,对诊断治疗均有重要意义。

3. **肺脏影像学** 胸部 X 线摄片是呼吸系统疾病最常用的检查。近年肺脏影像学发展迅速,CT、高分辨 CT(HRCT)、磁共振成像(MRI)和数字化胸部 X 线摄片等技术使小儿肺部疾病的诊断率大为提高。

4. **纤维支气管镜检查** 用纤维支气管镜和电子支气管镜,在直视下作活检或刷检;直视气道结构、大小、通畅度;进行支气管肺泡灌洗等,对儿科疾病诊疗具有十分重要的价值。纤维支气管镜检查已成为诊治支气管异物的重要手段。

第二节 急性上呼吸道感染

急性上呼吸道感染(acute upper respiratory tract infection,AURI)系由各种病原引起的上呼吸道的急性感染(简称上感),俗称"感冒",其发病率占儿科疾病的首位。一年四季均可发病,以冬春季节及气温骤变时较多。该病主要侵犯鼻、鼻咽和咽部,根据主要感染部位的不同可诊断为急性鼻炎、急性咽炎、急性扁桃体炎等。

【病因】

各种病毒和细菌均可引起急性上呼吸道感染,病毒占 90% 以上,少数可由细菌和支原体引起。常见的病毒有鼻病毒(RV)、呼吸道合胞病毒(RSV)、流感病毒(influenza virus)、副流感病毒、腺病毒(ADV)、冠状病毒等;病毒感染后可继发细菌感染,如溶血性链球菌、肺炎链球菌、流感嗜血杆菌等。

婴幼儿时期因呼吸道的解剖和免疫特点易患上感。若患有营养障碍性疾病,如维生素 D 缺乏性佝偻病等,或免疫缺陷病、被动吸烟、护理不当、气候改变和环境不良等可使机体抵抗力降低,易反复患上呼吸道感染或使病程迁延。

【临床表现】

由于患病年龄、病原体、抵抗力及病变部位的不同,病情的轻重缓急程度也不一样。

(一)一般类型急性上呼吸道感染

1. **症状** ①局部症状:鼻塞、流涕、喷嚏、咳嗽、咽部不适发痒和咽痛等,多于 3～4 天内自然痊愈。②全身症状：发热、烦躁不安、头痛、全身不适、乏力及食欲减退、呕吐、腹泻、腹痛等消化道症状。腹痛多为脐周阵发性疼痛，无压痛，为肠痉挛所致。如腹痛持续存在，多为并发急性肠系膜淋巴结炎。

婴幼儿一般起病急，全身症状为主，常有消化道症状，局部症状较轻。多有高热，部分婴幼儿可因高热而引起惊厥。年长儿以局部症状为主，而全身症状较轻。

2. 体征　体检可见咽部充血，扁桃体肿大。有时可见下颌和颈淋巴结肿大且有触痛。肺部听诊一般正常。肠道病毒感染者可见不同形态的皮疹。

(二)两种特殊类型上感

1. 疱疹性咽峡炎　病原体为柯萨奇 A 组病毒，好发于夏秋季。临床特点为起病急骤，高热、咽痛、流涎、厌食、呕吐等。体检可见咽充血，在咽腭弓、软腭、悬雍垂等处有数个至数十个 2～4mm 大小的灰白色疱疹，周围有红晕，疱疹破溃后形成小溃疡，疱疹也可以发生于口腔的其他部位。病程 1 周左右。

2. 咽结膜热　病原体为腺病毒Ⅲ、Ⅶ型。好发于春夏季，散发或小流行。以发热、咽炎、结膜炎为特征，眼部刺痛，有时伴消化道症状。体检可见咽充血及白色点块状分泌物，周边无红晕，易于剥离；一侧或双侧滤泡性结膜炎，可伴有球结膜充血；颈部、耳后淋巴结肿大。病程 1～2 周。

(三)流行性感冒

流行性感冒简称流感，由流感病毒、副流感病毒引起。有明显的流行病史，局部症状较轻，全身症状较重。常有高热、头痛、四肢肌肉酸痛等，上呼吸道卡他症状可不明显，病程较长。

【并发症】

病变若向邻近器官组织蔓延可引起中耳炎、鼻窦炎、咽后壁脓肿、扁桃体周围脓肿、颈淋巴结炎、喉炎、气管炎、支气管炎及肺炎等，以婴幼儿多见。年长儿感染 A 组溶血性链球菌易引起急性肾小球肾炎、风湿热等。

【辅助检查】

1. 血常规　病毒感染者外周白细胞计数正常或偏低，中性粒细胞减少，淋巴细胞计数相对增高。细菌感染者外周血白细胞可增高，中性粒细胞增高。

2. 病毒分离和血清学检查　可明确病原。免疫荧光、免疫酶及分子生物学技术可做出早期诊断。

3. 咽拭子培养　在使用抗菌药物前行咽拭子培养可发现致病菌。

4. 其他　C 反应蛋白(CRP)和前降钙素(PCT)有助于鉴别细菌感染。

【治疗要点】

1. 一般治疗　注意休息、多饮水，注意呼吸道隔离，预防并发症。

2. 抗感染治疗

(1)抗病毒药物：可应用利巴韦林(病毒唑、三氮唑核苷)，剂量为 10～15mg/(kg·d)，肌内注射或静脉滴注，也可滴鼻、雾化吸入，3～5 日为一疗程。或用银翘散、板蓝根、大青叶等中药治疗。合并结膜炎者，可用 0.1% 阿昔洛韦滴眼液滴眼。

(2)抗生素：细菌性上呼吸道感染或病毒性上呼吸道感染继发细菌感染者可选用抗生素治疗，常选用青霉素类、头孢菌素类及大环内酯类抗生素。大多数急性上呼吸道感染为病毒感染,抗生素非但无效,还可引起机体菌群失调,有利于病毒繁殖,故应避免滥用。

3. 对症治疗 高热者可物理降温,如温水擦浴等;口服降温药物,如对乙酰氨基酚或布洛芬。高热惊厥者可予以镇静、止惊等处理。咽痛者可含服咽喉片等。

【护理评估】

1. 健康史 评估患儿的身体素质及营养状况。是否有上呼吸道感染症状及食欲减退、呕吐等全身症状。

2. 身体状况 评估患儿的生命体征。是否有咽部充血、扁桃体肿大、淋巴结肿大触痛等体征。检查是否有中耳炎、鼻窦炎等并发症。

3. 心理社会状况 注意评估患儿及家长对病因、预防及护理知识的了解程度,了解当地流行病学情况。

【护理诊断】

1. 体温过高 与病毒或细菌感染有关。

2. 舒适的改变 与咽痛、鼻塞等有关。

3. 潜在并发症:高热惊厥、中耳炎等。

【护理措施】

1. 维持体温正常 发热时要保证患儿休息,减少活动。鼓励患儿多饮水,给予易消化和富含维生素的清淡饮食,必要时静脉补充营养和水分。密切观察体温变化,每4小时测体温一次,体温 >38.5℃时,及时松解衣物,给予物理降温,如头部冷敷,腋下、腹股沟处置冰袋等,或遵医嘱给予退热剂。及时更换汗湿的衣被并适度保暖。

2. 促进舒适 保持室内空气清新,定时通风、消毒,维持适宜的温湿度。及时清除鼻腔及咽喉部分泌物,保证气道通畅;鼻塞严重时于清除鼻腔分泌物后用 0.5% 麻黄碱液滴鼻,每次 1~2 滴,对因鼻塞而妨碍吸吮的婴儿,可在哺乳前 10~15 分钟滴鼻,使鼻腔通畅,保证吸吮。保持口腔清洁,年长儿可用温盐水漱口,咽部不适时给予润喉含片或行雾化吸入。

3. 病情观察 注意观察患儿体温变化,尤其对有高热惊厥史的患儿,要警惕高热惊厥的发生。备好急救物品和药品,如高热患儿出现烦躁、惊跳等惊厥先兆,应立即通知医生,遵医嘱给予镇静剂并同时采取降温措施。如患儿体温持续不退,病情加重,应考虑并发症的可能,需及时报告医生并协助处理。注意患儿有无与疾病严重程度不相符合的剧烈哭闹、抓耳、碰头等表现,如有应考虑并发中耳炎的可能。如出现皮疹,应区别是否为某种传染病早期征象,以便及时采取措施。

4. 健康教育 向家长宣传介绍上呼吸道感染的相关知识,如发病原因、预防要点及护理要点。注意居室环境经常通风,保持室内空气新鲜,避免室内吸烟;合理喂养,及时添加辅食,保证营养平衡,纠正偏食;多进行户外运动,多晒太阳,增强体质;呼吸道感染高发季节,避免到人多的公共场所,以免交叉感染。季节交替,气候骤变,要注意保暖,避免着凉。

第三节 急性感染性喉炎

急性感染性喉炎(acute infectious laryngitis)为喉部黏膜急性弥漫性炎症,以犬吠样咳嗽、声嘶、喉鸣、吸气性呼吸困难为临床特征。冬春季节多发,常见于婴幼儿。

【病因及发病机制】

由病毒(副流感病毒、流感病毒等)或细菌(金黄色葡萄球菌、链球菌和肺炎链球菌等)感染引起,或并发于麻疹、百日咳等急性传染病。由于小儿喉部解剖特点,急性炎症时易充血水肿导致喉梗阻的发生。

【临床表现】

起病急,可有发热、犬吠样咳嗽、声嘶、吸气性喉鸣和三凹征,严重者可失声、烦躁不安,呈吸气性呼吸困难。严重喉梗阻者若不及时抢救,可窒息死亡。一般白天轻,夜间重。体检咽部充血,间接喉镜检查可见喉部、声带有不同程度的充血、水肿。按吸气性呼吸困难的轻重,将喉梗阻分为四度:

Ⅰ度:仅于活动后出现吸气性喉鸣和呼吸困难,肺呼吸音及心率无改变。

Ⅱ度:安静时出现喉鸣和吸气性呼吸困难,肺部听诊可闻喉传导音或管状呼吸音,心率加快。

Ⅲ度:除上述症状外,因缺氧而出现烦躁不安、口唇及指(趾)发绀,双眼圆睁,惊恐状,头面部出汗,肺部呼吸音明显降低,心率快,心音低钝。

Ⅳ度:衰竭、昏睡状态,三凹征可不明显,面色苍白发灰,肺部听诊呼吸音几乎消失,仅有气管传导音,心律不齐,心音钝、弱。

【治疗要点】

1. 保持呼吸道通畅 1%~3%麻黄碱雾化吸入或糖皮质激素的吸入剂型吸入,以促进黏膜水肿消退。

2. 控制感染 静脉输入足量抗生素,如青霉素、大环内酯类或头孢菌素类等,严重者予以两种以上抗生素。

3. 糖皮质激素 一般可口服泼尼松,Ⅱ度喉梗阻以上者静脉滴注地塞米松、氢化可的松或甲泼尼龙等。

4. 对症治疗 缺氧者予以吸氧,烦躁不安者可用异丙嗪(不宜使用氯丙嗪,以免喉头肌松弛,加重呼吸困难),痰多者止咳去痰,必要时直接喉镜吸痰。

经上述处理仍有严重缺氧征或有Ⅲ度以上喉梗阻者,宜及时行气管切开术。

【护理评估】

1. 健康史 注意询问患儿发病情况及发病前有无原发病,如麻疹、百日咳等,有无发热、犬吠样咳嗽、声嘶等。

2. 身体状况 评估患儿的呼吸、心率、体温,有无唇周发绀、三凹征、吸气性呼吸困难等。了解血常规、喉镜等检查结果。

3. 心理社会状况 评估患儿家长对急性喉炎相关知识的了解程度。家长有无因患儿出现声音嘶哑、吸气性呼吸困难等而表现出焦虑、恐惧。

【护理诊断】

1. 低效性呼吸型态 与喉头水肿有关。

2. 有窒息的危险 与喉梗阻有关。

3. 体温过高 与感染有关。

4. 舒适的改变 与咳嗽、呼吸困难有关。

5. 知识缺乏:家长缺乏护理患儿的知识。

【护理措施】

1. 改善呼吸功能,保持呼吸道通畅　室内空气宜清新,注意通风,温湿度适宜,以减少对喉部的刺激,减轻呼吸困难。置于舒适体位,保持安静,及时吸氧,雾化吸入,以迅速消除喉头水肿,恢复气道通畅。遵医嘱给予抗生素、激素治疗,缓解症状。密切观察病情,准确判断缺氧程度,熟知喉梗阻分度及气管切开指征,准备好抢救的一切物品。若出现急性喉梗阻症状,应立即通知医生,给喉头喷雾或雾化吸入激素等药物,必要时行气管切开术,以免窒息死亡。

2. 维持体温正常,促进舒适　保持安静,注意休息,尽量减少活动以减低氧的消耗。观察体温变化,高热时给予温水擦浴等物理降温,或遵医嘱用降温药物。补充水分和营养,进流质或半流质易消化食物。细心喂养,避免呛咳引起误吸。

3. 健康教育　指导家长正确护理患儿,加强体格锻炼,增强体质,呼吸道感染高发季节避免去人多场所。按时预防接种,预防上呼吸道感染和各种传染病。

第四节　急性支气管炎

急性支气管炎(acute bronchitis)是指由于各种致病原引起的支气管黏膜感染,由于气管常同时受累,又称为急性气管支气管炎。常继发于上呼吸道感染或为急性传染病的一种临床表现。婴幼儿多见。

【病因】

引起上呼吸道感染的病原体(各种病毒或细菌)都可引起支气管炎,多为混合感染。特应性体质、免疫功能低下、营养障碍、佝偻病、鼻窦炎和支气管局部结构异常等患儿常易反复发生支气管炎。气候变化、空气污染、化学因素的刺激也可成为本病的危险因素。

【临床表现】

起病可急可缓,大多先有上呼吸道感染症状,之后以咳嗽为主,开始为刺激性干咳,以后有痰。一般咳嗽持续7~10天,或反复发作。无热或低、中度发热。婴幼儿全身症状较重,常有发热、食欲减退、呕吐及腹泻等。年长儿可述胸痛,偶有气短,一般无全身症状。体检双肺呼吸音粗糙,可有不固定的散在干、湿啰音。一般无气促和发绀。婴幼儿期伴有喘息的支气管炎,如伴有湿疹或其他过敏史者,少数可发展为哮喘。

【辅助检查】

外周血白细胞数正常或偏高,合并细菌感染时多增高。胸部 X 线检查正常或肺纹理增粗。

【治疗要点】

1. 一般治疗　经常变换体位,多饮水,利于呼吸道分泌物的排出。

2. 控制感染　由于病原体多为病毒,一般不采用抗生素。怀疑有细菌感染者则可用青霉素类抗生素,如系支原体感染,则应予以大环内酯类抗生素。

3. 对症治疗　一般不用镇咳剂或镇静剂,以免抑制咳嗽反射,影响痰液咳出。对于刺激性咳嗽可用复方甘草合剂等;痰液黏稠者可用盐酸氨溴索等,或超声雾化吸入;喘息者可用氨茶碱等或用支气管扩张剂雾化吸入。

【护理评估】

1. 健康史 评估患儿有无咳嗽及咳嗽的性质,有无咳痰,痰量、性质及咳痰能力。评估患儿生长发育和营养状况。了解有无呼吸道传染病接触史及喘息发作既往病史。有无湿疹,是否为过敏体质。

2. 身体状况 评估患儿精神状态,检查心率、体温、呼吸频率及节律等情况;有无肺部不固定的干、湿啰音。了解血常规及胸片检查等结果。

3. 心理社会状况 了解家长对疾病相关知识的认识程度,评估周围环境有无烟雾、粉尘等。

【护理诊断】

1. 清理呼吸道无效 与痰液黏稠不易咳出,呼吸道分泌物堆积有关。

2. 体温过高 与细菌或病毒感染有关。

【护理措施】

1. 保持呼吸道通畅

(1)保持室内空气新鲜,温湿度适宜(室温18~22℃,湿度50%~60%),以减少对支气管黏膜的刺激,利于排痰。

(2)及时清理呼吸道分泌物,经常更换患儿体位,拍击背部,指导并鼓励患儿进行有效咳嗽,以利于痰液排出。

(3)给予超声雾化吸入,以湿化气道,促进排痰。必要时用吸引器吸痰,保持呼吸道通畅。

(4)遵医嘱给化痰止咳剂、平喘剂等,密切观察用药后反应。

(5)对喘息性支气管炎患儿应注意观察有无缺氧症状,必要时给予氧气吸入。

2. 维持正常体温 减少活动,注意休息,保证充足的水分及营养的供给。保持口腔清洁。观察体温变化,高热时物理降温或药物降温,防止高热惊厥发生。遵医嘱给予抗生素或抗病毒药物。

3. 健康教育 向家长介绍急性支气管炎的基本知识及护理要点。加强体育锻炼,加强营养,提高机体的抗病能力。积极预防贫血、营养不良、佝偻病等。按时预防接种,增强机体免疫力。

第五节 肺 炎

肺炎(pneumonia)是指不同病原体或其他因素(如吸入羊水、油类或过敏反应)等所引起的肺部炎症。由于肺炎的病因不同,其病变部位、病理特点及临床表现亦有所不同。以发热、咳嗽、气促、呼吸困难和肺部固定中细湿啰音为其共同的临床表现。重症可累及循环、神经及消化等系统而出现相应的临床症状。肺炎四季均可发病,婴幼儿好发,以冬春寒冷季节及气候骤变的时候多见。

一、肺 炎 分 类

肺炎分类目前尚未有统一的方法,常用分类方法如下:

1. 按病理分类 支气管肺炎、大叶性肺炎、间质性肺炎等。小儿以支气管肺炎多见。

2. 按病因分类 病毒性肺炎(呼吸道合胞病毒占首位,其次为腺病毒、流感病毒、副流感病毒、巨细胞病毒和肠道病毒等)、细菌性肺炎(肺炎链球菌、金黄色葡萄球菌、肺炎杆菌、流感嗜血杆菌、大肠埃希菌、军团菌等)、支原体肺炎、衣原体肺炎、原虫性肺炎、真菌性肺炎、吸入性肺炎、坠积性肺炎等。

3. 按病程分类 急性肺炎(病程<1个月)、迁延性肺炎(病程1~3个月)、慢性肺炎(病程>3个月)。小儿以急性肺炎多见。

4. 按病情分类 轻症肺炎(主要为呼吸系统表现,其他系统仅轻微受累,无全身中毒症状)、重症肺炎(除呼吸系统外,其他系统亦受累,全身中毒症状明显)。

5. 按临床表现典型与否分类 典型性肺炎(肺炎链球菌、金黄色葡萄球菌、肺炎杆菌、流感嗜血杆菌、大肠埃希菌等引起的肺炎)、非典型性肺炎(肺炎支原体、衣原体、军团菌、病毒性肺炎等)。

6. 按发生肺炎的地区进行分类 ①社区获得性肺炎(community acquired pneumonia, CAP)指无明显免疫抑制的患儿在院外或住院48小时内发生的肺炎;②院内获得性肺炎(hospital acquired pneumonia, HAP)指住院48小时后发生的肺炎。

临床上如果病原体明确,则按病因分类,有助于指导治疗,否则按病理或其他方法分类。

二、支气管肺炎

支气管肺炎(bronchopneumonia)是累及支气管壁和肺泡的炎症,为婴幼儿时期最常见的肺炎,2岁以内小儿多发。一年四季均可发病,北方多发生于冬春寒冷季节及气候骤变时。

【病因】

1. 病原体 为病毒或细菌感染,也可混合感染。肺炎的病原体与发病年龄、地域、发病季节等有关,发达国家小儿肺炎病原体以病毒(呼吸道合胞病毒多见,其次为腺病毒、流感病毒等)为主,发展中国家则以细菌(肺炎链球菌多见,其次为葡萄球菌、链球菌等)为主。近年来肺炎支原体、衣原体和流感嗜血杆菌肺炎有增加趋势。病原体常由呼吸道入侵,少数经血行入肺。

2. 易感因素 婴幼儿由于其呼吸道解剖、生理和免疫功能特点易患支气管肺炎,人工喂养儿发病率高于母乳喂养儿。室内居住拥挤、通风不良、空气污浊,致微生物增多,易发生肺炎。低出生体重儿、营养不良、维生素D缺乏性佝偻病、先天性心脏病、贫血、免疫缺陷等不仅使肺炎易感性增加,且病情重,往往迁延不愈。

【病理】

以肺组织充血、水肿、炎性细胞浸润为主。肺泡内充满渗出物,经肺泡间孔向周围组织蔓延,呈点片状炎症病灶。若病变融合成片,可累及多个肺小叶或更为广泛。当小支气管、毛细支气管炎症时,可导致管腔部分完全阻塞而引起肺气肿或肺不张。细菌性肺炎以肺实质受累为主,而病毒性肺炎则以间质受累为主,亦可累及肺泡。临床上支气管肺炎与间质性肺炎常同时并存。

【病理生理】

主要由于支气管、肺泡炎症引起通气和换气障碍,导致缺氧和二氧化碳潴留,从而造成一系列病理生理改变(图7-1)。

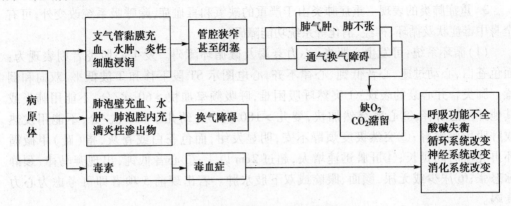

图7-1 支气管肺炎的病理及病理生理

1. 呼吸功能不全 由于通气和换气障碍,氧进入肺泡以及氧自肺泡弥散至血液和二氧化碳排出均发生障碍,而致低氧血症(发绀)及高碳酸血症。为代偿缺氧,患儿呼吸与心率加快,出现鼻翼扇动和三凹征,严重时可产生呼吸衰竭。

2. 酸碱平衡失调及电解质紊乱 严重缺氧时体内需氧代谢障碍,无氧酵解增加,加上高热、饥饿等使酸性代谢产物增加,常可引起代谢性酸中毒;而 CO_2 潴留导致呼吸性酸中毒。缺氧使钠泵功能失调,钠离子向细胞内转移,ADH 分泌增加引起低钠血症。

3. 循环系统 病原体和毒素侵入心肌,引起心肌炎。缺氧导致肺小动脉反射性收缩,肺循环压力增高,形成肺动脉高压,使右心负荷增加。肺动脉高压和心肌炎是诱发心力衰竭的主要因素。重症患儿可出现微循环障碍、休克甚至弥散性血管内凝血(DIC)。

4. 神经系统 严重缺氧和 CO_2 的潴留使脑血管扩张、血流减慢,血管通透性增加,致使颅内压增高。无氧代谢增加,酸性代谢产物堆积,致 ATP 生成减少和 Na^+-K^+ 泵转运功能障碍,引起脑细胞内水、钠潴留,形成弥漫性脑水肿。病原体毒素作用直接损害脑组织引起脑水肿。

5. 胃肠道功能紊乱 低氧血症和病原体毒素可引起胃肠黏膜糜烂、出血、上皮细胞坏死脱落等应激性反应,导致黏膜屏障功能破坏,使胃肠功能紊乱,出现厌食、呕吐、腹泻等。严重者可引起中毒性肠麻痹和消化道出血。

【临床表现】

多见于3岁以下婴幼儿,起病多数较急,发病前数日多有上呼吸道感染史。

1. 主要症状 ①发热:热型不定,多为不规则热,亦可为弛张热和稽留热,但新生儿、重度营养不良患儿体温可不升或低于正常;②咳嗽:早期为刺激性干咳,比较频繁,极期咳嗽反而减轻,恢复期咳嗽有痰;③气促:多在发热、咳嗽后出现;④全身症状:精神欠佳、食欲减退、烦躁不安,腹泻或呕吐等。

2. 体征 ①呼吸增快:可达40~80次/分,鼻翼扇动和三凹征;②发绀:口唇、鼻唇沟、指(趾)端发绀;③肺部啰音:早期不明显,仅呼吸音粗糙和减低,以后可闻及固定的中、细湿啰音,以背部两侧下方及脊柱两旁较多,深吸气末更为明显。

3. 重症肺炎的表现　重症肺炎由于严重的缺氧和毒血症,除呼吸系统改变外,可有全身中毒症状及循环、神经、消化等系统功能障碍。

(1)循环系统:可发生心肌炎、心力衰竭及微循环障碍。发生心肌炎者则表现为:面色苍白,心动过速、心音低钝、心律不齐,心电图示 ST 段下移和 T 波低平、双向和倒置。肺炎合并心衰的表现:①突然呼吸困难,呼吸频率加快 >60 次/分,不能用肺炎或其他并发症解释;②心率突然加快,婴儿 >180 次/分,幼儿 >160 次/分,不能用发热或呼吸困难解释;③突然极度烦躁不安,明显发绀,面色苍白或苍灰,指(趾)甲微循环再充盈时间延长;④肝脏迅速增大,超过 2cm 以上;⑤心音低钝,出现奔马律、颈静脉怒张;⑥尿少或无尿,颜面、眼睑或双下肢水肿。若出现前 5 项者即可考虑为心力衰竭。

(2)神经系统:轻者表现为烦躁或嗜睡,中毒性脑病时出现意识障碍、反复惊厥、前囟膨隆、脑膜刺激征阳性、呼吸不规则,瞳孔对光反射迟钝或消失等。

(3)消化系统:表现为食欲减退、呕吐和腹泻等。重症患儿可出现中毒性肠麻痹(严重腹胀,膈肌升高,呼吸困难加重,肠鸣音消失)和消化道出血表现(呕吐咖啡样物,大便潜血阳性或柏油样便)。

【并发症】

早期诊断、合理治疗者并发症少见,若延误诊断或病原体致病力强或有原发病者可引起脓胸、脓气胸、肺大疱等并发症。表现为在治疗中出现中毒症状或呼吸困难突然加重,体温持续不退,或退而复升。多见于葡萄球菌肺炎和革兰阴性杆菌肺炎。

【辅助检查】

1. 外周血检查

(1)白细胞检查:细菌性肺炎的白细胞计数升高,中性粒细胞增多,并有核左移现象,胞质可有中毒颗粒。病毒性肺炎的白细胞计数大多正常或偏低,淋巴细胞增高或出现异型淋巴细胞。

(2)C 反应蛋白(CRP):细菌感染时血清 CRP 值上升,而非细菌感染时则上升不明显。

2. 病原学检查

(1)病原体的培养与分离:①细菌培养:采取血液、气管吸取物、肺泡灌洗液等进行细菌培养,可明确病原菌,同时进行药物敏感试验;②病毒分离和鉴定:取气管吸取物、肺泡灌洗液接种于敏感的细胞株,进行病毒分离,阳性率高,但需时亦长,只能作为回顾性诊断。

(2)快速病原学诊断技术:①检测抗原,常用方法有免疫荧光技术、放射免疫法等。通过检测病原体的特异抗原作为相应病原体感染的证据,简单快速。②检测抗体,早期(最早发病 2～4 日即可出现)血清中 IgM 特异性病毒抗体阳性则说明新近感染。常用方法如 IgM 抗体捕获试验等。在急性期和恢复期分别采血测定特异性 IgG 抗体水平,若恢复期 4 倍以上升高,则提示该病原体的感染。③其他快速诊断方法,如聚合酶链反应(PCR)技术敏感性很高,但易于污染而出现假阳性。

(3)其他:①冷凝集试验,可作为肺炎支原体感染的过筛试验;②嗜试验,用于检测革兰阴性菌内毒素。

3. X线检查 早期肺纹理增强,透光度减低,以后两肺下野中、内带出现大小不等的点状或小斑片状影,或融合成大片状阴影,甚至波及节段。可伴有肺气肿、肺不张的改变。

【治疗要点】

采用综合治疗,原则为控制感染、改善通气功能、对症治疗、防治并发症。

1. 抗感染治疗

(1)抗生素:明确为细菌感染或病毒感染继发细菌感染者应使用抗生素。①原则:敏感、组织浓度高、早期、足量、足疗程,重症宜经静脉给药途径并联合用药。②根据不同病原体选择抗生素:如肺炎链球菌感染首选青霉素或阿莫西林;支原体或衣原体感染用大环内酯类,如红霉素、阿奇霉素。③疗程:一般用至体温正常后5~7日,症状和体征消失后3日停药。支原体肺炎至少用药2~3周,以免复发。葡萄球菌肺炎,疗程宜长,在体温正常后2~3周可停药,一般总疗程>6周。

(2)抗病毒:目前尚无理想的抗病毒药物,用于临床的有:①利巴韦林(病毒唑):肌内注射和静脉滴注,也可滴鼻、雾化吸入。②α-干扰素:雾化吸入较肌内注射疗效更好,5~7日为一疗程。③其他:聚肌胞、乳清液、双黄连、鱼腥草等。

2. 对症治疗 ①缺氧表现者给予吸氧;②止咳、平喘、祛痰、雾化吸入,保持呼吸道通畅;③高热者用物理降温或口服对乙酰氨基酚或布洛芬等;④烦躁不安者用镇静剂;⑤腹胀的治疗:伴有低钾血症者应及时补钾;中毒型肠麻痹时,应禁食和胃肠减压,使用酚妥拉明等。

3. 重症肺炎的治疗 ①肺炎合并心力衰竭:吸氧、镇静、利尿(呋塞米)、强心(地高辛或毛花苷C)、血管活性药物(酚妥拉明);②肺炎合并中毒性脑病:脱水(甘露醇)、改善通气、扩血管、止痉(地西泮)、糖皮质激素(地塞米松)、促进脑细胞恢复;③脓胸和脓气胸:穿刺引流,必要时行胸腔闭式引流;④糖皮质激素的应用。

4. 其他 纠正水、电解质与酸碱平衡;输注血浆和静脉注射用人免疫球蛋白(IVIG);恢复期用红外线照射等物理治疗;对并存佝偻病、贫血、营养不良等疾病给予相应治疗;注意呼吸道隔离,避免交叉感染。

【几种不同病原体所致肺炎的特点】

1. 呼吸道合胞病毒肺炎 是小儿时期最常见的病毒性肺炎,目前占病毒性肺炎的首位。本病可呈流行性。其主要特点:①好发年龄<2岁(6个月内最多);②发热以低至中度发热多见,持续1~4日;③一般起病急骤,喘憋为突出表现,呼气性呼吸困难,肺部哮鸣音为主伴缺氧症状;④X线检查可见小点片状阴影、肺气肿。

2. 腺病毒肺炎 为腺病毒(ADV)感染所致。腺病毒共有49个血清型,引起小儿肺炎最常见的为Ⅲ、Ⅶ型。腺病毒肺炎曾是我国小儿患病率和死亡率最高的病毒性肺炎,但现被RSV肺炎取代。临床特点为:①好发年龄6个月~2岁;②起病急骤,高热可持续2~3周,呈稽留热或弛张热;③咳嗽频繁,呈阵发性喘憋,轻重不等的呼吸困难和发绀,肺部啰音出现较晚(病程3~5天);④X线改变较肺部体征出现早,可见大小不等的片状阴影或病灶周围性肺气肿,吸收较慢,需数周至数月;⑤中毒症状重:面色苍白或发灰,精神不振,嗜睡与烦躁交替出现,易合并心肌炎和多器官功能障碍。

3. **金黄色葡萄球菌肺炎** 由金黄色葡萄球菌引起,分原发性和继发性,新生儿、婴幼儿发病率较高与免疫功能低下有关。近年来发病率有所增加与滥用抗生素致耐药金葡菌株明显增加有关。病理改变以肺组织出现广泛性坏死和多发性小脓肿为特点。临床特点为:①起病急、病情重、进展快;②全身中毒症状明显,多呈弛张高热,但早产儿和体弱儿可无发热或体温不升,面色苍白、烦躁不安、咳嗽、呻吟、呼吸浅快和发绀,呕吐、腹泻和腹胀,重症者可发生休克;③肺部体征出现较早,双肺可闻及散在中、细湿啰音,脓胸及脓气胸时则有相应体征;④可有各种类型皮疹,如荨麻疹或猩红色样皮疹等;⑤X线检查:胸部X线可有小片状影,病变发展迅速,甚至数小时可出现小脓肿、肺大疱等,因此在短期内应重复拍片。病变吸收较一般细菌性肺炎缓慢;⑥外周白细胞多数明显增高,中性粒细胞增高伴核左移并有中毒颗粒。

4. **肺炎支原体肺炎** 病原体为肺炎衣原体(*Mycoplasma pneumonia*,MP),以学龄儿童及青年常见,其次为婴幼儿。本病全年均可发生,冬季较多见。临床特点为:①起病缓慢,潜伏期约 2~3 周,病初有全身不适、乏力、头痛等。②2~3 日后以上症状加重并出现发热,为低、中度热,持续 1~3 周。③咳嗽为本病突出的症状,初期为干咳,后转为顽固性剧咳,有时类似百日咳样咳嗽,无明显呼吸困难,常有黏稠痰液,偶带血丝,可持续 1~4 周。④肺部体征多不明显,少数可听到干湿啰音。肺部体征与剧咳及发热症状表现不一致,是本病的特点之一。⑤可有肺外表现:溶血性贫血、脑膜炎、心肌炎、肾炎、吉兰-巴雷综合征等。⑥婴幼儿起病急、病程长、病情较重,以呼吸困难、喘憋、喘鸣音较为突出,肺部体征较年长儿多。⑦X线表现多样化,可表现为支气管肺炎、间质性肺炎、肺门阴影增浓、均一实变影。体征轻而X线改变明显是它的又一特点。

【护理评估】

1. **健康史** 仔细询问患儿发病情况,如有无发热、咳嗽、喘息、惊厥、食欲减退等,注意询问咳嗽的性质、痰液颜色;体温增高的程度、持续时间;有无气促、呼吸困难等。了解患儿病前有无呼吸道传染病接触史、患儿的预防接种史及有无反复呼吸道感染既往史。评估患儿的生长发育情况等。

2. **身体状况** 注意评估患儿的呼吸、心率、体温、面色及精神状态;有无鼻翼扇动、唇周发绀、三凹征等缺氧征象;了解肺部有无固定的中、细湿啰音;评估患儿肝脏大小、有无腹胀及肠鸣音减弱或消失等。了解血常规、胸部X片及病原学等检查结果。

3. **心理社会状况** 评估患儿及家长对肺炎相关知识的了解程度,家庭环境及家庭经济情况。患儿因住院与父母分离,加上环境陌生而可能产生焦虑和恐惧,故应了解患儿既往有无住院经历,同时了解家长有无因患儿住院而产生焦虑和不安等心理反应。

【护理诊断】

1. **气体交换受损** 与肺部炎症致通气、换气功能障碍有关。
2. **清理呼吸道无效** 与呼吸道分泌物黏稠、过多、无力排痰有关。
3. **体温过高** 与肺部感染有关。
4. **营养失调:低于机体需要量** 与摄入不足、消耗增加有关。
5. **潜在并发症:心力衰竭、中毒性脑病、中毒性肠麻痹、脓胸。**

【护理措施】

1. 改善呼吸功能

(1)保持病室环境安静、舒适,空气新鲜,室温维持在 18～22℃,湿度 60% 为宜。作好呼吸道隔离,防止交叉感染,不同病原引起的肺炎应分别收治。

(2)凡有缺氧症状,如呼吸困难、口唇发绀、烦躁等情况时应立即给氧。一般采用鼻前庭导管给氧,氧流量为 0.5～1L/min,氧浓度不超过 40%,氧气应湿化,以免损伤呼吸道黏膜。缺氧明显者可用面罩给氧,氧流量 2～4L/min,氧浓度 50%～60%。呼吸衰竭者,应给予机械正压通气,使用人工呼吸器。患儿吸氧过程中应经常巡视病房,保证鼻导管通畅,并注意观察氧疗效果,如有异常及时处理。

(3)保证患儿安静休息,宜半卧位,或床头抬高 30°～40°,以利于呼吸和上呼吸道分泌物的排出;护理操作应集中进行,减少刺激,避免哭闹,以减少氧耗。

(4)遵医嘱使用抗感染药物,治疗肺部炎症、改善通气,并注意观察药物的疗效及不良反应。

2. 保持呼吸道通畅

(1)及时清除鼻痂及鼻腔内分泌物,保证足够的液体摄入量,预防呼吸道黏膜干燥。痰液黏稠不易咳出者,可遵医嘱给予超声雾化吸入,稀释痰液,利于咳出;必要时给予吸痰。

(2)帮助患儿取合适的体位并经常更换;定时翻身拍背(五指并拢,稍向内合掌,由下向上、由外向内地轻拍背部);拍背的同时应指导和鼓励患儿进行有效地咳嗽,以促使肺泡及呼吸道的分泌物借助重力和震动易于排出,防止坠积性肺炎。

(3)遵医嘱给予化痰、祛痰剂。

3. 维持体温正常 发热者应注意体温的监测,警惕高热惊厥的发生,并采取相应的降温措施。保持患儿口腔及皮肤清洁。

4. 保证营养供给 宜给予高热量、高蛋白、高维生素、清淡易消化的流质、半流质饮食,少量多餐,避免过饱影响呼吸。喂哺时应耐心、细心,防止呛咳。重症不能进食时,给予静脉营养。鼓励患儿多饮水,保证液体摄入量。

5. 密切观察病情,防止并发症

(1)若患儿突然出现烦躁不安、面色苍白、呼吸加快(>60 次/分)、心率增快(>160～180 次/分)、肝脏短期内迅速增大时,提示有肺炎合并心力衰竭的可能,应及时报告医生,立即给予吸氧、半卧位,并减慢输液速度;遵医嘱给予强心、利尿等药物。

(2)密切观察意识、瞳孔等变化,患儿若出现惊厥、昏迷、呼吸不规则等,提示有脑水肿、中毒性脑病的可能,应立即报告医生并配合抢救。

(3)患儿若出现严重腹胀、呕吐,胃内容物为咖啡样或黑便等表现,提示有中毒性肠麻痹及胃肠道出血的可能,应立即禁食、胃肠减压,遵医嘱给药。

(4)若患儿咳嗽和呼吸困难突然加重,面色青紫,吸氧后不能缓解;体温持续不降或退而复升,提示有并发脓胸或脓气胸的可能,此时应立即报告医生并配合医生进行胸腔闭式引流等处理。

6. 健康教育 向患儿家长讲解疾病的有关知识和防护知识。介绍患儿病情,解释治疗用药的作用和疗程,教会家长拍背协助排痰的方法。安抚患儿家长焦虑情绪,促使其协助配合治疗及护理。指导家长合理喂养,提倡母乳喂养;多进行户外活动,加强体格锻炼,增强体质;注意气候变化,及时增减衣服,避免着凉;按时预防接种。积极治疗佝偻病、营养不良、贫血等疾病,增强抵抗力,减少肺炎的发生。

第六节　支气管哮喘

支气管哮喘(bronchial asthma)简称哮喘,是儿童时期最常见的慢性呼吸道疾病。哮喘是多种细胞(嗜酸性粒细胞、肥大细胞、T淋巴细胞、中性粒细胞、气道上皮细胞等)和细胞组分共同参与的气道慢性炎症性疾病。这种慢性炎症导致气道高反应性,当接触物理、化学、生物等刺激因素时,发生广泛多变的可逆性气流受限,并引起反复发作的喘息、咳嗽、气促、胸闷等症状,常在夜间和(或)清晨发作或加剧,多数患儿可经治疗缓解或自行缓解。近年来我国儿童哮喘的患病率有明显上升趋势,并且80%以上的哮喘起始于3岁前。

【病因】

哮喘的病因复杂,受遗传因素和环境因素的双重影响。

1. 遗传因素　目前认为哮喘是一种多基因遗传病。其中过敏性体质(特应性,atopy)是哮喘发病的最确定因素。患儿及家庭成员多具有特异性体质(湿疹、过敏性鼻炎、食物或药物过敏等过敏性疾病史),不少患儿有明显的家族史。

2. 环境因素　为哮喘诱发因素,主要包括:①接触变应原(尘螨、蟑螂、花粉、动物皮毛、真菌、被动吸烟等),对气道持续刺激是引起气道慢性炎症反应的主要原因;②呼吸道感染:尤其婴幼儿时期RSV感染是哮喘最重要的感染触发因素;③冷空气、运动、强烈情绪变化等也与儿童哮喘发生有一定关系。

【发病机制】

哮喘的发病机制极为复杂,目前尚未完全清楚,已知与免疫、神经、精神、内分泌因素和遗传学背景密切相关。主要为慢性气道炎症、气道高反应性及气流受阻。目前认为气道慢性炎症是哮喘的本质。神经、精神和内分泌因素及炎症所致气道上皮损伤后黏膜下神经末梢暴露,均可造成气道高反应性;而哮喘病理生理改变的核心是气流受阻,其原因与支气管痉挛、管壁炎症性肿胀、黏液栓形成及慢性炎症所致的气道重塑有关。

【临床表现】

婴幼儿哮喘起病较缓慢,多为呼吸道病毒感染诱发;年长儿则多呈急性过程,大多在接触变应原后发作。发作前可有流泪、鼻痒、流涕、打喷嚏和刺激性干咳等症状。急性发作期典型表现为:咳嗽、喘息、气促和胸闷,伴以呼气性呼吸困难和哮吼声,常在夜间和(或)清晨发作或加剧。严重者出现烦躁不安、强迫坐位或端坐呼吸、恐惧不安、大汗淋漓、面色发青。体征可见桶状胸、三四征,听诊两肺满布哮鸣音;重症患儿呼吸困难加剧时,呼吸音可明显减弱,哮鸣音亦可随之消失,称"闭锁肺",是哮喘最危险的体征。

若哮喘急剧严重发作,经合理应用常规缓解药物治疗后仍不能在24小时内缓解者,称哮喘持续状态。

【诊断】

我国 2008 年修订版《儿童支气管哮喘诊断与防治指南》提出了儿童哮喘、咳嗽变异性哮喘的最新诊断标准以及临床分期的新方法。

1. 儿童哮喘诊断标准

（1）反复发作喘息、咳嗽、气促、胸闷,多与接触变应原、冷空气、物理化学性刺激、呼吸道感染以及运动等有关,常在夜间和(或)清晨发作或加剧。

（2）发作时双肺可闻及散在或弥漫性、以呼气相为主的哮鸣音,呼气相延长。

（3）上述症状和体征经抗哮喘治疗有效或自行缓解。

（4）除外其他疾病所引起的喘息、咳嗽、气促和胸闷。

（5）临床表现不典型者(如无明显喘息或哮鸣音),应至少具备以下 1 项:

1）支气管激发试验或运动激发试验阳性。

2）证实存在可逆性气流受限:①支气管舒张试验阳性:吸入速效 β_2 受体激动剂(如沙丁胺醇))后 15 分钟,第一秒用力呼气量(FEV_1)增加≥12%;或②抗哮喘治疗有效:使用支气管舒张剂和口服(或吸入)糖皮质激素治疗 1～2 周后,FEV_1 增加≥12%。

3）最大呼气流量(PEF)每日变异率(连续监测 1～2 周)≥20%。符合第 1～4 条或第 4、5 条者,可以诊断为哮喘。

2. 咳嗽变异性哮喘的诊断　咳嗽变异性哮喘(CVA)是儿童慢性咳嗽最常见原因之一,以咳嗽为唯一或主要表现,不伴有明显喘息。诊断依据:①咳嗽持续 >4 周,常在夜间和(或)清晨发作或加重,以干咳为主;②临床上无感染征象,或经较长时间抗生素治疗无效;③抗哮喘药物诊断性治疗有效;④排除其他原因引起的慢性咳嗽;⑤支气管激发试验阳性和(或)PEF 每日变异率(连续监测 1～2 周)≥20%;⑥个人或一、二级亲属特应性疾病史,或变应原检测阳性。以上 1～4 项为诊断基本条件。

3. 哮喘的分期　哮喘可分为三期:①急性发作期:是指突然发生喘息、咳嗽、气促、胸闷等症状,或原有症状急剧加重;②慢性持续期:是指近 3 个月内不同频度和(或)不同程度地出现过喘息、咳嗽、气促、胸闷等症状;③临床缓解期:系指经过治疗或未经治疗症状、体征消失,肺功能恢复到急性发作前水平,并维持 3 个月以上。

【辅助检查】

1. 肺功能检查　主要用于 5 岁以上儿童,是确诊哮喘,也是评估哮喘病情严重程度和控制水平的重要依据之一。主要检测第一秒用力呼气量(FEV_1)、第一秒用力呼气量占用力肺活量比值($FEV_1/FVC\%$)、最大呼气中期流速(MMEF)、呼气峰值流速(PEF),以上指标均下降。

2. 过敏状态检测　2008 年修订版《儿童支气管哮喘诊断与防治指南》指出:对于所有反复喘息怀疑哮喘的儿童,尤其是无法配合进行肺功能检测的学龄前儿童,均推荐进行变应原皮肤点刺试验或血清变应原特异性 IgE 测定,以了解患者的过敏状态,协助哮喘诊断。

3. 胸部 X 线检查　急性发作时双肺透亮度增加,呈过度充气状;合并感染时,肺纹理增加及小片状阴影。通过 X 线检查还可以排除肺结核、支气管异物等。

【治疗要点】

目前尚无法根治哮喘,但以抑制气道炎症为主的治疗能控制临床症状。

1. 治疗目标 ①达到并维持症状的控制;②维持正常活动,包括运动能力;③使肺功能水平尽量接近正常;④预防哮喘急性发作;⑤避免因哮喘药物治疗导致的不良反应;⑥预防哮喘导致的死亡。

2. 防治原则 全球支气管哮喘防治创议(GINA)2009 年最新修订版强调:哮喘是一种慢性气道炎症性疾病,需要长期维持治疗;根据哮喘的严重程度和控制水平采取相应的治疗,并进行适当的调整,即分级或升降级治疗。

治疗包括:①急性发作期:以快速缓解症状为治疗原则,平喘 + 抗感染治疗;②慢性持续期和临床缓解期:以长期、规范、个体化治疗为原则,防止症状加重和预防复发,并做好自我管理。注重药物治疗和非药物治疗相结合,不可忽视非药物治疗如哮喘防治教育等诸方面在哮喘长期管理中的作用。

3. 长期(阶梯式)治疗方案 根据年龄分为 5 岁及以上儿童哮喘的长期治疗方案和 5 岁以下儿童哮喘的长期治疗方案。长期治疗方案分为 5 级,从第 2 级到第 5 级的治疗方案中都有不同的哮喘控制药物可供选择。对以往未经规范治疗的初诊哮喘患儿根据病情严重程度分级,选择第 2 级、第 3 级或第 4 级治疗方案。在各级治疗中,每 1～3 个月审核一次治疗方案,根据病情控制情况适当调整治疗方案(如升级或越级、维持、降级治疗)。

4. 儿童哮喘常用药物 哮喘治疗药物可分为控制药物和缓解药物两大类。

(1)控制药物:通过抗炎作用达到控制哮喘的目的,需要每日用药并长期使用,主要包括吸入和全身用糖皮质激素(吸入型糖皮质激素(ICS)是哮喘长期控制的首选药物,也是目前最有效的抗炎药物,如布地奈德等)、白三烯调节剂、长效 β_2 受体激动剂(LABA,如沙美特罗)、缓释茶碱及抗 IgE 抗体等。

(2)缓解药物:按需使用,用于快速解除支气管痉挛、缓解症状,常用的药物有短效 β_2 激动剂吸入制剂(目前最有效的缓解药物,是所有年龄儿童急性哮喘的首选治疗药物,如沙丁胺醇)、吸入抗胆碱能药物(如异丙托溴铵)、短效茶碱及短效口服 β_2 受体激动剂等。

(3)用药方法:可吸入、口服或肠道外(静脉、皮下、肌肉注射、透皮)给药,其中吸入给药是哮喘治疗最重要的方法。

5. 哮喘持续状态的处理 吸氧、补液、纠正酸中毒;联合用药:①吸入速效 β_2 受体激动剂(沙丁胺醇);②早期静脉给予糖皮质激素(全身应用糖皮质激素是治疗儿童危重哮喘的一线药物,如琥珀酸氢化可的松);③对 β_2 受体激动剂治疗反应不佳的重症者应尽早联合使用抗胆碱药(异丙托溴铵);④酌情使用镇静剂(对未作气管插管者,禁用镇静剂)、抗生素。经以上治疗后病情继续恶化者,应及时给予辅助机械通气治疗。

6. 其他治疗

(1)抗过敏:对具有明显特应性体质者可口服抗组胺药物,如西替利嗪、氯雷他定、酮替芬等。

(2)变应原特异性免疫治疗(SIT):SIT 可以预防对其他变应原的致敏,皮下注射或舌下含服尘螨变应原提取物等。

(3)免疫调节剂:因反复呼吸道感染诱发喘息发作者可酌情加用,如胸腺肽、中药等。

(4)抗菌药物:多数哮喘发作由病毒感染诱发,故无抗生素常规使用指征。但对有细菌或非典型病菌感染证据者给予针对性治疗,可取得比单用抗哮喘治疗更好的疗效。

【护理评估】

1. 健康史 仔细询问本次哮喘发作的时间、次数、持续时间;咳嗽和咳痰情况;有无喘息、呼吸困难、是否被迫坐起或呈端坐呼吸;是否烦躁不安、大汗淋漓等。评估发病前有无变应原接触史或感染史。了解过去发作的情形与严重性以及患儿用药情况。是否有哮喘家族史及家族中有无过敏病史等。

2. 身体状况 评估患儿生命体征和精神状态;观察呼吸频率和脉率的情况;有无发绀、三凹征、桶状胸;听诊肺部有无哮鸣音、呼气音延长等。评估胸部 X 线、肺功能等检查结果。

3. 心理社会状况 了解患儿及家长对疾病相关知识的认识程度。患儿及家长有无因患儿反复哮喘而产生焦虑或恐惧。评估家长文化知识水平、家庭居住环境以及经济状况。

【护理诊断】

1. 低效性呼吸型态 与支气管痉挛、气道阻力增加有关。

2. 清理呼吸道无效 与呼吸道分泌物多且黏稠有关。

3. 潜在并发症:呼吸衰竭。

4. 焦虑、恐惧 与哮喘反复发作有关。

5. 知识缺乏:缺乏哮喘相关的防护知识。

【护理措施】

1. 改善通气功能、缓解呼吸困难

(1)按医嘱正确使用肾上腺糖皮质激素和支气管扩张剂:静脉用药时应保证静脉通道的通畅;使用吸入型药物时应注意:①根据患儿年龄选择合适的吸入装置,指导患儿正确掌握吸入技术,以确保临床疗效。②吸入药物时嘱家长或患儿在按压喷药于咽喉部的同时深吸气,然后闭口屏气 10 秒钟,使药物吸入细小支气管而发挥最佳疗效。③吸入型糖皮质激素(ICS)的局部不良反应包括声音嘶哑、咽部不适及口腔念珠菌感染。应嘱患儿吸药后清水漱口,或加用储雾罐、选用干粉吸入剂等方法来降低其发生率。④切忌过分或盲目增加喷吸药物次数,如使用吸入型速效 β_2 受体激动剂,通常情况下一天内不应超过 3~4 次。过量使用,可引起心律失常,甚至猝死。⑤宜在饭后服用糖皮质激素,减少对胃的刺激作用。用药后应注意观察其疗效及有无不良反应。

(2)吸氧:根据病情给予鼻导管或面罩吸氧,氧浓度以 40% 为宜,根据血气分析调整氧流量,使 PaO_2 保持在 9.3~12.0kPa(70~90mmHg)。

(3)保证休息:发作期应绝对卧床,取坐位或半卧位。教会并鼓励患儿做深而慢的呼吸运动。

2. 维持呼吸道通畅

(1)保持病室空气清新,温湿度适宜。

（2）评估患儿咳嗽情况、痰液性状和量,对咳痰困难、痰液黏稠者,可遵医嘱用化痰祛痰药及雾化吸入。指导患儿进行有效咳嗽、协助叩背,以促进痰液的排出。对痰液过多而无力咳出者应及时吸痰。

（3）保证能量和水分供给,哮喘急性发作时,患儿常伴有脱水、痰液黏稠,形成痰栓阻塞小支气管而加重呼吸困难。故应鼓励患儿多喝水,以补充丢失的水分,稀释痰液。重症患儿应静脉补液,纠正水、电解质和酸碱平衡紊乱。

3. 密切观察病情 哮喘急性发作时应密切监测患儿的生命体征及呼吸型态的改变,同时给予患儿连续的心电监护,做好记录,防止并发症的发生。若出现呼吸困难加剧、呼气性呻吟、脉搏细速、血压下降,并伴有嗜睡、昏睡等意识障碍常提示呼吸衰竭的可能,应立即报告医生并协助医生进行抢救,密切观察患儿对药物治疗的反应。若严重哮喘经有效支气管扩张药物治疗后仍持续24小时（或以上）不缓解者,应警惕有发生哮喘持续状态的可能。此时应做好抢救准备,遵医嘱按时用药,必要时行机械通气。

4. 心理护理 支气管哮喘是一种与心理因素密切相关的疾病。哮喘患儿往往会有烦躁不安、焦虑、恐惧等表现。应保证病室安静、舒适、清洁,避免刺激,尽可能集中进行护理操作,以利于患儿休息。哮喘发作时,陪伴并安慰患儿使其保持安静,尽量满足患儿一些合理要求,缓解其紧张、恐惧心理。采取不同的方式与患儿及其家长进行交流、沟通,了解其心理状态,并根据个体情况提供相应的心理护理,以消除患儿及家长焦虑不安的心理。

5. 健康教育 虽然目前哮喘尚不能根治,但通过有效的哮喘防治教育与长期合理的管理,建立医患护之间的良好伙伴关系,是达到哮喘控制目标最基本的环节。所以,哮喘患儿的教育和管理是哮喘防治工作中十分重要的组成部分,护理人员通过哮喘教育可以提高哮喘患儿及家长对疾病的认识,更好地配合治疗和预防,达到并维持症状控制、提高生活质量的目的。

➤ 知识链接 ➤

哮喘管理及预防

我国2008年修订版《儿童支气管哮喘诊断与防治指南》在4方面阐述了哮喘管理的内容。①建立医患及家属间的伙伴关系:是实现有效哮喘管理的首要措施,而其中对患者及其家长进行哮喘教育是最基本的环节。②确定并减少与危险因素接触:以预防哮喘发病和症状加重。③建立哮喘专科病历:建立哮喘患儿档案、制定长期防治计划,定期(1~3个月)随访。随访内容包括检查哮喘日记,检查吸药技术是否正确等。④评估、治疗和监测哮喘:参照GINA文件提出哮喘长期管理的循环模式图,即评估哮喘控制、治疗以达到控制,以及监测以维持控制这样一个持续循环过程。评估的客观手段是肺功能及PEF的测定,而C-ACT和ACQ问卷则作为评估哮喘控制水平的评估工具。

喘息在学龄前儿童(5岁以下)是非常常见的临床表现,而非哮喘的学龄前儿童也会发生反复喘息。因此从喘息的学龄前儿童中把可能发展为持续性哮喘的患儿识别出来进行早期干预是必要的。根据喘息儿童临床特点以及哮喘预测指数(用于3岁内)可预测喘息儿童发展为持续性哮喘的危险性。

学习小结

1. 学习内容

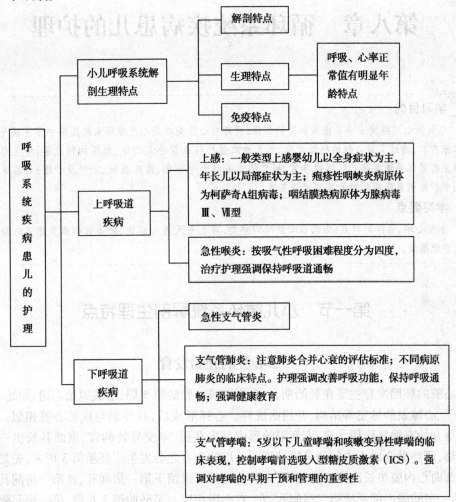

2. 学习方法

小儿呼吸系统疾病是儿科的常见病、多发病。在本章内容的学习中,首先熟悉小儿呼吸系统解剖、生理、免疫特点,以便理解疾病发生的机制。各种病原体侵入呼吸道,可发生上下呼吸道感染,重症肺炎可累及循环、神经及消化等系统而出现相应的临床症状,如心力衰竭、中毒性脑病及中毒性肠麻痹等。呼吸系统疾病还和小儿的生活居住环境、营养状况、免疫力密切相关,因此,健康教育有着极其重要的意义。哮喘是慢性病,发病机制复杂,学习中注意遗传背景与环境因素的同时作用。其教育和管理与疾病的控制密切相关,应予高度重视。

(梁 萍 李云芳)

复习思考题

肺炎患儿往往存在呼吸道分泌物多,不易排出等特点,讨论针对此问题如何进行家居护理以利于分泌物的排出,住院患儿又该如何护理?

第八章　循环系统疾病患儿的护理

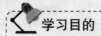
第一节　小儿循环系统解剖生理特点

一、心脏的胚胎发育

　　心脏的胚胎发育主要在胚胎期3~8周完成。胎龄第3周,形成原始心房、原始心室、动脉干、心球及静脉窦等结构,并扭曲成袢。心袢形成后,其外表与成熟心脏相似。约于第4周开始有循环作用。房、室间隔的形成是先在房、室交界处的背、腹面各长出一个心内膜垫,两垫融合成为中间的分隔结构。心房的左右之分发生于胚胎第3周末,先是心房腔背部向心内膜垫长出第一房间隔,未长合时其下缘留下第一房间孔,在第一房间孔闭合前,第一房间隔上部形成第二房间孔,左、右心房相通。至胚胎第5、6周,第一房间隔右侧长出第二房间隔,此隔在向心内膜垫延伸的过程中,其游离缘留下一孔道即卵圆孔。两个房间隔逐渐接近黏合,房间孔被掩盖闭合,第一房间隔成为卵圆孔的帘式膜,防止血液从左房流向右房。原始心室底壁向上生长的肌隔与心内膜垫向下生长的膜隔融合,共同构成室间隔。胚胎第8周房室中隔完全形成,即成为具有四腔的心脏,同时动脉总干被螺旋形主肺动脉隔分开,形成主动脉和肺动脉。在胚胎的心脏发育期间如果受到某些物理、化学和生物因素的影响,能够引起心血管发育畸形(图8-1)。

二、胎儿血液循环和出生后的改变

　　1. 正常胎儿血液循环　胎儿由胎盘提供气体和代谢产物的交换,肺脏不进行气体交换。由胎盘来的含氧量较多的氧合血经脐静脉进入胎儿体内,至肝下缘分成两支:一支入肝循环后经肝静脉进入下腔静脉;另一支绕过肝脏经静脉导管进入下腔静脉,与来自下半身的静脉血混合进入右心房后,约1/3经卵圆孔入左心房,再经左心室流入升主动脉,主要供应心脏、脑及上肢;其余的部分流入右心室。从上腔静脉回流的、来自上半身的静脉

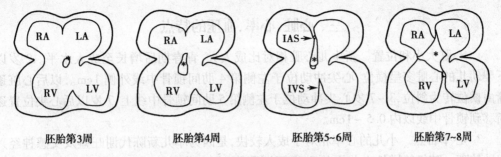

胚胎第3周　　　胚胎第4周　　　胚胎第5~6周　　　胚胎第7~8周

图8-1　心脏内部的分隔过程

LA:左心房;LV:左心室;RA:右心房;RV:右心室;IAS:房间隔;IVS:室间隔

血,入右心房后绝大多数流入右心室,与来自下腔静脉的血液一起进入肺动脉。由于胎儿肺处于压缩状态,肺血管阻力高,故经肺动脉的血液只有少量流入肺,经肺静脉回到左心房;而约80%的血液直接自动脉导管进入降主动脉(以静脉血为主),供应腹腔器官及下肢,经过脐动脉回至胎盘,重新进行营养和气体交换。故胎儿期供应脑、心、肝及上肢的血氧含量远较下半身为高(图8-2)。

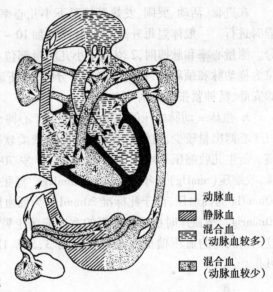

□ 动脉血
▨ 静脉血
▥ 混合血(动脉血较多)
▨ 混合血(动脉血较少)

图8-2　胎儿血液循环示意图

综上所述,胎儿血液循环有以下特点:①胎儿的营养和气体代谢是通过脐血管、胎盘进行交换的;②胎儿时期左、右心室都向全身供血,只有体循环而无有效的肺循环;③静脉导管、卵圆孔、动脉导管是胎儿血液循环的特殊通道;④胎儿时期血氧含量较高的器官为心脏、脑、肝及上肢,腹腔器官及下肢血氧含量则较低;⑤除脐静脉外,胎儿血循环内几乎都是混合血;⑥胎儿左、右心室存在着平行的循环通路。

2. 出生后血循环的改变

(1)脐带结扎:出生后脐血管被剪断,胎盘血液循环终止。脐血管在血流停止后约6~8周完全闭锁,形成韧带。

(2)卵圆孔关闭:随着呼吸建立,肺泡扩张,肺循环阻力下降,右心室血流完全进入肺循环。增加的肺循环血流使肺静脉回流至左心房的血量亦增多,左心房容量及压力因而增高,由此卵圆孔先功能性闭合,到生后5~7个月,大多解剖上关闭。

(3)动脉导管闭合:由于肺循环压力的降低和体循环压力的升高,流经动脉导管的血量逐渐减少,最后停止,形成功能性关闭。出生后随着自主呼吸的建立,动脉血氧分压提高致使动脉导管收缩、闭合,最终成为动脉韧带。足月儿约80%于生后3个月、95%于生后1年内在解剖上关闭。若动脉导管持续未闭,可认为有畸形存在。

三、心脏、心率、血压的特点

1. **心脏大小和位置** 新生儿心脏相对比成人大,青春期后增长至成人水平。2 岁以下婴幼儿的心脏多呈横位,心尖冲动位于左侧第 4 肋间锁骨中线外侧 1cm。以后心脏逐渐由横位转为斜位,3~7 岁心尖冲动位于左侧第 5 肋间锁骨中线上,7 岁以后心尖位置逐渐移到锁骨中线以内 0.5~1cm。

2. **心率特点** 小儿的心率相对于成人较快,是因为小儿新陈代谢旺盛及交感神经兴奋性较高。随年龄增长小儿平均心率逐渐下降,新生儿平均 120~140 次/分,1 岁以内 110~130 次/分,2~3 岁 100~120 次/分,4~7 岁 80~100 次/分,8~14 岁 70~90 次/分。

在进食、活动、哭闹、发热等情况下小儿心率增快,因此,测量心率和脉搏应在小儿安静时进行。一般体温每升高 1℃,脉搏增加 10~15 次/分。睡眠时脉搏约减少 10~12 次/分。测量心率和脉搏时,2 岁以下小儿测量部位在心尖部和颞动脉,2 岁以上小儿测量部位为桡动脉和颈动脉,每次应测量 1 分钟,并正确记录速率、节律、强度及测量时的状态,如安静、精神紧张或哭闹等。

3. **血压** 动脉血压的高低主要决定于心搏出量和外周血管的阻力。新生儿、婴幼儿由于心搏出量较少,血管口径较粗,动脉壁柔软,故血压较低,以后随年龄增长而逐渐升高。新生儿收缩压平均为 60~70mmHg,1 岁 70~80mmHg,2 岁以后收缩压可按公式计算,收缩压(mmHg)=年龄×2+80mmHg。舒张压为收缩压的 2/3。收缩压高于此标准 20mmHg 为高血压,低于此标准 20mmHg 为低血压。正常情况下,下肢的血压比上肢约高 20mmHg。测血压时血压计袖带的宽度应为上臂长度的 2/3,过窄则测得的血压值偏高,过宽则测得的血压偏低。儿科需配备 3、5、7、12 及 18cm 袖带以适应各种年龄范围的患儿。

第二节　先天性心脏病

一、概　述

先天性心脏病(congenital heart disease,CHD)是指胎儿时期心脏血管发育异常而致的心血管畸形。流行病学的调查资料显示先心病的发生率已排在所有出生缺陷的首位,其发病率约为活产新生儿的 6‰~10‰。它不仅威胁儿童生长发育,严重复杂的心脏畸形不经治疗还会使患儿生后不久夭折,及时诊断和治疗将会取得很好的效果。近些年随着医学技术的不断进步,尤其是影像(超声、CT、磁共振等)技术、体外循环技术、围术期监护技术及小儿先心病的介入治疗在病种和难度方面的进展等,许多常见的先天性心脏病得到准确诊断,大多数可以得到彻底根治,对复杂先天性心脏病的诊断和治疗状况亦发生了很大变化,部分新生儿时期的复杂畸形,可及时确诊并予以手术治疗,因此,先天性心脏病的预后已大为改观。

【病因】

先天性心脏病的病因尚未完全明确,目前认为是周围环境因素与遗传因素共同作用所致。可能与胎儿心脏胚胎发育过程中,在内外因素影响下,某一部分发育停顿或异常有关。

1. 内在因素　包括染色体易位与畸变,单基因突变,多基因突变和先天性代谢紊乱,如 21、18、13 三体和 Turner 综合征患儿常伴有先天性心脏病。

2. 外在因素　环境因素中最主要的是宫内感染,尤其是孕早期的病毒感染,如孕母在妊娠 2～8 周时感染风疹病毒、流行性感冒病毒、流行性腮腺炎病毒和柯萨奇病毒等是导致胎儿发生心血管畸形的重要因素。其他如孕妇接触过量放射线和服用某些药物(抗癌药、降糖药、抗癫痫药物等),还可见于孕妇患糖尿病、高钙血症及引起宫内缺氧的慢性疾病,某些营养物质缺乏及妊娠早期吸食毒品、酗酒等。

【分类】

先天性心脏病按血流动力学改变,即在心脏左、右两侧及大血管之间有无异常通道和血液分流方向、有无青紫等,分为三类:

1. 左向右分流型(潜伏青紫型)　是临床最常见的类型。左、右心或大血管间有异常通道和血液分流。在正常情况下,由于体循环压力高于肺循环,血液自左向右分流,一般无青紫。当哭闹、屏气、或患肺炎等情况使小儿肺动脉压力或右心室压力增高并超过体循环或左心室时,则发生血液自右向左分流,临床出现暂时性青紫,又称潜伏青紫型。晚期由于肺血管的变化,发生梗阻性肺动脉高压,血流方向由右至左,临床出现持续性青紫,称为艾森门格(Eisenmenger)综合征。如室间隔缺损、房间隔缺损和动脉导管未闭。

2. 右向左分流型(青紫型)　是临床病情重、死亡率高的类型。因心脏结构的异常,静脉血流入右心后不能全部流入肺循环起氧合作用,有一部分或大部分自右心或肺动脉流入左心或主动脉,直接入体循环。按肺血的多少,分为肺血减少型(如法洛四联症)与肺血增多型(如完全性大动脉转位)。由于右心压力增高并超过左心,使血液经常自右向左分流,或由于大动脉起源异常,使大量静脉血流入体循环,患儿临床表现为持续性青紫。

3. 无分流型(无青紫型)　指左、右心或大血管间无异常通道和血液分流,常见的有肺动脉狭窄、主动脉缩窄等。

【辅助检查】

1. X 线检查　胸部 X 线为常规检查,选择吸气相拍摄。观察心脏位置、大小、形态、搏动情况及肺血情况。测量心胸比值,年长儿应小于 50%,婴幼儿小于 55%,呼气相及卧位时心胸比值增大。

2. 心电图　为常规检查,观察有无心房、心室肥大和心律失常。分析时应注意年龄的影响,如年龄越小,心率越快。

3. 超声心动图　为常规检查,也是非常重要的影像检查,可确定诊断。应用 M 型和二维切面超声心动图可以直接观察心脏各部分的结构、位置及活动情况。脉冲和连续多普勒超声心动图反映心脏内某一点或某一线上血流的方向、速度及异常血流。彩色多普勒超声血流显像可同时显示心脏某一断面上全部正常与异常血流束的分布情况。

4. 心脏磁共振成像　由于其不使用造影剂、无电离辐射和高分辨率的优点,近几年用于对心血管畸形等的诊断,能显示心脏和大血管内腔、管壁及邻近软组织的解剖结构,与超声心动图联合应用获取心血管解剖结构、功能信息,从而能替代心导管和心血管造影检查,成为手术前后诊断、评价简单或复杂先心病最安全和最有效的方法。

5. **放射性核素心血管造影** 应用 γ 闪烁照相机和显像记录装置进行放射性核素心血管造影,于极短时间内连续摄影,观察放射性核素在心脏各房室和大血管的动态,对先心病的诊断很有价值。

6. **心导管检查和心血管造影** 通过周围血管插入导管至心脏和大血管的各个部位,进行压力测定、血氧分析,并观察导管的走行,必要时注射造影剂进行造影,了解畸形的部位及血流动力学改变。数字减影造影技术(DSA)不仅降低了心血管造影剂对人体的伤害,通过 DSA 处理的图像,使血管的影像更为清晰,在进行介入手术时更为安全。

若超声心动图能明确诊断,可不做心导管检查,如房缺、室缺、动脉导管未闭。

二、常见先天性心脏病

(一) 房间隔缺损

房间隔缺损(atrial septal defect,ASD)是小儿时期常见的先天性心脏病,该病的发病率约为活产婴儿的 1/1000 ~ 1500,占先天性心脏病发病总数的 5% ~ 10%。是房间隔在胚胎发育过程中发育不良所致,大多数房间隔缺损的病例是散发的。女性较多见,男女性别比例为 1:2。以继发孔型房间隔缺损最为常见,约占 75%,缺损位于房间隔中心卵圆窝部位,亦称为中央型。其次为原发孔型房间隔缺损,也称为Ⅰ孔型房间隔缺损,约占 15%,缺损位于心内膜垫与房间隔交界处。

【病理生理】

由于左心房压力高于右心房,血液自左向右分流,分流量与缺损大小、两侧心房压力差及心室的顺应性有关。而上述因素又随年龄增长而变化,故分流量大小应动态观察。生后初期左、右心室壁厚度相似,顺应性也相近,故分流量不多。随年龄增长,肺血管阻力及右室压力下降,右心室壁较左心室壁薄,右心室充盈阻力也较左心室低,故分流量增加。由于右心血流量增加,舒张期负荷加重,故右心房、右心室增大。肺循环血量增加,压力增高,数年后可导致肺小动脉肌层及内膜增厚,管腔狭窄,出现右向左分流,临床出现发绀,即艾森门格综合征(图8-3)。

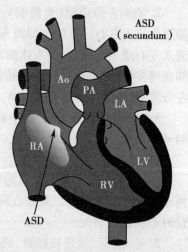

图8-3 房间隔缺损血流动力学改变示意图

【临床表现】

房间隔缺损的症状随缺损大小而有区别。缺损小的可无症状,仅在体检时发现心脏杂音。缺损较大时分流量也大,可因体循环血流量不足而影响生长发育,患儿体型瘦长,面色苍白,乏力,多汗,活动后气促,并因肺循环充血而易反复出现呼吸道感染。当剧哭、患肺炎或心力衰竭时,右心房压力可超过左心房,出现暂时性右向左分流而呈现青紫。

体检时大多数病例于胸骨左缘第 2 ~ 3 肋间可闻及Ⅱ ~ Ⅲ级柔和的喷射性收缩期杂音,常无震颤。肺动脉瓣区第二音亢进和固定分裂(分裂明显且固定,为重要特征)。左向右分流量较大时,因三尖瓣相对狭窄,可在胸骨左缘第 4 ~ 5 肋间听到舒张期杂音。

房间隔缺损易并发支气管炎、支气管肺炎,重者可并发充血性心力衰竭。

【辅助检查】

1. X线表现　轻者胸片正常。分流较大的房间隔缺损心脏外形呈中度以上增大,右房、右室增大,肺动脉段膨隆,肺血增多,主动脉结较小。

2. 心电图　电轴右偏、不完全或完全性右束支传导阻滞、右房、右室肥大。一般为窦性心律,年龄较大者可出现交界性心律或室上性心律失常。

3. 超声心动图　M型超声心动图可以显示右心房、右心室增大及室间隔的矛盾运动。二维超声可以显示房间隔缺损的位置及大小,彩色多普勒超声血流显像显示分流的大小及方向,估测右心室收缩压及肺动脉压力,房室瓣反流情况。肥胖患者经胸超声透声较差,可选用经食管超声心动图进行诊断。近年来三维超声心动图可以直观显示缺损的形态,观察缺损与毗邻结构的立体关系及其随心动周期的动态变化,能为外科手术提供详尽资料。

4. 心导管检查　右房血氧含量高于上、下腔静脉,心房水平由左向右分流。导管可通过缺损由右房进入左房。

（二）室间隔缺损

室间隔缺损(ventricular septal defect,VSD)为小儿最常见的先心病,在我国约占小儿先心病的50%,在先心病发病率中居第1位,室间隔缺损大多单独存在,也可合并其他畸形。缺损直径多为0.3～3.0cm。小于0.5cm者属小型,位置多较低,常见于肌部;0.5～1.0cm者属中型;大于1.0cm者属大型,位置多较高,常见于膜部,较多见。5岁以内特别是1岁以内的小型缺损有自然闭合的可能性。缺损由胚胎期室间隔发育不全所致,其分类趋向于与外科手术切口结合起来,更具实用性及直观性,如按缺损部位、缺损边缘组织的性质等。最多见膜周部缺损,约占60%～70%。肌部缺损,占20%～30%,又分为窦部肌肉缺损、漏斗隔肌肉缺损及肌部小梁部缺损。

【病理生理】

室间隔缺损时左、右心室之间有一异常通道,由于左心室压力高于右心室,血液自左向右分流,造成肺循环血量增多和体循环血量减少,分流量多少主要取决于缺损面积,还取决于心室间压差及肺血管阻力。小型室间隔缺损:缺损面积<0.5cm²,心室水平左向右分流量少,血流动力学变化不大,可无症状。大型室间隔缺损:缺损面积>1.0cm²,大量左向右分流使肺循环血流量增加,当超过肺血管床的容量限度时,出现容量性肺动脉高压,肺小动脉痉挛,肺小动脉中层和内膜层渐增厚,管腔变小、梗阻。随着肺血管病变进行性发展则渐变为不可逆的阻力性肺动脉高压。当右室收缩压超过左室收缩压时,可出现双向分流或右向左分流因而呈现发绀,即艾森门格(Eisenmenger)综合征。(图8-4)

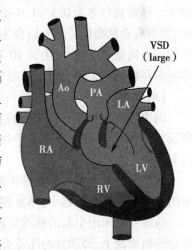

图8-4　室间隔缺损血流动力学改变示意图

【临床表现】

临床表现决定于缺损的大小和心室间压差。小型缺损可无明显症状,仅在活动后稍感疲乏,生长发育一般不受影响。缺损较大时体循环血流量减少,影响生长发育,在新生儿后期及婴儿期即可出现症状,如喂养困难、吸吮时气急、体重不增,患儿多消瘦、乏力、多汗;因肺循环充血易患肺部感染和心力衰竭;有时因扩张的肺动脉压迫喉返神经,引起声音嘶哑。

体检:心界增大,心尖冲动弥散,胸骨左缘第3、4肋间可闻及Ⅲ～Ⅳ级响亮粗糙的全收缩期杂音,向四周广泛传导,并可在杂音最响处触及收缩期震颤,肺动脉瓣第二音增强。缺损很大且伴有肺动脉高压者(多见于儿童或青少年期),右心室压力也显著升高,此时右心室肥大较显著,左向右分流减少,当出现右向左分流时,患儿呈持续青紫,并逐渐加重,即艾森门格综合征,此时心脏杂音较轻而肺动脉第二音显著亢进。

室间隔缺损易并发支气管炎、支气管肺炎、充血性心力衰竭、肺水肿和感染性心内膜炎。

【辅助检查】

1. X线检查　小型缺损胸片可正常。大型缺损心脏有中度或中度以上增大,以左、右室增大为主,左房也可增大。肺动脉段膨隆,肺血增多。主动脉结常较正常为小。

2. 心电图　轻者心电图正常,重者左室肥大或左、右室肥大。

3. 超声心动图　显示缺损的存在、判断有无肺动脉高压、还应用于术后随访和观察有无自然闭合。分流量大者,左房、左室增大,伴肺动脉高压时右室、右室流出道和肺动脉也有增宽,二维超声心动图常可显示缺损的存在。彩色多普勒超声血流显像还可以显示收缩期彩色血流频谱由左室跨过室间隔缺损进入右室,并可探明分流束的部位、数量、大小及方向。

4. 心导管检查　右室血氧含量比右房增高,说明心室水平由左向右分流。部分病例导管可自右室经缺损进入左室。肺动脉及右室压力有不同程度的增高。

（三）动脉导管未闭

动脉导管未闭(patent ductus arteriosus,PDA)也较常见,占先心病发病总数的15%～20%。导管直径多为0.5～1.0cm,个别可达2～3cm,长0.7～1.0cm,形态呈管型、漏斗型、窗型或动脉瘤样。出生后自主呼吸建立,动脉血氧分压升高,动脉导管收缩,流经动脉导管的血流量显著减少,生后10～15小时,导管在功能上关闭。多数婴儿在出生后3个月左右在解剖上关闭。若动脉导管持续开放,并出现病理、生理改变,即称动脉导管未闭。

【病理生理】

出生后决定动脉导管关闭的主要因素有:动脉导管的肌层丰富,含有大量凹凸不平的螺旋状弹性纤维组织,使其易于收缩闭塞;体循环中氧分压的增高,强烈刺激动脉导管平滑肌收缩。

而在早产儿由于动脉导管平滑肌发育不良,对氧分压的反应低于成熟儿,故动脉导管未闭发病率高。胎龄越小,体重越低,动脉导管未闭的发生率越高。

动脉导管未闭引起的病理生理学改变主要是通过导管引起的分流。分流量的大小与导管的粗细及主、肺动脉的压差有关。由于主动脉在收缩期和舒张期的压力均超过肺动脉,因而通过未闭动脉导管的左向右分流的血液连续不断,使肺循环及左心房、左心室、升主动脉的血流量明显增加,左心负荷加重,部分病人左心室搏出量的70%可通过大型动脉导管进入肺动脉,导致左心房扩大,左心室肥厚扩大,甚至发生充血性心力衰竭。长期大量血流向肺循环,形成动力性肺动脉高压。继之导致梗阻性肺动脉高压,此时右心室收缩期负荷过重,右心室肥厚甚至衰竭。当肺动脉压力超过主动脉压时,左向右分流明显减少或停止,产生肺动脉血流逆向分流入主动脉,患儿呈现差异性发绀(differential cyanosis),下半身青紫,左上肢有轻度青紫,右上肢正常(图8-5)。

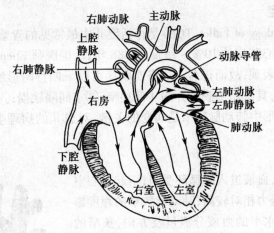

图 8-5 动脉导管未闭血流动力学改变示意图
主动脉—部分血流分流入肺动脉

动脉导管未闭大都单独存在,但有10%的病例合并其他心脏畸形,如主动脉缩窄、室间隔缺损、肺动脉狭窄。

【临床表现】

临床症状的轻重与导管粗细有关,导管较粗分流量大者可有咳嗽、气急,喂养困难,反复呼吸道感染,生长发育落后,严重者婴儿期即有充血性心力衰竭的表现。

体检:患儿多消瘦,响亮的机器样连续性杂音为本病的特点。杂音占据整个收缩期及舒张期,而收缩期更为响亮,在胸骨左缘第2肋间最明显,向左上、锁骨下、腋下及背部传导。在杂音最响处可扪及收缩期震颤。若分流量超过肺循环量的50%以上,往往在心尖部可听到低频的舒张中期杂音。脉压增大为本病的重要体征(收缩压多正常,舒张压降低,脉压增大≥40mmHg),并可有枪击音、水冲脉及毛细血管搏动。伴有肺动脉高压时,可出现差异性青紫,青紫多限于左上肢及下半身。

动脉导管未闭的常见并发症为支气管肺炎、感染性心内膜炎,分流量大者早期并发充血性心力衰竭。

【辅助检查】

1. X线检查 分流量大时,心脏增大,以左室增大为主,左房也可增大,肺动脉段膨隆,肺血增多。部分患儿可见升主动脉及主动脉结增宽,该特征对室缺、房缺的诊断有鉴别意义(后两者均为主动脉结缩小)。若伴有肺动脉高压,则右室也增大。

2. 心电图 分流量较大的有左室肥大,电轴左偏。若呈双室肥大或右室肥大,说明有肺动脉高压。

3. 超声心动图 左房、左室有不同程度的增大,二维超声心动图可以直接探查到未关闭的动脉导管。彩色血流显像可显示血流的方向及速度,在动脉导管开口处可探测到典型的收缩期与舒张期连续性湍流频谱。在重度肺动脉高压时,当肺动脉压超过主动脉时,可见蓝色流注自肺动脉经未闭导管进入降主动脉。

4. 心导管检查 若肺动脉血氧含量较右室增高,说明大动脉水平由左向右分流。近半数病例,可将导管经过动脉导管插入降主动脉。

(四)法洛四联症

法洛四联症(tetralogy of Fallot,TOF)是存活婴儿中最常见的青紫型先天性心脏病,其发病率占各类先天性心脏病的10%~15%。1888年,法国医师 Etienne Fallot 首先描述此病的病理特征及临床表现,故而得名。法洛四联症由以下四种畸形组成:①肺动脉狭窄:多见右室漏斗部狭窄,其次是瓣膜合并漏斗部狭窄;②室间隔缺损;③主动脉骑跨;④右心室肥厚。以上四种畸形中肺动脉狭窄是病变的关键,对患儿的病理生理和临床表现有重要影响。

【病理生理】

由于肺动脉狭窄,血液进入肺循环受阻,引起右心室代偿性增厚,右心室压力相对较高;肺动脉狭窄的程度影响着室间隔缺损心室水平的血液分流量及方向,狭窄的程度轻则左向右分流,重则右向左分流;又由于室间隔缺损及主动脉跨于两心室之上,使得主动脉除接受左心室血液外,还接受部分右心室的静脉血液,输送到全身各部,因而出现青紫。动脉导管关闭前,肺循环血流减少的程度较轻,青紫可不明显。随着动脉导管关闭和漏斗部狭窄渐加重,肺循环血量减少,氧合血液减少,青紫日益明显。患儿长期处于缺氧环境中,可使指、趾端毛细血管扩张增生,局部软组织和骨组织也增生肥大。并且因慢性缺氧,刺激骨髓代偿性产生过多的红细胞,使血液黏稠度高,血流缓慢(图8-6)。

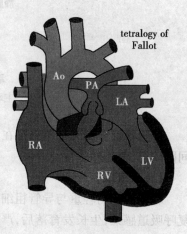

图8-6 法洛四联症血流动力学示意图

【临床表现】

法洛四联症临床症状的严重程度与肺动脉狭窄程度成正比,主要表现为:

1. 青紫 为其主要表现,大多数患儿于半岁内出现青紫,但重症病例生后即可出现青紫,特点是中央性青紫,吸氧不能缓解。见于毛细血管丰富的浅表部位,如唇、指(趾)、甲床、球结膜等。因血氧含量下降,活动耐力差,稍一活动如啼哭、情绪激动、体力劳动、寒冷等,即可出现气急及青紫加重。

2. 蹲踞症状 患儿多有蹲踞症状,每于行走、游戏时,常主动蹲下片刻;蹲踞时下肢屈曲,使静脉回心血量减少,减轻了心脏负荷,同时下肢动脉受压,体循环阻力增加,使右向左分流量减少,从而缺氧症状暂时得以缓解。不会行走的小婴儿,常喜采用胸膝卧位,如被人抱起,双下肢呈屈曲状。

3. 杵状指(趾) 表现为指(趾)端膨大如鼓槌状,称杵状指(趾)。

4. 阵发性缺氧发作 多见于婴儿,发生的诱因为吃奶、哭闹、情绪激动、贫血、感染等,表现为阵发性呼吸困难,严重者可引起突然昏厥、抽搐,甚至死亡。其原因是由于在肺动脉漏斗部狭窄的基础上,突然发生该处肌部痉挛,使右室流向肺动脉的血流突然减少或终止,使脑缺氧加重。年长儿常诉头痛、头昏,与脑缺氧有关。

此外,还可因缺氧,红细胞代偿性增加,血液黏稠度增高导致脑血栓,若为细菌性血栓,则易形成脑脓肿。

体检:可见患儿生长发育迟缓,重者智能发育也落后。心前区可稍隆起,胸骨左缘第2~4肋间可闻及Ⅱ~Ⅲ级粗糙喷射性收缩期杂音,其响度取决于肺动脉狭窄程度。肺动脉第二音减弱或消失。发绀持续6个月以上出现杵状指(趾)。

法洛四联症常见并发症为脑血栓形成、脑脓肿及细菌性心内膜炎。

【辅助检查】

1. X线检查　心脏随年龄增长渐增大,典型的心脏外形呈靴形。肺动脉段凹陷,右室肥大而使心尖圆钝上翘,右房正常或稍大,心底部主动脉影增宽。有时可见右位主动脉弓。肺血减少,肺门血管细少。

2. 心电图　电轴右偏,右室肥大,亦可见右房肥大。

3. 超声心动图　主动脉根部位置前移,骑跨于室间隔上,并可提示骑跨的程度及主动脉根部扩大。彩色多普勒血流显像常可见室间隔缺损处呈双向分流,右室将血流直接注入骑跨的主动脉。

4. 心导管检查　右室压力增高,肺动脉压力降低,右房压力往往在正常范围内。若导管自右室直接插进主动脉,即能证明主动脉右移。如导管自右室插进左室,则显示室间隔缺损的存在。右室选择性造影可见造影剂自右室经室间隔缺损流向左室。

(五) 先天性心脏病患儿的治疗

1. 内科治疗　治疗目的:防止心内膜炎,有效治疗和控制心功能不全和肺动脉高压,维持正常生长发育。定期通过临床检查及辅助检查相结合的方法,监测缺损有否自然关闭。

(1) 建立合理的生活制度,加强营养,避免不适当的剧烈活动。

(2) 预防并及时控制感染,预防感染性心内膜炎。扁桃体手术及拔牙时,术前、术后应预防性应用抗生素。

(3) 患青紫型心脏病小儿有体液丢失病史时应及时补充液体,积极有效地预防脱水,以免血液过分黏稠而导致血栓形成。

(4) 如发生充血性心力衰竭,三类药物用于心力衰竭的治疗:强心药物,利尿药和减轻后负荷药物。快速起效的强心药物(多巴胺、多巴酚丁胺)用于急性和严重患婴。利尿药常和强心药物合用。强心药物包括多巴胺、多巴酚丁胺、异丙肾上腺素、磷酸酯酶抑制剂和洋地黄类药物。必要时可长期服用小剂量洋地黄制剂维持心脏功能。有些大型室间隔缺损合并肺炎心衰、呼衰、肺动脉高压的患儿,药物治疗难以控制时,可应用呼吸机辅助治疗,病情平稳即可手术治疗。

(5) 如有缺氧发作,应将患儿置于膝胸屈曲位置,立即吸氧,皮下注射吗啡0.1~0.2mg/kg,可给普萘洛尔(心得安)0.1mg/kg加入葡萄糖20ml中静脉推注,反复发作者可应用普萘洛尔每日1~2mg/kg,分三次口服,剂量可以逐步加量,直至8mg/(kg·d)。

2. 介入治疗　近10多年来通过心导管术开展介入治疗,开创了心血管疾病治疗领域的新天地,并成为手术治疗的重要补充和发展,如动脉导管堵塞术(弹簧、蘑菇伞等)、继发孔型房缺关闭术、肌部和膜部室缺关闭术等。

3. 手术治疗　先心病患儿手术的低龄化趋势在我国一些先进的心脏中心日趋明显。

常见的左向右分流型和无分流型先心病已能施行根治手术,但发展至梗阻型肺动脉高压时则不宜手术。分流量小,无症状者,不一定需要手术。部分复杂畸形如法洛四联症,根治手术的成功率明显提高。择期手术,最适宜手术的年龄为学龄前期,如病情需要可不受年龄限制。近年来随着医疗技术的提高,部分严重的青紫型心脏病如完全性大动脉转位可在新生儿期得到手术治疗。

三、先天性心脏病患儿的护理

【护理评估】

1. 健康史　了解母亲妊娠史,特别注意其母孕早期是否有感染、接触放射线、主(被)动吸烟、饮酒、用药等情况;母亲有无否糖尿病合并妊娠或妊娠期糖尿病;家族中是否有先天性心脏病患者等。详细了解患儿有无喂养困难、活动后气促或活动后乏力、多汗、青紫等。了解患儿是否易患反复呼吸道感染、体重不增及生长发育落后等,以及上述症状出现的时间。还要询问有无蹲踞、突然昏厥(缺氧发作)等。

2. 身体状况　体格检查时注意评估患儿精神状态、生长发育、有无特殊面容(提示染色体及遗传代谢性疾病)、有无合并其他畸形。观察患儿体位、呼吸频率、有无发绀(口唇、鼻尖、指(趾)端)及有无杵状指(趾)。并了解患儿各项辅助检查结果和临床意义。

3. 心理社会状况　先心病患儿的家长通常会有焦虑、恐惧的心理。其一是由于对小儿喂养困难、发育落后、活动受限、易患感染等状况的紧张与焦虑;其二是由于对疾病知识的缺乏,对手术风险及预后的担忧与恐惧等。应评估患儿家长对先心病相关知识的了解情况及焦虑、恐惧的因素。

【护理诊断】

1. 活动无耐力　与先天性心脏病体循环血量减少或血氧饱和度下降有关。
2. 营养失调:低于机体需要量　与喂养困难、食欲低下有关。
3. 有感染的危险　与肺循环血量增多及心内缺损易致心内膜损伤有关。
4. 潜在并发症:心力衰竭、脑血栓、昏厥等。
5. 焦虑(家长)　与疾病的威胁和家长对手术风险及预后的担忧有关。

【护理措施】

1. 建立合理的生活制度　保持环境安静,安排好患儿的作息时间,保证睡眠、休息,根据病情安排适当活动量,减少心脏负担。应集中护理,减少哭闹,避免引起情绪激动。

2. 合理喂养　保证营养需要,饮食结构合理。对喂养困难的小婴儿要耐心喂养,少量多餐。严重缺氧的患儿,可在喂乳前先吸氧,并采取间歇喂乳,避免呛入气道。根据患儿年龄添加适量的蔬菜类粗纤维食品,以保持大便通畅。

3. 预防感染　做好日常生活护理是预防呼吸系统感染的关键,如随气温变化及时增减衣服、避免着凉、避免接触感染患者等。在接受各种小手术,如拔牙、扁桃腺切除术时,应严格执行无菌操作并预防性应用抗生素,防止感染。一旦感染,应积极治疗以预防感染性心内膜炎的发生。除严重心力衰竭者,均需按时进行预防接种。

4. 注意观察病情,防止发生并发症

(1)密切观察病情,如患儿有面色苍白、烦躁不安、呼吸困难、端坐呼吸、吐泡沫样痰、水肿、肝大等心力衰竭的表现,立即置患儿于半卧位,给予吸氧,使患儿安静并及时与医生取得联系。

(2)法洛四联症患儿血液黏稠度高,当其发热、出汗、吐泻时,指导补充液体预防血栓形成,尤其是脑血栓形成。还应预防患儿因活动、哭闹、便秘等引起的缺氧发作,限制患儿活动量,重症卧床休息,间歇吸氧,一旦缺氧发作,应将患儿置于胸膝卧位,并与医生合作,给予普萘洛尔等抢救治疗。患儿在游戏或走路出现蹲踞现象,是为缓解缺氧所采取的一种保护性动作,不要强行拉起,让患儿自然蹲踞和起立。

(3)用药护理:洋地黄类药物是治疗心力衰竭的基本药物,应用时必须仔细复核剂量,注意给药方法,密切观察药物疗效及其不良反应。应单独服用,如患儿服药后呕吐,要与医生联系,决定补服或用其他途径给药。洋地黄的毒性反应通常为:食欲减退、恶心、呕吐等消化系统表现;心动过缓或过速、过早搏动、房室传导阻滞等心律失常表现及视力模糊、黄视、嗜睡、昏迷等神经系统表现等。钙剂与洋地黄有协同作用,应避免同时使用。低血钾时可促使洋地黄中毒,应适当补充钾盐。

5. 减轻焦虑或恐惧　建立良好的护患关系,取得患儿及家长的理解与配合。根据病情程度安排患儿进行适当的游戏和活动。对家长作相关知识讲解,解释病情和检查、治疗经过,特别是心脏外科手术的进展,使家长克服焦虑、紧张、恐惧心理,增强治愈信心,积极配合检查、治疗。

6. 健康指导　指导家长掌握先天性心脏病的日常护理,合理安排患儿的生活制度,做到劳逸结合,预防各种感染及并发症,定期复查,使患儿安全到达手术年龄。

第三节　病毒性心肌炎患儿的护理

病毒性心肌炎(viral myocarditis)是指病毒侵犯心脏所引起的以心肌炎性病变为主要表现的疾病,除心肌炎外有时病变也可累及心包或心内膜。儿童期的发病率尚不确切。国外资料显示在因意外事故死亡的年轻人尸体解剖中检出率为4% ～5%。本病临床表现轻重不一,轻者预后大多良好,重者可发生心力衰竭、心源性休克或严重心律失常,甚至猝死。

【病因及发病机制】

1. 病因　引起小儿心肌炎的常见病毒为柯萨奇病毒(B组或A组)、埃可病毒、腺病毒,还可见于脊髓灰质炎病毒、传染性肝炎病毒、流感和副流感病毒、麻疹病毒、单纯疱疹病毒以及流行性腮腺炎病毒、轮状病毒等。新生儿期柯萨奇病毒B组感染可导致群体流行。

2. 发病机制　尚不完全清楚。分子病毒学及免疫学揭示出病毒性心肌炎发病机制涉及病毒对被感染的心肌细胞的直接损害和病毒触发人体自身免疫反应后引起的心肌损害。病毒性心肌炎急性期,柯萨奇病毒和腺病毒通过心肌细胞的相关受体侵入心肌细胞,在细胞内复制,并直接损害心肌细胞,导致细胞变性、坏死和溶解。机体受病毒的刺激,激活细胞和体液免疫反应,产生抗心肌抗体、白细胞介素、肿瘤坏死因子及γ干扰素等细胞因子,进一步造成细胞的免疫损伤也与发病有关。部分患儿由于慢性病毒感染,病程迁延还可导致扩张性心肌病。

【临床表现】

患儿表现轻重不一,取决于年龄和感染的急性或慢性过程。病前数日或 1～3 周多有轻重不等的前驱症状,主要为发热、周身不适、咽痛、肌痛、腹泻及皮疹等。某些病毒感染疾病,如麻疹、流行性腮腺炎等,则有其特异性征象。

轻型患儿一般无明显症状,心肌受累明显时,患儿常诉心前区不适、胸闷、心悸、头晕及乏力等。重症患者可有心力衰竭、晕厥或突然发生心源性休克,表现为烦躁不安、呼吸困难、面色灰白、脉搏细弱、四肢湿冷和末梢发绀、血压下降等,可在数小时或数日内死亡。部分患儿呈慢性进程,病程迁延不愈,最终演变为扩张性心肌病。

体征:心脏轻度扩大,伴心动过速、心律失常、心音低钝及奔马律。一般无明显器质性杂音,伴心包炎者可听到心包摩擦音,反复心力衰竭者,心脏明显扩大。

【辅助检查】

1. 血清心肌酶测定 病程早期血清磷酸激酶(CPK)及其同工酶(CK-MB)、乳酸脱氢酶(LDH)及其同工酶(LDH_1)均增高。对心肌炎早期诊断有提示意义。心肌肌钙蛋白(cTnI 或 cTnT)的变化对心肌炎诊断的特异性更强,且比心肌酶更加敏感。

2. 病毒学诊断 疾病早期可从咽拭子、咽冲洗液、粪便、血液、心包液中分离出病毒。恢复期血清抗体滴度比急性期有 4 倍以上的增高、病程早期血中特异性 IgM 抗体滴度在1:128 以上均有诊断意义。利用聚合酶链反应(PCR)或病毒核酸探针原位杂交法,自患儿心肌组织或血液中查到病毒核酸可作某一型病毒存在的依据。

3. 心电图检查 可见严重心律失常,包括各种期前收缩,室上性或室性心动过速,房颤或室颤,二度或三度房室传导阻滞等。心肌受累明显时可见 T 波降低、ST-T 改变。心电图检查无特异性,动态观察临床意义较大。

4. 超声心动图检查 可显示心房、心室的扩大,心室收缩功能受损程度,还可探查有无心包积液以及瓣膜功能的改变。

5. X 线检查 轻症病例心影属正常范围,伴心力衰竭或反复迁延不愈者心脏均明显扩大,合并大量心包积液时则增大更显著。

【治疗要点】

1. 休息 急性期需卧床休息,减轻心脏负荷。

2. 药物治疗

(1)对于仍处于病毒血症阶段的早期病人,可选用抗病毒治疗。

(2)改善心肌营养:1,6-二磷酸果糖可改善心肌能量代谢,促进受损细胞的修复,常用剂量为 100～250mg/kg,静脉滴注,疗程 10～14 天。同时还可选用大剂量维生素 C、维生素 E、复合维生素 B、辅酶 Q10 等。

(3)大剂量人免疫球蛋白:通过免疫调节作用减轻心肌细胞损害,剂量 1～2g/kg,静脉滴注。

(4)皮质激素:通常不主张使用。对重型病人合并心源性休克、致死性心律失常(完全性房室传导阻滞、室性心动过速)、心肌活检证实慢性自身免疫性心肌炎症反应者可考虑应用。

(5)中医治疗:可选用生脉饮、黄芪口服液等。

(6)其他治疗:可根据病情联合应用利尿剂、洋地黄和血管活性药物,应特别注意用洋地黄时饱和量应较常规剂量减少,一般应为常规洋地黄剂量的一半,并注意补充氯化钾,以避免洋地黄中毒。

(7)心律失常治疗:室上性心律失常可用普罗帕酮治疗,室上性和室性心律失常均可选用胺碘酮,室性心律失常也可用利多卡因。完全性房室传导阻滞需用阿托品或异丙肾上腺素治疗,无效者安装临时起搏器。

【护理评估】

1. 健康史　评估患儿发病前 1~3 周是否有呼吸道或消化道感染史,如发热、咽痛、肌痛、腹泻及皮疹等;评估患儿有无心前区不适、胸闷、心悸、头晕及乏力等。

2. 身体状况　重症患儿有无心动过速、心律失常、心力衰竭,或发生心源性休克(表现为烦躁、呼吸困难、面色灰白、脉搏细弱、四肢湿冷和末梢发绀、血压下降等)。

3. 心理社会状况　评估患儿和家长对疾病的认知程度及护理需求。年长儿可因为疾病对其活动限制有压力,还会由于中断了学校学习而产生紧张、焦虑等心理。患儿家长往往对小儿心脏症状表现出紧张和焦虑,特别是对危及患儿生命的并发症恐惧。

【护理诊断】

1. 活动无耐力　与心肌收缩力下降、组织供氧不足有关。

2. 潜在并发症:心律失常、心力衰竭、心源性休克等。

【护理措施】

1. 减轻心脏负担,改善心肌功能

(1)休息:急性期卧床休息,有心功能不全或心脏扩大者,更应强调绝对卧床休息,以减轻心脏负荷及减少心肌耗氧量。恢复期仍应限制活动,一般不少于 6 个月。心脏扩大及并发心衰者卧床休息至少 3~6 个月,病情好转或心脏缩小后逐步开始活动。

(2)饮食:可给予高营养、易消化、低盐的食物,少食多餐,避免进食刺激性食物及暴饮暴食。

2. 严密观察患儿病情,及时发现和处理并发症

(1)观察心律失常的表现:密切观察和记录患儿精神状态、面色、心率、心律、呼吸、体温和血压变化。患儿有明显心律失常者应进行连续心电监护,发现多源性期前收缩、频发室性期前收缩、窦房或房室传导阻滞、心动过速、心动过缓时应立即报告医生,采取紧急处理措施。

(2)观察心力衰竭的表现:如患儿出现胸闷、呼吸困难、烦躁不安等。应使其安静,必要时遵医嘱给予吸氧及镇静剂。注意静脉给药速度,以免加重心脏负担。使用洋地黄时注意观察有无心率过慢,有无出现新的心律失常和恶心、呕吐等症状。

(3)观察心源性休克的表现:心源性休克是由于心输出量减少所致的周围循环衰竭,它的特征是心脏低排血量和低血压,从而引起组织灌注不足。观察患儿有无面色灰白、四肢湿冷和末梢发绀等。发生心源性休克使用血管活性药物和扩张血管药时,用输液泵准确控制滴速。

3. 健康教育　向患儿及家长介绍本病的治疗过程和预后,减轻患儿及家长的焦虑和恐惧心理,积极配合治疗和护理。强调休息对病毒性心肌炎恢复的重要性,告知家长预防呼吸道感染和消化道感染的常识,疾病流行期间尽量避免去公共场所,加强护理。对于出院后仍需服用抗心律失常药物的患儿,应让家长了解药物的名称、剂量、用药方法及其不

良反应,并告知出院后定期到门诊复查。

学习小结

1. 学习内容

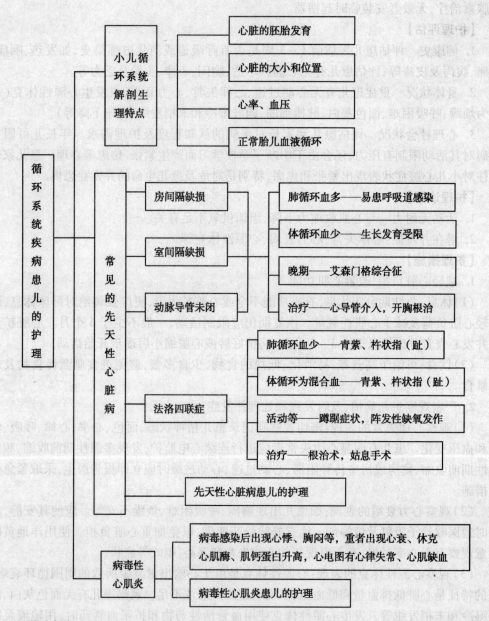

2. 学习方法

先天性心脏病是小儿最常见的心脏病。学生可以通过比较、归纳来总结它们的共同规律,如潜伏青紫型心脏病的共同特点为:肺循环血量多、体循环血量少,晚期出现艾森门格综合征。临床护理实践中就易于理解肺循环血量增多患儿易发生反复呼吸道感染、心力衰竭及肺动脉高压等,体循环血量少则造成小儿生长发育落后。而青紫型先天性心脏病属重型,特征为早期出现发绀,进行性加重,并有特征性的蹲踞现象及缺氧发作。在循环系统疾病治疗及护理方面不仅涉及内科,如有效治疗和控制感染、心功能不全、肺动脉高压和缺氧发作,维持正常生长发育;还涉及介入治疗、手术治疗等相关知识。

(刘　霞)

复习思考题

先心病、佝偻病患儿易合并肺炎,护理时应注意什么? 先心病患儿如输液过程中出现心率加快、呼吸急促,应采取何护理措施? 若同时合并佝偻病,应用钙剂后,因心衰需要用毛花苷 C 治疗,应间隔多长时间?

第九章　消化系统疾病患儿的护理

 学习目的

通过对本章内容的学习,熟悉小儿消化系统解剖生理特点,掌握小儿消化系统疾病的临床特点及护理要点,为临床相关疾病的健康教育与临床护理实践奠定理论基础。

学习要点

小儿腹泻的易感因素、临床表现、治疗、护理及小儿腹泻的液体疗法,口炎患儿、婴儿肝炎综合征患儿的护理。

第一节　小儿消化系统解剖生理特点

一、口　腔

足月新生儿出生时已具有较好的吸吮和吞咽功能,早产儿则较差。婴幼儿口腔黏膜薄嫩,血管丰富,唾液分泌少而致口腔黏膜干燥,因此易损伤和局部感染;3 个月以下婴儿唾液淀粉酶含量不足,故不宜喂淀粉类食物;3 ~ 4 个月婴儿唾液分泌开始增多,5 ~ 6 个月时明显增多,由于婴儿口底浅不能及时吞咽,常发生生理性流涎。

二、食　管

婴儿的食管呈漏斗状,腺体缺乏、弹力组织和肌层不发达,食管下端贲门括约肌发育不成熟,控制力差,易发生胃食管反流,一般在 8 ~ 9 个月时症状消失。

三、胃

婴儿胃呈水平位,当直立行走后逐渐变为垂直。贲门和胃底部肌张力低,而幽门括约肌发育较好,加上吸奶时常吞咽过多空气,故易发生幽门痉挛而出现呕吐或溢奶。胃容量新生儿约为 30 ~ 60ml,1 ~ 3 个月约为 90 ~ 150ml,1 岁约为 250 ~ 300ml,故小儿年龄越小,每次的进食量越少,需要的喂养次数越多。由于哺乳后不久幽门即开放,胃内容物逐渐流入十二指肠,故实际哺乳量常超过上述胃容量。胃排空时间因食物种类不同而异,如水为 1.5 ~ 2 小时,母乳 2 ~ 3 小时,牛乳 3 ~ 4 小时。早产儿胃排空慢,易发生胃潴留。

四、肠

小儿肠管相对比成人长,血管丰富,小肠绒毛发育较好,利于消化吸收。但肠肌层发育差,肠系膜柔软而长,黏膜下组织松弛,升结肠与后壁固定差,肠活动度大,易发生肠扭转和肠套叠。早产儿肠蠕动协调能力差,易发生粪便滞留、胎粪延迟排出,甚至发生功能性肠梗阻;肠乳糖酶活性低,易发生乳糖吸收不良。肠壁薄,通透性高,屏障功能差,故肠内毒素、消化不全产物和变应原易吸收进入体内,引起全身感染和变态反应性疾病。

五、肝

年龄越小,肝脏相对越大。婴幼儿肝脏在右肋下 1～2cm 可触及,6 岁以后则不易触及。婴儿肝脏结缔组织发育较差,血管丰富,肝细胞再生能力强,因此不易发生肝硬化。但肝功能不成熟,故在缺氧、感染、中毒等情况下易发生肝肿大和变性。婴儿胆汁分泌较少,故对脂肪的消化吸收功能较差。

六、胰　腺

出生时胰液分泌量少,3～4 个月逐渐增多;6 个月以内胰淀粉酶活性较低,1 岁才接近成人;婴幼儿胰脂肪酶及胰蛋白酶的活性均较低,对脂肪和蛋白质的消化吸收功能较差。婴幼儿时期胰液及其消化酶的分泌易受炎热天气及各种疾病的影响而被抑制,发生消化不良。

七、肠 道 细 菌

胎儿肠道内无细菌,出生后数小时细菌很快从口、鼻、肛门侵入肠道,主要分布在结肠及直肠。肠道菌群组成受食物成分影响,单纯母乳喂养者以双歧杆菌为主;人工喂养和混合喂养者大肠埃希菌、嗜酸杆菌、双歧杆菌和肠球菌所占比例几乎相等。正常菌群对致病菌有拮抗作用,而婴幼儿肠道正常菌群脆弱,易受许多因素影响出现菌群失调,导致消化功能紊乱。

八、健康小儿粪便

1. 胎粪　是由胎儿肠道脱落的上皮细胞、消化液及吞咽的羊水组成。为墨绿色糊状,黏稠,无臭味,多在生后 12 小时内开始排出,2～3 天后逐渐过渡为黄色糊状便。如生后 24 小时内无胎粪排出,应注意有无肛门闭锁等消化道畸形。

2. 母乳喂养儿粪便　呈金黄色均匀糊状,偶有细小乳凝块,无臭味,呈酸性反应,每日排便 2～4 次,一般在添加辅食后次数减少。

3. 人工喂养儿粪便　呈淡黄色,较干稠,有臭味,呈中性或碱性反应,每日排便 1～2 次,易发生便秘。

4. 混合喂养儿粪便　与人工喂养儿相似,但较软、黄,添加谷类、蛋、肉、蔬菜、水果等辅食后,粪便性状逐渐接近成人,每日排便 1 次。

第二节　口　炎

口炎(stomatitis)是指口腔黏膜由于各种感染引起的炎症,若病变局限于舌、牙龈、口角亦可分别称为舌炎、牙龈炎和口角炎。本病多见于婴幼儿,可单独发病或继发于急性感染、腹泻、营养不良、维生素 B 或 C 缺乏等全身性疾病。感染大多数由病毒、细菌、真菌引起,不注意食具及口腔卫生或各种疾病导致机体抵抗力下降等因素均有利于口炎的发生。现将常见的几种口炎分述如下。

一、鹅 口 疮

鹅口疮(thrush,oral candidiasis)又称雪口病,为白色念珠菌感染所致。多见于新生儿和婴幼儿,营养不良、腹泻、长期使用广谱抗生素或激素的患儿尤易患此病。新生儿多由产道感染或因哺乳时乳头及乳具不洁而感染。

【临床表现】

口腔黏膜表面覆盖白色乳凝块样小点或小片状物,可融合成片,不易拭去,如强行擦拭剥离,局部黏膜潮红、粗糙,可有溢血。患处不痛,不流涎,不影响进食,一般无全身症状。常见于颊黏膜,其次是舌、牙龈、上腭,重症可蔓延到咽、喉、食管、气管等,出现低热、拒食、吞咽困难。取少许白膜于玻片上加10%氢氧化钠溶液一滴,显微镜下可见真菌菌丝和孢子。使用抗生素可加重病情。

【治疗要点】

1. 保持口腔清洁　可用2%碳酸氢钠溶液于哺乳前后清洁口腔。

2. 局部用药　局部涂抹10万~20万U/ml制霉菌素鱼肝油混悬溶液或制霉菌素加水1~2ml,每日2~3次。

3. 其他　停用不必要的抗生素,可同时口服肠道微生态制剂,以纠正肠道菌群失调,抑制真菌生长。

二、疱疹性口腔炎

疱疹性口腔炎(herpetic stomatitis)为单纯疱疹病毒I型感染所致。多见于1~3岁小儿,传染性强,可在托幼机构引起小流行。

【临床表现】

起病时有发热,体温可达38~40℃,牙龈红肿,触之易出血,1~2天后在口腔黏膜上出现单个或成簇的小疱疹,周围有红晕,迅速破溃后形成浅表溃疡,表面覆盖黄白色膜样渗出物。常见于牙龈、颊黏膜、舌、口唇、口角和唇周皮肤,有时可累及软腭和咽部。由于疼痛可出现拒食、流涎、烦躁,颌下淋巴结肿大,有压痛。病程约1~2周。

本病应注意与疱疹性咽峡炎相鉴别,后者多由柯萨奇病毒引起,常发生在夏秋季,疱疹主要分布在咽部和软腭,有时可见于舌但不累及牙龈和颊黏膜。

【治疗要点】

1. 保持口腔清洁　多饮水,进食流质食物或软食,禁用刺激性食物及药物。

2. 抗感染治疗　局部可涂碘苷抑制病毒,亦可进行全身抗病毒治疗。有继发感染时可用抗生素。

3. 对症治疗　喷洒西瓜霜和冰硼散可促进溃疡愈合及减轻疼痛;疼痛严重者可在进食前局部涂抹2%利多卡因;为预防继发感染,可涂2.5%~5%金霉素鱼肝油。发热时用物理或药物降温。

三、口炎的护理

【护理评估】

1. 健康史　了解患儿有无乳具消毒不严或乳母乳头不洁史;有无营养不良、长期腹泻等全身疾病史；有无长期使用广谱抗生素和糖皮质激素史等。询问患儿是否有发热、哭闹、拒乳、流涎等症状。

2. **身体状况**　观察患儿口腔黏膜局部表现，注意口炎发生的部位、范围、颜色，有无水疱、溃疡。

3. **心理社会状况**　患儿因口腔疼痛出现拒食、哭闹，家长因患儿不能顺利进食出现焦虑。

【护理诊断】

1. **口腔黏膜改变**　与口腔黏膜感染有关。

2. **疼痛**　与口腔黏膜炎症、溃疡有关。

3. **体温过高**　与口腔黏膜感染有关。

【护理措施】

1. **口腔护理**　鼓励患儿多饮水、进食后漱口，保持口腔黏膜湿润和清洁。用3%过氧化氢溶液或0.1%依沙吖啶溶液清洗溃疡面，年长儿可用含漱剂。鹅口疮患儿宜用2%碳酸氢钠溶液清洁口腔，每日2~4次，以餐后1小时左右为宜。对流涎者，及时清除分泌物，保持皮肤清洁干燥，以免引起皮肤湿疹和糜烂。

2. **正确涂药**　涂药前先将纱布或干棉球放在颊黏膜腮腺管口处或舌系带两侧，以隔断唾液，然后再用干棉球将病变部位表面吸干后涂药。涂药后嘱患儿闭口10分钟，然后取出纱布或棉球，注意不可立即漱口、饮水或进食。

3. **饮食护理**　供给高热量、高蛋白、高维生素的温凉流质或半流质饮食，避免摄入刺激性食物。对因疼痛影响进食者，可在进食前局部涂抹2%利多卡因。对不能进食者，可静脉补充或给予肠道外营养。患儿使用的食具注意消毒。

4. **发热护理**　密切观察体温变化，当体温超过38.5℃时，可给予松解衣物、温水擦浴、放置冷水袋或冰袋等物理降温，必要时给予药物降温。

5. **健康教育**　向家长介绍口炎发生的原因及护理方法。哺乳期妇女注意保持乳头清洁，指导食具专用，做好清洁消毒工作。纠正小儿吮指、粗暴擦伤口腔等不良习惯，培养其进食后漱口、早晚刷牙的卫生习惯。宣传均衡营养对提高机体抵抗力的重要性，避免偏食、挑食，培养良好的饮食习惯。

第三节　小儿腹泻

小儿腹泻(infantile diarrhea)又称腹泻病，是由多病原、多因素引起的以大便次数增多及大便性状改变为特点的一组临床综合征。严重者可引起脱水和电解质紊乱。是儿科的常见病、多发病。6个月~2岁婴幼儿发病率高，1岁以内者约占半数。一年四季均可发病，以夏秋季节发病率最高。是造成小儿营养不良、生长发育障碍的主要原因之一，是我国重点防治的小儿"四病"之一。

【病因】

1. 易感因素

(1)消化系统发育不成熟：小儿胃酸和消化酶分泌不足，消化酶活性低，对食物质和量变化的耐受性差。

(2)生长发育快:小儿所需营养物质较多,消化道负担较重。

(3)机体防御功能差:小儿胃酸偏低,胃排空较快,对进入胃内细菌的杀灭能力较弱;血清免疫球蛋白及胃肠道分泌型IgA较低,对感染的防御能力差。

(4)肠道菌群失调:新生儿出生后尚未建立正常肠道菌群,改变饮食使肠道内环境改变或因使用抗生素等导致肠道菌群失调,使正常菌群对入侵肠道致病菌的拮抗作用丧失,均可引起肠道感染。

(5)人工喂养:由于不能从母乳中获得SIgA、乳铁蛋白、巨噬细胞等抗肠道感染成分,且食物和食具极易被污染,故其肠道感染发生率明显高于母乳喂养儿。

2. 感染因素

(1)肠道内感染:可由病毒、细菌、真菌和寄生虫引起,以病毒和细菌多见。

1)病毒感染:寒冷季节的婴幼儿腹泻80%由病毒感染引起,以轮状病毒最常见,其次为星状和杯状病毒、埃可病毒和柯萨奇病毒等。

2)细菌感染(不包括法定传染病):以致腹泻大肠埃希菌为多见,分为5组,分别为致病性大肠埃希菌、产毒性大肠埃希菌、侵袭性大肠埃希菌、出血性大肠埃希菌和黏附-集聚性大肠埃希菌;其次为空肠弯曲菌和耶尔森菌等。

3)真菌感染:以白色念珠菌为多见,其次为曲霉菌和毛霉菌等。

4)寄生虫感染:以蓝氏贾第鞭毛虫、阿米巴原虫和隐孢子虫等为常见。

(2)肠道外感染:如中耳炎、上呼吸道感染、肺炎、泌尿系统及皮肤感染时,可由于发热、感染原释放的毒素、直肠局部激惹(膀胱感染)作用而并发腹泻,也可因病原体(主要是病毒)同时感染肠道而发生腹泻。

另外,滥用抗生素也可引起腹泻。肠道外感染时长期大量使用广谱抗生素可致肠道菌群失调,肠道正常菌群减少,耐药的金黄色葡萄球菌、变形杆菌、铜绿假单胞菌、难辨梭状芽胞杆菌或白色念珠菌等可大量繁殖,引起药物较难控制的肠炎,有学者称之为抗生素相关性腹泻。

3. 非感染因素

(1)饮食因素:①喂养不当:如喂养不定时、食物的成分或量不适宜均可引起腹泻。②过敏:如对牛奶或大豆(豆浆)过敏而引起腹泻。③原发性或继发性双糖酶(主要为乳糖酶)缺乏或活性降低:肠道对糖的消化吸收不良而引起腹泻。

(2)气候因素:气候突然变化使腹部受凉肠蠕动增加,天气过热使消化液分泌减少或口渴饮奶过多,都可导致消化功能紊乱而发生腹泻。

【发病机制】

腹泻发生的机制包括肠腔内存在大量不能被吸收的具有渗透活性的物质的渗透性腹泻、肠腔内电解质分泌过多的分泌性腹泻、炎症所致的液体大量渗出的渗出性腹泻、肠道运动功能异常的肠道功能异常性腹泻等。但临床上不少腹泻是由多种机制共同作用的结果。

1. 感染性腹泻　病原微生物多通过污染的食物或饮水进入消化道,也可通过污染的手、玩具、日用品或带菌者传播。当机体的防御功能下降、大量的微生物侵袭并产生较强毒力时则可发生腹泻。

(1)病毒性肠炎:病毒侵入肠道后,使小肠绒毛细胞受损,导致小肠黏膜吸收水、电解质能力下降,肠液在肠腔内大量积聚而引起腹泻;同时,发生病变的肠黏膜细胞分泌双糖酶不足且活性低,使糖类消化不全被细菌分解成短链有机酸,使肠液的渗透压增高,加重腹泻。

(2)细菌性肠炎:①肠毒素性肠炎。各种产生肠毒素的细菌可引起分泌性腹泻,如霍乱弧菌、产毒性大肠埃希菌等,主要通过其产生的肠毒素抑制水及电解质的吸收,促进肠腺分泌增加,使小肠液量增多,超过结肠的吸收限度而发生水样腹泻。②侵袭性肠炎。各种侵袭性细菌感染可引起渗出性腹泻,如志贺菌属、沙门菌属、侵袭性大肠埃希菌、空肠弯曲菌、耶尔森菌等可直接侵入小肠或结肠肠壁,使黏膜发生炎性反应,排出含有大量白细胞和红细胞的菌痢样粪便;由于结肠病变不能充分吸收肠液,某些致病菌还可产生肠毒素,故也可发生水样腹泻。

2. 非感染性腹泻　主要是由于饮食不当引起。当摄入食物的成分或量不适宜并超过消化道的承受能力时,食物就不能被充分消化吸收而积滞于小肠上部,使肠腔内酸度减低,有利于肠道下部细菌上移和繁殖,食物发酵和腐败,分解产生的短链有机酸使肠腔的渗透压升高,并协同腐败性毒性产物刺激肠壁使肠蠕动增加发生腹泻,严重者可发生脱水和电解质紊乱。毒性产物吸收入血,可出现不同程度的中毒症状。

知识拓展

小儿积食

积食又称食积,是中医的一个病证,是指小儿乳食过量,损伤脾胃,使乳食停滞于中焦所形成的胃肠疾患。积食多发生于婴幼儿,主要表现为发热、嗳气酸腐、腹部胀满、大便干燥或酸臭、矢气臭秽。食积日久,可致小儿营养不良,影响生长发育。

西医认为积食是由于小儿消化系统发育不成熟,当摄入食物的成分或量不适宜并超过消化道的承受能力时,食物就不能被充分消化吸收而积滞于小肠上部,使肠腔内酸度减低,肠道下部细菌上移和繁殖,食物发酵和腐败,毒性产物吸收进入血液,可出现不同程度的中毒症状如发热。

【临床表现】

腹泻按病程分为:急性腹泻(病程在 2 周以内)、迁延性腹泻(病程在 2 周至 2 个月)、慢性腹泻(病程大于 2 个月);按病情分为:轻型腹泻、重型腹泻。不同病因引起的腹泻常有相似的临床表现,同时又各有其特点。

1. 腹泻的共同临床表现

(1)轻型腹泻:多为饮食因素或肠道外感染所致。起病可急可缓,以胃肠道症状为主,可出现食欲减退,偶有溢奶或呕吐,大便次数增多,一般每天在 10 次以内,每次量不多,稀薄或带水,呈黄色或黄绿色,有酸味,常见白色或黄白色奶瓣和泡沫,一般无脱水及全身中毒症状,多在数日内痊愈。

(2)重型腹泻:多为肠道内感染所致。起病常较急,除有较重的胃肠道症状外,还有明显的水、电解质和酸碱平衡紊乱及全身中毒症状。

1)胃肠道症状:腹泻频繁,每日大便 10 余次至数 10 次,多为黄绿色水样或蛋花汤样便,量多,可有少量黏液;常伴有呕吐(严重者可吐咖啡样物)、腹痛、腹胀、食欲减退等。

2)水、电解质和酸碱平衡紊乱症状:主要有脱水、代谢性酸中毒、低钾血症及低钙、低镁血症(参见第五章第三节)。

3)全身中毒症状:发热,体温可达 40℃,烦躁不安、精神委靡、嗜睡甚至昏迷、休克等。

2. 几种常见肠炎的临床特点

(1)轮状病毒肠炎:好发于秋、冬季,轮状病毒是秋冬季小儿腹泻最常见的病原,又称秋季腹泻。多见于 6 个月~2 岁的婴幼儿,起病急,常伴有发热和上呼吸道感染症状,无明显全身中毒症状;病初即出现呕吐,大便次数多,量多,呈黄色或淡黄色,水样或蛋花汤样,无腥臭味,常并发脱水、酸中毒及电解质紊乱。本病为自限性疾病,自然病程约 3~8 天。大便镜检偶见白细胞。近年报道,轮状病毒感染可侵犯多个脏器,如中枢神经系统、心肌等。

(2)产毒性细菌引起的肠炎:多发生在夏季。潜伏期 1~2 天,起病较急。轻症仅大便次数稍增,性状轻微改变。重症腹泻频繁,量多,大便呈蛋花汤样或水样,混有黏液,大便镜检无白细胞,常伴呕吐,严重者可有发热、脱水、电解质和酸碱平衡紊乱。本病为自限性疾病,自然病程 3~7 天或较长。

(3)侵袭性细菌引起的肠炎:全年均可发病,潜伏期长短不等。常引起志贺杆菌性痢疾样病变。起病急,高热甚至可以发生热性惊厥。腹泻频繁,大便呈黏液状,带有脓血,有腥臭味。常伴有恶心、呕吐、腹痛和里急后重,可出现严重的全身中毒症状如高热、意识障碍甚至休克。大便镜检有大量白细胞及数量不等的红细胞,粪便细菌培养可找到相应的致病菌。其中空肠弯曲菌肠炎多发生在夏季,常侵犯空肠和回肠,有脓血便,腹痛甚剧烈,易被误诊为阑尾炎;耶尔森菌小肠结肠炎多发生在冬春季节,可引起淋巴结肿大,亦可引起肠系膜淋巴结炎,严重者可产生肠穿孔和腹膜炎,症状可与阑尾炎相似;鼠伤寒沙门菌小肠结肠炎有胃肠炎型和败血症型,夏季发病率高,新生儿和小婴儿更易感染,新生儿多为败血症型,常引起暴发流行,可排深绿色黏液脓便或白色胶冻样便,有特殊臭味。

(4)出血性大肠埃希菌肠炎:大便次数增多,开始为黄色水样便,后转为血水便,有特殊臭味,常伴有腹痛,大便镜检有大量红细胞,一般无白细胞。

(5)抗生素诱发性肠炎:由于大量使用抗生素后,肠道正常菌群失调,使肠道内耐药的金黄色葡萄球菌、某些梭状芽胞杆菌或白色念珠菌等大量繁殖而引起肠炎。体弱儿、长期应用肾上腺皮质激素和免疫功能低下者多见。①金黄色葡萄球菌性肠炎大便为暗绿色似海水样,量多有黏液,少数为血便,伴有全身中毒症状甚至休克,大便镜检有大量脓细胞和成簇的革兰染色阳性球菌,培养有葡萄球菌生长,凝固酶阳性。②假膜性小肠结肠炎是由梭状芽胞杆菌引起,主要表现为腹泻,轻症大便每日数次,停用抗生素后很快痊愈;重症频泻,呈黄绿色水样便,可有毒素致肠黏膜坏死所形成的假膜排出,可有大便带血,也可出现脱水、电解质紊乱和酸中毒,伴有腹痛、腹胀和全身中毒症状,甚至发生休克。对可疑病例可进行结肠镜检查,大便厌氧菌培养、组织培养法检测细胞毒素可协助确诊。③真菌性肠炎多由白色念珠菌引起,大便次数增多,呈黄色稀便,泡沫较多带有黏液,有时可见豆腐渣样细块(菌落),常伴鹅口疮,大便镜检有真菌孢子和菌丝。

3. 迁延性腹泻和慢性腹泻　病因复杂,多与营养不良和急性期治疗不彻底有关。表现为腹泻迁延不愈,病情反复,大便次数和性状不稳定,严重时可出现水电解质紊乱。以人工喂养、营养不良儿为多见,由于营养不良儿患腹泻易迁延不愈,腹泻又加重营养不良,两者互为因果,形成恶性循环,最终引起免疫功能低下,继发感染,导致多脏器功能异常。

4. 生理性腹泻　多见于 6 个月以内的婴儿,外观虚胖,常有湿疹,生后不久就出现腹泻,但除大便次数增多外,无其他症状,食欲好,生长发育正常,添加辅食后大便逐渐转为正常。近年研究发现此类腹泻可能为乳糖不耐受的一种特殊类型。

【辅助检查】

1. 大便常规　肉眼检查大便的性状如外观、颜色、有无黏液脓血等;大便镜检有无脂肪球、白细胞、红细胞等;测大便的酸碱度。

2. 病原学检查　细菌性肠炎大便培养可检出致病菌;真菌性肠炎大便镜检可见真菌孢子和菌丝;病毒性肠炎可做病毒分离等检查。

3. 血液生化　可有血清钾、钙降低,血钠高低根据脱水性质而异;根据血气分析判断酸碱失衡的性质和程度。

4. 其他　如小肠吸收功能试验(包括粪脂测定、D-木糖吸收试验、胰功能试验等)、X线检查、B 超检查、小肠黏膜活组织检查等。

【治疗要点】

调整饮食,纠正水、电解质紊乱和酸碱平衡紊乱,合理用药,控制感染,预防并发症。

1. 调整饮食(参见护理措施部分)　强调继续进食,根据患儿病情、消化吸收功能、平时的饮食习惯等进行合理调整,以满足生理需要,补充疾病消耗,缩短腹泻后的康复时间。

2. 纠正水电解质酸碱平衡紊乱(参见第五章第三节)　ORS 液用于腹泻时预防脱水及纠正轻、中度脱水;中、重度脱水、吐泻严重或腹胀的患儿需要静脉补液;重度酸中毒者需补充碱性液体纠正酸中毒;纠正低钾、低钙和低镁血症。

3. 药物治疗

(1)控制感染:水样便腹泻患儿(约占 70%)或大便 pH < 7 时,多为病毒及非侵袭性细菌所致,一般不用抗生素,但如伴有明显中毒症状,尤其是重症患儿、小婴儿等应选用抗生素;黏液脓血便患儿(约占 30%)或大便 pH ≥ 7 时(排除大量碱性饮食),多为侵袭性细菌引起,应根据临床特点,针对病原菌先经验性选用抗生素,再根据大便细菌培养和药敏试验结果进行调整。如大肠埃希菌肠炎可选用氨苄西林、卡那霉素、红霉素、环丙沙星、复方磺胺甲噁唑等;抗生素诱发性肠炎应立即停用原使用的抗生素,根据症状可选用万古霉素、新青霉素、抗真菌药物等。

(2)微生态疗法:有助于恢复肠道正常菌群的生态平衡,抵御病原菌侵袭,控制腹泻,常用双歧杆菌、嗜酸乳杆菌等制剂。

(3)肠黏膜保护剂:能吸附病原体和毒素,维持肠细胞的吸收和分泌功能,与肠道黏液糖蛋白相互作用可增强其屏障功能,抵御病原菌的侵袭,如蒙脱石散。

(4)对症治疗:腹泻避免用止泻剂,因止泻会增加毒素的吸收;腹胀明显者可肌内注射新斯的明或肛管排气,如是低钾引起可静脉补钾;呕吐严重者可肌内注射氯丙嗪或针刺足三里等。

(5)补充锌剂:世界卫生组织建议,对于急性腹泻患儿应给予口服元素锌,6 个月以上患儿每日 20mg,6 个月以下患儿每日 10mg,疗程 10~14 天。

4. 中医治疗　小儿腹泻中医又称泄泻,由脾虚湿盛、脾失健运所致,治以运脾化湿。证治分类:湿热泻清热化湿,方选葛根芩连汤加减;风寒泻散寒化湿,方选藿香正气散加减;伤食泻消食导滞,方选保和丸加减;脾虚泻益气健脾,方选参苓白术散加减;脾肾阳虚泻补脾温肾、固涩止泻,方选附子理中汤合四神丸加减;气阴两伤健脾益气、酸甘敛阴,方选人参乌梅汤加减;阴竭阳脱挽阴回阳、救逆固脱,方选生脉散合参附龙牡救逆汤加减。另外,还可配合推拿、针灸、外治法等进行治疗。

5. 预防并发症　迁延性、慢性腹泻常伴营养不良或其他并发症,必须采取综合治疗措施。积极寻找引起病程迁延的原因,针对病因进行治疗;切忌滥用抗生素,避免引起顽固的菌群失调;营养治疗,补充微量元素和维生素;应用微生态制剂和肠黏膜保护剂;可配合中药、推拿、针灸治疗等。

【护理评估】

1. 健康史　了解腹泻开始时间、大便次数、量、性状、颜色、气味;有无发热、呕吐、腹胀、腹痛、里急后重等不适;了解患儿喂养史,如喂养方式、人工喂养者喂何种乳品、冲调浓度、喂哺次数及量、添加辅食及断乳情况;有无不洁饮食史及食物过敏史;有无腹部受凉或过热饮水过多;有无上感、肺炎、泌尿系统感染等肠道外感染疾病史;有无长期使用广谱抗生素和糖皮质激素史等。

2. 身体状况　评估患儿生命体征;评估患儿有无眼窝凹陷、皮肤弹性改变、口唇黏膜是否干燥等,评估尿量,判断患儿脱水程度、性质,有无低钾、低钙或低镁血症,有无代谢性酸中毒;检查肛周皮肤有无发红、破损;了解患儿各项辅助检查结果和临床意义。

3. 心理社会状况　评估家长的心理状态及对疾病的认知程度,是否缺乏小儿喂养及护理知识;评估患儿家庭居住环境、经济状况、家长的卫生习惯等。

【护理诊断】

1. 体液不足　与腹泻、呕吐致体液丢失过多和摄入不足有关。

2. 体温过高　与肠道感染有关。

3. 有皮肤完整性受损的危险　与大便次数增多刺激臀部皮肤有关。

4. 营养失调:低于机体需要量　与腹泻、呕吐丢失过多和摄入不足有关。

5. 潜在并发症:代谢性酸中毒、低钾血症等。

【护理措施】

1. 调整饮食　合理安排饮食,以减轻胃肠道负担,但限制饮食过严或禁食过久易造成营养不良、酸中毒,影响生长发育,故腹泻患儿除严重呕吐者暂禁食 4~6 小时(不禁水)外,均应继续进食。母乳喂养者继续哺乳,可减少喂哺次数和量,暂停辅食;人工喂养者,可给米汤、稀释的牛奶、酸奶或其他代乳品;年长儿可给予半流质食物如粥、面条等,少量多餐;对重症病毒性肠炎应暂停乳类喂养,改为豆制代乳品、发酵奶或去乳糖配方奶粉,随着病情的好转逐渐过渡到正常的营养丰富的饮食。可每日加餐 1 次,共 2 周。

2. 补液方法(参见第五章第三节)

(1)口服补液:口服补液盐(ORS)用于腹泻时预防脱水及纠正轻、中度脱水。轻度脱水约需 50~80ml/kg,中度脱水约需 80~100ml/kg,于 8~12 小时内将累积损失量补足。

(2)静脉补液:用于中、重度脱水或吐泻严重或腹胀的患儿。遵循补液原则:先盐后糖、先浓后淡、先快后慢、见尿补钾、见惊补钙,根据脱水的程度、性质确定补液总量、补液种类和补液速度,即进行"三定"(定量、定性和定时)。

第一天补液包括累积丢失量、继续损失量和生理需要量;若脱水纠正,则第二天只给予继续损失量和生理需要量,能口服者尽量口服,同时继续补钾。否则根据吐泻及进食情况重新估算。

3. 发热的护理 密切观察体温变化,体温过高时给患儿多饮水、擦干汗液、及时更换汗湿的衣服、头枕冰袋等,必要时药物降温。

4. 维持皮肤完整性(尿布皮炎的护理) 选用吸水性强的柔软布类尿布,勤更换,避免使用不透气塑料布或橡胶布;每次便后用温水清洗臀部并擦干,以保持皮肤清洁干燥;局部皮肤发红处涂以 5% 鞣酸软膏或 40% 氧化锌油并按摩片刻,促进局部血液循环;局部皮肤发红有渗出或溃疡者,可采用暴露疗法或灯光照射,使局部皮肤保持干燥,促进创面愈合。

5. 密切观察病情

(1)观察大便情况:观察并记录大便次数、量、颜色、性状,及时送检,采集标本时注意取有黏液脓血的部分。做好动态比较,为治疗和制定输液方案提供可靠依据。

(2)监测生命体征:注意有无发热、烦躁、嗜睡及休克等全身中毒症状。

(3)观察水电解质和酸碱平衡紊乱症状:如脱水的程度和性质、代谢性酸中毒、低钾、低钙血症等表现。

知识拓展

肠道的微生态平衡

人的体表寄居着大量微生物(约 100 兆个),包括细菌、病毒、真菌等,这些微生物大部分无致病性,相互依存,相互制约,处于相对平衡状态,构成了人体的微生态系统。这个系统包括口腔、皮肤、泌尿、肠胃四大部分,其中近 80% 的细菌在肠道,称为肠道微生态系统。

肠道微生态系统中肠道菌群种类多达四五百种,其中 95% 以上是有益菌,如双歧杆菌、乳酸菌等,它们能合成多种维生素、蛋白质和生物各种生物,并能增强免疫、抑制癌变、清除自由基。另外,正常菌群在肠道形成了生物屏障,通过占位保护、营养竞争、代谢产物抑制、刺激机体提高宿主机体免疫力等方式拮抗病原菌使其不能定居。若受到药物(尤其是抗生素)、精神情绪或疾病的影响,打破体内原有的生态平衡,就会发生菌群失调,出现一系列消化道症状,如食欲减退、消化不良、慢性腹泻或便秘等肠道疾病,严重者将导致全身性疾病如消瘦、虚弱、免疫力下降、亚健康状态等。发生微生态菌群失调,最佳的治疗药物为微生态制剂。

6. 健康教育

(1)向家长讲解腹泻的相关知识。指导家长使用 ORS 液;服用微生态制剂时注意水温要低于 40℃,最好与抗生素间隔服用;蒙脱石散使用时每袋要用 50ml 温水化开,不要过稠或过稀,搅拌时注意一个方向,以使其颗粒分布均匀。

(2)指导合理喂养,宣传母乳喂养的优点,避免在夏季断奶,按时逐步添加辅食,防止饮食结构突然变动。注意饮食卫生,食物要新鲜,食具要定时消毒,培养小儿饭前便后要洗手的卫生习惯。

（3）加强体育锻炼,提高机体抵抗力;注意气候变化,防止受凉或过热;避免长期滥用广谱抗生素。

第四节　婴儿肝炎综合征

婴儿肝炎综合征(infantile hepatitis syndrome)简称婴肝征或乳儿肝炎综合征,是指一组于婴儿期起病、具有肝细胞性黄疸、病理性肝脏体征(肝脏肿大、质地异常)和肝功能损伤(主要为血清丙氨酸转氨酶增高)的临床综合征。其病因复杂,临床经过及预后差别悬殊,可严重威胁患儿的健康,甚至造成死亡。在明确病因之前统称为婴儿肝炎综合征,一旦查出病因,即按原发病因诊断。

【病因】

1. 感染　包括肝脏的原发性感染和全身性感染累及肝脏。以病毒感染最多见,包括甲型、乙型、丙型肝炎病毒、巨细胞病毒、风疹病毒、埃可病毒、腺病毒、水痘病毒和 EB 病毒等。在我国以巨细胞病毒(CMV)感染者较多见,约占本综合征的 40% ~ 80%。常见途径是母婴传播,孕妇 CMV 感染可在宫内经胎盘传给胎儿,也可因分娩过程中婴儿吸入母血或生后吸入乳汁而感染。此外,细菌(如葡萄球菌、大肠埃希菌、沙门菌属、厌氧菌、肺炎球菌以及一些条件致病菌等)、弓形虫、螺旋体和人类免疫缺陷病毒(HIV)也可引起肝脏病变。

2. 先天性代谢异常　先天性代谢异常常可累及肝脏,只有少数可引起严重的肝损害。一般来说,有代谢累积病都伴有显著的肝脏肿大,有肝损伤者多为中等度肝脏肿大。

（1）糖代谢障碍:如半乳糖血症、遗传性果糖不耐受症、糖原累积病 I、Ⅲ、Ⅳ型等。

（2）氨基酸代谢障碍:如酪氨酸血症等。

（3）脂类代谢障碍:如尼曼-皮克病、戈谢病、酸性脂酶缺乏症(Wolman 病)等。

（4）其他代谢障碍:如胆酸代谢异常和血清 α-抗胰蛋白酶缺乏症等。

3. 肝内胆管发育不良　如先天性胆道闭锁、肝内胆管发育不良、胆管囊性扩张、肝纤维化等。

4. 其他原因　如肝脏内占位性病变及累及肝脏的全身恶性疾病等。部分病例病因不明。

【临床表现】

主要表现为黄疸,往往是在新生儿期生理性黄疸持续不退或退而复现,甚至逐渐加重。黄疸以巩膜、皮肤、尿液发黄为主,大便由黄转为淡黄,或黄白相间,严重者呈白陶土色,可出现食欲减退、呕吐、腹泻、腹胀。体格检查有肝脾肿大,质地一般偏硬或中等硬度,有时可见明显的腹壁静脉曲张。由于肝脏的解毒功能差,患儿抵抗力差,易合并感染如呼吸道感染,且通常不易控制,迁延不愈,严重者可危及生命。胆汁淤积影响脂溶性维生素 A、D 的吸收,肝功损害又影响维生素 D 在肝内羟化,所以可并发干眼症、低钙抽搐。病情严重者可致肝硬化、肝功能衰竭。可有其他先天性畸形(如脐疝、腹股沟疝、先心病、幽门肥厚等）、生长发育障碍以及原发疾病的临床表现。

【辅助检查】

1. 全血常规检查　细菌感染时白细胞和中性粒细胞增多并可有核左移；病毒感染时白细胞数可正常或稍降低，淋巴细胞增多，巨细胞病毒感染时，可有单核细胞增多。还包括血清总胆固醇、血型等。

2. 血清结合胆红素和未结合胆红素值均升高，常以结合胆红素升高为主；血清丙氨酸转氨酶升高，与肝细胞损害程度有关；血清 γ-谷氨酰转肽酶、5′-核苷酸酶、碱性磷酸酶和血清胆汁酸等，在伴有胆汁淤积时明显升高；当肝细胞损害时凝血酶原时间显著延长。

3. 病原学检查　病毒感染标志物和相应的病毒学、血清学检查，尤其病毒半定量检查有利于病毒所致婴肝的病因学治疗。血培养和中段尿细菌培养可以提示相应的感染原；血抗弓形虫抗体检查以发现弓形虫感染。

4. 代谢病筛查　如高度怀疑代谢异常性疾病则进行血糖测定、尿糖层析、尿有机酸、血尿氨基酸、血清 α-抗胰蛋白酶测定；特定酶、染色体、基因检查。

5. 影像学检查　作肝、胆、脾 B 超、CT、磁共振胆管成像（MRCP）或经皮胆管造影可显示各脏器的形态、大小、实质病变或占位病变，可发现相应的畸形。腹腔镜直视下胆管造影，有助于疑难病症的诊断。

6. 其他检查　还可做肝胆放射性核素扫描、胆汁引流及肝活组织病理检查。

【治疗要点】

婴儿肝炎综合征应尽早明确病因，针对病因采取相应治疗是最主要的，是决定其预后的关键。利胆退黄保肝对症及支持疗法可减少并发症。

1. 病因治疗　病毒感染选用抗病毒药物如更昔洛韦、干扰素等，CMV 肝炎首选更昔洛韦；如为细菌感染，则应选用强有力的抗生素；如为胆道闭锁、胆总管囊肿可手术治疗；如为先天性代谢缺乏病引起如半乳糖血症，则应限制乳品；酪氨酸血症给予低苯丙氨酸、低酪氨酸饮食。

2. 一般治疗

（1）利胆退黄：可应用苯巴比妥口服以改善酶活力及促进胆汁排泄。

（2）改善肝细胞功能：可用促进肝细胞代谢、保护肝细胞的 ATP、辅酶 A，辅以 B 族维生素及维生素 C；也可用促进肝细胞增生的肝细胞增生因子，促进肝脏解毒与合成的葡醛内酯及还原型谷胱甘肽，降酶作用显著的联苯双酯、甘草酸二胺及补充微生态制剂。

（3）其他：凝血因子缺乏时可用维生素 K、凝血酶原复合物或新鲜血液；补充维生素 D 和钙剂治疗低钙惊厥和佝偻病。

3. 支持治疗　合理喂养，首选母乳喂养，能有效提高患儿机体免疫力。因其他原因不能母乳喂养者，营养素的供给应均衡，一要满足生长所需，二要注意不宜过多，以免加重肝脏负担。静脉滴注人免疫球蛋白等增强机体抵抗力。

4. 中医治疗　本病与中医古籍记载的胎黄、胎疸等病证相似。由于感受湿热或寒湿之邪，肝失疏泄，胆汁外溢而发黄。证治分类：湿热郁蒸治以清热利湿，方选茵陈蒿汤加减；寒湿阻滞治以温中化湿，方选茵陈理中汤加减；气滞血瘀治以化瘀消积，方选血府逐瘀汤加减等。也可用中成药茵栀黄颗粒或注射液。

5. 肝移植　对遗传代谢性、肝纤维化等引起者有条件时可予以肝移植治疗。

【护理评估】

1. 健康史　了解黄疸出现时间、程度、大便颜色变化;应当注意发病月龄,6个月以内(尤其3个月以内)起病者主要考虑宫内感染或产时感染。有无发热、呕吐、腹胀、腹泻等;了解母亲妊娠早期有无病毒感染,或服用药物,或有早产、胎膜早破、胎儿宫内发育迟缓等病史;或患儿出生后有无各种感染如呼吸道或消化道感染、脐炎、臀炎、皮肤脓疱疹、发热等病史。了解家族史,尤其是家族性遗传疾病史。询问当地流行病史以及患儿预防接种史。

2. 身体状况　评估患儿生命体征;评估患儿黄疸程度、黄疸性质(阴黄还是阳黄),有无肝脾肿大;了解患儿各项辅助检查结果和临床意义。

3. 心理社会状况　评估家长的心理状态及对疾病的认知程度,是否缺乏小儿喂养及护理知识。家长是否对患儿预后差有足够的心理准备。

【护理诊断】

1. 黄疸　与感染或代谢异常等导致肝功能受损有关。

2. 潜在并发症:低钙血症、干眼症、肝硬化等。

【护理措施】

1. 注意隔离　严格遵守消毒隔离制度,病室内保持空气流通,每天要进行病房空气、病室地面消毒;患儿之间必须实施床边隔离;为患儿进行护理前后、接触患儿或污染物品后均应严格消毒双手,防止交叉感染。患儿的生活用具应专用并消毒。

2. 休息和体位　病房保持安静清洁,温湿度适宜,患儿要卧床休息,避免哭闹,以减少消耗,利于肝功能恢复;应取平卧位,以增加肝、肾血流量,改善肝细胞的营养,提高肾小球滤过率;一切操作应尽量集中进行,避免影响患儿休息;必要时适当给予镇静剂。

3. 饮食护理　加强营养,可以改善肝功能,延缓病情进展,促进肝脏修复。进行母乳喂养或给予低脂、高蛋白、高维生素饮食,有肝性脑病者应限制蛋白质摄入;不能进食者,可静脉供给营养,禁用对肝脏有损害的药物。CMV感染患儿若其母无活动性CMV感染仍应提倡母乳喂养。

4. 病情观察　注意观察黄疸的范围和程度,如巩膜、皮肤、尿液、大便颜色变化,肝脾肿大情况;观察患儿精神神经症状的改变,有无黄疸症进行性加重及肝脏进行性增大等肝性脑病早期症状;观察患儿有无皮肤瘀斑、出血点及便血等出血征象,有无低钙抽搐等,一旦发现,立即通知医生进行处理。密切观察患儿有无肺炎的表现,注意是否合并心衰,如有呼吸加快、心音低钝等,由于患儿肝脏肿大,代偿能力差,心衰较难纠正,故应及早发现。

5. 健康教育　向家长讲解婴儿肝炎综合征的相关知识。宣传妊娠早期注意防止感染,不滥用药物,按时进行孕期检查;生后合理喂养,宣传母乳喂养,预防各种感染和发热,患儿避免应用肝毒性药物。此病病程较长,患儿喂养难度大,家长要有耐心。

学习小结

1. 学习内容

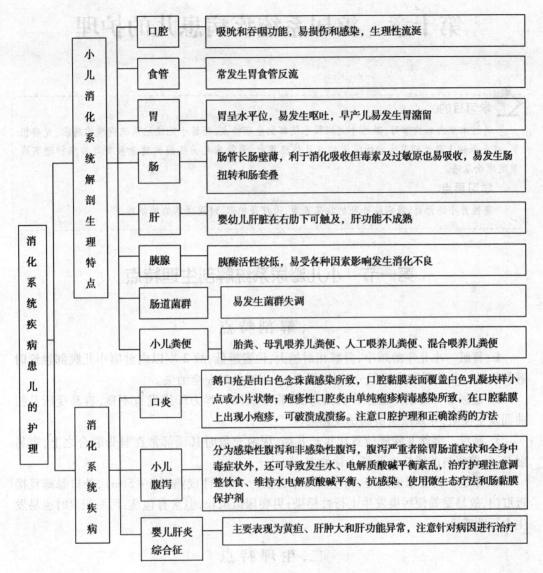

口腔	吸吮和吞咽功能，易损伤和感染，生理性流涎	
食管	常发生胃食管反流	
胃	胃呈水平位，易发生呕吐，早产儿易发生胃潴留	
肠	肠管长肠壁薄，利于消化吸收但毒素及过敏原也易吸收，易发生肠扭转和肠套叠	
肝	婴幼儿肝脏在右肋下可触及，肝功能不成熟	
胰腺	胰酶活性较低，易受各种因素影响发生消化不良	
肠道菌群	易发生菌群失调	
小儿粪便	胎粪、母乳喂养儿粪便、人工喂养儿粪便、混合喂养儿粪便	
口炎	鹅口疮是由白色念珠菌感染所致，口腔黏膜表面覆盖白色乳凝块样小点或小片状物；疱疹性口腔炎由单纯疱疹病毒感染所致，在口腔黏膜上出现小疱疹，可破溃成溃疡。注意口腔护理和正确涂药的方法	
小儿腹泻	分为感染性腹泻和非感染性腹泻，腹泻严重者除胃肠道症状和全身中毒症状外，还可导致发生水、电解质酸碱平衡紊乱，治疗护理注意调整饮食、维持水电解质酸碱平衡、抗感染、使用微生态疗法和肠黏膜保护剂	
婴儿肝炎综合征	主要表现为黄疸、肝肿大和肝功能异常，注意针对病因进行治疗	

小儿消化系统解剖生理特点 / 消化系统疾病 → 消化系统疾病患儿的护理

2. 学习方法

在本章内容的学习中，在理解鹅口疮和疱疹性口腔炎不同病因的基础上，熟记二者不同的护理措施。本章的重点是小儿腹泻，通过比较感染性腹泻和非感染性腹泻的病理变化的不同，记忆腹泻的临床表现，学会观察水、电解质酸碱平衡紊乱，能够提供调整饮食、补液、抗感染、使用微生态疗法和肠黏膜保护剂等治疗及护理措施。熟悉婴儿肝炎综合征特殊的临床表现和护理措施。

（郭小兰）

复习思考题

1. 简述口炎的正确涂药方法。
2. 简述小儿腹泻的饮食护理。

第十章 泌尿系统疾病患儿的护理

学习目的

通过本章内容的学习,熟悉小儿泌尿系统解剖生理特点,理解小儿泌尿系统疾病的病因、发病机制,在此基础上熟悉相关疾病的临床特点及护理要点,为临床相关疾病的健康教育与临床护理实践奠定理论基础。

学习要点

急性肾小球肾炎、肾病综合征的临床表现、治疗及护理,泌尿道感染的护理。

第一节 小儿泌尿系统解剖生理特点

一、解剖特点

1. **肾脏** 小儿年龄越小,肾脏相对越大,位置越低,故2岁以内健康小儿腹部触诊时容易扪及。婴儿肾脏表面呈分叶状,至2~4岁时分叶完全消失。

2. **输尿管** 婴幼儿输尿管长而弯曲,管壁肌肉和弹力纤维发育不良,容易受压及扭曲而发生梗阻,导致尿潴留而诱发感染。

3. **膀胱** 婴幼儿膀胱位置比年长儿高,尿液充盈时其顶部常在耻骨联合之上,容易触及,随着年龄的增长逐渐降入骨盆内。

4. **尿道** 女婴尿道较短,新生女婴尿道仅为1cm(性成熟期3~5cm),外口暴露且接近肛门,故易受粪便污染发生上行性感染;男婴尿道虽长,但常有包茎,污垢积聚时也易发生上行性感染。

二、生理特点

新生儿出生时肾单位数量已达到成人水平,但其生理功能还不完善,调节能力弱,储备能力差,一般至1~2岁才接近成人水平。

新生儿肾小球滤过率较低,为成人的1/4,2岁达成人水平,故不能有效地排出过多的水分和溶质;婴幼儿浓缩尿液的功能较差,水分摄入量不足时很容易发生脱水及急性肾功能不全;婴幼儿肾脏的稀释功能接近成人,但因肾小球滤过率较低,故大量水负荷或输液过快时易出现水肿;婴幼儿对酸碱失衡的调节能力较差,易发生酸中毒。

三、小儿排尿及尿液特点

1. **排尿次数** 约93%的新生儿在出生后24小时内,99%在48小时内开始排尿。出生后最初几天因摄入少,每日排尿4~5次;1周后因小儿新陈代谢旺盛,摄入量增加而膀胱容量小,每日排尿次数增至 20~25 次,1 岁时每日排尿 15~16 次,至学龄前和学龄期每日 6~7 次。

2. 尿量 小儿尿量个体差异较大。新生儿正常尿量为每小时 1~3ml/kg,每小时 <1.0ml/kg 为少尿,每小时 <0.5ml/kg 为无尿。婴儿正常尿量为每日 400~500ml,幼儿为 500~600ml,学龄前小儿为 600~800ml,学龄期小儿为 800~1400ml。学龄期小儿每日尿量 <400ml/m^2,学龄前小儿每日尿量 <300ml/m^2,婴幼儿每日尿量 <200ml/m^2 时为少尿;每日尿量 <50ml/m^2 为无尿。

3. 排尿控制 正常排尿机制在婴儿期由脊髓反射完成,以后逐渐建立脑干-大脑皮质控制,一般至 3 岁左右已能控制排尿。在 1.5~3 岁之间,小儿主要通过控制尿道外括约肌和会阴肌而非膀胱逼尿肌来控制排尿,若 3 岁后仍保持这种排尿机制,不能控制膀胱逼尿肌收缩,则出现不稳定膀胱,表现为白天尿频尿急、偶尔尿失禁和夜间遗尿。

4. 尿液特点 正常小儿尿液淡黄透明。出生后 2~3 天尿色较深、稍混浊,放置后有红褐色沉淀,为尿酸盐结晶。婴幼儿尿液在寒冷季节放置后可有盐类结晶析出而变混,尿酸盐加热后、磷酸盐加酸后均可溶解,可与脓尿和乳糜尿进行鉴别。

正常小儿尿蛋白定性试验阴性,每日定量 ≤100mg/m^2;随意尿蛋白(mg/dl)/肌酐(mg/dl)≤0.2。清洁新鲜尿液离心沉渣镜检:红细胞 <3 个/HP,白细胞 <5 个/HP,偶见透明管型。12 小时尿细胞计数(Addis 计数):蛋白含量 <50mg,红细胞 <50 万个,白细胞 <100 万个,管型 <5000 个为正常。

第二节 急性肾小球肾炎

急性肾小球肾炎(acute glomerulonephritis,AGN)简称急性肾炎,是一组由不同病因所致的感染后免疫反应引起的急性弥漫性肾小球炎性病变。临床主要表现为急性起病,多有前驱感染,以血尿为主,伴有不同程度蛋白尿,可有水肿、少尿、高血压。本病多见于感染之后,其中以急性溶血性链球菌感染之后为多,称为急性链球菌感染后肾炎;由其他感染后引起的称为急性非链球菌感染后肾炎。本病多见于 5~14 岁小儿,小于 2 岁者少见,男女之比为 2:1,是小儿泌尿系统最常见的疾病。

【病因】

本病主要由 A 组 β 溶血性链球菌感染后引起的免疫复合物性肾小球肾炎。其他细菌如金黄色葡萄球菌、肺炎链球菌和革兰阴性杆菌等;病毒如流感病毒、腮腺炎病毒、麻疹病毒、乙型肝炎病毒等;另外肺炎支原体、白色念珠菌、钩端螺旋体、立克次体和疟原虫等感染后也可引起急性肾炎。

【发病机制】

A 组溶血性链球菌致肾炎菌株感染后,主要发病机制为机体对链球菌抗原产生抗体,抗原抗体结合形成免疫复合物随血流沉积于肾小球基膜上并激活补体系统,引起免疫和炎症反应,使基膜损伤,血液成分漏出毛细血管,尿中出现蛋白、红细胞、白细胞和各种管型。同时使肾小球毛细血管管腔狭窄甚至闭塞,肾小球血流量减少,滤过率下降,水钠潴留,出现水肿、少尿、高血压和严重循环充血。

【临床表现】

急性肾炎临床表现轻重悬殊,轻者可无临床症状仅见镜下血尿,重者可呈急进性过程,出现肾功能不全。

1. 前驱感染 90%病例发病前1~3周有链球菌的前驱感染史,以呼吸道和皮肤感染为主。

2. 典型表现 主要表现为水肿少尿、血尿和高血压。急性期常伴有发热、全身不适、乏力、食欲减退、头痛、头晕、咳嗽、恶心、呕吐、腹痛等症状。

(1)水肿、少尿:70%患儿有水肿,为最常见和最早出现的症状。初期多为晨起眼睑和颜面水肿,渐波及躯干和四肢,甚至全身,为非凹陷性。水肿时尿量明显减少,于病程1~2周内随着尿量的增多而逐渐消退。

(2)血尿:起病时几乎都有血尿,轻者仅见镜下血尿,30%~50%有肉眼血尿,血尿为酸性时呈浓茶色或烟灰水样,血尿为中性或弱碱性时呈洗肉水样。肉眼血尿一般在1~2周消失,镜下血尿可持续数月,运动或并发感染时可加重。

(3)高血压:约30%~80%患儿可有高血压,血压多为轻度或中度升高,于病程1~2周内随着尿量的增多而逐渐降至正常。

3. 严重表现 少数患儿在病程2周内可出现下列严重症状,如不及早发现进行治疗,可危及生命。

(1)严重循环充血:由于水钠潴留导致血容量增加而出现循环充血。表现为呼吸困难、端坐呼吸、咳嗽、咳吐粉红色泡沫痰,两肺布满湿啰音、心脏扩大、心率增快,甚至出现奔马律、肝大而硬、肝颈静脉征阳性、水肿加重。严重者可因突发急性肺水肿于数小时内死亡。

(2)高血压脑病:由于血容量增加使血压急剧增高,超过了脑血管代偿性收缩机制,脑血管痉挛或脑血管扩张而发生脑水肿。常发生在疾病早期,血压突然上升之后,血压往往在150~160/100~110mmHg以上。表现为头痛、呕吐、视物模糊或一过性失明,严重者可出现惊厥和昏迷。

(3)急性肾功能不全:由于肾小球滤过率减少导致少尿、无尿,可出现暂时的氮质血症、电解质紊乱和代谢性酸中毒。一般持续3~5天,随着尿量增多而逐渐好转。

【辅助检查】

1. 尿液检查 镜检见大量红细胞,尿蛋白+~+++,可见透明、颗粒或红细胞管型。Addis计数于4~8个月恢复正常。

2. 血液检查

(1)血常规:常有轻度贫血,白细胞数轻度升高或正常。

(2)免疫学检查:血清抗链球菌溶血素"O"(ASO)升高,提示新近有链球菌感染,是诊断链球菌感染后肾炎的依据,于10~14天开始升高,3~5周达高峰,3~6个月恢复正常;血清总补体(CH_{50})和补体C3下降,多于起病后6~8周恢复正常。

(3)血沉:增快,多于2~3个月内恢复正常。

(4)肾功能检查:少尿期可出现血肌酐、尿素氮升高。

【治疗要点】

本病为自限性疾病,无特殊治疗方法。主要是对症治疗和护理,防治急性期并发症,保护肾功能。

1. 一般治疗　急性期应卧床休息，限制水盐的摄入，对于有氮质血症者限制蛋白的摄入。应用青霉素 7 ~ 10 天，控制链球菌感染，清除体内残存的感染灶，青霉素过敏者改用红霉素，避免使用肾毒性药物。

2. 对症治疗

（1）利尿：经控制水盐入量仍有水肿、少尿、高血压者给予利尿剂，常用氢氯噻嗪每日 1 ~ 2mg/kg，分 2 ~ 3 次口服；无效者使用呋塞米（速尿），口服每日 2 ~ 5mg/kg，肌内注射或静脉注射，每次 1 ~ 2mg/kg，每日 1 ~ 2 次。

（2）降压：经休息、控制水盐入量、利尿而血压仍高者均应给降压药。首选硝苯地平（心痛定）每日 0.25 ~ 0.5mg/kg，最大剂量每日 1mg/kg，分 3 次口服；其次有卡托普利，初始剂量为每日 0.3 ~ 0.5mg/kg，最大剂量每日 5 ~ 6mg/kg，分 3 次口服，与硝苯地平交替使用效果更好。

3. 严重表现的治疗

（1）严重循环充血：限制水盐入量，用呋塞米迅速利尿。如有肺水肿用硝普钠 5 ~ 20mg 加入 5% 葡萄糖 100ml 中，以每分钟 1μg/kg 速度静脉滴注，用药时严密监测血压，根据血压调节滴速，以最大不超过每分钟 8μg/kg 为宜。

（2）高血压脑病：选用降压效力强而迅速的药物，首选硝普钠静脉滴注，用法同上。同时给予地西泮止痉和呋塞米利尿脱水。

（3）肾功能不全：维持水电解质平衡，及时处理水肿、高钾血症和低钠血症，必要时采用透析疗法。

【护理评估】

1. 健康史　询问患儿病前 1 ~ 4 周有无上呼吸道或皮肤感染史，了解水肿开始出现的时间、出现部位、发展顺序、持续时间、程度及性质等。有无剧烈头痛、恶心呕吐、烦躁不安、一过性失明等。

2. 身体状况　评估患儿生命体征及体重等；观察水肿的部位、程度及性质；有无心脏扩大、心率增快、出现奔马律、颈静脉怒张及肝大。了解实验室检查结果及意义。

3. 心理社会状况　患儿因疾病对活动和饮食的限制，不能上学担心学习成绩下降等而产生焦虑心理。家长因担心影响其生长发育而出现焦虑、沮丧等心理。

【护理诊断】

1. 体液过多　与肾小球滤过率下降、水钠潴留有关。

2. 活动无耐力　与水肿、血压升高有关。

3. 潜在并发症：严重循环充血、高血压脑病、急性肾功能不全。

【护理措施】

1. 注意休息　急性期需卧床休息 2 周，待水肿消退、血压降至正常、肉眼血尿消失可下床轻微活动；血沉正常可上学，但需避免剧烈体育运动；Addis 计数正常后恢复正常生活。

2. 饮食管理　给予高糖，高维生素、适量蛋白和脂肪的低盐饮食。对于少尿水肿者应限制水盐的摄入，每日食盐量 1 ~ 2g，严重病例应限制在每日 60mg/kg 为宜；有氮质血症时,应限制蛋白质的摄入,以每日 0.5g/kg 为宜。尿量增加、水肿消退、血压正常后可恢复正常饮食,以保证小儿生长发育的需要。

3. 病情观察

(1)观察水肿、尿量及尿色情况:注意水肿的程度及部位,每日或隔日测体重一次。准确记录 24 小时液体的出入量,每周 2 次尿常规检查。

(2)并发症的观察:密切观察生命体征的变化,若突然出现血压升高、剧烈头痛、呕吐、眼花、一过性失明或惊厥等,提示有高血压脑病的发生;若出现呼吸困难、烦躁不安、心率加快、双肺可闻及湿啰音、肝脏肿大等,提示有严重循环充血的发生,应立即配合医生进行救治。

4. 用药护理　注意观察药物的疗效和不良反应。应用利尿剂时,注意尿量、水肿、血压的变化,观察有无水电解质紊乱;应用降压药时,注意监测血压,防止血压过低,用硝普钠时应新鲜配制,避光,防止遇光后药物分解,影响疗效。

5. 健康教育　向患儿及家长讲解本病是一种自限性疾病,预后良好。强调限制患儿活动是控制病变进展的重要措施;锻炼身体、增强体质,避免或减少上呼吸道感染,彻底清除感染灶是本病预防的关键。

第三节　肾病综合征

肾病综合征(nephrotic syndrome, NS)简称肾病,是一组由多种病因引起肾小球基膜通透性增高,导致大量血浆蛋白从尿液中丢失引起的一种临床综合征。临床有四大特征:大量蛋白尿、低蛋白血症、高脂血症和不同程度的水肿。

肾病综合征按病因可分为先天性、原发性和继发性三大类。继发性肾病是指继发于某些疾病如过敏性紫癜出现肾病的表现;先天性肾病较少见。NS 按临床表现分为两型:单纯型肾病和肾炎型肾病。肾病综合征在儿童肾脏疾病的发病率仅次于急性肾小球肾炎,原发性 NS 约占小儿时期 NS 总数的 90% 以上。故本节主要介绍原发性肾病综合征。

【病因与发病机制】

原发性肾病的病因与发病机制尚不明确,可能与免疫功能紊乱、人种及环境等有关。近年研究证实:①肾小球基膜结构或电荷变化可导致蛋白尿。肾病时由于基膜结构改变,使血浆中分子量较大的蛋白能经肾小球滤出形成低选择性蛋白尿;另外由于基膜阴电荷位点和上皮细胞表面的阴电荷减少,导致静电屏障破坏,使大量带阴电荷的血浆白蛋白滤出形成高选择性蛋白尿。②非微小病变型常见免疫球蛋白和(或)补体成分肾内沉积,免疫损伤滤过膜而发生蛋白尿。③微小病变型肾小球滤过膜静电屏障损伤可能与细胞免疫失调有关。另有实验表明本病的发病与 T 淋巴细胞异常参与有关。

【病理生理】

1. 大量蛋白尿　为本病最根本的病理生理表现,是导致其他三大特点的根本原因,是由于肾小球基膜通透性增高所致。长时间持续大量蛋白尿可促进肾小球系膜硬化和间质病变,导致肾功能不全。

2. 低蛋白血症　大量血浆蛋白从尿中丢失和肾小管对重吸收的蛋白的分解是造成低蛋白血症的主要原因;肝脏合成蛋白的速度和蛋白分解代谢率的改变也可使血浆蛋白降低;另外患儿胃肠道也有少量蛋白丢失。

3. 高脂血症　由于低蛋白血症促使肝合成蛋白增加,其中大分子脂蛋白不易从肾脏排出而蓄积于体内,导致高脂血症。主要为血清胆固醇和低密度脂蛋白。持续高脂血症可促进肾小球硬化和肾间质纤维化。

4. 水肿　由于低蛋白血症使血浆胶体渗透压降低,当血浆白蛋白低于 25g/L 时,液体在组织间隙潴留而发生水肿,当血浆白蛋白低于 15g/L 时则可出现腹水或胸水;由于血浆胶体渗透压降低使血容量减少,促使抗利尿激素分泌和肾素-血管紧张素-醛固酮系统被激活导致水钠潴留,使水肿加重;另外由于低血容量使交感神经兴奋性增高,某些肾内因子改变了肾小管管周体液平衡机制,都可使近端肾小管钠吸收增加。

【临床表现】

起病前约 30% 有病毒感染或细菌感染史,70% 复发与病毒感染有关。

1. 单纯型肾病　发病年龄多为 2~7 岁,男性发病明显高于女性(2~4:1),多数起病隐匿,无明显诱因,主要表现为全身高度水肿,始于眼睑、面部,逐渐遍及四肢、全身,呈凹陷性,男孩常有阴囊水肿,严重者可出现胸水、腹水。可伴有面色苍白、乏力、厌食,水肿严重者可有少尿,一般无血尿及高血压。

2. 肾炎型肾病　发病年龄多在学龄期。一般水肿不严重,除具备肾病四大特征外,还有明显血尿、高血压、血清补体下降和不同程度氮质血症。

3. 并发症

(1)感染:是本病最常见的并发症和导致死亡的原因。主要由于患儿蛋白质营养不良及免疫球蛋白从尿液中丢失,应用皮质激素和免疫抑制剂治疗等,导致其免疫功能下降,易合并各种感染,常见有呼吸道、皮肤、泌尿道感染和原发性腹膜炎等,其中以上呼吸道感染最常见,而感染又可使病情加重或反复。

(2)电解质紊乱和低血容量:由于长期禁盐或使用利尿剂以及感染、腹泻、呕吐等均可导致低钠、低钾血症。由于钙结合蛋白和维生素 D 结合蛋白由尿中丢失,以及激素的影响导致低钙血症。另外由于低蛋白血症使血浆胶体渗透压降低,液体在组织间隙潴留,导致血容量不足,在腹泻、呕吐或不恰当利尿时易出现低血容量性休克。

(3)血栓形成:由于肝脏合成凝血因子增加导致高纤维蛋白原血症;尿中丢失抗凝血酶Ⅲ使血浆抗凝物质减少;血容量减少,高脂血症时血液黏稠度增高,血流缓慢、血小板聚集等导致血液处于高凝状态,易发生血栓,以肾静脉血栓最常见,表现为突发腰痛、腹痛、血尿加重甚至发生肾衰竭。

(4)急性肾衰竭:多数为低血容量所致的肾前性肾衰,部分与原因未明的滤过系数(K_f)降低有关,少数为肾组织的严重增生性病变。

(5)生长延迟:主要见于频复发和长期接受大剂量糖皮质激素治疗的患儿。

【辅助检查】

1. 尿液检查　尿蛋白定性多为 +++ ~ ++++,24 小时尿蛋白定量 >0.05g/kg,可见透明管型和颗粒管型,肾炎型肾病患儿可见红细胞。

2. 血液检查　血浆总蛋白及白蛋白明显减少,白、球比例倒置;血胆固醇增多;血沉明显增快;肾炎型肾病患儿可有血清补体降低或不同程度的氮质血症。

【治疗要点】

1. 一般治疗　适当休息,除严重水肿和高血压外,一般不需要卧床休息。限制盐的摄入,给予高热量、高维生素、优质蛋白饮食,补充维生素 D 及适量钙剂。抗生素不作为预防用药,一旦发生感染应选择强有力的抗生素控制感染。

2. 利尿　水肿较重患儿,尤其伴有胸水、腹水时可给予利尿剂。常用氢氯噻嗪每日 2～5mg/kg,或螺内酯(安体舒通)每日 3～5mg/kg,均分 3 次口服;呋塞米(速尿),每次 1～2mg/kg,每 6～8 小时口服或肌内注射;或先快速静脉滴注低分子右旋糖酐,每次 10ml/kg,2 小时后再静脉注射呋塞米,可产生良好的利尿效果;也可输注血浆和白蛋白,但反复输注会延迟肾病缓解和增加复发的机会。

3. 激素治疗　肾上腺皮质激素为治疗肾病综合征的首选药物。有短程(8 周)、中程及长程疗法,目前多采用中、长程疗法。泼尼松每日 2mg/kg,最大剂量不超过每日 60mg,分次口服,尿蛋白转阴后巩固 2 周(一般足量不少于 4 周,不超过 8 周),改为 2mg/kg 隔日清晨顿服,继用 4 周,以后每 2～4 周减量 2.5～5mg,直至停药。6 个月为中程疗法,9 个月为长程疗法。

激素疗效判断:泼尼松治疗 8 周进行评价。①激素敏感:治疗 8 周内水肿消退,尿蛋白转阴;②激素部分敏感:治疗 8 周内水肿消退,尿蛋白仍在 +～++;③激素耐药:治疗满 8 周尿蛋白仍≥++;④激素依赖:激素治疗后尿蛋白转阴,但减量或停药 2 周内复发,恢复药量或再次用药后尿蛋白又转阴,并重复 2 次以上者,除外感染和其他因素;⑤复发或反复:尿蛋白转阴,停用激素 4 周以上,尿蛋白又≥++ 为复发,如在激素用药过程中出现上述变化为反复;⑥频复发或频反复:指半年内复发或反复≥2 次或 1 年内≥3 次。

4. 免疫抑制剂治疗　适用于激素耐药、激素依赖或频复发病例,可选用环磷酰胺、环孢素等。

5. 其他治疗　可使用肝素、尿激酶等抗凝;左旋咪唑调节免疫;血管紧张素转化酶抑制剂改善肾小球血流,减少尿蛋白,延缓肾小球硬化。

6. 中医治疗　中医学认为小儿原发性肾病综合征多属于"水肿病"之阴水范畴,小儿禀赋不足,久病体虚,外邪侵袭,致肺、脾、肾三脏亏虚,功能失调,水液输入失常,泛溢肌肤而为水肿。故以益气健脾补肾治本为主,辅以宣肺、利水、清热、化湿、活血化瘀、降浊治其标分证论治。如对于本证:肺脾气虚治以益气健脾,宣肺利水,方选防己黄芪汤合五苓散加减;脾虚湿困治以健脾利水,方选防己茯苓汤合参苓白术散加减;脾肾阳虚治以温阳利水,方选真武汤加减;肝肾阴虚治以滋阴潜阳,方选知柏地黄丸加减;气阴两虚治以益气养阴,化湿清热,方选六味地黄丸加黄芪;对于标证当扶正祛邪,标本兼治。

【护理评估】

1. 健康史　评估患儿起病的缓急,有无感染或劳累等诱因,是首次发病还是复发;了解水肿发生的时间及进展情况;询问尿色、尿量、尿中泡沫多少等情况;了解患病后所做检查、诊断是否明确,用药情况、激素治疗情况、治疗效果及不良反应。

2. **身体状况** 评估患儿生命体征,注意血压、体重、腹围等,评估患儿水肿的部位、性质及程度。注意有无呼吸道、皮肤感染征象;有无突发腰痛、血尿等;有无四肢湿冷、血压下降、神志不清等;了解尿常规、肾功能及电解质等检查结果。

3. **心理社会状况** 由于本病病程较长、易复发,家长因担心患儿病情及激素的不良反应会产生焦虑心理。患儿因长期应用糖皮质激素造成形象的改变会产生自卑心理,长期住院治疗不能上学担心学习成绩下降产生紧张、焦虑心理。

知识拓展 ✎

难治性肾病综合征

难治性肾病综合征是原发性肾病综合征中频繁复发(FR)、激素依赖(SD)和耐药(SR)病例的总称。病理类型多为系膜增生性肾小球肾炎、膜性增生性肾小球肾炎、局灶性节段性肾小球硬化、微小病变型、膜性肾病等。反复复发与激素用药不规则、反复感染、高凝状态、高脂血症和高血压等因素有关。目前尚无统一规范的治疗方案,多采用联合用药、综合治疗的方法,如选用糖皮质激素、环孢素、环磷酰胺、雷公藤总苷、血管紧张素转化酶抑制剂、人免疫球蛋白或抗凝药等。近年来,欧美等国科学家推出生物疗法,如 B 淋巴细胞耗竭法、抗肿瘤坏死因子法、干细胞移植等。尽管如此,尚有很多患者未能达到满意的疗效。中医通过活血化瘀、滋阴补肾等对患者进行辨证施治。中西医结合治疗,可提高难治性肾病综合征的缓解率,降低复发率,减少免疫抑制剂的不良反应。

【护理诊断】

1. **体液过多** 与低蛋白血症等导致的水钠潴留有关。
2. **营养失调:低于机体需要量** 与大量蛋白丢失有关。
3. **有感染的危险** 与免疫力低下及激素的使用有关。
4. **有皮肤黏膜完整性受损的危险** 与高度水肿有关。
5. **潜在并发症:药物不良反应、血栓形成等。**
6. **自我形象紊乱** 与长期使用糖皮质激素及免疫抑制剂有关。

【护理措施】

1. **适当休息** 除严重水肿和高血压外,一般不需要卧床休息,即使卧床也应经常变换体位,防止血栓的形成。病情缓解后可逐渐增加活动量,但不能过度劳累,可恢复就近上学。

2. **饮食管理**

(1)一般患儿不需要特别限制饮食,给予高热量、高维生素、优质蛋白饮食。由于消化道黏膜水肿使消化功能减弱,给易消化饮食。

(2)严重水肿、高血压时要限制盐的摄入给予低盐或无盐饮食(<2g/d),病情缓解后不必长期限盐,因水肿是低蛋白血症所致,限制水钠摄入对减轻水肿的作用不明显,过分限制易造成低钠血症及食欲下降;蛋白摄入过多易造成肾小球高滤过,使肾小管硬化,故控制在每日 2g/kg,以优质蛋白如乳、蛋、鱼、禽类为宜。低钙血症及使用糖皮质激素可引起骨质疏松,故应补充维生素 D 及钙剂。

3. 预防感染

（1）向患儿及家长说明预防感染的重要性。做好保护性隔离，与感染性疾病患儿分室收治，减少探视，病房每日进行空气消毒，严格执行无菌操作。

（2）加强皮肤护理，注意保持皮肤清洁、干燥，及时更换内衣；保持床铺清洁平整无渣屑，衣服宽松、被褥松软；帮助患儿床上擦浴，尤其是腋窝、腹股沟等皮肤皱褶处，每天擦洗1~2次，并保持干燥；协助患儿翻身，防止水肿局部受压发生压疮，水肿严重时，臀部和四肢受压部位垫软垫，或用气垫床；阴囊水肿可用棉垫或吊带托起；皮肤破损者可涂聚维酮碘预防感染；严重水肿者尽量避免肌内注射，因水肿严重药物不能吸收，可从注射部位外渗，导致局部皮肤潮湿、糜烂或感染。

（3）做好会阴部清洁，用3%硼酸溶液坐浴每日1~2次，以预防尿路感染。

4. 病情观察

（1）观察水肿情况：注意水肿的程度及部位，每日测体重一次；有腹水者每日测腹围一次，了解腹水变化情况；记录24小时出入量。

（2）并发症的观察：密切观察生命体征的变化，注意监测体温和检查血常规，及时发现感染灶并给予抗生素治疗。若有厌食、乏力、嗜睡、血压下降甚至休克等考虑低钠血症；有乏力、肌张力下降、腹胀及心电图表现等考虑低钾血症；有烦躁不安、四肢湿冷、脉搏细数、血压下降等考虑低血容量休克；有突发腰痛、血尿加重或急性肾衰竭等考虑肾静脉血栓形成，及时报告医生积极协助治疗。

5. 用药护理

（1）糖皮质激素治疗期间注意每日血压、尿量、尿蛋白、血浆蛋白的变化情况。注意观察药物的不良反应，如高血压、库欣综合征（如满月脸、向心性肥胖、多毛、皮肤紫纹等）、糖尿病、骨质疏松、消化道溃疡等，一般无需治疗，停药后可消失。遵医嘱及时补充维生素D及钙剂，以免发生骨质疏松及手足搐搦症。

（2）应用利尿剂时注意观察尿量和血压，防止发生低血容量性休克和静脉血栓；定时查血钾、血钠，防止发生电解质紊乱。

（3）应用免疫抑制剂如环磷酰胺治疗时，注意药物不良反应如白细胞数下降、胃肠道反应及出血性膀胱炎等，用药期间要多饮水和定期查血象。

（4）应用抗凝和溶栓疗法时注意监测凝血时间及凝血酶原时间。

6. 心理护理　多给患儿心理支持，使其保持良好的情绪，积极配合治疗。由于该病病程较长，易复发，家长易出现焦虑、失望，注意进行心理疏导。

7. 健康教育　向患儿及家长强调激素治疗本病的重要性，使患儿坚持按医嘱服药，不能随意减药或停药；强调预防感染的重要性，并采取有效措施预防感染，预防接种要避免使用活菌苗，在大量使用激素及免疫抑制剂时应在症状缓解半年后进行；教会家长和较大患儿使用试纸监测尿蛋白的变化。

第四节　泌尿道感染

泌尿道感染（urinary tract infection，UTI）是指病原体直接侵入尿路损伤黏膜组织引起的炎症。按照侵袭的部位，分别称为尿道炎、膀胱炎和肾盂肾炎；肾盂肾炎又称为上尿路感染,膀胱炎和尿道炎称为下尿路感染,由于小儿时期感染局限在某一部位者较少,且临床上难以定位,故统称为泌尿道感染。本病为小儿泌尿系统常见病之一,女孩发病率高于男孩,但在新生儿或婴幼儿早期,男孩发病率却高于女孩。

【病因和发病机制】

1. 易感因素

(1)小儿泌尿道解剖生理特点:小儿输尿管长而弯曲,管壁弹力纤维发育不全,易被压扁、扭曲、扩张,导致尿潴留而易致感染。女孩尿道短,尿道口接近肛门,易被粪便污染;男孩包皮过长,包茎积垢,易致上行性感染。

(2)小儿泌尿系统畸形:如肾盂输尿管连接处狭窄,肾盂积水,膀胱输尿管反流等,均可使尿液引流不畅而发生感染,也是导致感染迁延不愈和反复感染的主要原因。

(3)其他:如不及时更换尿布、蛲虫症、泌尿道器械检查、留置导尿,以及患糖尿病、肾病综合征等慢性疾病,也容易导致泌尿道感染。

2. 病原体　各种病原体都可致病,以细菌最常见,以革兰阴性杆菌为主,最常见的为大肠杆菌,约占60%~80%,其次为副大肠杆菌、变形杆菌、克雷伯杆菌、铜绿假单胞菌,少数为肠球菌和葡萄球菌。偶可由病毒、真菌、支原体引起。

3. 感染途径　上行感染是小儿泌尿道感染的主要途径,其他还有血源性感染、淋巴感染和直接感染。

【临床表现】

1. 急性尿路感染　病程6个月以内,不同年龄组临床表现差异较大。年龄越小全身症状越明显,局部症状越轻;年长儿以局部症状为主。

(1)新生儿:症状不典型,以全身症状为主,如发热或体温不升、体重不增、面色苍白、拒乳、腹泻、黄疸、嗜睡或惊厥等,而局部尿路刺激症状多不明显。

(2)婴幼儿:以全身症状为主,如发热、呕吐、腹痛、腹泻等,局部尿路刺激症状不明显,可出现排尿中断、排尿时哭闹、尿布有臭味和顽固性尿布疹等。

(3)年长儿:表现与成人相似,上尿路感染多有发热、寒战、腰痛、肾区叩击痛、遗尿等;下尿路感染以尿路刺激征如尿急、尿频、尿痛为主。

2. 慢性尿路感染　病程迁延6个月以上,可无明显症状,也可表现为反复发作的尿路刺激征、脓尿或菌尿等。可伴有贫血、消瘦、生长迟缓,严重者可出现肾功能不全及高血压。

【辅助检查】

1. 尿常规　清洁中段尿沉渣镜检白细胞≥5个/高倍镜视野,即可怀疑为尿路感染。白细胞管型、中等蛋白尿有助于肾盂肾炎的诊断。

2. 尿涂片找细菌　油镜下如每个视野都能找到一个细菌,有诊断意义。

3. 尿细菌培养　尿细菌培养和菌落计数是诊断尿路感染的主要依据。正常膀胱中虽无菌但排尿时可有污染,健康小儿中段尿培养60%~70%可有细菌生长,但菌落较少,因此不能只根据有无细菌生长作为诊断依据,必须同时作菌落计数。通常认为中段尿培养菌落数≥10^5/ml可确诊,10^4~10^5/ml为可疑,<10^4/ml为污染。通过耻骨上膀胱穿刺获取的尿培养,只要发现有细菌生长,即有诊断意义。

4. 影像学检查　包括B型超声检查、静脉肾盂造影、肾核素造影和CT扫描等。以便了解泌尿系统有无畸形或输尿管反流,肾脏有无瘢痕性损伤。

【治疗要点】

控制感染,去除病因,缓解症状、防止复发。

1. 一般治疗 急性期需卧床休息,鼓励患儿多饮水、勤排尿;女孩注意保持外阴清洁。给予高热量、高维生素和高蛋白饮食,以增强机体抵抗力。

2. 抗菌治疗 及早应用抗生素治疗。选用原则:①感染部位:上尿路感染应选用血浓度高的药物如氨苄西林及头孢类抗生素,疗程 10～14 天,下尿路感染选择尿浓度高的药物如复方磺胺甲噁唑等,疗程 7～10 天;②根据药敏试验结果结合临床疗效选用:选用抗菌能力强、抗菌谱广、不易使细菌耐药、对肾脏损害小的强效杀菌剂;③治疗效果:如治疗 2～3 天症状仍不见好转或菌尿继续存在,考虑细菌耐药,及时调整,必要时两种药物联合应用。

3. 对症治疗 有发热、头痛、腰痛者应给予解热镇痛剂缓解症状;对于尿路刺激征明显者,可使用阿托品、山莨菪碱等抗胆碱药物治疗或口服碳酸氢钠碱化尿液,以减轻局部刺激症状。

【护理评估】

1. 健康史 评估患儿尤其是女孩有无会阴不洁史及会阴疾病史。了解患儿有无遗尿、发热、排尿哭闹等,年长儿有无腰酸、腰痛、血尿及尿频、尿急、尿痛等尿路刺激征;有无尿道畸形或其他感染性疾病。

2. 身体状况 评估患儿体温、面色、体重及精神状况,有无腹胀、肾区叩痛等。评估男孩有无包皮过长、包皮内有无尿垢等。了解尿常规、尿培养等实验室检查结果。

3. 心理社会状况 家长由于患儿因尿痛排尿时哭闹可出现烦躁、焦虑心理。

【护理诊断】

1. 体温过高 与细菌感染有关。

2. 排尿异常 与膀胱、尿道炎症有关。

3. 潜在并发症:药物不良反应。

【护理措施】

1. 一般护理 急性期需卧床休息。给予高热量、高维生素、高蛋白、清淡易消化饮食,发热者给流食或半流食。鼓励患儿多饮水以增加尿量促进细菌和毒素的排出。

2. 病情观察 注意观察排尿频率、尿量、排尿时的表情及尿液性状,定期取尿标本送检,复查尿常规和进行尿培养。

3. 用药护理 注意使用抗生素后的疗效及不良反应,饭后服用可减轻胃肠道症状;由于磺胺药在尿中易形成结晶,故服用时应多饮水;服用阿托品后会出现颜面潮红、口干等症状,停药后消失,无需特殊处理。

4. 健康教育

(1)向患儿和家长解释本病的相关知识,保持会阴部清洁干燥,便后清洗臀部时应从前向后擦洗,单独使用专用洁具;为婴儿勤换尿布,尿布用开水烫洗、阳光暴晒,必要时煮沸、高压消毒;幼儿尽量不穿开裆裤、紧身内衣,勤换内裤,及时处理男孩包茎、女孩处女膜伞及蛲虫病等。

(2)指导按时服药,定期复查,一般急性感染于疗程结束后每月一次,连续 3 个月,复发者每 3~6 个月复查一次,共 2 年或更长时间。

学习小结

1. 学习内容

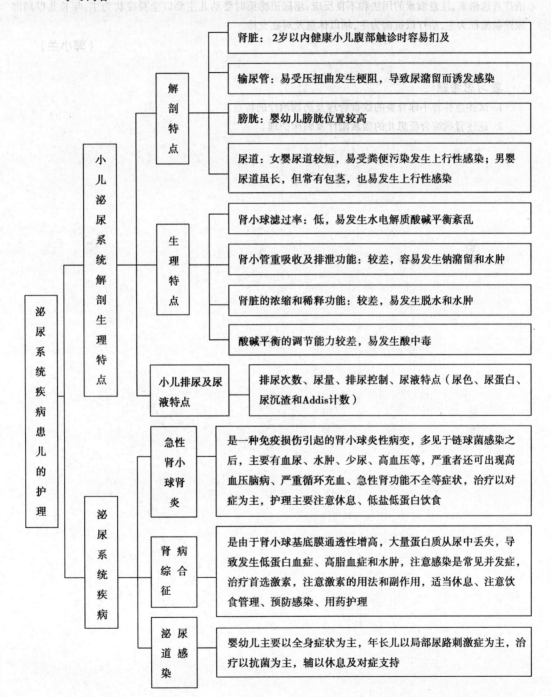

```
                    ┌ 解剖特点 ─┬─ 肾脏:2岁以内健康小儿腹部触诊时容易扪及
                    │          ├─ 输尿管:易受压扭曲发生梗阻,导致尿潴留而诱发感染
          小儿       │          ├─ 膀胱:婴幼儿膀胱位置较高
          泌尿       │          └─ 尿道:女婴尿道较短,易受粪便污染发生上行性感染;男婴
          系统       │             尿道虽长,但常有包茎,也易发生上行性感染
          解剖       │
          生理 ─────┼ 生理特点 ─┬─ 肾小球滤过率:低,易发生水电解质酸碱平衡紊乱
          特点       │          ├─ 肾小管重吸收及排泄功能:较差,容易发生钠潴留和水肿
          │          │          ├─ 肾脏的浓缩和稀释功能:较差,易发生脱水和水肿
泌         │          │          └─ 酸碱平衡的调节能力较差,易发生酸中毒
尿         │          │
系 ────────┤          └ 小儿排尿及尿液特点 ── 排尿次数、尿量、排尿控制、尿液特点(尿色、尿蛋白、
统         │                               尿沉渣和Addis计数)
疾         │
病         │          ┌ 急性肾小球肾炎 ── 是一种免疫损伤引起的肾小球炎性病变,多见于链球菌感染之
患         │          │                 后,主要有血尿、水肿、少尿、高血压等,严重者还可出现高
儿         │          │                 血压脑病、严重循环充血、急性肾功能不全等症状,治疗以对
的         │          │                 症为主,护理主要注意休息、低盐低蛋白饮食
护         │  泌尿     │
理         └  系统 ───┼ 肾病综合征 ──── 是由于肾小球基底膜通透性增高,大量蛋白质从尿中丢失,导
              疾病     │                致发生低蛋白血症、高脂血症和水肿,注意感染是常见并发症,
                       │                治疗首选激素,注意激素的用法和副作用,适当休息、注意饮
                       │                食管理、预防感染、用药护理
                       │
                       └ 泌尿道感染 ─── 婴幼儿主要以全身症状为主,年长儿以局部尿路刺激症为主,治
                                        疗以抗菌为主,辅以休息及对症支持
```

2. 学习方法

对于本章的学习,首先要熟悉泌尿系统的解剖生理特点及小儿排尿和尿液特点,以便鉴别是正常还

是疾病状态。其次是对于具体疾病的学习,急性肾炎是一种免疫损伤引起的肾小球炎性病变,多见于链球菌感染之后,主要有血尿、水肿、少尿、高血压等,严重者还可出现高血压脑病、严重循环充血、急性肾功能不全等症状,治疗以对症为主,护理主要注意休息、低盐低蛋白饮食;肾病综合征是由于肾小球基膜通透性增高,大量蛋白质从尿中丢失,导致发生低蛋白血症、高脂血症和水肿,注意感染是常见并发症,治疗首选激素,注意激素的用法和不良反应;泌尿道感染时婴幼儿主要以全身症状为主,年长儿以局部尿路刺激征为主,治疗以抗菌为主,辅以休息及对症支持。

(郭小兰)

复习思考题

1. 试述急性肾小球肾炎的饮食管理及药物治疗的特点。
2. 论述肾病综合征患儿的激素治疗及临床护理。

第十一章 造血系统疾病患儿的护理

学习目的

通过本章内容的学习,在理解营养性贫血病因、发病机制基础上,掌握其临床特点和护理要点;掌握出血性疾病的病因和血小板减少性紫癜的临床特点,学会血小板减少性紫癜的治疗和临床护理要点。

学习要点

各年龄期小儿血象特点;缺铁性贫血,营养性巨幼细胞贫血的病因、临床特点、治疗原则和护理措施。

第一节 小儿造血及血液特点

一、造血特点

小儿造血分为胚胎期造血、生后造血。

(一)胚胎期造血

造血首先出现在卵黄囊,然后在肝、骨髓,因此分为3个阶段。

1. 中胚叶造血期 约在胚胎第3周开始出现卵黄囊造血,之后在中胚叶组织中出现广泛的原始造血成分,主要是原始有核红细胞。在胚胎第6～8周后,中胚叶造血功能开始退化,至胚胎12～15周消失。

2. 肝脾造血期 约在胚胎第6～8周时,肝脏出现造血组织,第4～5个月时达高峰,至6个月后,肝造血逐渐减退。肝脏造血主要产生有核红细胞,也可产生少量粒细胞和巨核细胞。

约在胚胎第8周脾开始造血,以红系为优势,至12周时出现淋巴细胞和单核细胞。至5个月后,脾造红细胞和粒细胞的功能逐渐减退,仅保留造淋巴细胞的功能。

约在胚胎第6～7周出现胸腺,开始生成淋巴细胞,这种功能维持终生。此外,胚胎期胸腺还有短暂的生成红细胞和粒细胞功能。

约在胚胎第11周淋巴结开始生成淋巴细胞,并从此成为终生造淋巴细胞和浆细胞的器官。胎儿期淋巴结也有短暂的红系造血功能。

3. 骨髓造血期 胚胎第6周开始出现骨髓,但至胚胎第4个月时才开始造血活动,其造血功能在胚胎第6个月后才趋于稳定,并成为胎儿后期主要的造血器官,直至出生。出生时所有的骨髓都充满了造血组织。

(二)生后造血

1. 骨髓造血 出生后主要是骨髓造血。婴幼儿期所有骨髓均为红骨髓,全部参与造血,以满足生长发育的需要。5～7 岁开始,黄骨髓(脂肪组织)逐渐代替长骨中的红骨髓,到 18 岁时红骨髓仅限于长骨近端、脊椎、骨盆、肋骨、胸骨、锁骨、肩胛骨和颅骨。黄骨髓造血功能不活跃,但仍有潜在的造血功能,当造血需要增加时,它可转变为红骨髓而恢复造血能力。小儿在出生后头几年缺少黄髓,故造血的代偿潜能力低下,如果需要增加造血,就容易出现骨髓外造血。

2. 骨髓外造血 在正常情况下,骨髓外造血极少。出生后,尤其在婴儿期,当发生严重感染或溶血性贫血等需要增加造血时,肝、脾和淋巴结可随时适应需要,恢复到胎儿时的造血状态。表现为肝、脾、淋巴结肿大,同时外周血中可出现有核红细胞或(和)幼稚中性粒细胞。这是小儿造血器官的一种特殊反应,称为"骨髓外造血",当感染及贫血纠正后可恢复正常。

二、血液特点

各年龄期小儿的血液特点有所不同。

(一)红细胞数和血红蛋白量

由于胎儿期处于相对缺氧状态,红细胞生成素合成增加,故红细胞数和血红蛋白量较高,出生时红细胞数约 $5.0 \times 10^{12} \sim 7.0 \times 10^{12}/L$,血红蛋白量约 $150 \sim 220g/L$,未成熟儿可稍低。生后 6～12 小时因不显性失水,血液稍浓缩,红细胞数和血红蛋白量往往比出生时略高。出生后随着自主呼吸的建立,血氧含量增加,致红细胞生成素合成明显减少,骨髓造血功能暂时性降低;胎儿红细胞寿命较短,且破坏较多(生理性溶血);婴儿生长发育迅速,循环血量迅速增加等因素,红细胞数与血红蛋白量逐渐降低,至 2～3 个月时红细胞数降至 $3.0 \times 10^{12}/L$,血红蛋白量降至 $110g/L$ 左右,出现轻度贫血,称为"生理性贫血"。此现象在早产儿发生较早、程度较重。"生理性贫血"呈自限性,3 个月后,红细胞生成素的生成增加,红细胞数和血红蛋白量又缓慢增加,约 12 岁时达成人水平。

(二)白细胞数与分类

出生时白细胞总数 $15 \times 10^9/L \sim 20 \times 10^9/L$,生后 6～12 小时达 $21 \times 10^9/L \sim 28 \times 10^9/L$,至 24 小时达高峰,然后逐渐下降,生后 10 天左右平均为 $12 \times 10^9/L$,婴儿期白细胞总数约维持在 $10 \times 10^9/L$,8 岁后接近于成人水平 $7 \times 10^9/L \sim 8 \times 10^9/L$。婴儿时期血液白细胞计数易因哭闹、进食、肌肉紧张、疼痛、缺氧等影响而发生波动。

白细胞分类主要是中性粒细胞和淋巴细胞比例的变化,嗜酸性粒细胞、嗜碱性粒细胞及单核细胞各年龄期差异不大。出生时中性粒细胞约占 65%,淋巴细胞约占 30%。随着白细胞总数的下降,中性粒细胞比例也相应下降,生后 4～6 天时两者比例约相等,形成第一次交叉;之后淋巴细胞比例上升,婴幼儿期淋巴细胞约占 60%,中性粒细胞约占 35%,至 4～6 岁时两者比例又约相等,形成第二次交叉;以后中性粒细胞比例增多,7 岁以后两者比例相对稳定,白细胞分类与成人相似。

(三)血小板数

血小板数与成人相似,约为 $150 \times 10^9 \sim 250 \times 10^9/L$。

(四)血红蛋白种类

胎儿 6 个月时胎儿血红蛋白(HbF)占 90%,而成人血红蛋白(HbA)仅占 5%～10%;以后 HbA 合成逐渐增加。出生时 HbF 占 70%,出生后 HbF 迅速为 HbA 所代替,1 岁时

HbF 不超过 5%,至 2 岁后达成人水平,HbF 不超过 2%。

(五)血容量

小儿血容量相对较成人多,新生儿血容量约占体重的 10%,平均 300ml。儿童约占体重的 8% ~ 10%,成人血容量约占体重的 6% ~ 8%。

第二节 小儿贫血

一、概 述

(一)小儿贫血的定义

贫血(anemia)是指外周血中单位容积的红细胞数或血红蛋白量低于正常,贫血可影响小儿生长发育,同时也是一些感染性疾病的诱因。小儿的红细胞数和血红蛋白量随年龄不同而有差异,因此在诊断贫血时必须参照不同年龄的正常值。按照世界卫生组织建议诊断小儿贫血的标准为:6 个月 ~ 6 岁血红蛋白 < 110g/L,6 ~ 14 岁 < 120g/L。6 个月以下婴儿由于生理性贫血的因素,血红蛋白的值变化很大,目前尚未统一的标准。我国小儿血液会议制定的贫血标准见表 11-1。

表 11-1 小儿贫血的国内诊断标准

小儿年龄	新生儿期	1 ~ 4 个月	4 ~ 6 个月	6 个月 ~ 6 岁	6 ~ 14 岁
血红蛋白量(g/L)	< 145	< 90	< 100	< 110	< 120

注:海拔每升高 1000m,血红蛋白上升 4%。

(二)小儿贫血的分类

1. 贫血程度分类 根据外周血红细胞数或血红蛋白含量可将贫血分为轻、中、重、极重 4 种程度(表 11-2)。

表 11-2 贫血的分度

	轻度	中度	重度	极重度
血红蛋白量(儿童)(g/L)	120 ~ 90	60 ~ 90	30 ~ 60	< 30
血红蛋白量(新生儿)(g/L)	144 ~ 120	120 ~ 90	90 ~ 60	< 60

2. 病因分类 根据造成贫血的原因和发病机制将其分为红细胞或血红蛋白生成不足、溶血性和失血性三类。

(1)红细胞或血红蛋白生成不足

1)造血物质缺乏:如缺铁性贫血、营养性巨幼细胞贫血、维生素 B_6 缺乏性贫血等。

2)骨髓造血功能障碍(原发性及继发性):如再生障碍性贫血,单纯红细胞再生障碍性贫血。

3)其他:感染性及炎症性贫血,慢性肾病所致贫血,铅中毒,癌症性贫血等。

(2)溶血性贫血:可由红细胞内在异常或外在因素引起红细胞破坏过多。

1)红细胞内在异常:①红细胞膜结构缺陷:如遗传性球形红细胞增多症、阵发性睡眠性血红蛋白尿等;②红细胞酶缺乏:如葡萄糖-6-磷酸脱氢酶(G-6-PD)缺乏、丙酮酸激酶(PK)缺乏症等;③血红蛋白合成或结构异常:如地中海贫血、珠蛋白生成障碍性贫血等。

2)红细胞外在因素:①免疫因素:体内存在破坏红细胞的抗体,如新生儿溶血症、自身或药物所致的免疫性溶血性贫血等;②非免疫因素:如感染、物理化学因素、脾功能亢进、弥散性血管内凝血,药物引起的溶血等。

(3)失血性贫血

1)急性失血性贫血:如创伤性出血和出血性疾病等。

2)慢性失血性贫血:如溃疡病、钩虫病、特发性肺含铁血黄素沉积症等。

3. 形态分类　这种分类的基础是根据检测红细胞数、血红蛋白量和血细胞比容计算出红细胞平均容积(MCV)、红细胞平均血红蛋白(MCH)和红细胞平均血红蛋白浓度(MCHC)的值而将贫血分为四类(表11-3)。形态分类有利于病因分析。

表 11-3　贫血的细胞形态分类

	MCV(fl)	MCH(pg)	MCHC(%)
正常值	80~94	28~32	32~38
大细胞性	>94	>32	32~38
正细胞性	80~94	28~32	32~38
单纯小细胞性	<80	<28	32~38
小细胞低色素性	<80	<28	<32

二、营养性缺铁性贫血

营养性缺铁性贫血(nutritional iron deficiency anemia,NIDA)是由于体内铁缺乏导致血红蛋白合成减少而引起的一种小细胞低色素性贫血,铁剂治疗有效,是小儿最常见的一种贫血,各年龄组均可发病,以6个月~2岁发病率最高。是我国重点防治的儿童"四病"之一。

【病因及发病机制】

1. 病因　铁是构成血红蛋白必需的原料,如果体内储存的铁被用尽而饮食中铁含量不足,消化道对铁的吸收不足以补充血容量和血红蛋白的增加,即可发生贫血。

(1)先天储铁不足:胎儿从母体获得的铁以妊娠最后三个月最多,平均每日约4mg。足月儿从母体所获得的铁足够其生后4~5月内之需;而早产、双胎或多胎、胎儿失血和孕母严重缺铁等均可使胎儿储铁减少,因而较容易发生缺铁性贫血。

(2)铁摄入量不足:这是营养性缺铁性贫血的主要原因。人乳、牛乳、谷物中含铁量均低,若无及时添加含铁较多的辅食,或年长儿偏食、挑食等均可致铁摄入量不足。

(3)生长发育因素:婴儿期、青春期的小儿生长发育较快,血容量也增加较快,早产儿的体重及血容量增加的幅度更大,其铁的需要量相对较足月儿更多,成熟儿自生后4个月至3岁每日约需铁1mg/kg,早产儿约为2mg/kg,如不及时添加含铁丰富的食物,则易导致缺铁。

(4)铁的吸收障碍:食物搭配不合理可影响铁的吸收。慢性腹泻、胃肠炎或消化道畸形可使铁吸收不良。

(5)铁的丢失过多:正常婴儿每天排泄铁量相对比成人多。生后 2 个月的婴儿大便排出的铁比由食物中摄入的铁多。每 1ml 血约含铁 0.5mg,肠息肉、梅克尔憩室、膈疝、钩虫病等可致慢性失血;用不经加热处理的鲜牛奶喂养的婴儿,可因对牛奶过敏而致肠出血(每天失血约 0.7ml)。长期慢性失血可致缺铁。初潮以后少女如月经过多造成铁的丢失过多也是青春期缺铁的常见原因。

2. 发病机制　铁缺乏对血液及多种组织器官的功能均有影响。

(1)缺铁对血液系统的影响:铁是合成血红蛋白的原料,缺铁时血红素生成不足,进而血红蛋白合成也减少,导致新生的红细胞内血红蛋白含量不足,细胞质减少,细胞变小;而缺铁对细胞的分裂、增殖影响较小,故红细胞数量减少程度不如血红蛋白减少明显,从而形成小细胞低色素性贫血。缺铁通常经过以下三个阶段才发生贫血:①铁减少期(iron depletion,ID):此阶段体内储存铁已减少,但供红细胞合成血红蛋白的铁尚未减少;②红细胞生成缺铁期(iron deficient erythropoiesis,IDE):此阶段储存铁进一步耗竭,红细胞生成所需的铁亦不足,但循环中血红蛋白的量尚未减少;③缺铁性贫血期(iron deficiency anemia,IDA):此阶段缺铁导致血红蛋白合成减少,出现小细胞低色素性贫血,还有一些非造血系统的症状。人体总铁量的 60% ~70% 存在于血红蛋白和肌红蛋白中,约 30% 以铁蛋白和含铁血黄素形式储存于肝脾和骨髓中称为储存铁,极少量存于含铁酶和血中。

(2)缺铁对其他系统的影响:缺铁可影响肌红蛋白的合成,并可影响多种与生物氧化、组织呼吸、神经介质分解与合成有关的含铁酶(如细胞色素 C、单胺氧化酶、核糖核苷酸还原酶等)的活性,当铁缺乏时,这些含铁酶的活性降低,造成细胞功能紊乱,尤其是单胺氧化酶的活性降低,使重要的神经介质如 5- 羟色胺、去甲肾上腺素、肾上腺素及多巴胺发生明显变化,不能正常发挥功能,因而产生一些非造血系统的表现,如体力减弱、易疲劳、表情淡漠、注意力难于集中、智力减低等。缺铁还可引起组织器官的异常,如口腔黏膜异常角化、舌炎、胃酸分泌减少、脂肪吸收不良和反甲等。此外,缺铁还可引起细胞免疫功能及中性粒细胞功能下降,易患感染性疾病。经铁剂治疗后,这些症状可消失。

【临床表现】

任何年龄均可发病,以 6 个月 ~2 岁多见。发病缓慢,开始易被忽略,多不能确定发病时间,就诊时多数患儿已为中度贫血。不少患儿因其他疾病就诊时才发现患有该病,其临床表现随病情轻重而有不同。

1. 一般表现　皮肤黏膜逐渐苍白,以唇、口腔黏膜、甲床、手掌最为明显。患儿易疲乏,不爱活动,厌食、体重增加缓慢甚或不增。年长儿可诉头晕、眼前发黑、耳鸣等。

2. 髓外造血表现　由于骨髓外造血反应,肝、脾、淋巴结常轻度肿大。年龄越小、病程越长、贫血越重,肝脾肿大越明显,但肿大很少超过中度。淋巴结肿大较轻。

3. 非造血系统表现

(1)消化系统:食欲减退,少数有异食癖(如嗜食泥土、墙皮、煤渣等);可有呕吐、腹泻、口腔炎、舌炎或舌乳头萎缩;重者可出现萎缩性胃炎或吸收不良综合征。

(2)神经系统:开始常有精神不振或烦躁不安,注意力不集中、记忆力减退、理解力降低,反应慢,因此影响到儿童之间的交往,从而影响心理的正常发育,学龄期患儿常出现学习成绩下降。

(3)心血管系统:明显贫血时心率增快,心脏扩大,严重者甚至出现心力衰竭。

（4）其他表现：因细胞免疫功能降低，易合并感染。可因上皮组织异常而出现皮肤干燥、毛发枯黄易脱落、反甲等。

【辅助检查】

1. 血象　血红蛋白降低比红细胞数减少明显，呈小细胞低色素性贫血。外周血涂片可见红细胞大小不等，以小细胞为多，中央淡染区扩大。网织红细胞数正常或轻度减少。白细胞、血小板一般无特殊改变，个别极严重者可有血小板减少。

2. 骨髓象　呈增生活跃，以中、晚幼红细胞增生为主；各期红细胞均较小，细胞质少，细胞内外可染铁明显减少或消失。胞质成熟程度落后于胞核；粒细胞系和巨核细胞系一般正常。

3. 有关铁代谢的检查

（1）血清铁蛋白（serum ferritin, SF）：可较敏感地反映体内贮存铁情况，是检查体内铁缺乏的最敏感指标。SF < 12μg/L，提示缺铁。由于感染、肿瘤、肝脏和心脏疾病时 SF 明显升高，故当缺铁合并这些疾病时其 SF 值可不降低。

（2）红细胞游离原卟啉（free erythrocyte protoporphyrin, FEP）：当 FEP > 0.9μmol/L（500μg/dl）即提示细胞内缺铁。如 SF 值降低、FEP 升高而未出现贫血，这是缺铁 IDE 期的典型表现。

（3）血清铁（serum iron, SI）、总铁结合力（TIBC）和转铁蛋白饱和度（TS）：这三项检查是反映血浆中铁含量，通常在 IDA 期才出现异常：即 SI 和 TS 降低，TIBC 升高。SI < 9.0 ~ 10.7μmol/L（50 ~ 60μg/dl），TIBC > 62.7μmol/L（350μg/dl），TS < 15% 有诊断意义。

【治疗要点】

治疗关键是去除病因和补充铁剂。

1. 去除病因　合理安排饮食，对喂养不当者应纠正不合理的饮食习惯和食物组成。积极治疗原发病，如控制慢性失血性疾病，手术治疗消化道畸形等。

2. 铁剂治疗　铁剂是治疗缺铁性贫血的特效药，疗程应至血红蛋白达正常后 2 ~ 3 个月左右停药。

（1）口服铁剂：铁剂补充首选口服法给药；临床均选用二价铁盐制剂。常用的口服铁剂有硫酸亚铁（含元素铁 20%）、富马酸亚铁（含元素铁 33%）、葡萄糖酸亚铁（含元素铁 12%）、琥珀酸亚铁（含元素铁 35%），多糖铁复合物（含元素铁 46%）等，口服铁剂的剂量为元素铁每日 2 ~ 6mg/kg，分 3 次口服，最好在两餐之间服用，既可减少对胃黏膜的刺激，又能有利于吸收，同时口服维生素 C 有利于铁剂的吸收。

（2）注射铁剂：较易发生不良反应，甚至可发生过敏性反应致死，且治疗效应并不比口服快，应慎用。其适应证是：①确诊，但口服铁剂后无治疗反应者；②口服后胃肠道反应严重，改变制剂种类、剂量、给药时间仍无改善者；③长期腹泻、呕吐、胃肠术后吸收不良者。常用注射铁剂有：山梨醇枸橼酸铁复合物，专供肌肉注射用；右旋糖酐铁复合物，为氢氧化铁与右旋糖酐铁复合物，可供肌内注射或静脉注射；葡萄糖氧化铁，供静脉注射用。

（3）输血治疗：一般不必输血。重度或合并感染或急需外科手术者可少量多次地输注压积红细胞或浓缩红细胞。贫血愈重，每次输注的红细胞量愈小，注意输注的量和速度。

【护理评估】

1. 健康史　了解患儿的喂养方法、辅食添加情况及饮食习惯；小婴儿还需了解其母孕产史；询问生长发育状况，有无慢性疾病、青春期少女月经情况等。了解患儿有无记忆力减退、烦躁或委靡、异食癖、口腔炎等表现。

2. 身体评估 评估患儿的贫血程度;贫血重者,注意观察有无心率增快、心脏扩大及心力衰竭表现;评估患儿的生长发育情况。了解血象及铁生化检查结果。

3. 心理社会状况 评估患儿及家长的心理状态,患儿及家长对疾病的病因、治疗及防护知识的了解程度,家庭背景等。

【护理诊断】

1. 营养失调:低于机体需要量 与铁的供应不足,吸收不良,丢失过多或消耗增加有关。

2. 活动无耐力 与贫血致组织、器官缺氧有关。

3. 有感染的危险 与机体的免疫功能下降有关。

4. 知识缺乏 与家长及年长患儿的营养知识不足,缺乏本病的防护知识有关。

【护理措施】

1. 合理安排作息 评估患儿日常生活的耐力程度和活动能力,生活要有规律,一般不需卧床休息,根据患儿的病情与活动的耐受力情况制定活动强度、持续时间、休息方式,活动以不感到疲劳为度,活动中或活动后要多安排适当的休息,细心观察患儿体力过度消耗的征象。尽量保持患儿心情愉悦,以减少烦躁、哭闹的耗氧。

2. 指导饮食

(1)向家长及年长患儿解释不良的饮食习惯是导致本病的主要病因,协助纠正不良的饮食习惯。

(2)指导合理搭配饮食:告知家长患儿应食用富含铁且易吸收的食物如动物血、肝脏、肉类、鱼类、豆类及豆制品等;氨基酸、维生素C、稀盐酸、果糖等有利于铁的吸收,可与铁剂或含铁食物同食;咖啡、茶、牛奶、蛋类、麦麸、植物纤维、抗酸药物可抑制铁的吸收,应避免与铁剂或含铁食物同食。鲜牛奶必须加热处理后才能喂养婴儿,以减少过敏而导致的肠出血,一般由饮食所摄取的铁质其吸收率为6%,而贫血者吸收率可达35%。

(3)提倡母乳喂养:因母乳中铁的吸收利用率高达50%;无论是母乳或人工喂养的婴儿,均应及时添加含铁丰富且铁吸收率高的辅食;婴幼儿食品(谷类制品、牛奶制品等)种类较少,且多为缺铁食品,应加入适量铁剂加以强化;6个月以上的婴儿应逐渐减少奶类的摄入,以便增加富含铁的固体食物。

(4)指导家长:对早产儿、低体重儿宜自2个月左右给予铁剂预防,一般给予元素铁0.8~1.5mg/(kg·d),但不能超过15mg/d。

3. 预防感染 指导患儿保持个人卫生,做好口腔护理,一般每日2次。避免与已患感染病或感冒的小儿接触,患儿应经常洗净双手,日常生活中注意保暖防止受凉,如有不适应及时向医生报告,以采取应对措施。

4. 指导正确应用铁剂,观察疗效与不良反应

(1)口服铁剂应注意:①为减少胃肠道反应,宜从小剂量开始给药,逐渐加至足量;宜在两餐之间服用。②铁剂可与维生素C、果汁等同服,利于吸收;忌与抑制铁吸收的食物如牛奶和制酸剂同服。③液体铁可使牙齿染黑,可用吸管或滴管服药。④服用铁剂后,一部分未被吸收的铁剂会被排出,大便会变黑或呈柏油样改变,停药后可恢复,应向家长说明,消除其紧张心理。

(2)注射铁剂:口服铁剂治疗无效者,应采用铁剂注射治疗。注射部位宜轮换,注射

铁剂应深部肌内注射,可采用"Z"字形注射,注射前更换新针头或注射器内留微量(约0.1ml)气体,注射后勿立即揉按注射部位,以防药液漏入皮下组织使皮肤染色甚至致局部坏死。观察有无不良反应。

(3)观察疗效:服用铁剂12~24小时后,首先出现临床症状好转,烦躁等精神症状减轻,食欲增进。36~48小时后骨髓出现红细胞系统增生现象。网织红细胞于用药2~3天开始上升,5~7日达高峰,2~3周降至正常。血红蛋白1~2周后逐渐上升,一般3~4周达正常。用药1~3个月,储存铁达正常值。如治疗3~4周仍无效,应积极查找原因。

【健康教育】

向家长及患儿讲解本病的有关知识和护理要点。教导父母保护患儿避开感染源。指导合理喂养;坚持正确用药,定期复诊。强调贫血纠正后仍要坚持合理安排小儿饮食,防止本病复发及保证正常生长发育的关键是坚持合理安排小儿饮食,培养良好的饮食习惯。因本病而引起智力减低、成绩下降的患儿,应加强教育与训练,减轻自卑心理。

知识拓展 🌀

特发性肺含铁血黄素沉着症

特发性肺含铁血黄素沉着症(idiopathic pulmonary hemosiderosis)是一种较少见的铁代谢异常疾病,特点为广泛的肺毛细血管出血,肺泡中有大量的含铁血黄素沉着,并伴有缺铁性贫血。典型表现为发热、咳嗽、咯血及贫血。发病年龄主要在儿童期,初发年龄多数在婴幼儿及学龄前。发病机制可能与自身免疫有关。本病病程长,反复发作,严重者影响肺功能甚至导致肺纤维化。早期诊断和治疗可改善预后。因此,临床对于波动性贫血,"每遇感冒"加重患儿;或肺部体征不明显却出现心衰,应怀疑该病可能,可留取痰液涂片找"含铁血黄素细胞",据此可明确诊断。对婴幼儿要抽取胃液做上述染色。

三、营养性巨幼细胞性贫血

营养性巨幼细胞性贫血(nutritional megaloblastic anemia,NMA)是由于维生素 B_{12} 或(和)叶酸缺乏所致的一种大细胞贫血,主要临床特点是贫血、神经精神症状、红细胞减少比血红蛋白的减少更明显、红细胞的胞体变大、骨髓中出现巨幼红细胞、用维生素 B_{12} 或(和)叶酸治疗有效。

【病因及发病机制】

1. 病因   人体所需的维生素 B_{12} 主要从食物中摄取,含有丰富维生素 B_{12} 的食物一般是动物性食物,如肝肾肉类海产品等。乳类中含量少,羊乳几乎不含维生素 B_{12} 和叶酸,植物性食物一般不含有维生素 B_{12}。食物中的维生素 B_{12} 与胃黏膜内因子合成维生素 B_{12}-内因子复合物,在回肠吸收入血,主要储存在肝脏,可供数年之需。叶酸的生理需要量很少,人乳和牛乳均可提供足够的叶酸,但羊乳内叶酸则明显不足。绿叶蔬菜、水果、果仁、酵母、谷类和动物内脏等均含有丰富叶酸,但如经加热即被破坏。食物中的叶酸主要在十二指肠及空肠中吸收,吸收后随血流分布于各组织中,主要储存在肝脏,可供机体4个月之需,因此短期缺乏维生素 B_{12} 和叶酸不会引起巨幼细胞贫血。引起维生素 B_{12} 和叶酸缺乏的主要原因如下:

(1)维生素 B_{12} 缺乏的原因

1)摄入量不足:胎儿可通过胎盘获得维生素 B_{12} 储存于体内供出生后利用,如孕妇缺

乏维生素 B_{12},可致婴儿维生素 B_{12} 储存不足。单纯母乳喂养而未及时添加辅食的婴儿,尤其是乳母长期素食或患有可致维生素 B_{12} 吸收障碍疾病者,可致维生素 B_{12} 摄入不足。维生素 B_{12} 主要来自动物性食物,如肝、肾、肉类等,蛋类、乳类中含量少,植物性食物中含量甚少。长期偏食或仅食植物性食物也可出现维生素 B_{12} 不足。

2)吸收和运输障碍:食物中维生素 B_{12} 进入胃内后与内因子结合,然后在远端回肠吸收入血,与转钴蛋白结合,运送到肝脏贮存。此过程任何一个环节异常均可致维生素 B_{12} 缺乏,如严重营养不良、慢性腹泻或吸收不良综合征等。

3)需要量增加:新生儿、未成熟儿和婴儿生长发育较快,对维生素 B_{12} 的需要量也增加,严重感染者维生素 B_{12} 的消耗量增加,如维生素 B_{12} 摄入量不敷所需亦可致缺乏。

(2)叶酸缺乏的原因

1)摄入量不足:羊乳含叶酸量很低,牛乳制品中的叶酸如经加热也遭破坏,故单纯用这类乳品喂养而未及时添加辅食的婴儿可致叶酸缺乏。

2)药物作用:正常结肠内细菌含有叶酸,可被吸收以供人体之需,长期使用广谱抗生素可使正常结肠细菌所含的叶酸减少。抗叶酸代谢药物(如甲氨蝶呤、巯嘌呤等)抑制叶酸代谢而致病。此外,长期服用某些抗癫痫药(如苯妥英钠、苯巴比妥、扑痫酮等)也可导致叶酸缺乏。

3)吸收不良:慢性腹泻、小肠病变、小肠切除等均可致叶酸肠吸收障碍。

4)需要增加:早产儿、慢性溶血等对叶酸的需要增加。

5)代谢障碍:先天性叶酸代谢障碍、某些参与叶酸代谢的酶缺陷、慢性腹泻也可致叶酸缺乏。

2. 发病机制 体内叶酸经叶酸还原酶的还原作用和维生素 B_{12} 的催化作用后变成四氢叶酸,后者是 DNA 合成过程中必需的酶。因此维生素 B_{12} 或叶酸缺乏都可致 DNA 合成减少。造血细胞内的 DNA 减少使红细胞分裂和增殖延迟,导致细胞核的发育落后于胞质(血红蛋白的合成不受影响)的发育,使红细胞的胞体变大,形成巨幼红细胞。由于红细胞生成速度变慢,且异形的红细胞易被破坏,进入血液循环的成熟红细胞寿命较短,而造成贫血。DNA 不足也可致粒细胞核成熟障碍,胞体增大,出现巨大幼稚粒细胞和中性粒细胞分叶过多现象;也可使巨核细胞的核发育障碍而致核分叶过多。

维生素 B_{12} 与神经髓鞘的脂蛋白形成有关,能保持有髓鞘的神经纤维的功能完整性;缺乏时,可致中枢和外周神经髓鞘受损,因而出现神经精神症状;还可使中性粒细胞和巨噬细胞作用减退而易感染。叶酸缺乏主要引起情感改变,偶见深感觉障碍。

【临床表现】

以 6 个月 ~2 岁小儿多见,起病缓慢。

1. 一般表现 多呈颜面轻度水肿或虚胖,毛发细、稀疏、色黄。

2. 贫血表现 皮肤常呈现蜡黄色,睑结膜、口唇、指甲等处苍白;疲乏无力,常伴有肝、脾肿大。

3. 精神神经症状 烦躁不安、易怒。维生素 B_{12} 缺乏者表现为表情呆滞、目光发直、反应迟钝、嗜睡,智力、动作发育落后甚至退步;重者可出现肢体、躯干、头部或全身震颤,甚至抽搐、感觉异常、共济失调、踝阵挛和巴宾斯基征阳性。叶酸缺乏不发生神经系统症状,但可导致神经精神异常。

4. 消化系统症状 常出现较早,如厌食、恶心、呕吐、腹泻、舌炎、口腔溃疡等。

【辅助检查】

1. 血常规 呈大细胞性贫血,红细胞数减少较血红蛋白降低更明显;血涂片可见红细胞大小不等,巨幼样变的有核红细胞及中性粒细胞分叶过多现象。网织红细胞、血小板计数常减少。

2. 骨髓象 增生明显活跃,以红细胞系增生为主,各期幼红细胞均出现巨幼变,核质发育不一,可见到大的并有胞质空泡形成的中性粒细胞,巨核细胞核分叶过多。

3. 血清维生素 B_{12} 和叶酸测定 血清维生素 B_{12} <100ng/L(正常值为 200～800ng/L),叶酸水平 <3μg/L(正常值为 5～6μg/L)。

【治疗要点】

治疗原则:去除诱因,加强营养,注意护理,防治感染。

维生素 B_{12} 肌内注射,每次 100μg,每周 2～3 次和(或)叶酸每次 5mg 口服,每日 3 次,连用数周,直至临床症状好转,血象恢复正常为止。在恢复期应适量加用铁剂,防止红细胞生成增加时缺铁。单纯维生素 B_{12} 缺乏时不宜加用叶酸治疗,以免加重神经、精神症状。因用抗叶酸代谢药物致病者,可用亚叶酸钙治疗。重度贫血者可输注红细胞制剂。肌肉震颤者可给镇静剂。

【护理评估】

1. 健康史 了解患儿的喂养方法,有无羊奶喂养史,出生时的情况,有无慢性营养性疾病,近期是否使用抗生素。

2. 身体状况 观察患儿的一般情况,如面色、毛发、精神及智力状况。生长发育是否符合该年龄阶段,了解血液及骨髓检查结果。

3. 心理社会状况 评估家长对本病的病因及防护知识的了解程度。

【护理诊断】

1. 营养失调:低于机体需要量 与维生素 B_{12} 和(或)叶酸摄入不足,吸收不良等有关。

2. 活动无耐力 与贫血致组织缺氧有关。

3. 生长发育改变 与营养不足、贫血及维生素 B_{12} 缺乏影响生长发育有关。

4. 知识缺乏:家长及年长患儿的营养知识及对本病的防护知识缺乏。

【护理措施】

1. 合理安排作息 根据患儿的病情与活动的耐受情况合理安排其作息。一般不需卧床休息,重度贫血者适当限制活动。烦躁、震颤、抽搐者遵医嘱用镇静剂,防外伤,上、下牙间需垫缠有纱布的压舌板,以防咬伤,影响呼吸者应吸氧。

2. 指导饮食,加强营养 改善乳母的营养,及时给婴儿添加辅食,注意饮食均衡,合理搭配患儿的膳食,纠正不良的饮食习惯,以保证能量和营养素的摄入。

3. 监测生长发育 评估患儿的体格、智力、运动发育情况,对发育落后者尽早加强训练和教育。

4. 指导用药,观察疗效 用维生素 B_{12} 治疗后 2～4 天,精神症状好转,网织红细胞开始增加(6～7 天达高峰,2 周后降至正常),但精神神经症状恢复较慢。服用叶酸者可同时口服维生素 C 助其吸收。服叶酸 1～2 天后食欲好转,骨髓中巨幼红细胞转为正常;2～4

天网织红细胞增加,4~7 天达高峰;2~6 周红细胞和血红蛋白恢复正常。

5. 健康教育　向家长及患儿讲解本病的有关知识和护理要点,强调预防的重要性。指导合理喂养、合理用药。积极治疗和去除影响维生素 B_{12} 和(或)叶酸吸收的因素,如治疗肠道疾病等。对智力落后甚至倒退的患儿,应指导家长耐心教育和训练。

知识拓展 ◈
营养性混合性贫血

营养性混合性贫血是指体内缺乏叶酸或维生素 B_{12},同时又缺乏铁引起的贫血(又称双向贫血)。在贫困地区多见,除食物中上述三种物质含量过少以外,与膳食结构不合理有关,也与小儿喂养基本知识普及不够,造成的不合理喂养有关。病人在临床上兼有缺铁性贫血及巨幼细胞贫血两种贫血的表现,或临床表现偏向于其中的一种类型。部分患儿可先出现缺铁性贫血,而后再出现巨幼细胞贫血。贫血可轻可重,多数较重。患儿往往肝脾肿大,部分患儿可见皮肤出血点。治疗措施:铁剂与叶酸或维生素 B_{12} 并用。合理膳食,增加富含铁、叶酸及维生素 B_{12} 的食物。

第三节　出血性疾病

一、概　述

出血性疾病是指由于正常止血功能障碍所引起的自发性或轻微损伤后出血不止或反复出血的一组疾病,在临床上比较常见,约占所有血液病的 30%。血液内的血小板、血浆内的各种凝血与抗凝因子以及毛细血管壁的完整性,其中任何一项发生异常均可造成临床上的出血倾向。故出血性疾病根据发病机制分为 3 大类:

1. 血管结构和功能异常　分先天性遗传性毛细血管扩张症、后天性如维生素 C 缺乏症等。

2. 血小板异常性疾病

(1)血小板数量的异常:血小板减少性紫癜(原发性、继发性)。

(2)血小板功能异常:血小板病,血小板无力症,巨血小板综合征等。

3. 凝血功能障碍性疾病

(1)凝血因子缺乏:如血友病甲、乙和丙,新生儿出血症,低纤维蛋白血症等。

(2)抗凝血物质增多症:儿童中少见,如先天性高肝素血症。

知识拓展 ◈
晚发性维生素 K 缺乏症

晚发性维生素 K 缺乏症多见于 2 周~6 个月(尤其 2 周~2 个月)婴儿,母乳喂养儿多见,主要为维生素 K 依赖因子缺乏而导致的出血。起病急骤,临床表现为皮肤出血、呕血、便血、穿刺部位长时间出血,严重者可合并颅内出血及肺出血,颅内出血的发生率为 65%~100%,死亡率高,存活者可遗留后遗症。多数患儿发病与慢性腹泻,吸收不良综合征,梗阻性黄疸或应用抗生素治疗时间过长有关。少数为原发性,病因不明。目前我国尚未制定适合的预防体系,但加强对本病的认识有利于预防,如,母乳喂养儿可有规律适当添加强化维生素 K 的配方奶粉,慢性腹泻、抗生素治疗时间过长及梗阻性黄疸患儿等,可预防性应用维生素 K 治疗;哺乳期妇女可食用绿叶蔬菜、大豆、鱼类等富含维生素 K 食品以增加乳汁中维生素 K 含量。

二、特发性血小板减少性紫癜

特发性血小板减少性紫癜(idiopathic thrombocytopenic purpura,ITP)又称自身免疫性血小板减少性紫癜,其主要临床特点是为自发性出血,血小板减少,出血时间延长和血块收缩不良,束臂试验阳性,骨髓巨核细胞的发育受到抑制,是小儿最常见的出血性疾病。本病分为急性型(≤6个月)与慢性型(病程>6个月)。可见于小儿各年龄时期,急性型多见于婴幼儿,7岁以后较少发病,男女发病数无差异;慢性型多见于学龄期儿童,男女发病数约为1:3。春季发病率较高。

【病因和发病机制】

80%患儿于发病前1~3周有病毒感染史,多为上呼吸道感染,还有20%患儿的先驱病为流行性腮腺炎、水痘、风疹、麻疹、传染性单核细胞增多症、肝炎等,约1%病例因注射活疫苗后发病。目前认为本病与机体感染病毒后产生血小板相关IgG(PAIgG)有关,PAIgG与血小板膜发生交叉反应,使血小板受到损伤而被单核巨噬细胞系统破坏,使血小板的寿命缩短,导致血小板减少,但详细发病机制尚未完全明了。血小板数量减少是导致出血的主要原因,附着有PAIgG的血小板不同程度功能异常及机体损伤血管壁致毛细血管脆性和通透性增加,是出血的促进因素,感染可加重血小板减少或使疾病复发。

【临床表现】

1. 急性型 此型较为常见,多见于2~8岁儿童,男女发病无差异,既往无出血史,多在发病前1~3周常有急性病毒感染史,如上呼吸道感染,水痘,风疹等。起病急,常有发热,以自发性皮肤和黏膜出血为突出表现,多为针尖大小的皮内或皮下出血点,或瘀点和瘀斑。皮疹分布不均,常以四肢较多,在易于碰撞的部位更多见。常伴有鼻出血或牙龈出血,少见皮肤出血斑或血肿,胃肠道大出血少见,偶见肉眼血尿。青春期女性患儿可有月经过多。少数可有结膜下和视网膜出血。颅内出血少见,一旦发生,则预后不良。出血严重者可致贫血,肝脾偶见轻度肿大,淋巴结不肿大。呈自限性,85%~90%的患儿于发病后1~6个月内痊愈,约10%转变为慢性型。

2. 慢性型 病程超过6个月,起病缓慢,多见于学龄期儿童,男女发病数约1:3。出血症状相对较轻,主要为皮肤、黏膜出血,可持续或反复发作出血,出血持续期和间歇期长短不一,交替出现。约30%患儿发病数年后自然缓解。反复发作者脾常轻度肿大。

【辅助检查】

1. 血常规 血小板计数 $<100 \times 10^9/L$,通常 $<20 \times 10^9/L$,出血轻重与血小板数多少有关。失血较多时可致贫血。白细胞数正常,出血时间延长,凝血时间正常,血块收缩不良。血清凝血酶原消耗不良。

2. 骨髓象 骨髓巨核细胞数增多或正常。巨核细胞的胞体大小不一,以小型巨核细胞较多见,幼稚巨核细胞增多,核分叶减少,且常有空泡形成、颗粒减少和胞质少等现象。

3. 血小板抗体测定　主要是血小板表面 IgG(PAIgG)增高。

4. 其他　束臂试验阳性。

【治疗要点】

1. 一般治疗　急性出血期间以住院治疗为宜,尽量减少活动,避免外伤,明显出血时应卧床休息。应积极预防及控制感染,避免服用影响血小板功能的药物(如阿司匹林等)。

2. 肾上腺皮质激素　常用泼尼松,剂量为每日 1.5 ~ 2mg/kg,分 3 次口服。出血严重者可用冲击疗法:地塞米松每日 0.5 ~ 2mg/kg,或甲泼尼龙每日 20 ~ 40mg/kg,静脉滴注,连用 3 天,症状缓解后改服泼尼松。疗程一般不超过 4 周。停药后如有复发,可再用泼尼松治疗。

3. 大剂量人免疫球蛋白　常用剂量为每日 0.4g/kg,连续 5 天静脉滴注;或每次 1g/kg静脉滴注,必要时次日可再用一次;以后每 3 ~ 4 周一次。

4. 血小板和红细胞输注　急性 ITP 患儿,血循环中有大量 PAIgG,输注血小板会很快被破坏,故通常不予输血小板,只有在发生颅内出血或急性内脏大出血、危及生命时才输注血小板,并需同时予以大剂量肾上腺皮质激素,以减少输入血小板破坏。贫血者可输浓缩红细胞。

5. 其他　人免疫球蛋白和激素治疗无效或慢性难治性患儿可给予免疫抑制剂治疗或行脾切除。脾切除有效率约 70%,手术宜在 6 岁以后进行。

【护理评估】

1. 健康史　了解患儿出生史,喂养情况,用药史,既往有无出血情况。

2. 身体状况　评估患儿皮肤出血点颜色、范围,检查口腔、黏膜出血情况,观察有无颅内、消化道出血症状和体征。

3. 心理社会状况　了解患儿家长的心理状态,有无恐惧和焦虑,家长是否有一定的安全防护知识,家庭经济状况等。

【护理诊断】

1. 潜在并发症:出血。

2. 有感染的危险　与糖皮质激素和(或)免疫抑制剂应用致免疫功能下降有关。

3. 恐惧　与严重出血有关。

【护理措施】

1. 密切观察病情变化,及时发现其他出血情况

(1)观察皮肤瘀点、瘀斑变化,监测血小板数量变化,血小板 $<50 \times 10^9/L$ 时可见自发性出血,$<30 \times 10^9/L$ 时应警惕颅内出血,严密观察有无其他出血情况发生。

(2)监测生命体征,观察神志、面色,记录出血情况、出血量,注意观察有无诱发或加重出血的各种危险因素存在。若面色苍白加重,呼吸、脉搏增快,出汗,血压下降提示可能有失血性休克;若患儿烦躁、嗜睡、头痛、呕吐,甚至惊厥、昏迷、颈部抵抗等提示可能有颅内出血;若呼吸变慢或不规则,双侧瞳孔不等大,对光反射迟钝或消失提示可能合并脑疝。若有消化道出血常伴有腹痛、便血;肾出血伴血尿、腰痛。

2. 及时控制出血　口、鼻黏膜出血可用浸有 1% 麻黄碱或 0.1% 肾上腺素

的棉球、纱条或吸收性明胶海绵局部压迫止血。无效者,应请耳鼻喉科医生会诊,以油纱条填塞,2~3天后更换。出血严重的患儿应遵医嘱给予止血药、输同型血小板。

3. 避免损伤出血

(1)提供安全的生活环境:家具摆设尽可能简单,家具的尖角用软垫包裹。避免玩锐利的玩具或物品,限制有对抗性的运动或剧烈运动,如篮球、足球、跨栏等,以免碰伤、刺伤或摔伤出血。

(2)注意皮肤黏膜保护:保持皮肤清洁,床单位清洁、平整,被褥、衣裤轻软;沐浴或清洁皮肤时避免水温过高或过于用力擦洗;勤剪指甲;选用软毛刷刷牙,忌用牙签剔牙。保持适度的房间湿度,避免鼻腔过于干燥,指导患儿勿用力擤鼻,避免抠鼻。勿穿过紧的衣物,过紧的鞋子,勿光脚在地上行走。

(3)休息要求:出血仅限于皮肤黏膜且较轻微者,原则上无需严格限制活动;急性期应减少活动,增加卧床休息时间;严重出血或血小板<30×10⁹/L者,必须绝对卧床休息,协助做好各种生活护理。

(4)各项护理操作动作轻柔:尽量避免或减少肌肉注射或静脉穿刺等操作,注射或穿刺后应延长压迫时间,必要时局部加压包扎,以免形成深部血肿;静脉穿刺时,避免用力拍打或揉擦患儿的肢体,止血带不宜扎得过紧、时间过长;注射穿刺部位应交替使用。

(5)饮食护理:宜选用易消化的软食或半流质饮食,禁食坚硬、过于粗糙、有刺的食物,以防损伤口腔黏膜及牙龈出血。指导患儿进食过程中需细嚼慢咽。

(6)保持大便通畅:防止用力排便时腹压增高而诱发颅内出血。

4. 预防感染　病室应与感染病室分开。保持出血部位清洁。注意个人卫生。

5. 消除、减轻恐惧心理　当患儿因恐惧而表现出不合作、烦躁、哭闹时,可使出血加重。故应关心、安慰患儿,取得合作。

6. 健康教育

(1)指导预防损伤:不玩锐利的玩具或物品,不参与有对抗性的运动或剧烈运动,常剪指甲,不抠鼻,选用软毛牙刷等。

(2)指导进行自我保护:忌服阿司匹林类或含有阿司匹林的药物;服药期间勿到人多的地方,不与感染患儿接触,去公共场所戴口罩,注意保暖,尽量避免感冒,以防加重病情或引起复发。

(3)向家长及年长儿宣传识别出血征象和学会初步止血的方法,一旦发现出血,立即送医院治疗。

(4)实行脾切除术的患儿易患呼吸道和皮肤化脓性感染,且易发展为败血症。患儿应定期随诊,并遵医嘱应用长效青霉素每月1次,或人免疫球蛋白注射预防感染,2年或直至5岁,以增强抗感染能力。

学习小结

1. 学习内容

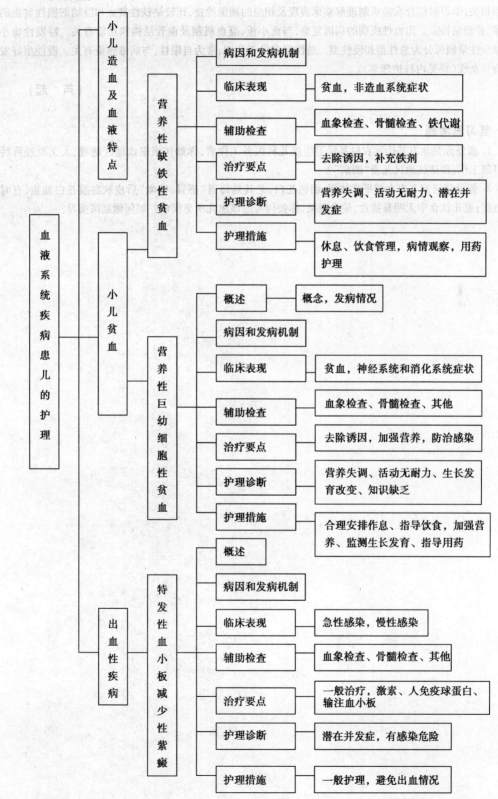

血液系统疾病患儿的护理
├─ 小儿造血及血液特点
├─ 小儿贫血
│   ├─ 营养性缺铁性贫血
│   │   ├─ 病因和发病机制
│   │   ├─ 临床表现 ── 贫血，非造血系统症状
│   │   ├─ 辅助检查 ── 血象检查、骨髓检查、铁代谢
│   │   ├─ 治疗要点 ── 去除诱因，补充铁剂
│   │   ├─ 护理诊断 ── 营养失调、活动无耐力、潜在并发症
│   │   └─ 护理措施 ── 休息、饮食管理，病情观察，用药护理
│   └─ 营养性巨幼细胞性贫血
│   ├─ 概述 ── 概念，发病情况
│   ├─ 病因和发病机制
│   ├─ 临床表现 ── 贫血，神经系统和消化系统症状
│   ├─ 辅助检查 ── 血象检查、骨髓检查、其他
│   ├─ 治疗要点 ── 去除诱因，加强营养，防治感染
│   ├─ 护理诊断 ── 营养失调、活动无耐力、生长发育改变、知识缺乏
│   └─ 护理措施 ── 合理安排作息、指导饮食，加强营养、监测生长发育、指导用药
└─ 出血性疾病
    └─ 特发性血小板减少性紫癜
        ├─ 概述
        ├─ 病因和发病机制
        ├─ 临床表现 ── 急性感染，慢性感染
        ├─ 辅助检查 ── 血象检查、骨髓检查、其他
        ├─ 治疗要点 ── 一般治疗，激素、人免疫球蛋白、输注血小板
        ├─ 护理诊断 ── 潜在并发症，有感染危险
        └─ 护理措施 ── 一般护理，避免出血情况

2. 学习方法

造血系统疾病中营养性贫血是小儿时期常见的疾病,其发生与母孕期、哺乳期及婴幼儿营养及感染密切相关;学习时结合发病机制理解临床表现及相应的辅助检查,比较缺铁性贫血和巨幼细胞性贫血的血象、骨髓象特点。出血性疾病的病因复杂,与血小板、凝血机制及血管结构和功能有关。特发性血小板减少性紫癜可分为急性型和慢性型。急性型多见于儿童,常为自限性,与病毒感染有关。慢性型好发于青年女性(详见内科护理学)。

（芦　起）

复习思考题

1. 假设你是北方某边远农村基层卫生院儿科医务工作者,你如何根据该地区地域、人文及经济特点开展工作,预防该地区儿童"四病"?

2. 假设邻居家 2 岁女孩平素体弱,面色苍白,尤其是每遇"感冒、咳嗽"后皮肤黏膜苍白加重,有时伴气促;患儿饮食中无明显挑食、偏食现象,你如何考虑该患儿所患疾病?如何做就医指导?

第十二章 神经系统疾病患儿的护理

学习目的

神经系统疾病是导致儿童残疾的常见原因。通过学习本章,学生应能了解小儿神经系统特征及检查方法;熟悉小儿神经系统疾病的病因和发病机制;掌握神经系统疾病的临床特点和护理要点。能根据护理程序为神经系统疾病患儿制定护理计划。

学习要点

正常脑脊液的特点和各种颅内感染脑脊液的鉴别;脑性瘫痪的临床表现及早期诊断特点。

第一节 概 述

儿童时期是机体处于不断生长发育的阶段,神经系统发育较早,其结构和功能是在生长发育过程中逐渐分化和完善的。在不同年龄阶段,小儿神经系统的解剖、生理各具特征,身体评估和各种检查,其个体差异和年龄差异非常大,年龄越小,这种差异表现越突出。因此,在评价健康状态和疾病的诊断中不宜用单一指标来衡量,综合分析临床资料和动态观察病情变化是必要的。另外,小儿时期对疾病造成损伤的恢复能力较强,适宜的康复治疗常使预后有很大改观。因此,疾病的早期识别和诊断非常重要,如脑瘫,能在婴儿早期诊断和康复训练,可将疾病损害降低到最小,提高生命质量,使其达到或接近正常儿童。

一、小儿神经系统检查的特点

小儿神经系统的检查内容与成人大致相同,但方法和结果判断与成人有很多差异。如:①检查时多不能很好地配合,检查顺序应灵活掌握,不能机械地按体格评估的顺序来完成;②婴幼儿,尤其新生儿,检查时间的选择与结果有关,应选择在其觉醒状态、四肢活动而又不哭闹时为宜,一般在吃奶前一小时左右最佳;③检查新生儿及婴儿有其特定的方法和内容,如新生儿的 NBNA 评分、各种原始反射等,这些检查对健康评价、疾病的早期诊断和预后判断有很大帮助;④检查时还需要重视小儿的心理和生理特征,在比较中结合年龄判断结果,对婴幼儿的检查宜通过游戏来完成;⑤注意小儿的动作、行为特征,与体格评估和辅助检查有机结合,以便早期发现一些先天性畸形,如脑积水、头小畸形、脑瘫及遗传代谢性疾病等。

二、小儿神经系统疾病的评估特点

(一) 收集病史

病史是评估神经系统疾病患儿的最重要部分之一。询问主诉和现病史后,应注意了解母亲怀孕、分娩和产时情况；了解患儿神经系统发育史、家族史、传染病接触史及相关的临床症状。

（二）神经系统疾病的症状体征

1. 一般检查　除常规评估小儿神经心理发育和营养状况外，可根据小儿对各种刺激（声、光、言语、疼痛等）的反应来判断意识水平（即意识深、浅）有无障碍，意识障碍的轻重程度分为嗜睡、昏睡、半昏迷和昏迷等。精神行为状态要注意有无烦躁不安、激惹、谵妄、迟钝、抑郁、幻觉及定向障碍等。

2. 头颅　首先要观察头颅外形及大小（头围、前后囟及颅缝的大小）。注意囟门饱满情况，婴儿怀疑有颅内积液（如硬膜下积液、脑积水等）时可作头颅透照试验。颅内压增高可使颅缝裂开，颅骨叩诊时可有"破壶音"（Macewen 征阳性）。

3. 皮肤和脊柱　先天性神经系统疾病常合并有皮肤异常，如脑面血管瘤病（Sturge-Weber 综合征），在一侧面部三叉神经分布区可见红色血管瘤；神经纤维瘤病（neurofibromatosis）可见浅棕色的皮肤"咖啡牛奶斑"（cafe-au-lait macule）。脊柱应注意有无畸形、异常弯曲、叩击痛等。如背部正中线皮肤有凹陷、毛发增生或窦道，则可能该处有隐性脊柱裂。

4. 运动功能　①观察自然活动时的姿势（如坐、立、站、走路）：四肢活动是否对称；②检查肌张力（指安静情况下的肌肉紧张度）：主要通过触扪肌肉硬度并作被动运动以体会肌紧张度与阻力，但注意半岁内正常婴儿肌张力也可稍增高；③肌力（指肌肉做主动收缩时的力量）：可观察小儿力所能及的粗大和精细运动，以判断各部位肌群的肌力；④共济运动：可通过观察小儿持物、玩耍、行走时动作是否协调，然后可做指鼻试验、跟膝胫试验等；⑤姿势和步态：姿势和步态与肌力、肌张力、深感觉、小脑以及前庭功能都有密切关系，主要观察卧、坐、立、走等姿势是否正常，检查步态时要注意有无摇晃不稳或蹒跚步态、痉挛性步态、剪刀式步态、"鸭步"等。

5. 感觉功能　小儿感觉检查较成人困难，学龄前儿童尤其是婴幼儿很难获得充分合作。但与成人相比，累及感觉系统的疾患在小儿较为少见，如有必要，一般可根据患儿对刺激的反应估计。

6. 神经反射　小儿的反射检查可分为两大类，第一类为终身存在的反射，即浅反射（如腹壁反射、提睾反射）及腱反射；第二类为暂时性反射，或称原始反射（primitive reflexes）。当暂时性反射在应出现的时间内不出现，或该消失的时间不消失，或两侧持续地不对称都提示神经系统异常。

（1）出生时存在以后永不消失的反射：角膜反射、结膜反射、瞳孔反射、咽反射、吞咽反射等，这些反射减弱或消失提示神经系统有病变。

（2）出生时存在以后逐渐消失的反射：觅食反射、吸吮反射、拥抱反射、持握反射、颈肢反射等，这些反射出生时缺失或短期内消失或4个月后仍存在则为异常。

（3）出生时不存在以后逐渐出现永不消失的反射：降落伞反射、腹壁反射、提睾反射和各种腱反射，新生儿期不易引出，到1岁时才稳定。这些反射该出现时不出现或减弱为异常。

（4）病理反射：包括巴宾斯基征（Babinski 征）、凯尔尼格征（Kernig 征，屈髋伸膝试验）、布鲁津斯基征（Brudzinski 征，抬颈试验）等，检查和判断方法同成人。然而，3~4个月婴儿肌张力高,凯尔尼格征可为阳性,2 岁以内巴宾斯基征阳性也可为生理现象,若 2 岁以后或单侧巴宾斯基征出现阳性则提示中枢神经系统损害。

(5)脑膜刺激征:脑膜刺激征是脑膜病变所引起的一系列症状,包括颈强直、屈髋伸膝试验[凯尔尼格征(Kerning 征)]和抬颈试验[布鲁津斯基征(Brudzinski 征)]的阳性反应。小婴儿由于颅骨骨缝和前囟未完全闭合,可在一定程度上缓解增高的颅内压而使脑膜刺激征不明显或出现较晚。故检查时应同时注意头围、头颅形状、前囟是否闭合及其张力等。

三、神经系统疾病常用的辅助检查

(一)脑脊液检查

腰椎穿刺取脑脊液(cerebral spinal fluid,CSF)检查,是诊断颅内感染和蛛网膜下腔出血的重要依据。在治疗方面,可通过腰穿注入药物及麻醉。CSF 主要包括外观、压力、常规、生化和病原学检查等。对严重颅内压增高的患儿,在未有效降低颅压之前,腰椎穿刺有诱发脑疝的危险,应谨慎处置。颅内几种常见感染性疾病的 CSF 改变特征见表 12-1。

(二)硬脑膜下穿刺

该操作可用来诊断硬膜下积液和血肿,同时可抽取硬膜下积液,降低颅内压力。由前囟或冠状缝处穿刺。

(三)脑室穿刺

当存在伴有脑积水的颅内压增高,而保守治疗失败时,脑室穿刺可用于抽除脑脊液以降低颅内压。该操作经前囟将针插入侧脑室。

(四)脑电图(EEG)

包括常规 EEG、动态 EEG(AEEG)、录像 EEG(VEEG)检查,是正确诊断癫痫、分型与合理选药的主要实验室依据。

(五)诱发电位

分别经听觉、视觉和躯体感觉通路,刺激中枢神经诱发相应传导通路的反应电位,如脑干听觉诱发电位(BAEP)可用于包括新生儿在内任何不合作儿童的听力筛测,以及昏迷患儿脑干功能评价。

(六)电子计算机断层扫描(computed tomography,CT)

CT 可显示不同层面脑组织、脑室系统、脑池和颅骨等结构形态。能较好显示病变中较明显的钙化影和出血灶,但对脑组织分辨率不如 MRI 高,且对颅后窝、脊髓病变因受骨影干扰难以清楚辨认。必要时注入造影剂以增强扫描提高分辨率。

(七)磁共振成像(MRI)

MRI 无放射线,对脑组织和脑室系统分辨率较 CT 高,能清楚显示灰、白质和基底核等脑实质结构。MRI 在儿科临床已广泛应用,如在评价癫痫患儿是否适合外科手术时常规做 MRI 检查;应用 MRI 全身扩散加权成像探查小儿恶性肿瘤原发及转移灶;应用 MRI 扩散张量成像/扩散张量纤维束示踪成像(DTI/DTT)进行小儿脑瘫早期诊断及康复评价等。其主要缺点是费用较 CT 高,成像速度较慢,对不合作者需用镇静剂睡眠中检查,对钙化影的显示较 CT 差。

表 12-1　颅内常见感染性疾病的脑脊液改变特点

	常规分析				生化分析			
	压力(kPa)	外观	Pandy 试验	白细胞 (×10⁶/L)	蛋白 (g/L)	糖 (mmol/L)	氯化物 (mmol/L)	其他
正常	0.69~1.96 (新生儿:0.29~0.78)	清亮透明	-	0~10 婴儿:0~20	0.2~0.4 新生儿:0.2~1.2	2.8~4.5 婴儿:3.9~5.0	117~127 婴儿:110~122	
化脓性脑膜炎	不同程度增高	米汤样混浊	+~+++	数百~数千,多核为主	增高或明显高	明显降低	多数降低	涂片 Gram 染色和培养可发现致病菌
病毒性脑膜炎	不同程度增高	清亮,个别微浊	-~+	正常~数百,淋巴为主	正常或轻度增高	正常	正常	特异性抗体阳性,病毒培养可能阳性
结核性脑膜炎	不同程度增高	微浑,毛玻璃样	+~+++	数十~数百,淋巴为主	增高或明显高	明显降低	多数降低	薄膜涂片抗酸染色及培养可发现抗酸杆菌
隐球菌性脑膜炎	高或很高	微浑,毛玻璃样	+~+++	数十~数百,淋巴为主	增高或明显高	明显降低	多数降低	涂片墨汁染色和培养可发现致病菌

第二节　化脓性脑膜炎

化脓性脑膜炎(purulent meningitis,简称化脑)是小儿,尤其是婴幼儿时期常见的由各种化脓菌引起的以脑膜炎症为主的中枢神经系统感染性疾病。临床表现以急性发热、惊厥、意识障碍、颅内压增高和脑膜刺激征以及脑脊液脓性改变为特征。随着脑膜炎球菌和流感嗜血杆菌疫苗的接种和诊断治疗水平不断发展,本病发病率和病死率虽有明显下降,但病死率仍在5%~15%间,约1/3幸存者遗留各种神经系统后遗症。6个月以下幼婴患本病,预后更为严重。早期诊断和及时治疗是改善本病预后的关键。

【病因及发病机制】

1. 致病菌　许多化脓菌都能引起本病。在我国2/3以上患儿是由脑膜炎球菌、肺炎链球菌和流感嗜血杆菌三种细菌引起。化脑常见致病菌与患儿年龄关系密切,2个月以下幼婴和新生儿以及原发或继发性免疫缺陷病者,易发生肠道革兰阴性杆菌和金黄色葡萄球菌脑膜炎,前者以大肠埃希菌最多见,其次如变形杆菌、铜绿假单胞菌或产气杆菌等;2个月至儿童时期以流感嗜血杆菌、脑膜炎球菌、肺炎链球菌为主;12岁以后以脑膜炎球菌、肺炎链球菌为主。

2. 感染途径　致病菌可通过多种途径侵入脑膜。

(1)最常见的途径是通过血流,即菌血症抵达脑膜微血管。当小儿免疫防御功能降低时,细菌穿过血-脑屏障到达脑膜。致病菌大多由上呼吸道入侵血流,新生儿的皮肤、胃肠道黏膜或脐部也常是感染的侵入门户。

(2)邻近组织器官感染,如中耳炎、乳突炎等,扩散波及脑膜。

(3)与颅腔存在直接通道,如颅骨骨折、皮肤窦道或脑脊髓膜膨出,细菌可因此直接进入蛛网膜下腔。

3. 机体的免疫与解剖缺陷　小儿机体免疫力较弱,血-脑屏障功能也差,尤其是婴幼儿,故化脑的发病率高。若患原发性或继发性免疫缺陷病,则更易感染,甚至病原菌为致病菌或条件致病菌,如表皮葡萄球菌、铜绿假单胞菌等。另外颅底骨折、颅脑手术、脑室引流、先天解剖缺陷(皮肤窦道、脑脊膜膨出等),均易继发感染而引起化脑。

【临床表现】

90%的化脑为5岁以下小儿,1岁以下是患病高峰,一年四季均可散发。肺炎链球菌冬春季多见,而脑膜炎球菌和流感嗜血杆菌分别以春、秋季发病多。多数急性起病,部分患儿病前有上呼吸道或胃肠道感染病史。典型临床表现可概括为以下三方面:

1. 感染中毒及急性脑功能障碍症状　全身感染或菌血症可使患儿出现发热、头痛、烦躁不安和进行性加重的意识障碍。随病情加重,患儿逐渐从精神委靡、嗜睡、昏睡、昏迷到深度昏迷。30%以上患儿有反复的全身或局限性惊厥发作。

2. 颅内压增高表现　包括头痛、呕吐,婴儿则有前囟饱满与张力增高、头围增大等。合并脑疝时,则有呼吸不规则、突然意识障碍加重或瞳孔不等大等征象。

3. 脑膜刺激征　以颈强直最常见,其他如Kernig征和Brudzinski征阳性。

年龄小于3个月的幼婴和新生儿化脓性脑膜炎表现多不典型,主要表现为:①体温可高可低,或不发热,甚至体温不升。②颅内压增高表现可不明显。幼婴不会诉头痛,可能仅有吐奶、尖叫或颅缝开裂。③惊厥可不典型,如仅见面部、肢体局灶或多灶性抽动、局部或全身性肌阵挛、或各种不显性发作。④脑膜刺激征不明显,与婴儿肌肉不发达,肌力弱和反应低下有关。

【并发症和后遗症】

1. 硬脑膜下积液 1 岁以下婴儿多见。一般出现在化脓性脑膜炎开始正规治疗48～72 小时以后。临床特点为经治疗,发热、意识改变、颅内压增高等临床表现不见好转,甚至逐渐加重,或在症状体征逐渐好转后一段时间病情又出现反复,并伴随进行性前囟饱满,颅缝分离。

2. 脑室管膜炎 多见于革兰阴性杆菌感染且延误治疗的婴儿。临床特点为经抗生素治疗发热、惊厥等症状持续存在,脑脊液检查结果始终异常。

3. 脑性低钠血症 也称为抗利尿激素异常分泌综合征,引起低钠血症和血浆低渗透压,可加剧脑水肿,致惊厥和意识障碍加重。

4. 脑积水 表现为患儿头颅呈进行性增大,颅缝裂开,头皮静脉扩张,患儿额大面小,眼呈落日状,前囟扩大饱满、头颅有"破壶"音。持续的颅内压增高可造成大脑皮质退行性萎缩,患儿出现进行性智力减退和其他神经功能倒退。

5. 其他 炎症可导致各种神经功能障碍,如脑神经受累造成的耳聋、失明,以及脑实质病变产生的瘫痪、智力低下和癫痫等。

【辅助检查】

1. 血常规 白细胞总数大多明显增高,中性粒细胞为主。但在感染严重或不规则治疗者,可出现白细胞总数的减少。

2. 脑脊液检查 脑脊液检查是确诊本病的重要依据(见表 12-1)。典型病例表现为脑脊液压力增高、外观混浊似米汤样、白细胞数多达 $1000 \times 10^6/L$ 以上,分类以中性粒细胞为主,糖含量常有明显降低,蛋白显著增高。脑脊液涂片找菌及细菌培养有利于确定病原菌。还可采用对流免疫电泳法、乳胶颗粒凝集法对脑脊液进行病原学检测。

3. 血培养 对所有疑似化脑的病例均应做血培养,寻找致病菌。

4. 皮肤瘀点、瘀斑找菌 是发现脑膜炎双球菌重要而简便的方法。

5. 影像学检查 对疑有并发症的患儿,应尽早进行颅脑 CT 及 MRI 检查。前囟未闭者可行 B 超检查,可发现脑水肿、脑室扩大等。

【治疗要点】

除对症治疗、并发症治疗及支持疗法外,主要采取抗生素进行病原学治疗。

1. 抗生素治疗

(1)用药原则:化脑预后严重,应力求用药 24 小时内杀灭脑脊液中致病菌,故应选择对病原菌敏感,且能较高浓度透过血-脑屏障的药物。急性期要静脉用药,做到用药早、足剂量和足疗程。

(2)药物选择:在病原菌未明确时,目前主张选择能快速在患者脑脊液中达到有效灭菌浓度的第三代头孢菌素,包括头孢曲松钠 100mg/(kg·d),或头孢噻肟钠 200mg/(kg·d),分次静脉滴注。病原菌明确后,根据不同的致病菌选用敏感的抗生素。

(3)抗生素疗程:对肺炎链球菌和流感嗜血杆菌脑膜炎,其抗生素疗程应是静脉滴注有效抗生素 10~14 天,脑膜炎球菌者 7 天,金黄色葡萄球菌和革兰阴性杆菌脑膜炎应 21 天以上。若有并发症,还应适当延长。

2. 肾上腺皮质激素治疗　肾上腺皮质激素对多种炎性因子的产生有抑制作用,同时还可降低血管通透性,减轻脑水肿和降颅压。一般用地塞米松 0.6mg/(kg·d),分 4 次静脉给药,连续 2~3 天。

3. 并发症治疗

(1)硬膜下积液:少量积液无需处理,当积液量较大引起颅内压增高症状时,应作硬膜下穿刺放出积液,放液量每次、每侧不超过 15ml。如硬膜下积脓,则需根据病原菌注入相应抗生素,必要时外科处理。

(2)脑室管膜炎:可作侧脑室穿刺引流以缓解症状并可注入抗生素。

(3)脑积水:主要依赖手术治疗,包括正中孔粘连松解、脑脊液分流术等。

4. 对症和支持治疗　①维持水、电解质平衡;②处理高热、惊厥和休克;③降低颅内压;④静脉输注人免疫球蛋白等。

【护理评估】

1. 健康史　评估患儿病前有无呼吸道、消化道或皮肤感染史,新生儿应询问生产史、脐带感染史等。

2. 身体状况　测量体温、脉搏、呼吸,检查患儿有无发热、头痛、呕吐、惊厥、嗜睡及昏迷。注意精神状态、面色、囟门是否隆起或紧张,有无脑膜刺激征。分析血液、脑脊液检查结果。

3. 心理社会状况　各年龄期的患儿都会因来自疾病及医院的刺激而产生焦虑和恐惧,特别是意识清楚的年长儿焦虑会更突出。家长面对病情危重的患儿常产生焦虑不安、沮丧等心理,对医护人员的言行非常敏感。因此,需要医护人员对患儿及其家长耐心解释病情并给予心理支持。

【护理诊断】

1. 体温异常　与细菌感染及全身中毒症状有关。

2. 潜在并发症:颅内压增高　与脑膜充血、水肿有关。

3. 营养失调:低于机体需要量　与摄入不足、机体消耗增多有关。

4. 有受伤的危险　与抽搐有关。

5. 恐惧　与缺乏疾病知识及预后不良有关。

【护理措施】

1. 维持正常的体温　保持病室安静、空气新鲜。绝对卧床休息。每 2~4 小时测体温一次,并观察热型及伴随症状。酌情给予物理降温或药物降温,并记录降温效果。鼓励患儿多饮水,必要时静脉补液。遵医嘱给予抗生素治疗。

2. 病情观察,防治并发症

(1)监测生命体征:应经常巡视、密切观察、详细记录,以便及早发现病情变化并报告医生给予及时处理。若患儿出现意识障碍、囟门及瞳孔改变、躁动不安、频繁呕吐、肢体肌张力增高等惊厥先兆,提示有脑水肿可能。若呼吸节律不规则、瞳孔忽大忽小或两侧不等大、对光反应迟钝、血压升高,说明有脑疝及呼吸衰竭出现,应及时与医生联系做好抢救准备并配合抢救。

(2)并发症的观察:如患儿在治疗中热度不退或退而复升、前囟饱满、颅缝裂开、呕吐不止、频繁惊厥、应考虑有并发症存在。

（3）做好抢救药品及器械的准备：准备好氧气、吸引器、人工呼吸机、脱水剂、呼吸兴奋剂、硬脑膜下穿刺包及侧脑室引流包，以便需要时应用。

3. 用药护理　遵医嘱及时准确给予足量有效抗生素治疗。颅内压增高者定时静脉推注脱水剂，烦躁不安者适当给镇静剂。了解各种药的使用要求及不良反应。静脉输液速度不宜太快，以免加重脑水肿；保护好静脉血管，保证静脉输液通畅；记录24小时出入量。

4. 饮食护理　保证足够热量摄入，根据患儿热量需要制定饮食计划。神志清醒者给予高热量、清淡、易消化的流质或半流质饮食。少量多餐，以减轻胃的饱胀感，并防止呕吐发生。注意食物的调配，增加患儿食欲。意识障碍者可鼻饲或给予静脉高营养；频繁呕吐不能进食者，应注意观察呕吐情况并静脉输液，维持水电解质平衡。监测患儿每日热能摄入量，及时给予适当调整。

5. 体位　给予舒适卧位，颅内压增高者抬高头部15°~30°，保持中位线，避免扭曲颈部。有脑疝发生时，选择平卧位。呕吐时须将头侧向一边，防止窒息。

6. 加强基础护理　协助患儿洗漱、进食、大小便及个人卫生等生活护理。做好口腔护理，呕吐后帮助患儿漱口，保持口腔清洁，及时清除呕吐物，减少不良刺激。做好皮肤护理，每2小时翻身一次，及时清除大小便，保持臀部干燥，必要时使用气垫等抗压力器材，预防褥疮的发生。

7. 安全护理　注意患儿安全，躁动不安或惊厥时防坠床发生，防舌咬伤。

8. 健康教育

（1）加强卫生知识的大力宣传，预防化脓性脑膜炎。凡与流感嗜血杆菌性脑膜炎和流行性脑脊髓膜炎接触的易感儿均应服用利福平，20mg/(kg·d)，共4天。还可采用脑膜炎双球菌荚膜多糖疫苗在流行地区实施预防接种。

（2）对患儿及家长给予安慰、关心和爱护，使其接受疾病的事实，鼓励战胜疾病的信心。根据患儿及家长的接受程度，及时介绍病情，讲解治疗护理方法，使其主动配合。

（3）对恢复期和有神经系统后遗症的患儿，应进行功能训练，指导家长根据不同情况给予相应护理，促使病情尽可能的康复。

第三节　病毒性脑膜炎、脑炎

病毒性脑膜炎（viral meningitis）和病毒性脑炎（viral encephalitis）均指多种病毒引起的颅内急性炎症。若炎症过程主要在脑膜，临床重点表现为病毒性脑膜炎。主要累及大脑实质时，则以病毒性脑炎为临床特征。若脑膜和脑实质同时受累，此时称为病毒性脑膜脑炎。大多患者具有病程自限性。轻者能自行缓解，危重者可导致后遗症及死亡。

【病因】

目前仅能在1/4~1/3的中枢神经病毒感染病例中确定其致病病毒，其中，80%为肠道病毒（如柯萨奇病毒、埃可病毒），其次为虫媒病毒（如乙脑病毒）、腺病毒、单纯疱疹病毒、腮腺炎病毒和其他病毒。

【发病机制】

病毒自呼吸道（如腺病毒）和胃肠道（如肠道病毒）进入淋巴系统繁殖，然后经血流

（虫媒病毒直接进入血流）感染某些脏器,此时患者可有发热等全身症状。若病毒在定居脏器内进一步繁殖,即可能通过血-脑屏障侵犯脑实质或脑膜组织,出现中枢神经系统损害的症状。此外病毒亦可经嗅神经或其他周围神经到达中枢神经系统。中枢神经系统的病变可能是入侵病毒直接损伤的结果,也可能是"感染后"的"过敏性"脑炎改变,导致神经脱髓鞘病变、血管及血管周围的损伤。

【临床表现】

病情轻重差异很大,取决于病变主要累及脑膜或脑实质。一般说来,病毒性脑炎的临床经过较脑膜炎严重,重症脑炎更易发生急性期死亡或后遗症。

1. 病毒性脑膜炎　急性起病,或先有上感或前驱传染性疾病。主要表现为发热、恶心、呕吐、软弱、嗜睡。年长儿会诉头痛,婴儿则烦躁不安,易激惹。一般较少有严重意识障碍和惊厥。可有颈项强直等脑膜刺激征。一般无严重脑实质损害症状,如瘫痪、昏迷及惊厥持续状态。病程大多在 1~2 周内。多数急性期过后恢复良好。

2. 病毒性脑炎　病毒性脑炎大多同时累及脑膜。许多临床表现与病毒性脑膜炎相似,如起病急,发热、头痛、呕吐等。典型的脑炎有明显的脑实质受累症状,多有精神异常,如意识模糊、躁动不安、谵妄、幻觉、记忆力减退、攻击性、行为异常、昏迷等,可出现持续或频繁惊厥、弥漫或局灶性神经体征。由于中枢神经系统受损部位不同可出现不同的局限性神经系统体征,如类似急性横贯性脊髓炎(流行性腮腺炎病毒),多发性神经根炎(流行性腮腺炎或 EB 病毒),急性小儿偏瘫,脑干脑神经核受累和急性小脑共济失调等。表现急性小脑共济失调的病毒性脑炎多有突然发生的躯干共济失调,程度不等的步态不稳,眼球震颤和构音异常等。

病毒性脑炎病程大多 2~3 周。多数完全恢复,但少数可遗留癫痫、肢体瘫痪、智能发育迟缓等后遗症。

【辅助检查】

1. 脑脊液检查　多数压力增高,外观清亮,白细胞总数为零至数百,以淋巴细胞为主(病初可以中性粒细胞为主),蛋白质大多正常或轻度增高,糖含量正常。脑脊液涂片及培养无细菌发现,疱疹病毒脑炎的脑脊液可为出血性改变。

2. 病毒学检查　病毒分离和血清学检查是明确病因的基本方法。

3. 脑电图(EEG)检查　EEG 虽无特异性,但能提示脑实质病变,有较高的参考价值。

4. 影像学检查　CT 和 MRI 均可发现病变的部位、范围及性质。

【治疗要点】

本病缺乏特异性治疗。但由于病程自限性,急性期合理的支持与对症治疗,是保证病情顺利恢复、降低病死率和致残率的关键。主要治疗原则包括:

1. 维持水、电解质平衡与合理营养供给;控制脑水肿和颅内压增高;控制惊厥发作;肾上腺皮质激素的应用。

2. 抗病毒药物　对于疱疹类病毒感染,可选用阿昔洛韦、更昔洛韦等,对其他病毒感染可酌情选用干扰素、利巴韦林、静脉注射用人免疫球蛋白、中药等。

3. 抗生素的应用　对于重症婴幼儿或继发细菌感染者,应适当给予抗生素。

4. 康复治疗　对于重症恢复期患儿或留有后遗症者,应进行康复治疗。可给予功能训练、针灸、按摩、高压氧等康复治疗。

【护理评估】

1. 健康史　询问患儿发病前有无呼吸道、胃肠道或皮肤感染史；新生儿有无脐带感染史及出生时的感染史；是否进行预防接种；当地的流行病史等。注意询问有无头痛、呕吐、发热、惊厥、精神行为改变等临床表现。

2. 身体状况　评估患儿生命体征(尤其体温及呼吸状况)，观察精神状态和神经系统症状，注意评估有无意识障碍及颅内压增高程度。前囟是否隆起或紧张，有无脑膜刺激征，有无肢体瘫痪等定位体征。注意评估治疗前后患儿脑脊液的细胞数、分类、生化、培养等变化，注意周围血象改变、CT 检查结果。

3. 心理社会状况　评估患儿及家长对疾病的了解程度，有无焦虑、恐惧的心理；了解其家庭环境和经济条件等情况。

【护理诊断】

1. 体温过高　与病毒血症有关。

2. 急性意识障碍　与脑实质炎症有关。

3. 躯体移动障碍　与昏迷、瘫痪有关。

4. 营养失调：低于机体需要量　与摄入不足有关。

5. 潜在并发症：颅内压增高。

【护理措施】

1. 维持正常体温　监测体温，观察热型及伴随症状，出汗后及时更换衣物。体温>38.5℃时给予物理降温或遵医嘱药物降温、静脉补液。

2. 积极促进脑功能恢复　向患儿介绍环境，以减轻其不安与焦虑。明确环境中可引起患儿坐立不安的刺激因素，尽可能使患儿离开刺激源。纠正患儿的错误概念和定向力错误。加强基础护理，如协助患儿洗漱、进食、大小便及个人卫生等护理。

3. 促进肢体功能的恢复

(1)做好心理护理，增强患儿自我照顾能力和信心。

(2)教给家长协助患儿翻身及皮肤护理的方法，进行肢体按摩，适当使用气圈、气垫等预防褥疮和肌肉挛缩。

(3)保持瘫痪肢体于功能位置。病情稳定后，及早督促患儿进行肢体的被动或主动功能锻炼，活动时要循序渐进，加强保护措施，防止受伤。在每次改变锻炼方式时给予指导、帮助和鼓励。

4. 注意病情观察、保证营养供应

(1)严密观察患儿生命体征变化、神经系统症状、前囟张力等情况。

(2)观察瞳孔及呼吸改变，如发现呼吸节律不规则，瞳孔不等大，对光反应迟钝，提示脑疝及呼吸衰竭可能，需尽快与医生联系，配合医生展开急救。遵医嘱定时应用脱水剂。注意因移动体位致脑疝形成和呼吸骤停。

(3)保持呼吸道通畅、必要时给氧，如有痰液堵塞，立即给予清理呼吸道，呼吸衰竭者必要时作气管切开或使用人工呼吸机。

(4)出现惊厥，立即通知医生，遵医嘱使用镇静药、抗病毒药、激素、促进苏醒的药物等。保持安静，因任何躁动不安均能加重脑缺氧。

(5)输注能量合剂营养脑细胞，促进脑功能恢复。

（6）对昏迷或吞咽困难的患儿，应尽早给予鼻饲，保证热卡供应；做好口腔护理，每日2～3次。

5. 健康教育

（1）根据情况向患儿及家长介绍病情，做好心理护理，减少其焦虑与不安。

（2）腰穿是诊断该疾病必不可少的检查，做好术前准备，解除患儿及家长对穿刺的顾虑，腰穿后去枕平卧4～6小时、禁食2小时。

（3）向家长提供保护性看护和日常生活护理的有关知识。指导家长做好智力训练和瘫痪肢体功能训练。有继发癫痫者应指导长期正规服用抗癫痫药物。患儿出院后应定期随访。

知识拓展 ◈

瑞氏综合征

1963年由Reye等首先报告而命名为Reye综合征（Reye syndrome）。因出现急性弥漫性脑水肿和肝脏为主的内脏脂肪变性病理特征，曾被称为脑病合并内脏脂肪变性。本病病因尚不完全清楚。90%与上呼吸道病毒感染有关。国外报道B型流感和水痘流行期间可见本病发病增多。在流感和水痘患儿使用水杨酸药物有诱发本病的高度危险性。其临床特点：①多在4～12岁发病，6岁为发病高峰；②平素健康，大多有病毒性上呼吸道感染前驱疾病；③主要表现为发作性低酮性低血糖，常伴反复惊厥、脑病、运动及智力发育迟滞等；④一般无神经系统定位体征；⑤肝脏可有轻、中度肿大，但也可不大，虽然肝功显著异常但临床无明显黄疸表现；⑥周围血白细胞反应性增高，分类计数以中性粒细胞占优势。病程有自限性，大多在起病后3～5天不再进展，并在1周内恢复。重症患儿易在病初1～2天内迅速恶化、死亡。幸存者可能遗留各种神经后遗症。

第四节　脑性瘫痪

脑性瘫痪（cerebral palsy，CP）简称脑瘫，2006年中国康复医学会儿童康复专业委员会和中国残疾人康复协会小儿脑瘫康复专业委员会将脑性瘫痪定义为：自受孕开始至婴儿期非进行性脑损伤和发育缺陷所致的综合征，主要表现为运动障碍及姿势异常。本病并不少见，发达国家患病率在1‰～3‰间，我国在2‰左右。脑瘫患儿中男孩多于女孩，男：女在1.13:1～1.57:1之间。

【病因】

多年来，许多围生期危险因素被认为与脑瘫的发生有关，如早产与低出生体重、脑缺氧缺血、产伤、先天性脑发育异常、胆红素脑病和先天性感染等。然而，很多患儿无法明确具体病因。近年国内、外对脑瘫的病因作了更深入的探讨，一致认为胚胎早期阶段的发育异常，很可能是导致婴儿早产、低出生体重和围生期缺氧缺血等的重要原因，也是存活的高危新生儿发生脑瘫的重要基础。

【临床类型】

1. 运动障碍性质分类

（1）痉挛型：最常见，约占全部病例的50%～60%。主要因锥体系受累，表现为上肢肘、腕关节屈曲，拇指内收，手紧握拳状。下肢大腿内收肌张力增高，外展困难，多呈剪刀腿和足尖着地行走。

（2）不随意运动型：也称手足徐动型，约占20%，主要病变在锥体外系，表现为手足徐动、舞蹈样动作、肌张力不全、震颤等。安静时减少，入睡后消失。

（3）肌张力低下型：瘫痪肢体松软但腱反射存在。本型往往是其他类型的过渡形式，以后多转为痉挛型或手足徐动型。

（4）强直型：此型少见，全身肌张力显著增高，身体异常僵硬，活动减少。

（5）共济失调型：小脑性共济失调。表现为步态不稳，摇晃，行走时脚尖间距宽，随意动作不协调。

（6）震颤型：多为锥体外系相关的静止性震颤。

（7）混合型：上述两种或两种以上类型同时存在于一个患儿，其中痉挛型和手足徐动型常同时存在。

2. 按瘫痪累及部位分类　可分为四肢瘫（四肢和躯干均受累，受累程度相似）、双瘫（也是四肢瘫，但双下肢相对较重）、截瘫（双下肢受累，上肢躯干正常）、偏瘫（半侧肢体受累）、三肢瘫和单瘫（单个肢体受累）等。

【临床表现】

脑瘫临床表现复杂多样，由于类型、受损部位的不同表现形式也有所不同。以出生后非进行性运动发育异常为特征，一般都有以下4种基本表现。

1. 基本表现

（1）运动发育落后和瘫痪肢体主动运动减少：患儿不能完成相同年龄正常小儿应有的运动发育进程，包括大运动，以及手指的精细动作。如正常小儿3个月俯卧下抬头、6~7个月独坐等，脑瘫患儿一般不能达到此类运动水平。

（2）肌张力异常：是脑瘫患儿的特征之一。因不同临床类型而异，痉挛型表现为肌张力增高；肌张力低下型则表现为瘫痪肢体肌肉松软，但仍可引出腱反射；而手足徐动型表现为变异性肌张力不全。

（3）姿势异常：在脑瘫患儿表现非常突出。受异常肌张力和原始反射消失不同情况影响，患儿可出现多种肢体异常姿势，并因此影响其正常运动功能的发挥。

（4）反射异常：多种原始反射消失延迟。痉挛型脑瘫患儿腱反射活跃或亢进，可引出踝阵挛和阳性Babinski征。

2. 伴随症状和疾病　脑瘫患儿除有运动障碍外，常合并其他功能异常，一半以上脑瘫患儿可能合并智力低下、听力和语言发育障碍，其他如视力障碍、过度激惹、小头畸形、癫痫等。有的伴随症状，如流涎、关节脱位则与脑瘫自身的运动功能障碍相关。

【辅助检查】

1/2~2/3的患儿可有头颅CT、MRI异常，CT和MRI可了解颅内结构的异常，对脑瘫的病因及预后判断有帮助，但不能肯定或否定诊断。EEG可以了解是否合并癫痫，对指导治疗有价值。

【治疗要点】

1. 治疗原则

（1）早期发现，早期治疗：婴幼儿运动系统处于发育阶段。早期发现运动异常，尽早加以纠正，容易得到较好效果。

（2）促进正常运动发育，抑制异常运动和姿势。

（3）综合治疗：采取多种手段对患儿进行全面多样化的综合治疗，针对运动障碍、语言障碍、智力低下、癫痫、行为异常进行干预。

（4）家庭训练和医生指导相结合：脑瘫的康复是一长期过程，家长和医生需密切配合，共同制订训练计划。

2. 物理治疗（PT）　是目前治疗脑瘫的主要手段。

（1）功能训练：包括体能运动训练、技能训练、语言训练等。

（2）矫形器的应用：功能训练中，配合使用一些支具或辅助器械，有帮助完成训练和矫正异常姿势，抑制异常反射的功效。

3. 手术治疗　主要用于痉挛型。

4. 中医治疗　对瘫痪及挛缩的肌肉可进行理疗、针灸、推拿等。

5. 其他　如高压氧舱、水疗、电疗等，对功能训练起辅助作用。目前还没发现治疗脑瘫的特效药物。

【护理评估】

1. 健康史　评估患儿出生前有无发育异常，了解孕妇妊娠、生产情况。出生时有无严重窒息、产伤、颅内出血等，出生后是否发生呼吸暂停、严重感染及外伤等。新生儿期是否有喂养、护理困难。了解有无癫痫发作。

2. 身体状况　评估患儿的运动发育进程，检查患儿是否瘫痪及其程度，肌张力有无改变；观察患儿的姿势有无异常。评估脑瘫的类型。了解患儿有无头颅 CT、MRI 异常等。

3. 心理社会状况　了解家长对本病的认识及接受疾病程度；患儿因日常生活不能自理是否存在心理、精神发育障碍；是否掌握正确的护理技能并做好家庭护理。家庭环境及经济条件如何。

【护理诊断】

1. 生长发育异常　与脑损伤有关。

2. 有废用综合征的危险　与长期肢体痉挛性瘫痪有关。

3. 有皮肤完整性受损的危险　与躯体瘫痪长期不能活动有关。

4. 营养失调：低于机体需要量　与脑性瘫痪而致进食困难有关。

【护理措施】

1. 促进成长，培养自理能力　脑瘫患儿常有发育异常，往往存在多方面的能力缺陷。应指导家长根据患儿年龄进行日常生活动作的训练，如：①穿脱衣训练：帮助患儿认识衣、裤、鞋、袜；为患儿选择穿脱方便的衣服，更衣时注意患儿体位，一般病重侧肢体先穿后脱。②进食训练：半卧位进食、坐位进食训练，用辅助器进食训练，用特制杯饮水训练。③洗漱及如厕训练，刷牙、洗脸、坐便训练。教会患儿示意排便，养成定时大小便习惯，学会使用手纸等。④语言训练：对伴有听力、语言障碍的患儿，应按小儿语言发育规律进行训练，给患儿丰富的语言刺激，鼓励患儿发声，纠正发声异常，并持之以恒。

2. 进行功能训练　瘫痪患儿大脑病损是静止的，但所造成的神经功能缺陷并非永远固定不变。因此患儿一经确诊，应立即开始功能锻炼。对瘫痪的肢体应保持功能位，协助患儿进行被动或主动运动，促进肌肉、关节活动和改善肌张力；同时配合针刺、推拿、按摩及理疗等,以纠正异常姿势。

3. 保证营养供给 鼓励母乳喂养,婴幼儿应注意辅食添加。为患儿提供高热量、高蛋白及富含维生素、容易消化的食物。对独立进食困难的患儿应进行饮食训练。耐心进行进食训练,防止异物吸入及牙齿紧咬时强行喂食而损伤牙齿。耐心地教患儿学习进食动作,如训练手持汤匙及手取食物,尽早脱离他人喂食。必要时可鼻饲或静脉补给。

4. 做好皮肤护理 病情严重和不能保持坐位的患儿往往长时间卧床,应注意保持床单清洁,帮助患儿翻身拍背,防止压疮及坠积性肺炎等。

5. 心理护理 向家长及患儿提供心理支持,积极纠正患儿自卑、任性、孤独等心理,循序渐进、由易到难地进行康复训练。

6. 健康教育

(1)疾病知识指导:向家长介绍脑瘫是一种非进行性脑损伤疾病,目前尚无特效治疗,主要是坚持功能训练,并告知其功能训练的方式及方法。

(2)做好围生期保健:在妊娠早期预防感染性疾病,如风疹、弓形虫等感染。避免产伤和难产,预防胎儿受损。避免早产,因为体重过低是脑性瘫痪的一个重要因素。

(3)做好新生儿期的预防:预防新生儿呼吸暂停、低血糖、胆红素脑病及颅内感染等疾病。

(4)做好脑瘫患儿的特殊教育:针对家长的接受能力讲解脑瘫的预防及护理知识与技能,指导家长在住院康复治疗训练后坚持进行家庭康复训练,注意给予患儿更多的关爱与照顾,防止发生自卑、孤独心理。年长儿积极进行职业训练,培养其克服困难的信心。

学习小结

1. 学习内容

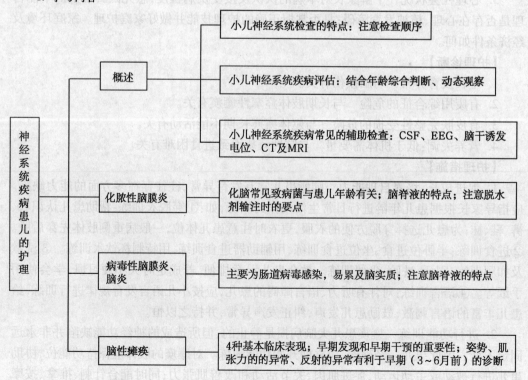

神经系统疾病患儿的护理	概述	小儿神经系统检查的特点:注意检查顺序
		小儿神经系统疾病评估:结合年龄综合判断、动态观察
		小儿神经系统疾病常见的辅助检查:CSF、EEG、脑干诱发电位、CT及MRI
	化脓性脑膜炎	化脑常见致病菌与患儿年龄有关;脑脊液的特点;注意脱水剂输注时的要点
	病毒性脑膜炎、脑炎	主要为肠道病毒感染,易累及脑实质;注意脑脊液的特点
	脑性瘫痪	4种基本临床表现;早期发现和早期干预的重要性;姿势、肌张力的的异常、反射的异常有利于早期(3~6月前)的诊断

2. 学习方法

由于小儿神经系统发育尚未成熟,各年龄段存在一定的差异,加之体检时常常不配合,给疾病的诊治带来一定的难度。所以,在这个章节的学习中我们要注意以下几点:①首先要了解小儿神经系统疾病评估特点。②各论中的核心问题,是掌握小儿化脓性脑膜炎各年龄段的病因、临床特点、治疗要点及护理措施。③各种感染所致的脑膜炎、脑炎临床表现极其相似,但又各具特点,在对患儿进行身体评估时要充分考虑,加以判断。各种脑膜炎、脑炎的鉴别是脑膜炎的一个重点难点问题,而脑脊液检查结果是确诊和鉴别的重要依据。④脑瘫的预后,关键在于早发现、早干预。我们在学习中要注意掌握脑瘫的 4 种基本临床表现及伴随症状,同时掌握其护理要点。

(梁　萍)

复习思考题

根据本章所学知识如何早期发现和识别脑瘫患儿?

第十三章　遗传代谢性疾病患儿的护理

学习目的

　　遗传代谢性疾病种类多，在儿科领域里占有重要地位。本章通过学习遗传性疾病的概念、预防和治疗要点，以及21-三体综合征和苯丙酮尿症的护理，为日后开展上述疾病的健康教育和临床护理奠定理论基础。

学习要点

　　21-三体综合征的临床表现、护理措施和健康教育；苯丙酮尿症的临床表现、护理措施和饮食管理。

第一节　概　　述

　　遗传性疾病是指因受精卵中遗传物质（染色体，DNA）异常或生殖细胞所携带的遗传信息异常所引起的子代的性状异常。人体细胞的遗传信息几乎全部都编码在组成染色体的 DNA 分子长链上。DNA 分子是由两条多核苷酸链依靠核苷酸碱基之间的氢键相连接而成的双螺旋结构。基因的表达是将 DNA 分子储存的遗传信息经过转录，形成 mRNA，释放入细胞质作为合成蛋白质的模板，由 tRNA 按照密码子选择相应的氨基酸，在核蛋白体上合成蛋白质。基因突变是分子中的碱基顺序发生变异，必然导致组成蛋白质的氨基酸发生改变，遗传表型亦因此不同，临床上就有可能出现遗传性疾病。随着科学和社会的进步，感染性疾病被有效控制，遗传病和先天畸形已成为儿童死亡的主要原因。

　　根据遗传物质的结构和功能改变的不同，可将遗传病分为四大类：

　　1. **单基因遗传病**　是指一对主基因突变导致的疾病，如血红蛋白病和苯丙酮尿症。

　　2. **多基因遗传病**　是指由多种基因变化影响引起的疾病，是基因与性状的关系，如唇裂、腭裂等。

　　3. **染色体疾病**　由于染色体数量异常或排列位置异常等产生的疾病，如21-三体综合征、先天性卵巢发育不全。

　　4. **线粒体遗传病**　极为罕见，是遗传缺损引起线粒体代谢酶缺陷所导致的一组异质性病变，如帕金森病等。

　　遗传病的基因诊断是以 DNA 和 RNA 为诊断材料，应用分子生物学技术，通过检查基因的结构或表达来诊断遗传性疾病的方法和过程。基因治疗是指运用重组技术设法恢复或构建患者细胞中有缺陷的基因，使细胞恢复正常功能而达到治疗疾病或赋予机体新的抗病功能的目的。然而由于多数遗传病的治疗仍颇为艰难或费用昂贵，从而难以普遍实施。因此为减少遗传病的发生，广泛开展预防工作就显得格外重要。

第二节　21-三体综合征

21-三体综合征又称先天愚型或 Down 综合征,属常染色体畸变,是小儿染色体病中最常见的一种,男女比例为 3∶2,发病率随孕妇年龄增加而增高。在智障患儿中 21-三体综合征占 10% ~15% ,其最主要的临床特征是智能障碍、特殊容貌及伴发多种畸形。

【病因】

尚未完全明确,认为与下列因素有关:

1. 母亲受孕时年龄过大或多胎妊娠　可能与母亲卵子老化有关,35 岁时约 0.3% ,40 岁时约 1% ,大于 40 岁高达 2% ~5% 。有些资料表明父亲年龄也与本病发病有关。当父龄超过 39 岁时,出生患儿的风险增高。

2. 放射线、化学物质　孕期接受射线,尤其是腹部接触后,其子代染色体易畸变,许多化学药物、抗代谢药物和毒物都可导致染色体易畸变。

3. 病毒感染　孕期病毒感染(如风疹病毒、肝炎病毒等)都可致染色体断裂,畸变。

4. 遗传因素　染色体异常的父母可将畸变的染色体遗传给下一代。

【发病机制】

21-三体综合征是生殖细胞在减数分裂时或受精卵有丝分裂时,出现染色体不分离,结果导致 3 条 21 号染色体和单条 21 号染色体胚胎,按照核型分析其染色体的异常可分为三型:

1. 标准型　此型占全部患儿的 90% ~95% ,其核型为 47,XX(或 XY) , +21,其发生机制系因亲代(多数为母方)的生殖细胞染色体在减数分裂时不分离所致,使受精后的合子多一条 21 号染色体。双亲外周血淋巴细胞核型都正常,无家族史。

2. 易位型　约占 2.5% ~5% 。染色体数目正常,只是发生在近端着丝粒染色体的一种相互易位,亦称着丝粒融合,其中,D/G 易位最常见,D 组中以 14 号染色体为主,即核型为 46,XX(XY) , – 14 , + t(14q21q) ;这种易位型患儿约半数为遗传性。另一种为 G/G 易位,是由于 G 组中两个 21 号染色体发生着丝粒融合,形成等臂染色体,较少见。

3. 嵌合型　约占本症的 2% ~4% 。患儿体内有两种以上细胞株(以两种为多见),一株正常,另一株为 21-三体细胞,本型是因受精卵在早期分裂过程中染色体不分离所引起,只是部分而不是所有的细胞存在缺陷。

先天愚型患儿,其中标准型和易位型在临床上不易区别,嵌合型的临床表现差异悬殊,视正常细胞株所占的百分比而定,可以从接近正常到典型表现。

【临床表现】

本病主要特征为患儿智能落后,特殊面容和生长发育迟缓,并可伴有多种畸形。

1. 特殊面容　患儿出生时即有特殊面容。面容圆而扁平。睑裂明显斜向外上,两眼眼距宽,眼裂内眦有赘皮。鼻根由于鼻梁骨发育不良而显低平,鼻子短,鼻孔上翘。嘴小,口半开,腭弓高,舌及嘴唇厚,舌常伸出口外,流涎多,耳小而圆,耳垂小,外耳道小。

2. 智能障碍　为本病最突出的表现,多数智力中度低下,少数轻度低下,缺乏抽象思维能力。嵌合体型患儿智能水平可接近正常,能从事简单手工劳动。

3. 生长发育落后　身材矮小,头围小于正常,骨龄常落后于年龄,出牙延迟且常错位;四肢短,关节可过度弯曲,手指粗短,小指向内弯曲。性发育落后,其运动功能与正常同龄儿相比,随年龄增长差异增大。

4. 皮肤纹理　40%的患儿掌纹只有一条,单手或双手呈通贯手,atd 角增大,第 5 指只有一条褶纹,第 4、5 指桡侧箕纹增多,示指尺侧箕纹增多,蹿趾球部胫侧弓形纹,足蹿趾与第二趾趾间距大(图 13-1)。

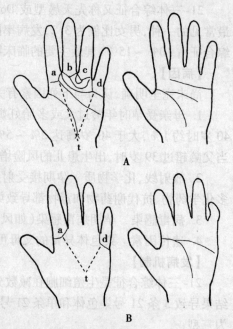

5. 伴发畸形　约有 30% ~ 50% 的患儿并发先天性心脏病,其次是消化道畸形。因免疫功能低下,易患各种感染,如存活至成人期,则常在 30 岁以后出现老年性痴呆症状。

图 13-1　正常人和 21-三体综合征患儿的皮纹比较

A. 正常人;B. 21-三体综合征

【辅助检查】

1. 细胞遗传学检查　一般在妊娠 14 ~ 16 周左右对羊水细胞,或出生后对外周血淋巴细胞进行染色体核型检查,可发现患儿第 21 号染色体多了一条。

2. 分子细胞遗传学检查　用荧光素标记的 21 号染色体的相应片段序列的探针,与外周血中的淋巴细胞或羊水细胞进行原位杂交,患儿的细胞中呈现三个 21 号染色体的荧光信号。

【治疗要点】

目前尚无有效的治疗方法,以进行长期耐心的教育和训练为主,采用综合措施,包括医疗和社会服务,如伴有畸形,可手术纠正。补充适量的微量元素,能起到稳定肌力和促进智力的作用。

【护理评估】

1. 健康史　了解是否有家族史,尤其是母系家族,父母是否近亲结婚,母亲是否为高龄妊娠,多胎或多年不孕后妊娠,孕期是否患病毒感染,是否接触过放射线、化学物质,患儿的智力及发育情况,患儿有无发育落后等。

2. 身体状况　观察患儿有无本病的特殊面容及皮纹特点,检查是否合并其他畸形,分析实验室染色体检查结果,明确患儿病变类型。

3. 心理社会状况　患儿的父母通常有明显的内疚、焦虑心理,所以针对家长的心理护理尤为重要,了解家长是否掌握有关遗传病的知识及训练患儿的能力,评估患儿有无自卑的心理。

【护理诊断】

1. 自理能力低下　与体格及动作发育缓慢、异常有关。

2. 焦虑　与患儿患有严重疾病而得不到有效治疗有关。

3. 知识缺乏:患儿家长缺乏遗传病的护理和训练知识。

4. 有感染的危险　与免疫功能低下有关。

【护理措施】

1. 培养自理能力,加强生活护理,防止意外伤害

(1)照顾患儿,协助照顾日常生活,如洗澡、穿衣及吃饭等,患儿肌张力低下,吸吮无力,喂养时注意吞咽能力,防止意外事故的发生,注意及时擦干净口涎,保持下颌及颈部皮肤的干燥、清洁。

(2)帮助家长制定教育及训练计划,加强教养,使患儿通过逐步训练能生活自理,长大后能从事简单劳动,并具备基本的安全意识,提高自己的生活质量。

2. 预防感染　保持室内空气清新,注意通风,注意个人卫生,保持鼻腔及口腔清洁,勤洗手,注意防护,避免与感染者接触,并发肺炎是致死的原因,需注意预防。患儿常合并先天性心脏病,要防止心功能不全,如出现哭声低,青紫等及时通知医生。

3. 心理护理　家长得知患儿患有21-三体综合征时,通常难以接受,有沉重的心理负担,表现出自责和焦虑,医护人员应秉着理解的态度耐心开导,帮助他们面对现实,树立信心,提供有关患儿养育、照顾的医疗知识,尽快适应疾病对家庭的影响。

4. 技能培训　对弱智儿进行适当教育和一定的工作技能培训,此外家长和学校应帮助孩子克服行为问题,帮助患儿及家庭得到来自社会的支持。

5. 健康教育　应加强婚前、孕前、产前以及新生儿检查,注意针对35岁以上高龄妊娠妇女做羊水检查,以求最大限度地防止21-三体综合征患儿的出生。标准型21-三体综合征的下一胎再发生风险率为1%,母亲年龄愈大,风险率愈高。易位型患儿的双亲应进行核型分析,以便发现平衡易位携带者,如母方为 D/G 易位,则每一胎都有10%的风险率;如父方 D/G 易位,则风险率为4%;妇女应避免在40岁以后生育;母亲妊娠期间,尤其是在妊娠早期应避免滥用化学药物、毒物及放射线,预防病毒感染的发生。

第三节　苯丙酮尿症

苯丙酮尿症(phenylketonuria,PKU)是一种常见的氨基酸代谢疾病。由于肝脏苯丙氨酸羟化酶缺乏或活性减低而导致苯丙氨酸代谢障碍,患儿体内苯丙氨酸及其代谢产物在体内蓄积,尿中排出大量苯丙酮酸等代谢产物而得名。为常染色体隐性遗传,发病率随种族而异,约为1/6000~1/25 000,北方稍高于南方。

【病因及发病机制】

苯丙氨酸参与构成各种蛋白质成分,在人体内不能合成,必须从饮食中摄取,因而是一种人体必需氨基酸。正常情况下,摄入的苯丙氨酸中约有50%用于合成各种成分的蛋白质,其余50%左右在苯丙氨酸羟化酶的作用下变为酪氨酸,后者再通过不同酶的作用可产生黑色素、甲状腺素和乙酰乙酸。苯丙氨酸羟化酶(phenylalanine hydroxylase,PAH)是复合酶系统,除羟化酶本身外,还包括二氢蝶呤还原酶及辅酶四氢生物蝶呤(tetrahydro-biopterin,BH$_4$),任何一种酶缺陷均可引起血苯丙氨酸增高。如果苯丙氨酸羟化酶缺乏或活性降低,则苯丙氨酸被代谢为苯丙酮酸。在体内堆积使神经系统受到损害,血中苯丙氨酸超过肾阈而大量排出,产生苯丙氨基酸尿。另外还抑制酪氨酸代谢过程中的某些酶,如抑制酪氨酸酶而阻止黑色素的产生,可出现毛发、皮肤色素脱失;抑制色氨酸代谢过程中

的羟化酶使 5-羟色胺生成减少,加重神经系统损害,且不易治疗。

根据生化缺陷的不同本病可分为典型和 BH_4 缺乏型两类:

1. **典型 PKU** 是由于患儿肝细胞缺乏 PAH,不能将苯丙氨酸转化为酪氨酸,因此苯丙氨酸在血、脑脊液、各种组织和尿液中的浓度极度增高,同时经旁路代谢产生大量的苯丙酮酸、苯乙酸等,并从尿中排出。由于酪氨酸生成减少,致使甲状腺素、肾上腺素和黑色素等合成不足,而蓄积的高浓度的苯丙氨酸及其旁路代谢产物导致细胞受损。

2. **BH_4 缺乏型** BH_4 是苯丙氨酸、酪氨酸等芳香氨基酸在羟化过程中所必需的辅酶,BH_4 的缺乏,不仅苯丙氨酸不能转变成酪氨酸,而且造成酪氨酸不能转变成多巴胺,色氨酸不能转变成 5-羟色胺等重要的神经递质,其缺乏可加重神经系统的损害。故 BH_4 缺乏型 PKU 的临床症状更重,治疗更困难。

本病绝大多数为典型 PKU,约 10% ~ 15% 为 BH_4 缺乏型。

【临床表现】

新生儿出生时虽然存在高苯丙氨酸血症,但因未进食食物故血中苯丙氨酸及其有害的代谢产物浓度不高,所以无临床症状。一般 3 ~ 6 个月时出现症状,1 岁时明显加重。

1. **神经系统** 主要表现在智力障碍,生后 4 ~ 9 个月即可出现。早期表现可有神经行为异常,如兴奋不安、多动或嗜睡、委靡,以后可呈现肌张力增高,腱反射亢进,甚至惊厥,逐渐出现智力障碍并日渐明显。BH_4 缺乏型 PKU 神经系统症状出现较早并且较严重,常见肌张力减低、嗜睡、惊厥,智力落后明显,如不经治疗,常在幼儿期死亡。

2. **外观** 皮肤毛发由于酪氨酸酶受抑,使黑色素合成减少,致患儿皮肤白皙、干燥,易有湿疹,毛发颜色变淡,虹膜色泽变浅。

3. **其他** 除躯体生长发育迟缓外,尿及汗液有霉臭味(或鼠尿样气味)。

【辅助检查】

本病诊断应强调早期诊断,以便得到早期治疗,避免智力发育障碍。要得到早期诊断必须在新生儿中进行苯丙酮尿症的筛查。

1. **新生儿期筛查** 新生儿喂奶 3 日后,采集足根末梢血,采用 Guthrie 细菌生长抑制试验半定量测定。

2. **尿三氯化铁试验** 将三氯化铁滴入尿液,如立即出现绿色反应,则为阳性,表明尿中苯丙氨酸浓度增高。用于较大婴儿和儿童的初筛查。

3. **血苯丙氨酸和酪氨酸生化定量** 凡筛查阳性患儿都要经过此项检查加以确诊。患儿苯丙氨酸浓度在 0.36 ~ 4.88mmol/L,典型 PKU 患儿持续在 1.2mmol/L 以上。

4. **尿蝶呤分析** 用以鉴别各型 PKU。典型 PKU 患儿尿中蝶呤总排出量增高,新蝶呤与生物蝶呤比值正常。

5. **酶学诊断** PAH 仅存在于肝细胞,需经肝活检测定。

【治疗要点】

诊断一旦明确,立即给予低苯丙氨酸饮食。开始治疗的年龄愈小,效果愈好,早期治疗可避免神经系统的损伤。

1. **低苯丙氨酸饮食** 饮食对象主要适用于典型 PKU 以及血苯丙氨酸浓度持续高于 $360\mu mol/L(6mg/dl)$ 的患儿。

2. **BH_4、5-羟色胺和 L-DOPA** 主要用于 BH_4 缺乏型 PKU,除饮食控制外,需给予此类药物。

【护理评估】

1. 健康史 了解是否有家族史,父母是否近亲结婚,患儿有无智力低下和体格发育落后,了解喂养情况、饮食结构、尿液气味等。

2. 身体状况 观察患儿皮肤毛发颜色,闻其身体气味,测身高、体重、头围,检查有无肌张力的改变,分析实验室结果,明确患儿疾病程度。

3. 心理社会状况 了解患儿家长是否掌握该病的相关知识,特别是饮食治疗方法,家庭经济和环境情况,家长有无心理焦虑,是否具备护理患儿和配合治疗的能力。

【护理诊断】

1. 生长发育改变 与高苯丙氨酸血症神经系统的损伤有关。

2. 有皮肤完整性受损的危险 与汗液及尿液的排泄刺激有关。

3. 焦虑 与患儿的疾病程度有关。

4. 知识缺乏:家长对本病的早期诊断,早期治疗及护理等知识认识不足。

5. 营养失调:低于机体需求量 与限制食品种类有关。

【护理措施】

1. 控制饮食 低苯丙氨酸饮食,原则是使摄入苯丙氨酸的量既能保证生长发育和体内代谢的最低需要量,又能使血中苯丙氨酸浓度维持在 $120 \sim 360 \mu mol/L$($2 \sim 6mg/dl$)为宜。治疗越早,智力影响越小,开始治疗的理想时间是出生 1 周内,若血苯丙氨酸浓度大于 $600 \mu mol/L$ 即开始饮食治疗。在治疗过程中应定期监测血苯丙氨酸。饮食疗法的停用不可过早。6 个月内患儿应选用低苯丙氨酸奶加适量母乳,6 个月后添加辅食时选择淀粉类、蔬菜等含苯丙氨酸含量低的食物为主,忌用或少用乳、蛋、肉、豆等蛋白质含量高的食物,需要时再给予"低苯丙氨酸水解蛋白"以保证蛋白质供给。同时,注意补充各种维生素、矿物质及微量元素观察,体格发育和智力发育的全过程。

2. 加强皮肤护理 勤换尿布,保持皮肤干燥、清洁,有湿疹者及时处理。

3. 健康教育 向家长提供有关本病的咨询,做好遗传咨询及健康教育,告知本病为可治疗的遗传代谢性疾病。指导家长辨别患儿的毛发颜色及尿的特殊气味,协助家长制定饮食治疗方案,强调饮食治疗是保证患儿智力和体格正常发育的关键,必须坚持。减轻家长的焦虑情绪,督促患儿定期复查。

知识链接 ↘

苯丙酮尿症患者管理

本病的预后取决于 PAH 活性减低的程度和是否能早期诊断和早期治疗。轻度 PAH 活性减低者,一般只有轻度高苯丙氨酸血症,智力不受损害,若能早期诊断和治疗者预后良好。饮食治疗的目的是使血中苯丙氨酸保持在 $0.24 \sim 0.6mmol/L$,国内供应的低苯丙氨酸食品有苯酮康和苯酮宁替代奶粉。患儿喂养在以此为主的基础上,辅以母乳和牛奶。饮食中限苯丙氨酸摄入的饮食治疗,一般认为要坚持 10 年。在限制苯丙氨酸摄入的饮食治疗过程中,应密切观察患儿的生长发育营养状况及血中苯丙氨酸水平及副作用。副作用主要是其他营养缺乏,可出现腹泻、贫血、低血糖低蛋白血症和烟酸缺乏样皮疹等。治疗中定期复查血苯丙氨酸浓度,如过低,可造成嗜睡、恶心、贫血、皮疹及腹泻甚至死亡。

学习小结

1. 学习内容

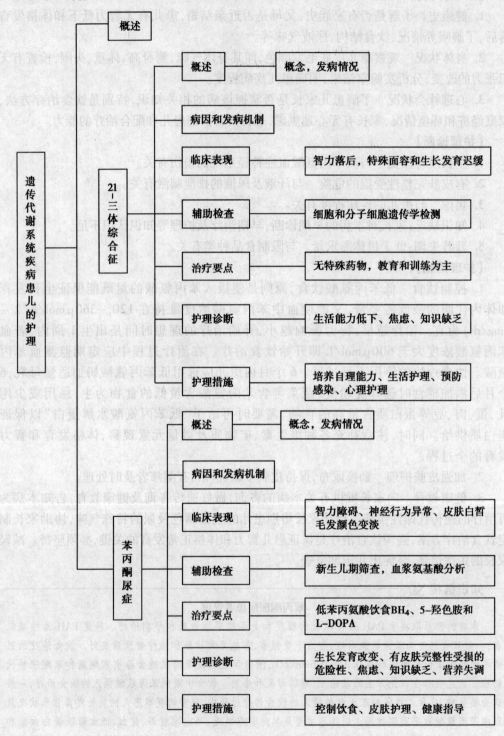

2. 学习方法

在本章内容的学习中,首先要知道遗传性疾病的定义,理解遗传的物质基础,遗传性疾病的类型;从而有利于理解21-三体综合征、苯丙酮尿症的发病机制,掌握21-三体综合征、苯丙酮尿症的临床表现;根据临床表现,可初步诊断上述疾病,明确诊断需要进一步染色体或血生化检查。21-三体综合征本身尚无有效的治疗,因此预防为关键。理解苯丙酮尿症的早诊断、早治疗的必要性,以及饮食治疗的重要性,从而减少神经系统的后遗症。

（芦　起）

复习思考题

1. 如何进行人群遗传性疾病预防的健康教育?
2. 论述苯丙酮尿症患儿的饮食管理。

第十四章 内分泌系统疾病患儿的护理

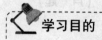 **学习目的**

　　小儿内分泌疾病与成人不同,除对小儿代谢活动本身的影响外,还严重影响小儿的生长发育。通过本章内容的学习,学生应结合生理知识理解神经-内分泌-免疫网络对机体的调控作用及内分泌疾病的发生是遗传与环境因素作用的结果,掌握小儿内分泌常见疾病的病因、临床表现、治疗原则及护理措施。

学习要点

　　小儿各种内分泌疾病的病因,甲减、儿童糖尿病的临床特点、治疗原则及护理措施。

第一节 概　　述

　　内分泌学是研究激素及其相关物质对生命活动(包括生长、发育、性成熟和生殖等)进行联系和调控的生物医学。传统的内分泌系统是人体内分泌腺及某些脏器中内分泌组织所组成的一个体液调节系统。随着现代医学研究的飞速发展,内分泌系统与神经系统、免疫系统的联系日益紧密,构成神经、内分泌、免疫网络调控体系以保持机体代谢稳定,脏器功能协调,促进人体生长发育、性成熟和生殖等生命过程,既维护生物自身的生存,又维系种族的延续。在正常生理状态时,各种激素在下丘脑-垂体-靶腺轴的各种反馈机制及其相互之间的调节作用处于动态平衡状态。

　　任何引起内分泌激素结构和功能的异常均可造成临床内分泌疾病。主要病因归纳为:①环境因素,如生态环境中碘缺乏导致的地方性甲状腺肿及甲状腺功能减退症;②遗传因素,包括单基因和多基因异常等;③生活习惯,如经济发达地区高热量饮食导致的肥胖症等;④感染因素,也可引起多种内分泌疾病。多数内分泌疾病是多种因素共同作用所致,如糖尿病是在遗传因素和环境因素共同作用下引起的。但小儿时期,胚胎期的环境因素和遗传因素在内分泌疾病的发生中作用更为突出。

　　内分泌功能与生长发育是密切相关的,小儿时期是一个不断生长发育的过程,其内分泌功能紊乱不仅影响小儿的代谢活动,同时还能影响其生长发育和组织分化,造成机体形态、功能的改变以及性发育异常,严重者导致残疾或死亡。如甲状腺功能不足时,成人易引起黏液性水肿及生理功能低下;而在小儿,除有上述症状外还能影响其生长发育,造成体态异常和智力障碍。因而早期发现、早期诊断、合理治疗、加强护理是救治患儿的关键。内分泌疾病多数病程长,患儿在生理和心理方面都受到很大的影响,因而护理工作显得非常重要。

第二节 先天性甲状腺功能减退症

甲状腺功能减退症(hypothyroidism)简称甲减,又称呆小病或克汀病,是由于各种不同的疾病累及下丘脑-垂体-甲状腺轴功能,以致甲状腺素缺乏;或是由于甲状腺素受体缺陷所造成的临床综合征。按病变涉及的位置可分为:①原发性甲减,是由于甲状腺本身疾病所致;②继发性甲减,其病变位于垂体或下丘脑,又称为中枢性甲减,多数与其他下丘脑-垂体-靶腺轴功能缺陷同时存在。小儿绝大多数为原发性甲减,依其发病机制和起病年龄的不同可分为先天性和获得性两类,获得性甲减在儿科主要由慢性淋巴细胞性甲状腺炎,即桥本甲状腺炎(Hashimoto thyroiditis)所引起。本节主要介绍先天性甲减。

先天性甲状腺功能减退症(congenital hypothyroidism)是由于甲状腺激素合成不足所造成的一种疾病。根据病因的不同可分为两类:①散发性系先天性甲状腺发育不良、异位或甲状腺激素合成途径中酶缺陷所造成,发生率为 1/7000 ~ 1/4000;②地方性多见于甲状腺肿流行的山区,是由于该地区水源、土壤和食物中碘缺乏所致,随着我国碘化食盐的广泛应用,其发病率明显下降。

【甲状腺激素生理和病理生理】

甲状腺的主要功能是合成甲状腺素(T_4)和三碘甲腺原氨酸(T_3)。甲状腺激素的主要原料为碘和酪氨酸,血循环中的无机碘被摄取到甲状腺滤泡上皮细胞内,经过甲状腺过氧化物酶的作用氧化为活性碘,经碘化酶作用并与酪氨酸结合成单碘酪氨酸(MIT)和双碘酪氨酸(DIT),在缩合酶的作用下合成具有生物活性的 T_3 和 T_4。甲状腺激素的释放先由溶酶体吞噬后将甲状腺球蛋白水解,然后释放出 T_3、T_4。

甲状腺素的合成和释放受下丘脑分泌的促甲状腺激素释放激素(TRH)和垂体分泌的促甲状腺激素(TSH)的控制,下丘脑产生 TRH,兴奋腺垂体,产生 TSH,TSH 再兴奋甲状腺分泌 T_3、T_4。而血清 T_4 则可通过负反馈作用降低垂体对 TRH 的反应性、减少 TSH 的分泌。T_3、T_4 释放入血循环后,约 70% 与甲状腺素结合蛋白(TBG)相结合,少量与甲状腺结合前白蛋白和白蛋白结合,仅 0.03% 的 T_4 和 0.3% 的 T_3 为游离状态而发挥生理作用。正常情况下,T_4 的分泌率较 T_3 高 8 ~ 10 倍;T_3 的代谢活性为 T_4 的 3 ~ 4 倍;机体所需的 T_3 约 80% 在周围组织由 T_4 转化而成,TSH 亦促进这一过程。

甲状腺素的主要作用:①产热:甲状腺素能加速体内细胞氧化反应的速度,从而释放热量。②促进生长发育及组织分化:甲状腺素促进细胞组织的生长发育和成熟;促进钙磷在骨质中的合成代谢和骨、软骨的生长。③对代谢的影响:促进蛋白质合成,增加酶的活力;促进糖的吸收、糖原分解和组织对糖的利用;促进脂肪分解和利用。④对中枢神经系统的影响:甲状腺素对神经系统的发育及功能调节十分重要。特别在胎儿期和婴儿期,甲状腺素不足会严重影响脑的发育、分化和成熟,且不可逆转。⑤对维生素代谢的作用:甲状腺素参与各种代谢,使维生素 B_1、B_2、C 的需要量增加。同时,促进胡萝卜素转变成维生素 A 及维生素 A 生成视黄醇。⑥对消化系统影响:甲状腺素分泌过多时,食欲亢进,肠蠕动增加,大便次数多,但性状正常。分泌不足时,常有食欲减退,腹胀、便秘等。

【病因】

1. 散发性先天性甲减

(1)甲状腺不发育、发育不全或异位:是造成先天性甲减最主要的原因,约占90%,亦称原发性甲减。多见于女孩,女:男 = 2:1,其中1/3病例为甲状腺完全缺如,其余为发育不全或在下移过程中停留在异常部位形成异位甲状腺,部分或完全丧失其功能。造成甲状腺发育异常的原因,现认为可能与遗传素质与免疫介导机制有关。

(2)甲状腺激素合成障碍:亦称家族性甲状腺激素生成障碍,其发病率仅次于甲状腺发育缺陷。多见于甲状腺激素合成和分泌过程中酶(过氧化物酶、偶联酶、脱碘酶及甲状腺球蛋白合成酶等)的缺陷,造成甲状腺素不足。多为常染色体隐性遗传病。

(3)促甲状腺激素(TSH)缺乏:亦称下丘脑-垂体性甲减,是因垂体分泌 TSH 障碍而引起的,常见于特发性垂体功能低下或下丘脑、垂体发育缺陷,其中因下丘脑 TRH 不足所致者较多见。TSH 单一缺乏者甚为少见,常伴有其他垂体激素缺乏或多种垂体激素缺乏,临床上称为多垂体激素缺乏综合征(CPHD)。

(4)甲状腺或靶器官反应低下:前者是甲状腺细胞膜上的 $G_{s\alpha}$ 蛋白缺陷,使 cAMP 生成障碍而对 TSH 不敏感;后者是甲状腺素靶器官对 T_3、T_4 不敏感。均为罕见病。

(5)母亲因素:母亲服用抗甲状腺药物或母亲患自身免疫性疾病,其体内存在 TSH 受体阻断抗体(抗甲状腺抗体),均可通过胎盘进入胎儿体内,影响胎儿,造成甲减,亦称暂时性甲减,通常可在 3 个月内消失。

2. 地方性先天性甲减 主要病因是胚胎期碘缺乏。多因孕妇饮食缺碘,致使胎儿在胚胎期即因碘缺乏而导致甲状腺功能低下。

【临床表现】

甲状腺功能减退症症状出现早晚及轻重程度与残留甲状腺组织的多少及甲状腺功能低下的程度有关。先天性无甲状腺或酶缺陷患儿在婴儿早期即可出现症状,甲状腺发育不良者常在生后 3~6 个月时出现症状,偶有数年之后才出现症状。其主要特点有智能落后、生长发育迟缓、生理功能低下。

1. 新生儿期 症状和体征缺乏特异性,大多数较轻微,甚至缺如。患儿常为过期产,出生体重常大于第 90 百分位,身长和头围可正常或较正常矮小20% 左右,前、后囟大;胎便排出延迟,生后常有腹胀、便秘、脐疝,全身可水肿,皮肤粗糙,易被误诊为先天性巨结肠;生理性黄疸期延长(>2 周);患儿常处于睡眠状态,对外界反应低下,肌张力低,吸吮力差,呼吸慢,心率缓慢,心音低钝。哭声低且少,体温低(常 >35℃),四肢冷,末梢循环差,皮肤出现斑纹或有硬肿现象等。

2. 典型症状(幼儿及儿童甲减) 多数先天性甲状腺功能减退症患儿常在出生半年后出现典型症状。

(1)特殊面容和体态:头大,颈短,皮肤粗糙、干燥,面色苍白,毛发稀疏、干枯、无光泽,面部黏液性水肿,眼睑水肿,眼距宽,鼻梁低平,唇厚,舌大而宽厚、常伸出口外。患儿身材矮小,躯干长而四肢短小,上部量/下部量 >1.5,腹部膨隆,常有脐疝。

(2)神经系统症状:智能低下,记忆力、注意力均降低。表情呆板、淡漠,神经反射迟钝;运动发育障碍,如会翻身、坐、立、走的时间都延迟,并常伴有听力减退、感觉迟钝、嗜睡,严重者可有全身黏液性水肿、昏迷等。

（3）生理功能低下：精神差，安静少动，对周围事物反应少，嗜睡，食欲减退，声音低哑，体温低而怕冷，脉搏、呼吸缓慢，心音低钝，肌张力低，肠蠕动慢，腹胀，便秘。可伴心包积液，心电图呈低电压、P-R 间期延长、T 波平坦等改变。

3. 地方性甲状腺功能减退症　因在胎儿期碘缺乏而不能合成足量甲状腺激素，影响中枢神经系统发育。临床表现为两种不同的类型，但可相互交叉重叠。

（1）"神经性"综合征：主要表现为：以共济失调、痉挛性瘫痪、聋哑、智能低下为特征，但身材正常，甲状腺功能正常或轻度减低。

（2）"黏液水肿性"综合征：临床上有显著的生长发育和性发育落后、智力低下、黏液性水肿等。血清 T_4 降低、TSH 增高。约 25% 患儿有甲状腺肿大。

4. TSH 和 TRH 分泌不足　患儿常保留部分甲状腺激素分泌功能，因此临床症状较轻，但常有其他垂体激素缺乏的症状如低血糖（ACTH 缺乏）、小阴茎（Gn 缺乏）、尿崩症（AVP 缺乏）等。

【辅助检查】

1. 新生儿筛查　目前多采用出生后 2～3 天的新生儿干血滴纸片检测 TSH 浓度作为初筛，结果大于 20mU/L 时，再检测血清 T_4、TSH 以确诊。

2. 血清 T_4、T_3、TSH 测定　如 T_4 降低、TSH 明显升高即可确诊。血清 T_3 浓度可降低或正常。

3. TRH 刺激试验　若未出现高峰，应考虑垂体病变；若 TSH 峰值出现时间延长，则提示下丘脑病变。

4. X 线检查　摄左手腕部 X 线片，评定患儿的骨龄。先天性甲减患儿骨龄常明显落后于实际年龄。

5. 核素检查　检测甲状腺发育情况及甲状腺的大小、形状和位置。

【治疗要点】

1. 治疗原则　早期治疗，终身用药，小剂量开始逐渐增加至足量，定期复查，维持甲状腺正常功能。饮食中应富含蛋白质、维生素及矿物质。

2. 药物治疗　甲状腺激素是治疗甲减最有效的药物。①左甲状腺素钠：100μg 或 50μg/片，含 T_4，每日服 1 次。婴儿用量为每日 8～14μg/kg，儿童为每日 4μg/kg；②干甲状腺素片：含 T_3、T_4，若长期服用，可使 T_3 升高，使用时应予以注意。

【护理评估】

1. 健康史　母亲在妊娠期是否服用过抗甲状腺药物及其饮食习惯。患儿是否存在智力低下及体格发育较同龄儿童落后，询问患儿的活动及喂养情况。了解是否有家族史，是否生活在甲状腺肿流行地区。

2. 身体状况　有无特殊面容，测量身高、体重、头围及上部量和下部量，必要时检查智力水平，评估血清 T_4、T_3、TSH 情况、X 线检查及核素扫描等结果。

3. 心理社会状况　评估家长对本病相关知识的了解程度，因本病严重影响患儿的生长发育，尤其是智力的发育。并需坚持终生治疗。注意评估家长有无出现焦虑不安、悲观失望情绪。

【护理诊断】

1. 体温过低　与新陈代谢低有关。

2. 营养失调:低于机体需要量　与喂养困难、食欲差有关。

3. 便秘　与肠蠕动减慢、活动量减少有关。

4. 生长发育改变　与甲状腺功能减退有关。

5. 知识缺乏　与患儿家长缺乏相关疾病的知识有关。

【护理措施】

1. 保暖、防止感染　患儿基础代谢低下,活动量少而致体温低怕冷。因机体抵抗力差,易患各种感染性疾病。注意室内温度,气候变换时适当增减衣服,避免受凉。保持皮肤清洁,经常淋浴更衣,防止皮肤感染。避免与患感染性或传染性疾病患儿接触。

2. 保证营养　指导家长掌握正确喂养方法,给予高蛋白、高维生素、富含钙及铁剂的易消化食物。对吸吮困难、吞咽缓慢者要耐心喂养,延长哺乳时间,以保证患儿热量及营养供给。必要时用滴管喂奶或鼻饲,以保证生长发育需要。

3. 保持大便通畅　向家长解释预防和处理便秘的必要措施,如为患儿提供充足液体入量;多吃水果、蔬菜等富含纤维素食物;适当增加活动量,每日顺着肠蠕动方向按摩腹部数次,促进肠蠕动;养成定时排便习惯,必要时使用大便软化剂、缓泻剂或灌肠。

4. 加强训练　患儿智力发育差,缺乏生活自理能力,应取得家长配合,增强战胜疾病的信心。加强日常生活护理,防止意外伤害发生。通过各种方法(如游戏、讲故事等)加强智力、体力训练,以促进生长发育,使其掌握基本生活技能。对患儿应多鼓励,不应歧视。

5. 用药护理　坚持终生服药,注意观察药物的反应,对家长和患儿进行指导,使其了解终生服药的重要性。甲状腺制剂起效慢,用药1周左右方达最佳效果,故服药后要密切观察患儿食欲、活动量及排便情况,定期测体温、脉搏、体重及身高。用药量小疗效不佳,用药过量则可导致甲亢,出现消耗过多,造成发热、多汗、体重减轻、烦躁、神经兴奋性增高,甚至发生呕吐、腹泻、脉速等。一旦发生这些情况,应报告医生及时停药或减量。因此,在治疗过程中应注意随访,治疗开始时每2周随访一次,血清 TSH 和 T_4 正常后每3个月一次,服药1～2年后每6个月一次。T_4 片剂不应与大豆蛋白配方奶和铁剂同服,因所含成分可与 T_4 结合并抑制其吸收。

6. 重视新生儿筛查　本病发病率在遗传、代谢性疾病中占首位。新生儿期应做好筛查,若早期确诊,在出生后1～2月即开始治疗者,可避免遗留神经系统功能损害。

7. 健康教育

(1)向患儿及家长讲解本病的相关知识,告知家长应终身服用甲状腺制剂,不能中断,讲解服药后的反应及定期复查的重要性。

(2)宣传开展新生儿筛查,早诊断,并从生后头几周就给予适当的治疗,可使患儿在身高和智力方面都能与其正常同龄儿相似。如果不予治疗,患儿可成为智力低下的侏儒。延误诊断、起始治疗时未能迅速纠正低 T_4 血症、治疗不足以及治疗的头两三年治疗依从性差都将导致不同程度的脑损害。

新生儿疾病筛查

　　新生儿疾病筛查是指医疗保健机构在新生儿群体中,用快速、简便、敏感的检验方法,对一些危及儿童生长发育、导致儿童残疾的一些先天性疾病、遗传代谢性疾病进行群体筛检,从而使患儿在临床上尚未出现疾病表现,而其体内生化、代谢或者功能已有变化时就做出早期诊断,并且结合有效治疗,保障儿童正常的体格发育和智能发育。目前,我国新生儿疾病筛查病种包括新生儿甲状腺功能减退、苯丙酮尿症、葡萄糖-6-磷酸脱氢酶(G-6-PD)缺乏症、先天性肾上腺皮质增生症、半乳糖血症和听力障碍。先天性耳聋是导致语言交流障碍的常见致残性疾病之一,已成为全球关注的重大公共卫生问题。新生儿中双侧先天性耳聋发生率约在千分之一至千分之三,在目前可筛查的出生缺陷中发病率最高。一般在新生儿出生 72 小时后 7 天之内,并充分哺乳后可采血检测。

第三节　儿童糖尿病

　　糖尿病(diabetes mellitus,DM)是由于胰岛素绝对或相对缺乏引起的糖、脂肪、蛋白质代谢紊乱,使血糖增高、尿糖增多的一种慢性代谢性疾病。糖尿病分为原发性和继发性两类,原发性又可分为:①1 型糖尿病,即胰岛素依赖型糖尿病(IDDM),由于胰岛 β 细胞破坏所致,胰岛素分泌绝对不足造成,需用胰岛素治疗;②2 型糖尿病,即非胰岛素依赖型糖尿病(NIDDM),由于胰岛素不足或靶细胞对胰岛素不敏感所致;③其他类型:包括青年成熟期发病(MODY),是一种罕见的遗传性 β 细胞缺陷症。继发性糖尿病大多由一些遗传综合征(如 21-三体综合征等)和内分泌疾病(如 Cushing 综合征、甲状腺功能亢进等)所引起。98% 的儿童糖尿病为 1 型糖尿病,2 型糖尿病甚少,但随儿童肥胖症的增多而有增加趋势。据我国 22 个省市的初步调查,15 岁以下儿童发病率为 5.6/10 万,较西欧和美国低。儿童糖尿病在北方较多见,可发生于任何年龄,高峰在学龄前期和青春期,婴幼儿期较少。本节主要叙述 1 型糖尿病。

【病因和发病机制】

　　1 型糖尿病确切病因机制尚未完全阐明。目前普遍认为的观点是 1 型糖尿病在遗传易感性基因的基础上,在外界环境因素的作用下,引起自身免疫反应,导致 β 细胞的损伤和破坏,当胰岛素分泌减少至正常的 90% 以上时即出现临床症状。

　　1. 遗传易感性　遗传因素在 1 型糖尿病的发病过程中起着重要作用。目前已知该病为多基因遗传病,有多个基因与糖尿病的遗传易感性有关。近年研究表明,发现 HIA-DQ$_\alpha$ 链第 52 位精氨酸和 DQ$_\beta$ 链第 57 位非天冬氨酸等位基因为 1 型糖尿病的易感性基因。反之,HLA-DQ$_\alpha$ 链第 52 位非精氨酸,HLA-DQ$_\beta$ 链第 57 位天冬氨酸等为糖尿病的保护性基因,但遗传易感基因在不同种族之间有一定的差别,说明遗传基因可能有多态性。

　　2. 环境因素　1 型糖尿病的发病与多种病毒的感染有关(如风疹病毒、腮腺炎病毒、柯萨奇病毒等),化学毒物(如链尿菌素、四氧嘧啶等)、食物中的某些成分(如牛乳蛋白等)都可能对带有易感性基因者产生 β 细胞毒性作用,激发体内免疫功能的变化,最后导致 1 型糖尿病的发生。

　　3. 自身免疫　近年来的研究证明,约 90% 的 1 型糖尿病患儿的血中存在多种自身抗体,并证实这些抗体在补体和 T 淋巴细胞的协同作用下具有对胰岛细胞的毒性作用。最新研究证实细胞免疫异常在 1 型糖尿病的发病中起重要作用,最终导致胰岛 β 细胞的破坏。

1 型糖尿病患儿存在胰岛 β 细胞被破坏,分泌胰岛素减少而分泌胰高血糖素的 α 细胞和其他细胞则相对增生即引起代谢紊乱。正常情况下,胰岛素能促进细胞内葡萄糖的转运,使葡萄糖直接供给能量并转化为糖原,促进脂肪合成,抑制肝糖原和脂肪的分解,胰岛素还能促进蛋白质的合成。当胰岛素分泌不足或缺如时,葡萄糖的利用减少,组织不能利用葡萄糖,能量不足而产生饥饿感,引起多食,同时反调节激素如胰高血糖素、肾上腺素、皮质醇和生长激素的增多可加重代谢的紊乱。反调节激素使肝糖原分解和糖原异生增加,蛋白质和脂肪的分解加速,使血糖和细胞外液渗透压增高,细胞内液向细胞外转移。当血糖浓度超过肾阈值(10mmol/L 或 180mg/dl)时即引起糖尿,自尿中排出的葡萄糖可达到 200~300g/d,导致渗透性利尿(多尿),造成电解质紊乱和慢性脱水,由于机体代偿,出现口渴、多饮。蛋白质合成减少,使生长发育延迟和抵抗力降低,易继发感染。由于脂肪的分解使机体明显消瘦,脂肪代谢障碍,使乙酰乙酸、β-羟丁酸和丙酮酸等酮体在血中堆积,形成酮症酸中毒。

酮症酸中毒时氧利用减低,大脑功能受损,逐渐出现嗜睡、意识障碍甚至昏迷,酸中毒严重时 CO_2 潴留,为了排出较多的 CO_2,呼吸中枢兴奋而出现不规则的呼吸深快,呼气中的丙酮产生特异的气味(烂水果味)。

【临床表现】

1 型糖尿病一般起病较急,多数患儿有感染、情绪激惹或饮食不当等诱因起病,典型临床表现为"三多一少",即多饮、多尿、多食、消瘦。婴幼儿多饮多尿不易发现,并很快发展为脱水和酸中毒。学龄儿童亦有因夜间遗尿而就诊者。年长儿表现突出的为体重减轻或消瘦,疲乏无力、精神委靡等体质显著下降症状。多食并非患儿必然出现的症状,部分儿童食欲正常。体格检查时除见有体重减轻、消瘦外,一般无阳性体征。或出现相应并发症的体征。

糖尿病常见并发症如下:

1. 急性并发症 ①糖尿病酮症酸中毒:约 40% 的患儿就诊时处于糖尿病酮症酸中毒状态,表现为不规则深长呼吸、有酮体味,突然发生恶心、呕吐、厌食或腹痛、腿痛等症状,严重者出现神志改变;②低血糖:表现为心悸、出汗、饥饿感、头晕或震颤等,严重者可致昏迷、惊厥,若不及时抢救可致死亡;③感染:各种感染、咳嗽、阴道瘙痒或结核病等常与糖尿病共存,严重感染可发生中毒性休克。

2. 中期并发症 中期并发症若持续时间不长则为可逆性的。①骨骼和关节异常:表现为关节活动受限,又称 Rosenbloom 综合征;②生长障碍:典型者称糖尿病侏儒(Mauriac 综合征),表现为面色苍白、皮肤增厚、腹部膨隆、肝大,可有库欣样面容;③性成熟延迟;④智力发育受损:1 型糖尿病患儿(尤其在 5 岁前发病者)神经心理发育可有一定程度受损;⑤白内障等。

3. 慢性并发症 ①糖尿病视网膜病:是糖尿病微血管病变最常见的并发症,90% 患者最终将出现此并发症,造成视力障碍,甚至失明;②糖尿病肾病:表现为水肿、蛋白尿等,最后致肾衰竭,是引起儿童期糖尿病死亡的原因之一。

　　儿童糖尿病有特殊的自然病程:

　　1. 急性代谢紊乱期　从出现症状至临床诊断,时间多在 1 个月以内,此期有各种症状,如糖尿病酮症酸中毒;糖尿病酮症,无酸中毒,其余仅为高血糖、糖尿和酮尿。

　　2. 暂时缓解期　约 75% 的患儿经胰岛素治疗后,临床症状消失,血糖下降,尿糖减少或转阴,即进入缓解期。此时胰岛素需要量减少,少数患儿甚至可以完全不用胰岛素。历时数周至半年以上。此期应定期监测血糖、尿糖水平。

　　3. 强化期　经过缓解期后,患儿出现血糖增高和尿糖不易控制的现象,胰岛素用量逐渐增多或突然增多,称为强化期。

　　4. 永久糖尿病期　青春期过后胰岛素需要量有所减少,病情又趋稳定。胰岛素用量比较稳定,称为永久糖尿病期。

　　【辅助检查】

　　1. 尿液检查　尿糖:尿糖定性一般阳性,在治疗过程中检测尿糖,可判断胰岛素用量是否恰当;尿酮体:糖尿病酮症或酮症酸中毒时尿酮体阳性;尿蛋白:阳性提示肾脏可能有损害。

　　2. 血液检查

　　(1)血糖测定:①随意血糖 ≥11.1mmol/L(200mg/dl)。"随意"是指一天内任何时间,无论进食与否。②空腹血糖(FGP) ≥7.0mmol/L(126mg/dl)。"空腹"是指至少 8 小时未进食(未摄入热量)。

　　(2)血脂:血清胆固醇、甘油三酯和游离脂肪酸明显增加。

　　(3)血气分析:血 pH >7.30,HCO_3^- >15mmol/L 时,即有代谢性酸中毒存在。

　　(4)糖化血红蛋白(HbA1c):正常人 HbA1c 为 4%~6%。糖尿病患者未治疗前多增高一倍,常在 12% 以上,治疗后的 1 型糖尿病患儿最好能 <9%,若大于 12% 则表示血糖控制不理想。因此,HbA1c 可作为患儿近期病情是否得到满意控制的指标。

　　3. 葡萄糖耐量试验　口服葡萄糖耐量试验(OGTT)用于空腹血糖正常或正常高限,餐后血糖高于正常而尿糖偶尔阳性的患儿。正常人 0 分钟血糖 >6.7mmol/L,口服葡萄糖 60 和 120 分钟后血糖分别低于 10.0mmol/L 和 7.8mmol/L;患儿 120 分钟血糖值 >11mmol/L。试验前应避免剧烈运动、精神紧张,停服氢氯噻嗪、水杨酸等影响糖代谢的药物。

　　【治疗要点】

　　采取综合治疗措施:胰岛素治疗、饮食管理、运动及精神心理治疗。

　　治疗目的:消除高血糖引起的临床症状;积极预防并及时纠正酮症酸中毒;纠正代谢紊乱,力求病情稳定;使患儿获得正常生长发育,保证其正常的生活活动;预防并早期诊断并发症。

　　1. 胰岛素的治疗　胰岛素是 1 型糖尿病治疗的主要药物,也是治疗 1 型糖尿病能否成功的关键。根据胰岛素作用快慢及持续时间分为速效(RI)、中效(NPH)和长效(PZI)三类。治疗过程分 3 个阶段:

　　(1)初治阶段:开始治疗一般选用短效胰岛素(RI),每日 0.5~1.0U/kg(<5 岁为 0.5U/kg, >5 岁为 1.0U/kg),分 4 次于早、中、晚餐前 30 分钟皮下注射,临睡前再注射一次。每日胰岛素总量分配:早餐前占 30% ~40%、中餐前 20% ~30%、晚餐前 30%、临睡前 10%。

（2）调整阶段:根据血糖、尿糖及病人对胰岛素敏感性调整剂量。

（3）维持阶段:可用中效、短效或长效、短效胰岛素混合,目前多主张多次、多成分皮下注射胰岛素(强化胰岛素治疗)。胰岛素泵是按照人体需要的剂量将胰岛素持续地推注到使用者的皮下,保持全天血糖稳定,以达到控制糖尿病的目的,是目前强化胰岛素治疗的较好手段。

2. 饮食治疗　糖尿病的饮食管理是进行计划饮食而不是限制饮食,其目的是维持正常血糖和保持理想体重。根据患儿年龄和饮食习惯制定每日总热卡需要量、食物的成分和比例。

3. 运动治疗　运动时肌肉对胰岛素的敏感性增高,从而增加葡萄糖的利用,有利于血糖的控制。

4. 糖尿病酮症酸中毒的治疗　包括脱水、酸中毒、电解质紊乱的纠正。

（1）液体疗法:糖尿病酮症酸中毒时出现的脱水一般均属等渗性脱水。按中度脱水计算输液量(80 ~100ml/kg),再加继续丢失量后为 24 小时的总液量。开始先给生理盐水15 ~20ml/kg 快速静脉输入,以纠正血容量,改善肾功能,以后根据血钠决定给 1/2 张或 1/3 张不含糖的液体。同时见排尿后即加入氯化钾 3 ~6mmol/kg。输液及给予胰岛素后酮体经代谢可产生 HCO_3^-,当血 pH <7.1 时则必须用等张 1.4% $NaHCO_3$ 溶液纠正酸中毒。

（2）胰岛素的应用:糖尿病酮症酸中毒时最好用小剂量胰岛素持续静脉滴注,按每小时 0.1U/kg 计算胰岛素用量。

【护理评估】

1. 健康史　了解患儿的家族史,特别是父母中有无糖尿病患者;既往身体状况,有无多尿、多饮、多食和消瘦病史;询问患儿发病前是否有病毒感染,如感冒、发烧等。有否治疗,询问用药史。

2. 身体状况及辅助检查　注意患儿体重,观察患儿是否有合并感染、脱水、休克及昏迷等体征。了解血糖、尿糖、尿酮体、血气分析等检查结果。

3. 心理社会状况　糖尿病是终身性疾病,要了解患儿及家长对本病的认识,是否存在焦虑和恐惧,能否正确使用胰岛素,是否了解胰岛素的不良反应等。

【护理诊断】

1. 营养失调:低于机体需要量　与胰岛素缺乏致代谢紊乱有关。

2. 有感染的危险　与抵抗力下降有关。

3. 潜在并发症:酮症酸中毒、低血糖。

4. 知识缺乏:家长及患儿缺乏糖尿病的有关知识。

【护理措施】

1. 饮食管理　合理饮食是糖尿病患儿综合治疗中的一项重要内容。应协助医生计算每日所需热量,每日所需热量(卡)=1000 + 年龄×(80 ~100),每日热量的分配为碳水化合物50% ~55%,蛋白质 15% ~20%,脂肪30%。全日热量的分配为,早餐 1/5、中餐2/5、晚餐 2/5,每餐留少量食物作为餐间点心。当患儿游戏增多时可给少量加餐或适当减少胰岛素的用量。以既能满足患儿生长发育及活动需要,又能维持正常血糖为原则。食物应选用高蛋白、富含纤维素的碳水化合物,每餐中糖类是决定血糖和胰岛素需要量的关键,避免精制糖。脂肪应是植物油(不饱和脂肪),避免肥肉和动物油,选用含糖少的蔬菜,饮食应定时、定量,勿吃额外食品。

2. 胰岛素应用的护理

(1)胰岛素的注射:讲解胰岛素的注射技术及注意事项,选择胰岛素专用胰岛素笔、胰岛素泵等。如果患儿家庭条件允许且有一定自理能力,可以考虑使用胰岛素泵。混合胰岛素时应先抽取 RI,后抽取 NPH 或 PZI,每次尽量使用同一型号注射器以保证剂量的绝对准确。注射部位可选用大腿、腹壁、上臂、股前部、臀部,应按顺序、成排轮换注射,每次注射须更换部位,1 个月内不要在同一部位注射 2 次,注射点至少相隔 2cm,以防局部皮下脂肪萎缩硬化。严格无菌操作,做皮下注射时切忌注入皮内,以免组织坏死。

(2)监测和调整:在保证饮食和运动量相对固定的基础上,根据用药日的血糖或尿糖结果调整次日的胰岛素用量,每 2～3 天调整胰岛素剂量一次,直至尿糖不超过 ＋＋。指导家长及患儿独立进行血糖和尿糖的监测,教会他们使用纸片法检测,病情稳定后有波动时应从饮食、感染、气候和情绪的变化先找原因,再调整胰岛素。

(3)注意事项:①低血糖反应:胰岛素应用过程中由于用量过大、运动量增加、饮食摄入不足等因素,均可引起低血糖反应。发生低血糖时,应立即平卧,饮糖水或吃糖块,必要时静脉注射 50% 葡萄糖 30～50ml。患儿清醒后再进食,防止再度昏迷。由于患儿大脑对低血糖特别敏感,更易受到损伤,应尽量避免发生。应让家长掌握低血糖的临床表现、处理方法及预防。如注射后要及时进食;随身携带饼干、糖果等以备低血糖发生时食用,严重者须去医院及时就诊。②低-高血糖反应(Somogyi 现象):由于胰岛素过量,在午夜至凌晨时发生低血糖,在反调节激素(如肾上腺素、去甲肾上腺素、胰高血糖素等)作用下使血糖升高,清晨出现高血糖,此时需减少胰岛素用量。③清晨现象(dawn phenomenon):由于晚间胰岛素不足引起。清晨 5～9 时发生血糖和尿糖升高,可加大晚间注射剂量或将 NPH 注射时间稍往后移即可。

3. 预防感染 注意个人卫生,保持皮肤清洁,避免皮肤破损,坚持定期身体检查,特别是口腔、牙齿的检查,一旦发生感染,需积极治疗。

4. 观察病情,防治并发症 密切观察脉搏、呼吸、血压、神志、脱水体征、血糖、血气分析、尿糖及尿酮体变化。若出现恶心、呕吐、皮肤黏膜干燥、呼吸深快、脉搏细数、昏迷、血糖增高、尿酮体阳性和代谢性酸中毒等,提示发生了酮症酸中毒,此时应立即建立两条静脉通路,一条为纠正脱水、酸中毒快速输液用,另一条静脉通路为输入小剂量胰岛素降低血糖用,缓慢输入,并遵医嘱给予碱性溶液与补钾。

5. 适当运动 运动应遵循个体化和循序渐进的原则,强度要适当,应根据年龄和运动能力进行安排,有人主张 1 型糖尿病的学龄儿童每天都应参加 1 小时以上的适当运动。运动前减少胰岛素的用量或加餐,固定每天的运动时间,以免发生运动后低血糖。

6. 健康教育 由于糖尿病是慢性终生疾病,因此,对本病的管理和监控非常重要。其内容包括:①糖尿病的性质与危害;②糖尿病治疗目的和原则;③胰岛素注射技术;

④如何调整胰岛素剂量;⑤饮食治疗的重要性和如何制定食谱;⑥运动疗法的选择及注意事项;⑦如何监测血糖、尿糖、尿酮体和记录要求;⑧低血糖症、酮症酸中毒的识别、预防和治疗;⑨足、皮肤、口腔的保健和护理;⑩糖尿病人及其家庭成员的心理治疗。能否坚持并正确执行治疗方案,是治疗护理成败的关键。护士要给予患儿及家长关怀和同情,鼓励他们树立信心,积极主动配合治疗及护理。指导他们建立科学的生活方式,定期随访复查。

第四节　生长激素缺乏症

生长激素缺乏症(growth hormone deficiency,GHD)是由于腺垂体合成和分泌生长激素(GH)部分或完全缺乏(亦称垂体性侏儒),或由于结构异常、受体缺陷等所致的生长发育障碍性疾病。其身高处在同年龄、同性别和同地区正常健康儿童生长曲线第三百分位数以下或低于两个标准差,符合矮身材标准。发生率约为 1/5000 ~ 1/4000。

【生长激素的合成、分泌和功能】

人生长激素(hGH)由腺垂体细胞合成和分泌,生长激素的释放受下丘脑分泌的两个神经激素,即促生长激素释放激素(GHRH)和生长激素释放抑制激素(SRIH 或 GHIH)的调节。GHRH 促进垂体 GH 分泌细胞合成分泌 GH;SRIH 抑制多种促分泌剂对 GH 的促分泌作用。垂体在这两种多肽的相互作用下以脉冲方式释放 hGH,而中枢神经系统则通过多巴胺、5-羟色胺和去甲肾上腺素等神经递质调控着下丘脑 GHRH 和 SRIH 的分泌。

hGH 自然分泌呈脉冲式,约每2小时出现一个峰值,夜间入睡后分泌量高,且与睡眠深度有关;白天空腹时和运动后偶见高峰。儿童期每日 GH 分泌量超过成人,在青春发育期分泌量更高。

hGH 的基本功能是促进生长,同时也是体内代谢途径的重要调节因子,调节多种物质代谢。①促生长效应:促进人体各种组织细胞增大和增殖,使骨骼、肌肉和各系统器官生长发育,骨骼的增长使身体长高。②促代谢效应:hGH 促生长作用的基础是促合成代谢,可促进蛋白质的合成和氨基酸的转运和摄取;促进肝糖原分解,减少对葡萄糖的利用,降低细胞对胰岛素的敏感性,使血糖升高;促进脂肪组织分解和游离脂肪酸的氧化生酮过程;促进骨骼软骨细胞增殖并合成含有胶原和硫酸黏多糖的基质。当下丘脑、垂体功能障碍或靶细胞对生长激素无反应时均可造成生长落后。

【病因】

生长激素缺乏症是由于 hGH 分泌不足引起,一般分为特发性(原发性)、器质性(继发性)和暂时性 GHD 三类。

1. 特发性(原发性)生长激素缺乏症　占 GHD 中的大多数。下丘脑、垂体无明显病灶,但 GH 分泌功能不足,其原因不明。分为如下几类:①GHRH 分泌不足,称为生长激素神经分泌功能障碍(GHND);②遗传性生长激素缺乏(HGHD),约有5%左右的 GHD 患儿由遗传因素造成,称为家族性单纯性生长激素缺乏症;③由于 GH1 基因缺乏所致者称为单纯性生长激素缺乏症(1GHD);④由垂体 Pit-1 转录因子缺陷所致者,称为联合垂体激素缺乏症(CPHD);⑤GH 分子结构异常;⑥GH 受体缺陷(Laron 综合征);⑦IGF 受体缺陷(非洲 Pygmy 人)。

2. 器质性(继发性)生长激素缺乏症　继发于下丘脑、垂体或其他颅内肿瘤、感染、细胞浸润、放射性损伤和头颅创伤等,其中产伤是国内继发性 GHD 的最主要病因。

3. 暂时性生长激素缺乏症　体质性青春期生长延迟、社会心理性生长抑制、原发性甲状腺功能减退等均可造成暂时性 GH 分泌功能低下,在外界不良因素消除或原发疾病治疗后即可恢复正常。

【临床表现】

特发性生长激素缺乏症多见于男孩,男女比例约为 3:1。出生时身高和体重均正常,1 岁以后出现生长速度减慢。身高年增长速率小于 4cm。身高落后比体重低下更为严重,但身体各部比例匀称,与其实际年龄相符。智能发育正常。学习成绩与同年龄者无差别,但年长后常因身材矮小而抑郁寡欢,不合群,有自卑感。头颅圆形,面容幼稚(娃娃脸)和腹脂堆积、肢体匀称为本症典型表现。一部分生长激素缺乏患儿同时伴有一种或多种其他垂体激素缺乏,这类患儿除生长迟缓外,尚有其他伴随症状:如伴有促肾上腺皮质激素(ACTH)缺乏者容易发生低血糖;伴促甲状腺激素(TSH)缺乏者可有食欲减退、不爱活动等轻度甲状腺功能不足的症状;伴有促性腺激素缺乏者性腺发育不全,出现小阴茎(即拉直的阴茎长度小于 2.5cm),到青春期仍无性器官和第二性征发育等。

器质性生长激素缺乏症可发生于任何年龄,其中由围生期异常情况导致者,常伴有尿崩症状。颅内肿瘤亦可引起生长激素缺乏,应引起注意。患儿多有头痛、呕吐、视野缺损等颅内压增高和视神经受压迫的症状和体征。

【辅助检查】

1. 生长激素刺激实验　怀疑 GHD 儿童必须做 GH 刺激试验,判断垂体分泌 GH 的功能。结果判断:①GH 峰值 >10μg/L 为分泌功能正常;②GH 峰值 >5μg/L,为 GH 完全缺乏;③GH 峰值 5~10μg/L,为 GH 部分缺乏。

2. 血 GH 的 24 小时分泌谱测定　能较正确反映体内 GH 分泌情况,尤其是对 GHND 患儿,其 GH 分泌功能在药物刺激试验可为正常,但其 24 小时分泌量则不足,夜晚睡眠时的 GH 峰值亦低。

3. 胰岛素样生长因子 1(IGF-1)的测定　血液循环中 IGF-1 大多与胰岛素样生长因子结合蛋白(IGFBP-3)结合(95% 以上),两者分泌模式与 GH 不同,呈非脉冲性分泌和较少日夜波动,故血中浓度稳定,并与 GH 水平呈一致关系,故 IGF-1 和 IGFBP-3 都是检测下丘脑-GH-IGF 生长轴功能较理想的指标。目前一般可作为 5 岁到青春发育期前儿童 GHD 筛查检测。

4. 其他辅助检查

(1)X 线检查:常用左手腕掌指骨片测定骨龄,GHD 患儿骨龄落后于实际年龄 2 岁或 2 岁以上。

(2)CT 或 MRI 检查:已确诊为 GHD 的患儿,根据需要选择头颅 CT 或 MRI 检查,以了解下丘脑-垂体有无器质性病变,尤其对肿瘤有重要意义。

【治疗要点】

1. 生长激素　基因重组人生长激素(recombinant hGH,r-hGH)替代治疗已被广泛应用,目前大都采用每日 0.1U/kg,临睡前皮下注射一次,每周 6~7 次的方案,治疗应持续至骨骺愈合为止。治疗过程中应密切监测血清 IGF-1 水平,超过正常参照值 2SD 者宜暂时停用。

2. 促生长激素释放激素 对 GHND 有较好疗效,但对垂体性 GH 缺乏者无效。

3. 性激素 对伴有性腺轴功能障碍的 GHD 患儿,骨龄达 12 岁时可开始用性激素治疗,男性可注射长效庚酸睾酮;女性可用炔雌醇,同时需监测骨龄。

【护理评估】

1. 健康史 患儿出生时有无难产史,新生儿窒息史等。询问其家族史,了解其出牙及囟门闭合的时间等。

2. 身体状况 测量体重、身高,并与同年龄、同性别健康儿正常标准相比较,观看其面容是否呈娃娃脸,头是否大而圆,测定患儿的智力水平等。了解各项辅助检查的结果。

3. 心理社会状况 评估家长及患儿对本病的认识程度,有无因形象产生的自卑心理等。

【护理诊断】

1. 生长发育迟缓 与生长激素缺乏有关。

2. 自我形象紊乱 与生长发育迟缓、形象幼稚有关。

【护理措施】

1. 用药护理、促进生长发育 为家长及患儿提供相关的用药知识和护理指导,教会家长掌握正确的药物剂量及注射方法,每次注射应更换注射点,避免短期内重复注射引起皮下组织变性。同时观察药物的不良反应,治疗中可出现甲状腺素缺乏、颅内压增高等应及时发现给予相应处理;需定期复查肝功能,严密观察骨龄发育情况。应向家长强调治疗应至骨骺愈合方可停药。替代疗法一旦终止,生长发育会再次减缓。

2. 心理护理 多与患儿沟通,向家长和患儿解释病情,给予安慰,缓解他们焦虑心理,鼓励患儿表达自己的感情和对自身的看法,克服自卑心理。鼓励多参与社会活动,提供与他人及社会交往的机会。帮助患儿能正确对待自己的形象改变,树立正向的自我概念。

第五节 性 早 熟

性早熟是小儿常见的一种内分泌疾病。性发育启动年龄显著提前(较正常小儿平均年龄提前 2 个标准差以上),即为性早熟(precocious puberty)。一般认为女孩在 8 岁、男孩在 9 岁以前出现性发育征象(包括生殖器官的形态、功能发育和第二性征发育)临床可判断为性早熟。本病女孩多见,男女之比约为 1:4。

【病因和分类】

性早熟的病因很多,可按下丘脑-垂体-性腺轴功能是否提前发动,而分为中枢性(真性)和外周性(假性)两类。

1. 中枢性性早熟 亦称真性性早熟。人体生殖系统的发育和功能维持受下丘脑-垂体-性腺轴(HPGA)的控制。由于下丘脑-垂体-性腺轴功能过早启动,患儿除有第二性征的发育外,还有卵巢或睾丸的发育。性发育的过程和正常青春期发育的顺序一致,只是年龄提前。主要包括:

(1)特发性性早熟:又称体质性性早熟,是由于下丘脑对性激素的负反馈的敏感性下降,使促性腺素释放激素过早分泌所致。约占女孩CPP的80%以上,而男孩则仅为40%左右。

(2)继发性性早熟:多见于中枢神经系统异常。包括:①肿瘤或占位性病变:下丘脑错构瘤、囊肿、肉芽肿;②中枢神经系统感染;③获得性损伤:外伤、术后、放疗或化疗;④先天发育异常:脑积水、透明隔-视神经发育不良等。

(3)其他疾病:原发性甲状腺功能减退症。

2. 外周性性早熟 亦称假性性早熟,是非受控于下丘脑-垂体-性腺功能所引起的性早熟,有第二性征发育,有性激素水平升高,但下丘脑-垂体-性腺轴不成熟,无性腺的发育。常见疾病如性腺肿瘤、服含雌激素的药物(避孕药等)、用化妆品等。

3. 部分性性早熟 单纯性乳房早发育、单纯性阴毛早发育、单纯性早初潮。

【发病机制】

人体生殖系统的发育和功能维持受下丘脑-垂体-性腺轴(HPGA)的控制。下丘脑以脉冲形式分泌促性腺激素释放激素(GnRH),刺激腺垂体分泌促性腺激素(Gn),即黄体生成素(LH)和促卵泡激素(FSH),促进卵巢和睾丸发育,并分泌雌二醇和睾酮。

由于某些原因可使下丘脑神经抑制性因子与兴奋性因子间的平衡失调,造成人体正常青春发育启动的自稳调控机制紊乱,导致下丘脑-垂体-性腺轴功能提前兴奋,GnRH脉冲释放明显增强而导致中枢性性早熟。另外,中枢神经系统的器质性病变也会直接扰乱GnRH脉冲发生器的调控机制而致病。除遗传因素以外,性早熟的发生还涉及环境地理因素(包括社会、经济、营养等),所谓"环境激素污染"问题也可能与此相关,即一些并非甾类激素样物质影响相关激素受体的敏感性,由此干扰性腺的功能。

【临床表现】

一般根据正常人体青春发育进程可分为5期(Tanner分期法):Ⅰ期是青春发育前期,Ⅱ、Ⅲ和Ⅳ期分别为青春发育早期、中期和晚期,Ⅴ期则是成人期。

中枢性性早熟的临床特征是提前出现的性征发育与正常青春发育程序相似,但临床变异较大,症状发展快慢不一。①女孩首先表现为乳房发育,皮下脂肪增多,出现女性体型;约在乳房发育后一年长出阴毛,腋毛则更迟,常在初潮后出现;大、小阴唇增大,色素沉着,阴道出现白色分泌物;并可有成熟性排卵月经。②男孩首先表现为睾丸增大,阴茎增长增粗;阴毛、腋毛、胡须生长;声音变低沉;肌肉容量增加,皮下脂肪减少。此外,由于过早发育引起患儿近期身高和体重的快速增长,骨骼生长加速,骨龄提前,可造成最终身高滞后。

若睾丸容积>3ml,提示中枢性性早熟;如果睾丸未增大,但男性化进行性发展,则提示外周性性早熟。颅内肿瘤所致者在病程早期常仅呈现性早熟表现,后期始见颅内压增高、视野缺损等定位征象。

【辅助检查】

1. 血浆促性腺激素释放激素（GnRH）兴奋试验　亦称黄体生成素释放激素（LHRH）刺激试验。当 LH 峰值 >15U/L（女）或 >25U/L（男），LH/FSH 峰值 >0.7，或 LH 峰值较基础值 >3 倍以上时，可以认为其性腺轴功能已经启动。

2. 骨龄测定　骨龄 >年龄。

3. B 超检查　检查女孩卵巢、子宫的发育情况；男孩注意睾丸、肾上腺皮质等部位。

4. CT 或 MRI 检查　排除颅内肿瘤及肾上腺疾病。

5. 其他检查　①甲状腺功能低下，可测定 T_3、T_4、TSH；②性腺肿瘤，睾酮和雌二醇浓度增高。

【治疗要点】

本病治疗依病因而定，中枢性性早熟的治疗目的：①抑制或减慢性征发育，延迟性成熟过程；②抑制骨骼成熟，改善成人期最终身高；③恢复相应年龄应有的心理行为，从而达到保证儿童理想生长发育的目的。

1. 病因治疗　①肿瘤治疗；②甲状腺功能减退给予甲状腺制剂；③先天性肾上腺皮质增生给予皮质醇类激素。

2. 药物治疗　①促性腺激素释放激素类似物（GnRHa）：可使性发育及身高增长、骨龄成熟均得以控制，其作用为可逆性。本药可延缓骨骺愈合，若能尽早治疗可改善成人期最终身高。②性腺激素：甲羟孕酮（安宫黄体酮），可用于女孩性早熟。

【护理评估】

1. 健康史　主要了解患儿的喂养史、疾病史、用药史等。

2. 身体状况　评估患儿第二性征发育情况、身高等，了解促性腺激素释放激素（GnRH）兴奋试验、骨龄测定、B 超检查、CT 或 MRI 检查等结果。

3. 心理社会状况　评估家长和患儿对本病相关知识的了解程度。了解家长有无因此带来的焦虑和自责；了解患儿有无因自己在体型、外表上与周围小伙伴不同而产生自卑、恐惧和不安。

【护理诊断】

1. 生长发育改变　与下丘脑-垂体-性腺轴功能失调有关。

2. 自我形象紊乱　与性早熟有关。

【护理措施】

1. 指导用药　促性腺激素释放激素类似物治疗可延缓骨骺愈合，应尽早使用，注意掌握药物剂量。在使用生长激素进行治疗期间，应每 2～3 个月监测血 IGF-1 水平和身高的变化，每 6～12 个月复查骨龄，子宫、卵巢 B 超。

2. 心理支持　鼓励患儿表达自己的情感，帮助其正确地看待自我形象，树立正向的自我概念。

3. 健康教育　对于性早熟患儿，除了治疗措施外，心理护理尤其重要。教育家长及儿童，不应食用含有激素的食品，不宜药物进补等。

学习小结

1. 学习内容

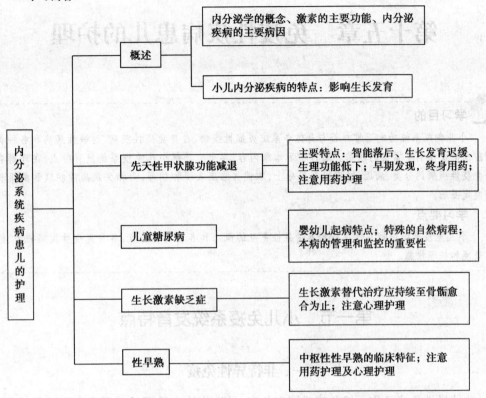

内分泌系统疾病患儿的护理

- 概述
  - 内分泌学的概念、激素的主要功能、内分泌疾病的主要病因
  - 小儿内分泌疾病的特点：影响生长发育
- 先天性甲状腺功能减退
  - 主要特点：智能落后、生长发育迟缓、生理功能低下；早期发现，终身用药；注意用药护理
- 儿童糖尿病
  - 婴幼儿起病特点；特殊的自然病程；本病的管理和监控的重要性
- 生长激素缺乏症
  - 生长激素替代治疗应持续至骨骺愈合为止；注意心理护理
- 性早熟
  - 中枢性性早熟的临床特征；注意用药护理及心理护理

2. 学习方法

内分泌系统疾病主要影响小儿的智力发育和体格生长。而做到早期发现、早期治疗就能将其危害降到最低。先天性甲状腺功能低下症是小儿内分泌系统疾病中发病率最高的疾病，所以，在学习中首先要掌握其主要的临床特征。1型糖尿病尤其是3岁以下的婴幼儿，往往以昏迷脱水酸中毒为糖尿病的首发症状，在学习中要注意掌握其临床要点及治疗要点。生长激素缺乏需用生长激素替代治疗。生长激素替代治疗一旦终止生长发育则会减缓。故对家长及患儿进行相关知识的宣教非常重要。内分泌疾病多数病程长，治疗时间长甚至终身替代治疗，患儿在生理和心理方面都受到很大的影响，因而护理工作非常重要。

（梁　萍）

复习思考题

1. 讨论目前城市小儿有哪些因素可导致性早熟？如何避免？
2. 如何预防边远农村缺碘地区先天性甲状腺功能减退症？

第十五章　免疫性疾病患儿的护理

学习目的

小儿免疫系统功能正常与否与身体各系统炎症性疾病、自身免疫性疾病、过敏性疾病和各种类型肿瘤的发生有着紧密的联系。通过学习本章内容,学生应了解小儿免疫系统发育特点,在理解各种免疫性疾病的分类、病因、发病机制基础上,掌握其临床表现和护理,为相关疾病的护理和健康教育奠定基础。

学习要点

小儿免疫系统中特异性免疫和非特异性免疫的概念和各自功能特点;各种免疫性疾病病因、临床表现和护理措施。

第一节　小儿免疫系统发育特点

一、非特异性免疫

非特异性免疫又称天然免疫或固有免疫,是生物体在长期的种系发育和进化过程中逐步建立起来的一系列防御功能,其特点是:①同种系不同个体都具有,代代遗传,相对较稳定;②作用较广泛,不是针对某一特定抗原;③个体出生时就具备;④对外来抗原应答迅速,担负起机体的"第一道防线作用"。固有免疫主要包括:屏障防御机制、细胞吞噬系统、补体系统和其他免疫分子作用。

(一)屏障结构

1. 皮肤-黏膜屏障　小儿皮肤角质层薄嫩,对外界刺激的抵抗力弱,容易破损。此外,新生儿皮肤较成人偏碱性,易于细菌或真菌的增殖。

2. 血-脑脊液屏障　小儿血-脑脊液屏障未发育成熟,易发生颅内感染。

3. 血-胎盘屏障　妊娠前3个月血-胎盘屏障不够完善,所以妊娠早期受风疹等感染可致胎儿畸形、流产或死胎。

(二)吞噬细胞

血液中具有吞噬功能的细胞主要是单核/巨噬细胞和中性粒细胞。

1. 单核/巨噬细胞　新生儿单核细胞发育已完善,但因缺乏辅助因子,其趋化、黏附、吞噬、氧化杀菌、产生 G-CSF、IL-8、IL-6、IFN-γ、IL-12 和抗原呈递能力均较成人差。新生儿期接触抗原或变应原的类型和剂量不同直接影响单核/巨噬细胞、特别是树突状细胞的免疫调节功能,将影响日后的免疫状态。

2. 中性粒细胞　受分娩的刺激,出生后12小时外周中性粒细胞计数较高,72小时后逐渐下降,继后逐渐上升达成人水平。新生儿存在骨髓中性粒细胞储藏库空虚的现象,新生儿败血症严重时易发生中性粒细胞减少,新生儿趋化和黏附分子 Mac-1(CD11b/CD18、CD10、CD13 和 CD33)表达不足,以未成熟儿和剖宫产者为著。未成熟儿中性粒细胞 FcR 表达下降,出生后 2 周才达到成人水平。中性粒细胞功能暂时性低下,是新生儿易发生化脓性感染的原因。

(三)补体系统和其他免疫分子

1. 补体　母体的补体不能转输给胎儿,故新生儿血清补体含量很低。新生儿补体经典途径活性是其母亲的 50% ~ 60%,旁路途径的各种成分发育更为落后,生后 6 ~ 12 个月达到成人水平。

2. 其他免疫分子　新生儿血浆纤连蛋白浓度仅为成人的 1/3 ~ 1/2,未成熟儿则更低。未成熟儿甘露糖结合血凝素较成人低,生后 10 ~ 20 周达到足月新生儿水平。

二、特异性免疫

获得性免疫应答是生物个体出生后,在生活过程中与抗原接触后产生的一系列防御功能。其特点是:①针对性强,只对引发免疫应答的特定抗原起作用;②不能遗传给后代,需个体本身接触抗原后才能形成;③再次接触相同抗原,其免疫强度增加。获得性免疫应答主要由多种免疫细胞以及他们相互作用后产生的特异性免疫效应物质介导。包括细胞免疫和体液免疫。

(一)T 细胞免疫

细胞免疫是由 T 淋巴细胞介导产生的免疫反应。足月新生儿外周血中 T 细胞绝对计数已达成人水平,但 T 淋巴细胞分类比例和功能与成人不同。

1. 成熟 T 细胞　占外周血淋巴细胞的 80%,因此外周血淋巴细胞计数可反映 T 细胞数量。出生时淋巴细胞数量较少,6 ~ 7 个月时超过中性粒细胞的百分率,6 ~ 7 岁时两者相当;此后随年龄增长,逐渐降至老年的低水平。

2. T 细胞表型和功能　绝大多数脐血 T 细胞(97%)为 CD45RA⁺"初始"("naive")T 细胞(成人外周血 50%)而 CD45RO⁺记忆性 T 细胞极少。新生儿 T 细胞表达 CD25 和 CD40 配体较成人弱,辅助 B 细胞合成转换 Ig、促进吞噬细胞和 CTL 的能力差。

3. THh 亚群　新生儿 Th2 细胞功能较 Th1 细胞占优势,有利于避免母子免疫排斥反应。

4. 细胞因子　新生儿 T 细胞产生 TNF 和 GM-CSF 仅为成人的 50%,IFN-γ、IL-10 和 IL-4 为 10% ~ 20%。随抗原反复刺激,各种细胞因子水平逐渐升高。

5. NK 和 ADCC　CD 的表面标志物 CD56 于出生时几乎不表达,整个新生儿期亦很低,NK 活性于生后 1 ~ 5 个月时达成人水平。ADCC 功能仅为成人的 50%,于 1 岁时达到成人水平。

(二)B 细胞免疫

体液免疫是指 B 淋巴细胞在抗原刺激下转化成浆细胞并产生抗体(即免疫球蛋白),特异性地与相应抗原在体内结合而引起免疫反应。

1. 胎儿和新生儿　B 细胞对抗原刺激可产生相应的 IgM 类抗体,而有效的 IgG 类抗体应答需在生后 3 个月才出现。

2. 免疫球蛋白(immunoglobulin,Ig)　具有抗体活性的球蛋白称为免疫球蛋白,存在于血管内外的体液中和 B 细胞膜上,分为 IgG、IgA、IgM、IgD 和 IgE 五类。

(1)IgG:是血清中含量最高、唯一能通过胎盘的免疫球蛋白。通过胎盘从母体传递的 IgG 在新生儿及婴儿出生数月内起重要的抗感染作用。出生 3 个月后,IgG 合成逐渐增加;出生 6 个月后由于自胎盘传递的 IgG 抗体逐渐下降甚至消失,故此期易患感染性疾病。

(2)IgM:是个体发育过程中最早合成和分泌的抗体。在胚胎 12 周时已能合成,出生后更快;IgM 分子量大,不亦透过胎盘,新生儿血中含量低;脐血 IgM 增高,提示胎儿有宫内感染;而 IgM 是抗革兰阴性杆菌的主要抗体,故新生儿易患革兰阴性杆菌感染性疾病。

(3)IgA:是血清中增加较慢的一类免疫球蛋白,至 12 岁时才达到成人水平,分为血清型和分泌型 2 种。分泌型 IgA 于新生儿期不能测出,2~4 岁达成人水平。分泌型 IgA 存在于泪水、唾液、乳汁等外分泌液中,是黏膜局部抗感染的重要因素。分泌型 IgA 水平低下是新生儿和婴幼儿易患胃肠道和呼吸道感染的重要原因,母乳喂养可降低感染性疾病的发病。

(4)IgD:在小儿时期含量低,其生理功能尚未明确。

(5)IgE:IgE 参与 I 型变态反应,与过敏性疾病有关。生后可从母乳中获取部分 IgE。

第二节　原发性免疫缺陷病

原发性免疫缺陷病(primary immunodeficiency disease,PID)是由于免疫系统先天性发育不良(多为遗传因素,如基因突变、缺失)而导致机体免疫功能低下的一组临床综合征。原发性免疫缺陷病多发生于婴幼儿,临床上以反复发生严重的感染为特征。

【病因和分类】

原发性免疫缺陷病的病因尚不清楚,可能与以下因素有关:①遗传因素:和遗传性疾病一样,原发性免疫缺陷病也是由于基因复制或基因突变过程中出现异常而引起;②宫内因素:疱疹病毒、巨细胞病毒、风疹病毒等感染胎儿后可引起免疫系统发育障碍。

由于原发性免疫缺陷病病因复杂,尚无统一的分类,按照国际免疫协会 PID 专家委员会 1999 年以分子学发病机制为基础的分类原则,可分为:①特异性免疫缺陷病(包括联合免疫缺陷病、抗体缺陷为主的免疫缺陷病、T 细胞缺陷为主的免疫缺陷病、伴有其他特征的免疫缺陷病);②吞噬细胞缺陷病;③免疫缺陷合并其他先天性疾病;④补体缺陷病。

(一)联合免疫缺陷(combined immunodeficiency,CID)

该组疾病中 T 细胞和 B 细胞均有明显缺陷,临床表现为婴儿期致死性感染,细胞免疫和抗体反应均缺陷;外周血淋巴细胞减少,尤以 T 细胞为著。

1. 严重联合免疫缺陷(severe combined immunodeficiency,SCID)

(1)T 细胞缺陷,B 细胞正常(T^-B^+ SCID):以 X-连锁遗传最常见,其病因为 IL-2、IL-4、IL-7、IL-9 和 IL-15 的共有受体 γ 链基因突变所致。生后不久即发生严重细菌或病毒感染,多数病例于婴儿期死亡。

(2)T 细胞和 B 细胞均缺如(T^-B^- SCID):均为常染色体隐性遗传。

1)RAG-1/RAG-2 缺陷:RAG-1/RAG-2 缺陷致 T^-B^- SCID 为重组活化基因-1(RAG-1)或 RAG-2 突变所致,婴儿期即发病,外周血 T 细胞和 B 细胞计数均明显减少,但 NK 活性正常或升高。该病因为位于 11p13 编码 VDJ 基因重组酶的 RAG1/RAG2 突变使 T 细胞受体(TCR)和 B 细胞表面免疫球蛋白(SIg)的 VDJ 结构重组发生障碍,患者外周血 T 细胞和 B 细胞均减少,患儿在生后 2~3 个月即发生严重的复发性感染。

2)腺苷脱氨酶(ADA)缺陷:为 ADA 基因突变,ADA 的毒性中间代谢产物堆积,它们具有细胞毒效应,抑制 T 细胞和 B 细胞增殖和分化,多数病例早年发病;若基因突变位点影响 ADA 功能较少,可在年长儿和成人发病,症状也轻。

3)网状发育不良(reticular dysgenesis):为淋巴干细胞和髓前体细胞发育成熟障碍,外周血淋巴细胞、中性粒细胞和血小板均严重减少,常死于婴儿期。

2. 高 IgM 综合征　70% 为 X- 连锁遗传,病因为 T 细胞 CD40 配体基因突变,其余为常染色体隐性遗传。特点为 B 细胞内 Ig 转换障碍,IgM 不能向下游 Ig 类转化,使 IgM 正常或增高,而 IgG、IgA 和 IgE 均减少或缺如。外周血 IgM$^+$IgD$^+$B 细胞正常或增多,IgG$^+$和 IgA$^+$B 细胞缺如。

3. 其他联合免疫缺陷病　嘌呤核苷磷酸化酶缺陷、MHC Ⅱ 类抗原缺陷等。

(二)抗体缺陷病

可能是 B 细胞本身发育障碍,也可能是缺陷的 Th 细胞不能向 B 细胞提供协同信号所致。临床表现主要为反复发作的化脓性感染。

1. X- 连锁无丙种球蛋白血症　IgM、IgG 和 IgA 均明显下降或缺如,外周血 B 细胞极少或缺如,淋巴器官生发中心缺如,T 细胞数量和功能正常。B 细胞质内 Bruton 酪氨酸激酶基因(btk)突变为其病因。感染症状轻重不一,易发生化脓性和肠道病毒感染。

2. 婴儿暂时性低丙种球蛋白血症　因不能及时产生 IgG,故血清 IgG 水平持续低下,约 3 岁后才逐渐回升,其机制不明。

3. 常见变异型低丙种球蛋白血症　为一组病因不明,遗传方式不定,表现为 Ig 缺如的综合征。临床表现为年长儿或青年人反复呼吸道感染,包括鼻窦炎、肺炎和支气管扩张,也易患胃肠道感染和肠病毒性脑膜炎。外周淋巴结肿大和脾大,淋巴系统、胃肠道恶性肿瘤和自身免疫性疾病的发生率很高。血清 IgG 和 IgA 低下,IgM 正常或降低,诊断依赖于排除其他原发性免疫缺陷病。B 细胞数量可能减少,T 细胞功能异常可能是致病的关键,如 CD4$^+$/CD8$^+$细胞比率、IL-2、IL-5 和 IFN-γ 活性下降。

4. Ig 重链缺失　5%~10% 的白种人发生此类缺失,表现为相应的 Ig 类别和亚类缺陷,包括 IgG 亚类和 IgA 亚类缺陷。临床可无症状,也可伴有复发性化脓。

5. 选择性 IgA 缺陷　患儿可无症状,或伴随反复慢性呼吸道感染,常伴有 IgG2 缺陷。病因可能为 T 细胞功能障碍,部分病例为常染色体隐性或显性遗传。

6. 选择性 IgG 亚类缺陷(伴有或不伴有 IgA 缺陷)　血清 1~2 种 IgG 亚类浓度低于同龄儿童 2SD 时可考虑 IgG 亚类缺陷。我国儿童 IgG 亚类缺陷以 IgG3 为主,可无症状,也可表现为反复呼吸道感染。

(三)伴有其他特征的免疫缺陷病

1. 湿疹血小板减少伴免疫缺陷(Wiskott- Aldrich syndrome,WAS)　发病于婴幼儿期,临床表现为湿疹、反复感染和血小板减少、血小板体积小,血小板和白细胞膜表面唾液糖蛋白、CD43 和 gp Ⅰ b 不稳定。免疫功能呈进行性降低:IgM 下降,多糖抗原特异性抗体反应差,外周血淋巴细胞减少和细胞免疫功能障碍。淋巴瘤和自身免疫性血管炎发生率高。

位于 X 染色体短臂的 WAS 蛋白(WASP)基因突变是本病的病因。

2. 共济失调毛细血管扩张综合征(ataxia- telangiectasia, AT)　为常染色体隐性遗传疾病。进行性小脑共济失调和毛细血管扩张为其特点,后者以耳垂和球结膜尤为突出。血清甲胎蛋白增高。早期免疫缺陷不明显,后期约 70% 病例免疫功能异常,出现反复呼吸道感染。血清 IgG2、IgG4、IgA 和 IgE 下降或缺如,抗体反应下降,T 细胞数量和功能均下降。DNA 对放射线非常敏感,且不易修复,易患恶性肿瘤。atm(AT 突变)基因的蛋白质产物 ATM 是 AT 的病因。

3. 胸腺发育不全(DiGeorge anomaly, DA)　染色体 22q11- pter 持续基因缺失引起心脏畸形、面部异常、胸腺发育不良、腭裂和低钙血症。部分缺失者仅出现上述部分表现,称为不全性胸腺发育不全。约 20% 的病例出现 T 细胞功能异常;存活的婴儿随年龄增长,受损的 T 细胞功能可自然恢复。

(四)吞噬细胞缺陷病

1. 周期性中性粒细胞减少　外周血中性粒细胞呈周期性缺如或降低,一个周期大约为 3 周。外周血中性粒细胞极度下降时可致感染。

2. 白细胞黏附分子缺陷(leukocyte adhesion defects, LAD)　为常染色体隐性遗传,黏附分子 CD18(包括 CD11b、CD11c 和 CD11a)缺陷者称为 LAD1;Sialyl- LewisX 配体合成障碍者称为 LAD2。患儿易发生皮肤感染、牙周炎、小肠或肛周瘘、新生儿脐炎、脐带延迟脱落、脓毒血症,外周血白细胞增高可达 30×10^9/L。LAD2 患儿尚有矮身材和智力发育迟缓。

3. 慢性肉芽肿病(chronic granulomatous, CGD)　吞噬细胞细胞色素(NADPH 氧化酶成分)基因突变,致使不能产生超氧根、单态氧和 H_2O_2,其杀伤功能减弱,导致慢性化脓性感染,形成肉芽肿,尤见于淋巴结、肝、肺和胃肠道。病原菌为葡萄球菌、大肠埃希菌、沙雷菌、奴卡菌和曲霉菌。

(五)T 细胞免疫缺陷病

T 细胞免疫缺陷病是一组新近才发现的,其分子遗传学和病因学尚不清楚的疾病,包括 CD4、CD7、IL-2、IL-5、T 细胞信息传递障碍和钙内流机制失调。

(六)补体缺陷病

补体由 9 个活性成分(C1～C9)和 5 个调节蛋白(C1 抑制物、C4 结合蛋白、备解素、H 因子和 I 因子)组成。C1 由 3 个亚单位组成:C1q、C1r 和 C1s。D、I、H 和 B 因子参与补体旁路系统,上述成分均可发生缺陷。除 C1 抑制物为常染色体显性遗传和备解素为 X- 连锁遗传外,其他补体成分缺陷均为常染色体隐性遗传。奈瑟菌感染、系统性红斑狼疮样综合征和其他化脓性感染是补体系统缺陷的共同临床表现,C1 抑制物缺乏者伴有遗传性血管性水肿。

【临床表现】

1. 共同表现　由于免疫功能缺陷的不同,临床表现差异很大,但共同表现常一致,主要为:

(1)反复和慢性感染:感染是免疫缺陷病常见的表现,表现为反复、严重、持久的感染,不常见和致病力低的细菌常为感染源。

1)感染发生的年龄:40% 的病例起病于 1 岁以内,40% 在 5 岁以内,6～16 岁起病者占 15% ,5% 在成人时发病。T 细胞缺陷和联合免疫缺陷病发病于出生后不久,以抗体缺陷为主者,因存在母体自胎盘传递的抗体,在生后 6 ~ 12 个月才发生感染。成人期发病者多为普通变异型免疫缺陷病。

2)感染的部位:以呼吸道感染最多见,如复发性或慢性中耳炎、鼻窦炎、结膜炎、支气管炎或肺炎;其次是胃肠道感染,如慢性肠炎;皮肤感染可为脓疖、脓肿或肉芽肿,也可为全身性感染,如败血症、脓毒血症、脑膜炎和骨关节炎。

3)感染的病原体:一般而言,抗体缺陷易发生化脓性感染。T 细胞缺陷则易发生病毒、结核杆菌和沙门菌属等细胞内病原体感染;此外,也易于真菌和原虫感染。补体成分缺陷好发生奈瑟菌属感染。中性粒细胞功能缺陷时病原体常为金黄色葡萄球菌。发生感染的病原体的毒力可能并不强,常呈机会性感染。

4)感染的过程:常反复发作或迁延不愈,治疗效果欠佳,尤其是抑菌剂疗效更差,必须使用杀菌剂,剂量偏大,疗程较长才有一定疗效。

(2)自身免疫性疾病和肿瘤:患儿随年龄的增长易发生自身免疫性疾病和肿瘤,尤其是淋巴系统肿瘤。其发生率较正常人群高数 10 倍乃至 100 倍以上。淋巴瘤最常见,以 B 细胞淋巴瘤多见(50%),淋巴细胞白血病(12.6%),淋巴瘤和霍奇金病(8.6%),腺癌(9.2%)和其他肿瘤(19.2%)也可发生。

2. 特殊表现 除反复感染外,不同的免疫缺陷可有不同的临床特征。如胸腺发育不全表现为难以控制的低钙惊厥、先天性心脏病、面部畸形(人中短、眼距宽、下颌发育不良、耳郭低位并有切迹等),Wiskott-Aldrich 综合征伴有湿疹和血小板减少,共济失调毛细血管扩张综合征以毛细血管扩张和进行性小脑共济失调为特征。

【辅助检查】

反复不明原因的感染和阳性家族史提示原发性免疫缺陷病的可能性,确诊该病必须有相应的实验室检查依据,明确免疫缺陷的性质,不可能测定全部免疫功能,一些实验技术仅在研究中心才能进行。

1. Ig 测定 包括血清 IgG、IgM、IgA 和 IgE。一般而言,年长儿和成人总 Ig >6g/L 属正常,>4g/L 或 IgG >2g/L 提示抗体缺陷。总 Ig 为 4 ~ 6g/L 或 IgG 2 ~ 4g/L 者为可疑的抗体缺陷,应作进一步抗体反应试验或 IgG 亚类测定。IgE 增高见于某些吞噬细胞功能异常,特别是趋化功能缺陷。

2. 抗 A 和抗 B 同族凝集素 代表 IgM 类抗体功能,正常情况下,生后 6 个月婴儿抗 A、抗 B 滴度至少为 1:8。WAS 患儿伴有低 IgM 血症时同族凝集素滴度下降或测不出。

3. 抗链球菌溶血素 O(ASO)和嗜异凝集素滴度 由于广泛接触诱发自然抗体的抗原,故一般人群嗜异凝集素滴度均大于 1:10,代表 IgG 类抗体。我国人群由于广泛接受抗菌药物,ASO 效价一般较低,若血清 ASO 在 12 岁后仍低于 50 单位可提示 IgG 抗体反应缺陷。

4. 分泌型 IgA 水平 分泌型 IgA 缺乏常伴有选择性 IgA 缺乏症。一般测定唾液、泪、鼻分泌物和胃液中分泌型 IgA。

5. 外周血淋巴细胞绝对计数 外周血淋巴细胞 80% 为 T 细胞,因此外周血淋巴细胞绝对计数可代表 T 细胞数量,正常值为(2 ~ 6)× 10^9/L; <2 × 10^9/L 为可疑 T 细胞减少,<1.5 × 10^9/L 则可确诊。若持续性淋巴细胞数量减少,且其体积变小,方可定为细胞数

量减少。应了解有无贫血、血小板和中性粒细胞数量、红细胞形态和大小等。中性粒细胞内巨大空泡见于 Chediak-Higashi 综合征。

6. 胸部 X 线片　婴幼儿期缺乏胸腺影者提示 T 细胞功能缺陷,但胸腺可因深藏于纵隔中而无法看到,应予注意。

7. 迟发皮肤过敏试验(DCH)　DCH 代表 Th1 细胞功能。抗原皮内注射 24~72 小时后观察局部反应,出现红斑及硬结为阳性结果,提示 Th1 细胞功能正常。常用的抗原为腮腺炎病毒疫苗、旧结核菌类或结核菌纯蛋白衍化物(PPD)、毛霉菌素、白色念珠菌素、白喉类毒素。2 岁以内正常儿童可因未曾致敏而出现阴性反应,故应同时进行 5 种以上抗原皮试,只要一种抗原皮试阳性,即说明 Th1 功能正常。

8. 四唑氮蓝染料(NBT)试验　NBT 为淡黄色可溶性染料,还原后变成蓝黑色甲膳颗粒。内毒素刺激中性粒细胞后,还原率 >90%,慢性肉芽肿病患者 <1%。疾病携带者则呈嵌合体。

9. 补体 CH50 活性、C3 和 C4 水平　总补体 CH50 活性法测定的正常值为 50~100U/ml。C3 正常值新生儿期为 570~1160mg/L。C4 正常值新生儿期为 70~230mg/L。

10. 基因突变分析和产前诊断　多数 PID 为单基因遗传,对疾病编码基因的序列分析可发现突变位点和形式,用于确诊及进行家系调查。基因突变分析也是产前诊断最好的手段,其他用于产前诊断的方法如测定绒毛膜标本酶(ADA)活性等。

【治疗要点】

1. 一般治疗　对患儿实施保护性隔离,使用抗生素以清除或预防细菌、真菌等感染,对症治疗;有 T 细胞免疫缺陷的患儿不宜输新鲜血制品,以防发生移植物抗宿主反应。细胞免疫缺陷的患儿应禁种活疫苗或菌苗,以防发生严重感染。脾切除术为禁忌,糖皮质激素类药物应慎用;一般不做淋巴结和扁桃体切除术。

2. 替代治疗

(1)静脉注射用人免疫球蛋白(IVIG):治疗指征仅限于低 IgG 血症。抗体缺陷患儿经 IVIG 治疗后,可使症状完全缓解,获得正常生长发育。治疗剂量应个体化,以能控制感染为尺度。

(2)高效价免疫血清球蛋白(special immune serum globulins,SIG):包括水痘-带状疱疹、狂犬病、破伤风和乙型肝炎的 SIG,用于预防高危患儿。

(3)血浆:除有 IgG 外,尚含有 IgA、IgM、补体和其他免疫活性成分。

(4)其他替代治疗

1)新鲜白细胞:吞噬细胞缺陷患者伴严重感染时,由于白细胞在体内存活时间短,反复使用会发生不良反应,故仅用于严重感染时,而不作常规替代治疗。

2)细胞因子治疗:如胸腺素类,转移因子、IFN-γ、IL-2 等。

3)酶替代治疗:腺苷脱氨酶(ADA)缺陷者,可输注红细胞(其中富含 ADA)或牛ADA-多聚乙二烯糖结合物肌内注射,效果优于红细胞输注。

3. 免疫重建和基因治疗　通过骨髓移植、胎儿胸腺移植、脐血干细胞移植、胎肝移植等方案重建免疫功能;基因治疗是用于已知的由于某特定位点的基因突变引起的原发免疫缺陷病,可通过将正常的目的基因片段整合到患者干细胞基因组内(基因转化),这些被目的基因转化的细胞经有丝分裂,使转化的基因片段能在患者体内复制而持续存在。

目前基因治疗尚处于探索和临床验证阶段。

【护理评估】

1. 健康史　应对患儿家族进行家系调查;母亲孕期有无宫内感染史以及患儿出生后的感染史。

2. 身体状况　评估患儿有无体重下降、发育滞后现象及营养不良状况,评估有无贫血,肝脾、淋巴结肿大情况;有无扁桃体和淋巴结变小或缺如(B 细胞缺陷者);患儿是否存在皮肤疖肿、口腔炎、牙周炎和鹅口疮等感染证据;评估有无特殊面部畸形、湿疹、毛细血管扩张等(胸腺发育不全、WAS 和 AT 等疾病)。

3. 心理社会状况　年长儿因反复感染,自幼多病,易产生焦虑、沮丧、孤独、恐惧心理,了解患儿心理活动,评估家长对疾病的认知程度。

【护理诊断】

1. 有感染的危险　与免疫功能缺陷有关。

2. 焦虑　与反复感染、活动受限、预后较差有关。

【护理措施】

重点是预防感染。

1. 隔离患儿　给予保护性隔离,保持室内空气新鲜,经常通风换气;避免与感染性疾病患儿接触,并避免感冒、着凉,防止发生呼吸道感染。医护人员在进行各项操作前严格执行消毒隔离制度,戴口罩防止医源性感染,并做好皮肤、口腔护理和皮肤护理。

2. 合理喂养　选择富含营养、易消化、有足够能量、维生素和蛋白质的饮食;小婴儿应尽量采用母乳喂养,适时添加辅食,食具应定期消毒。

3. 病情观察　密切观察患儿有无感染迹象,若合并感染,按医嘱给予抗生素;输注免疫球蛋白偶可发生过敏反应,使用中应密切观察患儿病情变化,防止发生意外。

4. 心理护理　患儿因反复感染,自幼多病,易产生焦虑、沮丧、孤独、恐惧心理,应经常和患儿及家长沟通,一方面生活中要为患儿创造一个独立的居住空间以减少感染的机会;另一方面应注意呵护有度,鼓励其与健康儿童一起玩耍和上学,以免出现情志障碍。

5. 健康教育　向患儿及家长介绍预防感染的卫生知识,强调预防感染的重要性;指导合理喂养,以提高患儿机体抵抗力;鼓励患儿以相对正常的方式生活,与其他健康小儿一起玩耍,上普通学校;对于家族成员中有遗传免疫缺陷患者的家庭,建议进行遗传学咨询;对曾生育过免疫缺陷患儿的孕妇,指导其早期进行基因诊断。

第三节　风　湿　热

风湿热(rheumatic fever)是一种与 A 族溶血性链球菌感染密切相关的免疫炎性疾病。主要表现为发热,多伴有关节炎、心脏炎,较少出现环形红斑和皮下结节或舞蹈病。急性期可危危患儿生命,反复发作可致永久性心瓣膜病,影响日后劳动力。发病年龄以6~15岁多见,冬春季节发病率较高,无性别差异。

【病因和发病机制】

风湿热与 A 族溶血性链球菌感染后的两种变态反应相关。①变态反应:某些抗链球菌抗体可与人的心脏、丘脑、丘脑下核等组织发生交叉反应,导致Ⅱ型变态反应性组织损伤,还可因链球菌菌体成分及其产物与相应抗体作用形成的免疫复合物沉积于关节、心肌、心瓣膜,导致Ⅲ型变态反应性组织损伤;②自身免疫反应:风湿性心脏病患儿可出现抗心肌抗体,损伤心肌组织发生心脏炎,近年来研究提示该病还可能与遗传、毒素有关。

【病理】

病理过程可分为渗出、增生和硬化3期,但各期病变可同时存在。

1. 变性渗出期 风湿热的急性期可见变性、水肿、淋巴细胞和浆细胞浸润等渗出性炎症反应,主要累及心脏、关节滑膜及周围组织、皮肤等结缔组织。本期持续约1个月。

2. 增生期 风湿小体(Aschoff 小体)或风湿性肉芽肿的形成是其特点,风湿小体广泛分布于肌肉和结缔组织,好发部位为心肌、心内膜、心外膜、关节处皮下组织和腱鞘,是诊断风湿热的病理依据,本期持续约3~4个月。

3. 硬化期 炎性细胞减少,风湿小体中央变性和坏死物质被吸收,纤维组织增生和瘢痕形成,造成二尖瓣、主动脉瓣的狭窄和关闭不全。本期持续约2~3个月。

【临床表现】

急性风湿热发病前1~5周有上呼吸道链球菌感染史,如未经治疗,一般发作不超过6个月;如不预防,可反复发作。临床主要表现为发热、心脏炎、关节炎、舞蹈病、环形红斑和皮下结节。

1. 一般表现 发热,热型不规则,有面色苍白、食欲差、多汗、疲倦、腹痛等症状。

2. 心脏炎 是本病最严重表现,约占了风湿热患儿的40%~50%,以心肌炎及心内膜炎多见,亦可发生全心炎。

(1)心肌炎:轻者可无症状,重者可伴有不同程度的心力衰竭。常见心率增快与体温升高不成比例,心界扩大,心尖区第一心音减弱,可出现期前收缩、心动过速等心律失常,心尖部可闻及收缩期杂音,心电图示 P-R 间期延长、ST 段下移、T 波改变等。

(2)心内膜炎:主要侵犯二尖瓣,其次为主动脉瓣。二尖瓣关闭不全表现为:心尖部全收缩期杂音,向腋下传导,有时可闻及二尖瓣相对狭窄所致舒张期杂音,主动脉瓣关闭不全,在胸骨左缘第3肋间及舒张期叹息样杂音。多次复发可使心瓣膜形成永久性瘢痕,导致风湿性心瓣膜病。

(3)心包炎:表现为心前区疼痛、心动过速、呼吸困难,部分患儿心底部可闻及心包摩擦音。少数患儿积液量较多时心前区搏动消失,心音遥远,有颈静脉怒张、肝脏肿大等心包填塞表现。X 线检查心影向两侧扩大呈烧瓶状,心电图示低电压,早期 ST 段抬高,随后 ST 段回到等电线,并出现 T 波改变。心包积液量不多时可通过超声心动图确定诊断。临床表现有心包炎者提示心脏炎严重,易发生心力衰竭。

3. 关节炎 约占风湿热患儿的50%~60%,以游走性和多发性为特点,常累及膝、踝、肘、腕等大关节,局部出现红、肿、热、痛,活动受限,治疗后关节不留强直或畸形,但此起彼伏,可延续3~4周。

4. 舞蹈病 约占风湿热患儿的3%~10%,也称 Sydenham 舞蹈病。女童多见,表现为面部和四肢肌肉不自主、无目的的快速运动,如皱眉、挤眼、努嘴、伸舌、耸肩、缩颈、书写困难、语言障碍、细微动作不协调等,在兴奋或注意力集中时加剧,入睡后消失,可单独存在或与其他症状并存,约40%伴心脏损害,伴关节炎者罕见。舞蹈病病程1~3个月,个别病例在 1～2 年内反复发作。少数患儿遗留性格改变、偏头痛、细微运动不协调等神经精神后遗症。

5. 皮肤症状

（1）皮下小结：见于 5%～10% 患儿，好发于肘、腕、膝、踝等关节伸侧，圆形、质硬、无痛、可活动，粟粒或豌豆大小，经 2～4 周自然消失。

（2）环形红斑：见于 2%～5% 患儿，呈环形或半环形边界清楚的淡色红斑，大小不等，中心苍白，边缘可轻度隆起，分布于躯干及四肢屈侧，可反复出现，不留痕迹。

【辅助检查】

1. 风湿热活动指标　白细胞计数和中性粒细胞增高、血沉增快、C 反应蛋白（CRP）阳性、α_2 球蛋白和黏蛋白增高为风湿活动的重要标志，但对诊断本病无特异性。

2. 链球菌感染证据　80% 的患儿抗链球菌溶血素 O（ASO）滴度升高，同时测定抗脱氧核糖核酸酶 B（Anti-DNase B）、抗链激酶（ASK）和抗透明质酸酶（AH）阳性率可提高到 95%。

【诊断】

Jones 诊断标准：风湿热的诊断有赖于临床表现和实验室检查的综合分析。1992 年修改的 Jones 诊断标准包括 3 个部分：①主要指标；②次要指标；③链球菌感染的证据。在确定链球菌感染的证据的前提下，有两项主要表现或一项主要表现伴两项次要表现即可做出诊断（表 15-1）由于近年风湿热不典型和轻症病例增多，硬性按照 Jones 标准，易造成诊断失误。因此，应进行综合判断，必要时需追踪观察，方能提高确诊率。

表 15-1　风湿热的诊断标准

主要表现	次要表现	链球菌感染证据
心脏炎	发热	咽拭子培养阳性或快速链球菌抗原阳性
多关节炎	关节痛	抗链球菌抗体滴度高
舞蹈病	血沉增高	
环形红斑	CRP 阳性	
皮下小结	P-R 间期延长	

注：主要表现为关节痛，关节痛不再作为次要表现，主要表现为心脏炎者，P-R 间期延长不再作为次要表现。在有链球菌感染证据的前提下，存在以下 3 项之一者亦考虑风湿热：①排除其他原因的舞蹈病；②无其他原因可解释的隐匿性心脏炎；③以往已确诊为风湿热，存在一项主要表现，或有发热和关节痛，或急性期反应物质增高，提示风湿热复发。

确诊风湿热后，应尽可能明确发病类型，特别应了解是否存在心脏损害。以往有风湿热病史者，应明确是否有风湿热活动。

【治疗要点】

1. 一般治疗　卧床休息，其时间取决于心脏受累程度和心功能状态。在休息的基础上应加强营养，补充维生素等。

2. 控制链球菌感染　大剂量青霉素静脉滴注，持续 2～3 周。青霉素过敏者改用红霉素。

3. 抗风湿热治疗　心脏炎时早期用糖皮质激素治疗，总疗程 8～12 周；无心脏炎者可用阿司匹林，总疗程 4～8 周。

4. 其他治疗 有充血性心力衰竭时应视为心脏炎复发,及时给予大剂量注射糖皮质激素,如氢化可的松或甲泼尼龙,多数情况在用药后 2～3 天即可控制心力衰竭,应慎用或不用洋地黄制剂,以免发生洋地黄中毒。必要时给予利尿剂和血管扩张剂。舞蹈病时可用苯巴比妥、氯丙嗪等镇静剂,关节肿痛时应制动。

【护理评估】

1. 健康史 询问患儿发病前有无上呼吸道感染的表现,有无发热、关节疼痛;是否伴有皮疹等,有无精神异常或不自主的动作表现;既往有无心脏病或关节炎病史;家族成员中有无类似的疾病。

2. 身体状况 测量生命体征,注意心率增快与体温升高是否成比例,听诊有无心音减弱、奔马律及心脏杂音;检查四肢的大、小关节有无红、肿、热、痛表现,有无活动受限;有无皮疹,尤其躯干和关节伸侧。同时了解心电图、X 线胸片及实验室检查结果。

3. 心理社会状况 应注意评估家长有无焦虑,对该病的预后、疾病的护理方法、药物的不良反应、复发的预防等知识的认识程度,对年长儿还需注意有无因长期休学带来的担忧,是否存在由于舞蹈症带来的自卑感等。了解患儿家庭环境及家庭经济情况,既往有无住院的经历。

【护理诊断】

1. 心输出量减少 与心脏受损有关。
2. 疼痛 与关节受损有关。
3. 体温过高 与感染有关。
4. 焦虑 与发生心脏损害有关。

【护理措施】

1. 减轻心脏负担

(1)密切观察病情:注意患儿面色、心率、心律、心音及呼吸的变化,有无烦躁不安、面色苍白、多汗、气急等心力衰竭表现,并详细记录,及时处理。

(2)卧床休息:无心脏炎者卧床休息 2 周,有心脏炎者绝对卧床 4 周,重者 6～12 周,伴心力衰竭者待心功能恢复后再卧床 3～4 周,血沉接近正常时可逐渐下床活动。根据心率、心音、呼吸、有无疲劳而调节活动量。一般恢复至正常活动量所需时间是:无心脏受累者 1 个月,轻度心脏受累者 2～3 个月,严重心脏炎伴心力衰竭者 6 个月。

(3)加强饮食护理:给予易消化、高蛋白、高维生素饮食,少量多餐。有心力衰竭者适当地限制盐和水,详细记录出入水量,并保持大便通畅。

(4)遵医嘱给予抗风湿治疗,有心力衰竭者加用洋地黄制剂,同时吸氧、利尿、维持水电解质平衡等治疗,同时严格控制输液速度。

(5)保持安静,协助做好生活护理。

2. 减轻关节疼痛 评估患儿疼痛程度,保持舒适的体位,避免痛肢受压,移动肢体时动作轻柔;用热水袋热敷局部关节,并分散注意力,以减轻疼痛。活动受限时,予以适当保护和固定。舞蹈症者应做好安全防护,防止受伤,必要时适当约束。同时做好皮肤护理。

3. 给予心理支持 主动关心爱护患儿,耐心解释各项检查、治疗、护理措施的意义,争取家长及患儿的合作;及时解除患儿的各种不适感,如发热、出汗、疼痛等,增强其战胜疾病的信心。

4. 观察药物不良反应

(1)阿司匹林:可引起胃肠道反应、肝功能损害和出血。采用正确的服用方法,宜在饭后服用或同时服用氢氧化铝可减少对胃的刺激;加用维生素 K 可防止出血;服药后易出汗,应及时更换衣服以防受凉;注意观察患儿的食欲、大便性质及有无胃痛、呕吐等。

(2)泼尼松:可引起满月脸、肥胖、消化道溃疡、骨质疏松、肾上腺皮质功能不全、精神症状、血压增高、电解质紊乱、免疫抑制等。故在服药过程中应注意在饭后服用,减少消化道不良反应;预防感染,做好口腔、皮肤护理;注意补充钙剂及维生素 D,防止骨质疏松和骨折;按时按量服用,不能擅自减量或停药。

(3)洋地黄制剂:心肌炎时对洋地黄敏感且易出现中毒,剂量应为一般剂量的 1/3 ~ 1/2。每次服用前要测量脉搏或心率。婴儿脉率 >90 次/分、年长儿 >70 次/分时应暂停给药;按时按量单独服用,保证洋地黄剂量准确;注意观察患儿,若出现恶心、呕吐、心律不齐、心动过缓等表现,应停用洋地黄,并及时通知医生。

5. 健康教育 向家长及患儿讲解疾病的有关知识和护理方法。教会家长及年长儿学会观察病情,合理安排日常生活及安全防护措施。告知家长及年长儿预防复发的重要性和具体措施。根据天气气候,注意添加衣服,防止受寒和感冒。改善居住环境,避免潮湿、寒冷。加强体育锻炼,增强抵抗力,但应避免剧烈运动,适当限制活动量。

第四节 幼年型类风湿关节炎

幼年型类风湿关节炎(juvenile rheumatoid arthritis,JRA)是一种以慢性关节滑膜炎为特征的自身免疫性疾病,表现为长期不规则发热及关节肿痛,伴皮疹、肝脾及淋巴结肿大,若反复发作可致关节畸形和功能丧失。年龄越小,全身症状越重,年长儿以关节症状为主。

【病因和发病机制】

病因不明,可能与感染、免疫、遗传等因素有关。①感染因素:据报道细菌、病毒、支原体和衣原体的感染与本病有关,但不能证实是引起本病的直接原因;②免疫因素:JRA 患儿可能存在体液免疫和细胞免疫异常;③遗传因素:有资料证明 JRA 有遗传学背景、有单卵双胎及同胞兄妹共患的病例;④其他:寒冷、潮湿、疲劳、营养不良、外伤、精神因素等可成为本病诱因。

在感染及环境因素的影响下,细菌、病毒的特殊成分,以超抗原机制作用于具有遗传学背景的人群,通过 T 细胞受体激活 T 细胞,使其活化增殖和分泌大量炎性细胞因子,引起免疫损伤。

【分类和临床表现】

1. 全身型关节炎(systemic JIA) 约占 20%,任何年龄皆可发病,但大部分起病于 5 岁以前。

(1)本型的发热呈弛张高热,每天体温波动在 36 ~40℃ 之间。95% 的患儿出现皮疹,其皮疹特点为随体温升降而出现或消退,呈淡红色斑点或环形红斑,见于身体任何部位,可有瘙痒。

(2)关节症状主要是关节痛或关节炎,发生率在80%以上,为多关节炎或少关节炎,常在发热时加剧,热退后减轻或缓解。关节症状既可首发,又可在急性发病数月或数年后才出现,25%的患儿最终发展成慢性多关节炎。

(3)其他:约85%有肝、脾及淋巴结肿大,肝功能轻度损害;胸膜、心包或心肌也可损害;部分偶有神经系统症状,表现为惊厥、行为异常和脑电图异常。

2. 多关节型 约占30%~40%,本型任何年龄都可起病,但起病有两个高峰,即1~3岁和8~10岁,女孩多见。受累关节≥5个,多为对称性,大小关节均可受累,表现为关节肿痛,而不发红;早晨起床时关节僵硬(晨僵)为特点。颞颌关节受累时可致张口困难,小颌畸形。约有10%~15%患者最终出现严重关节炎。本型可有全身症状,但不及全身型的严重,体格检查可发现轻度肝脾和淋巴结肿大。

根据血清类风湿因子是否阳性,可分为两个亚型:

(1)类风湿因子阳性:约占JIA 5%~10%,起病于年长儿,类风湿结节常见,关节症状较重,半数以上出现关节强直,抗核抗体阳性约占75%。

(2)类风湿因子阴性:约占JIA25%~30%,起病于任何年龄,类风湿结节少见,关节症状较轻,10%~15%出现关节强直,抗核抗体阳性约占15%。

3. 少关节型(oligoarticular JIA):发病最初6个月有1~4个关节受累。以膝、踝、肘或腕等大关节为好发部位,常为非对称性。疾病又分两个亚型:

(1)少关节I型:本型女孩多见,起病多在5岁以前。虽然关节炎反复发作,但很少致残。约20%~30%患儿发生慢性虹膜睫状体炎而造成视力障碍、甚至失明。全身症状较轻。

(2)少关节Ⅱ型:本型以男孩多见,多于8岁以上起病。四肢关节炎常为首发症状,但以下肢大关节,如髋、膝、踝关节受累为多见,表现为肿、痛和活动受限。早期不影响骶髂关节,部分病例后期可致骶髂关节炎和肌腱附着处病变。部分患儿发生自限性虹膜睫状体炎。

【辅助检查】

1. 血液检查 活动期可有轻至中度贫血,多数患儿白细胞数增高。以中性粒细胞增高为主;血沉加快、C反应蛋白阳性。

2. 免疫学检测 IgG、IgM、IgA均增高,部分病例类风湿因子和抗核抗体可为阳性。

3. X线检查 疾病早期X线仅显示关节骨质疏松,周围软组织肿胀,关节附近呈现骨膜炎。晚期才能见到关节骨破坏,当关节严重破坏时邻近骨组织也可能发生侵蚀,尤其是RF阳性病例,以手腕关节多见。胸部X线还可显示全身型JRA患儿有胸膜炎或心包炎所致心影扩大,以及风湿性肺病变。

【治疗要点】

治疗原则为控制病变的活动度,减轻或消除关节疼痛和肿胀;预防感染和关节炎症的加重;预防关节功能不全和残疾,恢复关节功能、生活与劳动能力。

1. 一般治疗 除急性发热外,不主张过多的卧床休息,应适当运动,尽可能像正常儿童一样生活。采用体育疗法、理疗、热敷、红外线照射、按摩等减轻关节强直和软组织挛缩。必要时作矫形手术。定期进行裂隙灯检查以发现虹膜睫状体炎。

2. 药物治疗

(1)非甾体抗炎药:以肠溶阿司匹林(ASP)为代表,约1~4周内见效,病情缓解后逐渐减量,最后以最低临床有效剂量维持,可持续数月至数年。不良反应包括胃肠道反应,肝、肾功能损害,过敏反应等。近年由于发现 ASP 的不良反应较多,其他 NSAID 的使用逐渐增多,如萘普生、布洛芬、双氯芬酸钠或尼美舒利(nimesulide)等。

(2)缓解病情抗风湿药:即二线药物,因为应用这类药物至出现临床疗效之间所需时间较长,故又称慢作用抗风湿药。近年来认为,在患者尚未发生骨侵蚀或关节破坏时及早使用本组药物,可以控制病情加重。

1)羟氯喹(hydroxychloroquine):疗程 3 个月~1 年。不良反应可有视网膜炎、白细胞减少、肌无力和肝功能损害。

2)柳氮磺吡啶(sulfasalazine):服药 1~2 个月即可起效。不良反应包括恶心、呕吐、皮疹、哮喘、贫血、溶血、骨髓抑制、中毒性肝炎和不育症。

3)其他:包括青霉胺(penicillamine)、金制剂,如硫代苹果酸金钠。

(3)肾上腺皮质激素:虽可减轻 JIA 关节炎症状,但不能阻止关节破坏,长期使用不良反应太大,而一旦停药将会严重复发。因此,糖皮质激素不作为首选或单独使用的药物,应严格掌握指征。临床应用适应证:①多关节型:对非甾体抗炎药和缓解病情抗风湿药未能控制的严重患儿,加用小剂量泼尼松隔日顿服,可使原来不能起床或被迫坐轮椅者症状减轻,过着基本正常的生活。②全身型:非甾体抗炎药物或其他治疗无效的全身型可加服泼尼松,一旦体温得到控制时即逐渐减量至停药。③少关节型:不主张用肾上腺皮质激素全身治疗,可酌情考虑在单个病变关节腔内抽液后,注入醋酸氢化可的松混悬剂局部治疗。④虹膜睫状体炎:轻者可用扩瞳剂及肾上腺皮质激素类眼药水点眼。对严重影响视力患者,除局部注射肾上腺皮质激素外需加用泼尼松口服。虹膜睫状体炎对泼尼松很敏感,无需大剂量。对银屑病性关节炎不主张用肾上腺皮质激素。

(4)免疫抑制剂

1)甲氨蝶呤(methotrexate,MTX):服药 3~12 周即可起效。MTX 不良反应较轻,有不同程度胃肠道反应、一过性转氨酶升高、胃炎和口腔溃疡、贫血和粒细胞减少。长期使用可能发生 B 细胞淋巴瘤。对多关节型安全有效。

2)其他免疫抑制剂:可选择使用环孢素、环磷酰胺(CTX)、来氟米特和硫唑嘌呤、雷公藤总苷片,但其治疗 JIA 的有效性与安全性尚需慎重评价。

(5)其他:大剂量 IVIG 治疗难治性全身发病型 JIA 的疗效尚未能得到确认。抗肿瘤坏死因子(TNF-α)单克隆抗体对多关节型 JIA 有一定疗效。

【护理评估】

1. 健康史　询问与本病有关的病因及诱因,如有无病毒感染、亲属中是否有患此病。

2. 身体状况　测量生命体征,注意体温变化及热型;观察皮疹的颜色、形态、分布,记录出现和消退时间;观察关节受累的数量,是否对称,有无疼痛、肿胀、热感、晨僵、畸形等表现;有无视力障碍;同时了解血液检查、免疫学检测、X 线胸片结果。

3. 心理社会状况　注意评估家长有无焦虑,对该病的预后、疾病的护理方法、药物的不良反应、复发的预防等知识的认识程度;患儿有无因慢性疾病或残疾带来的自卑感等,了解患儿家庭环境和经济情况。

【护理诊断】

1. 体温过高　与非化脓性炎症有关。

2. 疼痛　与关节肿胀及炎症有关。

3. 躯体活动障碍　与关节疼痛、畸形有关。

4. 焦虑　与发生关节强直畸形有关。

【护理措施】

1. 降低体温　密切监测体温变化,注意热型。观察有无皮疹、眼部受损及心功能不全的表现。高热时物理降温(有皮疹者忌用乙醇擦浴),及时擦干汗液,更换衣服,以保持皮肤清洁,防止受凉。保证患儿摄入充足水分及能量,给予高热量、高蛋白、高维生素、易消化饮食。

2. 减轻关节疼痛,维护关节功能　①急性期卧床休息,保证充足的睡眠。高热、关节肿痛缓解后,应鼓励患儿进行适当的活动,以避免因较长时间不活动造成骨质疏松、肌肉萎缩、关节挛缩、强直等不良情况的出现。②可利用夹板、沙袋固定患肢于功能位置或用支架保护患肢不受压等以减轻疼痛。也可教给患儿用放松、分散注意力的方法控制疼痛或局部湿热敷止痛;③指导家长帮助患儿做关节的被动运动和按摩,同时选择一些有助于肌肉发育和保持儿童健康的玩具,如游泳、抛球、骑车、踢球、捻黏土等,以恢复关节功能,防止畸形。若运动后关节疼痛肿胀加重可暂时停止运动。鼓励患儿在日常生活中尽量独立,并提供帮助独立的设备;④对关节畸形的患儿,注意防止外伤。

3. 用药护理　非甾体抗炎药常见不良反应有胃肠道反应,对凝血功能、肝、肾和中枢神经系统也有影响。故长期用药的患儿应每2~3个月检查血象和肝、肾功能。

4. 心理护理与健康教育　关心患儿,多与患儿及家长沟通,了解患儿及其家长的心理感受,并及时给予情感支持。介绍本病的治疗进展和有关康复的信息,以提高他们战胜疾病的信心。指导患儿及家长做好受损关节的功能锻炼,帮助患儿克服因慢性病或残疾造成的自卑心理。指导父母不要过度保护患儿,多让患儿接触社会;并且多尝试一些新的活动,对其独立性进行奖赏。鼓励患儿参加正常的活动和学习,促进其身心健康的发展。

第五节　过敏性紫癜

过敏性紫癜(anaphylactoid purpura),又称亨-舒综合征(Schonlein-Henoch syndrome)是以小血管炎为主要病变的血管炎综合征。临床特点除皮肤紫癜外,有关节肿痛、腹痛、便血和血尿等,主要见于学龄儿,男孩多于女孩,四季均有发病,但冬、春季多见。

【病因及发病机制】

病因尚不清楚,目前认为与某种致敏因素引起的自身免疫反应有关。但直接致敏原尚不明确。起病前常有由溶血性链球菌引起的上呼吸道感染,经1~3周潜伏期后发病。

发病机制可能是以病原体(细菌、病毒、寄生虫等)、药物(抗生素、磺胺药、解热镇痛剂等)、食物(鱼虾、蛋、牛奶等)及花粉、虫咬、疫苗注射等作用于具有遗传背景的个体激发B细胞克隆扩增而导致IgA介导的系统性血管炎。

【病理】

基本病变为毛细血管壁的炎性反应,毛细血管的通透性增加,血浆及血细胞渗出,引起水肿及出血。小动脉及小静脉也可受累,小血管的周围有中性粒细胞、单核细胞、淋巴细胞,也可有嗜酸性粒细胞的浸润及不同程度的红细胞渗出,受累血管的周围还可有核的残余及肿胀的结缔组织,小血管的内膜增生,并出现透明变性及坏死,使血管腔变窄,甚至梗死,并可见坏死性小动脉炎。皮肤及胃肠道都可见上述改变,关节腔内多见浆液及白细胞渗出,但无出血性改变,输尿管、膀胱及尿道黏膜可有出血,并常累及肾脏;紫癜性肾炎的病理变化轻重不等,轻者为局灶性肾炎,比较多见;重者为增殖性肾炎伴新月型改变,免疫荧光检查可在肾小球上发现 C3 和 IgG,还可见到纤维蛋白原沉积,在血管系膜上也发现有 IgA。

【临床表现】

多为急性起病,各种症状可以不同组合,出现先后不一。病前 1 ~ 3 周常有呼吸道感染史。可伴有低热、乏力、精神委靡、食欲缺乏等全身症状。

1. 皮肤紫癜 常为首发症状,多见于四肢和臀部,分批出现,伸侧较多,对称分布,躯干和面部少见。起初为紫红色斑丘疹,高出皮肤,压之不褪色,此后颜色加深呈暗紫色,最后呈棕褐色而消退。可伴有荨麻疹和血管性神经性水肿。多数重症患儿紫癜可大片融合形成大疱伴出血性坏死。部分病例可伴有荨麻疹和血管神经性水肿。皮肤紫癜一般在 4 ~ 6 周后消退,部分患儿间隔数周、数月后又复发。

2. 胃肠道症状 约见于 2/3 病例,一般以阵发性剧烈腹部疼痛为主,常位于脐周或下腹部,可伴有恶心、呕吐或便血。偶可发生肠套叠,肠梗阻,肠穿孔及出血坏死性小肠炎。由血管炎引起的肠壁水肿、出血坏死或穿孔是其主要原因。

3. 关节症状 约 1/3 患儿出现膝、踝、肘、腕等大关节肿痛,活动受限。关节腔有浆液性积液,但一般无出血,多在数日内消失而不遗留关节畸形。

4. 肾脏症状 30% ~ 60% 患儿有肾脏损害的临床表现。多发生于起病 1 个月内,症状轻重不一,与肾外症状的严重程度无一致性关系。多数患儿出现血尿,蛋白尿及管型,伴血压增高和水肿,称为紫癜性肾炎。少数呈肾病综合征表现。一般患儿肾损害较轻,大多数都能完全恢复。少数发展为慢性肾炎,死于慢性肾衰竭。

5. 其他 偶因颅内出血导致失语、瘫痪、昏迷、惊厥。部分患儿有鼻出血、牙龈出血、咯血、睾丸出血等。偶尔累及循环系统发生心肌炎和心包炎,累及呼吸系统发生喉头水肿,哮喘、肺出血等。

【辅助检查】

1. 血象 白细胞数正常或轻度增高,中性和嗜酸性粒细胞可增高。血小板计数正常甚至升高,出血和凝血时间正常,血块退缩试验正常,部分患儿毛细血管脆性试验阳性。

2. 尿常规 肾脏受损可有血尿、蛋白尿、管型。

3. 大便隐血试验阳性。

4. 血沉轻度增快,血清 IgA 浓度往往升高,IgG、IgM 升高或正常,亦可轻度升高;C3、C4 正常或升高;抗核抗体及类风湿因子阴性;重症血浆黏度增高。

5. 腹部超声波检查有利于早期诊断肠套叠,头颅 MRI 对有中枢神经系统症状患儿可确诊,肾脏症状较重和迁延者可行肾穿刺以了解病情给予相应治疗。

【治疗要点】

1. 一般治疗 卧床休息,积极寻找和去除致病因素,如控制感染,补充维生素。有荨麻疹或血管神经性水肿时,用抗组胺药和钙剂;腹痛时用解痉剂;消化道出血时禁食,静脉滴注西咪替丁,必要时输血。

2. 糖皮质激素和免疫抑制剂 急性期可缓解腹痛和关节疼痛,但不能预防肾脏损害的发生,亦不能影响预后。重症可加用免疫抑制剂,如环磷酰胺、硫唑嘌呤或雷公藤总苷片。

3. 抗凝治疗 应用阿司匹林、肝素、尿激酶等抗凝药物。

4. 其他 钙通道拮抗剂如硝苯地平;非甾体抗炎药,如吲哚美辛,有利于血管炎的恢复。中成药如贞芪扶正冲剂、复方丹参片,可补肾益气和活血化瘀。

【护理评估】

1. 健康史 详细询问患儿生活环境和其接触史,看是否有存在环境污染、药物、动物皮毛、花粉等与过敏相关的因素。了解患儿有无腹痛、呕吐、黑便、血便等胃肠道症状;有无血尿、蛋白尿、管型,并伴有血压增高及水肿等症状。

2. 身体状况 注意评估皮肤紫癜出现的时间、部位、颜色;有无大关节活动受限或关节腔积液;了解血象、尿常规、大便常规、血沉、腹部 B 超等检查结果。

3. 心理社会状况 该病起病较急,病情易反复,不易彻底治愈,了解患儿家长是否有紧张、焦虑、恐惧等心理反应;同时应了解患儿的饮食、家庭经济和环境状况。

【护理诊断】

1. 皮肤完整性受损 与血管炎有关。

2. 疼痛 与关节肿痛、肠道变态反应性炎症有关。

3. 潜在并发症:消化道出血、紫癜性肾炎。

【护理措施】

1. 恢复皮肤的正常形态和功能 ①观察皮疹的形态、颜色、数量、分布和有无反复出现等,每日详细记录皮疹变化;②保持皮肤清洁,防擦伤和小儿抓伤,如有破溃及时处理,防止出血和感染;③患儿衣着应宽松、柔软,保持清洁、干燥;④避免接触各种可能的致敏原,同时按医嘱使用止血药、脱敏药等。

2. 减轻或消除关节肿痛与腹痛 观察患儿关节肿胀及疼痛情况,保持关节的功能位置。据病情选择合理的理疗方法,教会患儿利用放松、娱乐等方法减轻疼痛。患儿腹痛时应卧床休息,尽量在床边守护,并做好日常生活护理。并按医嘱使用肾上腺皮质激素,以缓解关节疼痛和解除痉挛性腹痛。

3. 监测病情 ①观察有无腹痛、便血等情况,同时注意腹部体征并及时报告和处理。有消化道出血时,应卧床休息,限制饮食,给予无渣流食,出血量多时禁食,经静脉补充营养;②观察尿色、尿量,定时做尿常规检查,若有血尿和蛋白尿,提示紫癜性肾炎,按肾炎护理。

4. 健康教育 过敏性紫癜可反复发作或并发肾脏损害,给患儿和家长带来不安和痛苦,故应针对具体情况予以解释,帮助其树立战胜疾病的信心。教会家长和患儿观察病情,合理调配饮食;指导其尽量避免接触各种可能的变应原;指导患儿定期来院复查。

第六节 川 崎 病

川崎病(Kawasaki disease)又称皮肤黏膜淋巴结综合征(mucocutaneous lymph node

syndrome,MCLS),是一种以全身中、小动脉炎为主要病变的急性发热出疹性疾病。表现为急性发热、皮肤黏膜病损和淋巴结肿大。本病可导致冠状动脉损害,包括冠状动脉扩张或冠状动脉瘤,是影响远期预后的关键。近些年该病发病率呈上升趋势,已取代风湿热成为儿科最常见的后天性心脏病。以婴幼儿发病多见,男孩多于女孩。

【病因和病理】

病因不明,可能与 EB 病毒、反转录病毒、链球菌、短棒菌苗、支原体、立克次体等多种病原体感染有关,但均未得到证实;目前认为川崎病是一定易患宿主对多种感染病原触发的一种免疫介导的全身性血管炎。

本病病理变化为全身性血管炎,好发于冠状动脉。病理过程可分为四期,各期变化如下:

Ⅰ期:约 1~9 天,小动脉周围炎症,冠状动脉主要分支血管壁上的小营养动脉和静脉受到侵犯。心包、心肌间质及心内膜炎症浸润,包括中性粒细胞、嗜酸性粒细胞及淋巴细胞。

Ⅱ期:约 12~25 天,冠状动脉主要分支全层血管炎,血管内皮水肿、血管壁平滑肌层及外膜炎性细胞浸润。弹力纤维和肌层断裂,可形成血栓和动脉瘤。

Ⅲ期:约 28~31 天,动脉炎症渐消退,血栓和肉芽形成,纤维组织增生,内膜明显增厚,导致冠状动脉部分或完全阻塞。

Ⅳ期:数月至数年,病变逐渐愈合,心肌瘢痕形成,阻塞的动脉可能再通。

【临床表现】

1. 主要表现

(1)发热:38~40℃,呈稽留热或弛张热,持续 1~2 周,抗生素治疗无效。

(2)球结膜充血:于起病 3~4 天出现,但无脓性分泌物,热退后消散。

(3)唇和口腔表现:口唇红肿、皲裂或出血,舌乳头突起、充血呈草莓舌。

(4)手足症状:急性期手足硬性水肿,掌跖红斑,恢复期指、趾端甲下和皮肤交界处出现膜状脱皮,指、趾甲有横沟,重者指、趾甲亦可脱落。

(5)皮肤表现:皮疹在发热或发热后出现,呈向心性、多形性,常见为斑丘疹、多形红斑样或猩红热样皮疹;肛周皮肤发红、脱皮。

(6)颈淋巴结肿大:单侧或双侧,质硬有触痛,表面不红,无化脓,热退后消散。

2. 心脏表现 病后 1~6 周可出现心肌炎、心包炎、心内膜炎和心律失常;发生冠状动脉瘤或狭窄者,可无临床表现,少数可有心肌梗死的症状。冠状动脉损害多发生在疾病的第 2~4 周发生,心肌梗死和冠状动脉瘤破裂可导致心源性休克甚至猝死。

3. 其他 可有间质性肺炎、无菌性脑膜炎、消化系统症状(呕吐、腹痛、腹泻、肝脏肿大、黄疸等)、关节疼痛或肿胀。

【辅助检查】

1. 血液检查 轻度贫血,白细胞计数升高,以中性粒细胞增高为主,有核左移现象。血沉增快,C 反应蛋白增高,免疫球蛋白增高,为炎症活动指标。

2. 免疫学检查 血清 IgG、IgM、IgA、IgE 和血循环免疫复合物均增高;Th2 类细胞因子如 IL-6 明显增高,总补体和 C3 正常或增高。

3. 心电图 早期示非特异性 ST 段和 T 波改变、心包炎时可有广泛 ST 段抬高和低电压;心肌梗死时 ST 段明显抬高、T 波倒置及异常 Q 波。

4. 超声心动图 急性期可见心包积液,左室内径增大,二尖瓣、主动脉瓣或三尖瓣反流;可有冠状动脉异常,如冠状动脉扩张(直径 >3mm,≤4mm 为轻度,4~7mm 为中度)、冠状动脉瘤(≥8mm)、冠状动脉狭窄。

5. 冠状动脉造影 超声波检查有多发性冠状动脉瘤,或心电图有心肌缺血表现者,应进行冠状动脉造影,以观察冠状动脉病变程度,指导治疗。

6. 胸部平片 可显示肺部纹理增多、模糊或有片状阴影,心影可扩大。

【治疗要点】

尽早采用阿司匹林和人免疫球蛋白,以控制炎症,预防或减轻冠状动脉病变发生;病情严重者可考虑使用皮质激素。血小板显著增多或冠状动脉病变、血栓形成者加用双嘧达莫。同时,根据病情给予对症和支持治疗。

【护理评估】

1. 健康史 询问患儿发病前有无上呼吸道感染的表现,了解发热情况、有无寒战及惊厥等;有无呕吐、腹痛、腹泻等胃肠道症状。询问近期有无麻疹、猩红热等传染病接触史,

2. 身体状况 测量生命体征,观察热型及伴随症状,如有无寒战及惊厥、肢端温度改变等;注意球结膜有无充血、口咽部的改变、四肢末端变化、皮疹的类型、颈部淋巴结是否肿大;大、小关节有无关节炎表现。同时了解心电图、X 线胸片、超声心动图及实验室检查结果。

3. 心理社会状况 因产生心脏损害,并发心血管疾病而导致死亡,所以应注意评估家长有无焦虑、恐惧;评估家长对该病的预后、疾病的护理方法、药物的不良反应及疾病复发的预防等相关知识的认识程度。

【护理诊断】

1. 体温过高 与感染、免疫反应等因素有关。

2. 皮肤黏膜完整性受损 与小血管炎有关。

3. 潜在并发症:心脏受损。

【护理措施】

1. 降低体温 急性期患儿多为持续性高热,应绝对卧床休息,定期监测体温,嘱患儿多饮水,额头及大椎穴同时予敷贴降温,若效果不佳,口服退热药,或肌肉注射复方氨林巴比妥降温,也可予生理盐水灌肠降温。密切观察患儿有无高热惊厥现象,一旦出现立即将患儿平卧,吸氧,使用镇静剂(如水合氯醛灌肠)。密切观察患儿有无脱水征象,一旦出现皮肤干燥、眼窝凹陷、尿量减少等表现,立即遵医嘱进行静脉补液。按医嘱用药,并注意应用阿司匹林有否出血倾向和静脉注射人免疫球蛋白有无过敏反应,一旦发生及时处理。

2. 皮肤护理 患儿皮肤出现广泛硬性水肿、红斑时,应协助家属做好患儿的生活护理,修剪指甲,告之勿搔抓皮肤,每日清洁皮肤 2 次,每次便后温水洗净并擦干,衣裤应柔软,每日更换,保持床单清洁平整。恢复期指(趾)端等处出现膜样蜕皮时,告诫患儿及家属不要强力撕拉,让其自然脱落,防止继发感染。

3. 黏膜护理 所有患儿均有不同程度的口腔咽部黏膜充血,严重者口腔黏膜糜烂,小溃疡、唇皲裂,每日口腔护理 2~3 次,动作轻柔;漱口液选用 1%~2% 碳酸氢钠溶液、

生理盐水、3%硼酸溶液;鼓励多饮水,保持口腔清洁湿润,增加食欲,防止继发感染;唇干裂者可涂消毒液状石蜡;禁食生、辛辣、硬的食物。每日用生理盐水洗眼 1～2 次,也可涂眼膏,以保持眼的清洁,预防感染。

4. 潜在并发症的护理　急性期患儿绝对卧床休息,每 4 小时测量体温、脉搏、呼吸、血压各一次。注意心律、心音改变及有无心包摩擦音等,发现异常及时与医生联系,协助做好心电图、超声心电图和心肌酶谱等检查,密切观察患儿有无乏力、心悸、胸闷、头晕、出汗或烦躁不安等症状,做好观察记录。年长儿诉说心前区疼痛并有恐惧感应怀疑心肌梗死的可能,如同时伴神志障碍、四肢湿冷、心率增快、血压下降,则提示心源性休克,应立即通知医生给予积极抢救。

5. 健康教育　及时向家长交代病情,并给予心理支持。指导家长观察病情,定期复查,对于无冠状动脉病变患儿,于出院后 1 个月、3 个月、6 个月及一年全面检查一次。有冠状动脉损害者密切随访。

学习小结

1. 学习内容

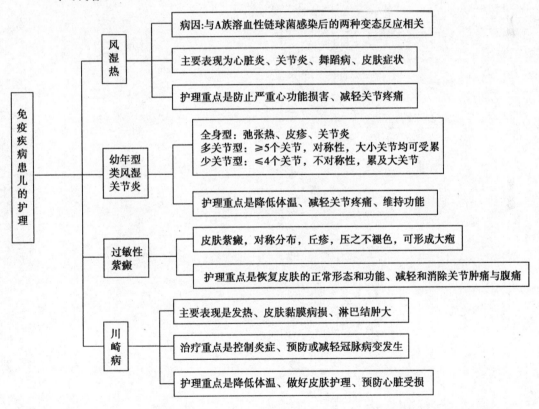

2. 学习方法

在本章内容的学习中,首先要理解小儿免疫系统处于不断发育及功能完善的过程,感染性疾病是儿童时期尤其是婴幼儿时期最常见的疾病,部分反复出现感染的患儿可能存在原发性或继发性免疫缺陷;而风湿热、幼年类风湿病、过敏性紫癜、皮肤黏膜淋巴结综合征属于结缔组织病变,其发病均与免疫功能失调导致的异常免疫反应有关。

原发性免疫缺陷因病因不同而极为复杂，明确诊断多数有一定困难，但共同表现却非常一致，主要为反复慢性的感染尤其是机会性感染及易并发肿瘤，可结合典型病例学习。风湿热、类风湿性关节炎均表现为发热、关节损害等，但发病机制及临床表现有区别，学习中注意对比。过敏性紫癜、皮肤黏膜淋巴综合征均有典型症状和体征，学习中注意结合图像资料记忆和理解。

（朱诗林）

复习思考题

论述川崎病的治疗和护理。

第十六章   传染性疾病患儿的护理

学习目的

　　传染性疾病是小儿的常见病、多发病。通过学习本章内容,学生应在理解儿童期常见传染病病因、发病机制及病理的基础上,学会相关疾病的临床表现及护理。为儿童传染性疾病的临床护理和人群健康教育奠定理论基础。

学习要点

　　常见传染病的病原体、传播途径、发病机制、临床表现、护理诊断及相应的护理措施。

第一节   麻　疹

　　麻疹(measles)是由麻疹病毒所致的小儿急性出疹性呼吸道传染病。以发热、咳嗽、流涕、结膜炎、口腔麻疹黏膜斑(又称科氏斑,Koplik spots)及皮肤特殊性斑丘疹为主要临床表现。多见于6个月~5岁小儿。病后免疫力持久,大多终身免疫。

【病因】

　　麻疹病毒属副黏液病毒,只有一个血清型。其抗原性稳定。病毒不耐热,但耐低温,在低温中能长期保存。对日光、酸、干燥和一般消毒剂均敏感。

【流行病学】

　　麻疹的主要传染源是急性期患者,麻疹亚临床型患者传染性较低。在前驱期和出疹期,患者口、鼻、咽、气管及眼部的分泌物中均含有麻疹病毒,主要通过喷嚏、咳嗽和说话等由飞沫传播。密切接触者亦可经污染病毒的手传播,通过第三者或衣物间接传播者甚少见。麻疹患者自出疹前5天至出疹后5天均有传染性,如合并肺炎,传染性可延长至出疹后10天。本病传染性极强,易感者接触后90%以上均可发病。以冬春季发病较多,高峰期在2~5月份。

【发病机制】

　　麻疹病毒侵入呼吸道黏膜、眼结膜及局部淋巴结时,在其局部繁殖,并在感染后2~3天有少量病毒侵入血液形成第一次病毒血症;此后病毒在全身单核-巨噬细胞系统复制、繁殖,于感染后5~7天,大量病毒再次进入血液,引起第二次病毒血症,导致全身广泛性损害而出现一系列临床表现如高热和出疹。由于免疫反应受到抑制,易继发细菌感染,也可导致结核等慢性感染性疾病复燃。

【病理】

　　病理改变可见于各个系统,其中以单核-巨噬细胞系统和呼吸系统最为明显。在淋巴结、呼吸道、肠道等处形成两种类型的多核巨细胞,其一为网状内皮巨细胞,又称"华-佛细胞"(Warthin-Finkeldey cell),其二为上皮巨细胞,两者均为多个细胞融合而成。由于颊黏膜下层微小分泌腺发炎,有浆液性渗出及内皮细胞增殖,形成麻疹黏膜斑。真皮毛细血管内皮细胞增生、血浆渗出、红细胞相对增多形成麻疹淡红色斑丘疹。疹退后,表皮细胞坏死角化而脱屑。由于皮疹处红细胞裂解,疹退后形成棕色色素沉着。

【临床表现】

1. 典型麻疹

(1)潜伏期:6~18天(平均10天左右)。潜伏期末可有低热,全身不适。

(2)前驱期:一般3~4天。主要表现为:①发热:见于所有病例,多为中度以上;②卡他症状:咳嗽、流涕、喷嚏、咽部充血等;③眼结膜充血、畏光、流泪及眼睑水肿是本病特点;④口腔麻疹黏膜斑:一般在出疹前24~48小时出现,于下颌第二磨牙相对的颊黏膜上出现直径约1.0mm灰白色小点,周围有红晕,即麻疹黏膜斑,为麻疹早期的特征性表现,初起时仅数个,常在1~2天内迅速增多,可蔓延到整个颊黏膜及唇内侧,互相融合,在出疹后1~2天迅速消退,可留暗红色小点;⑤其他:可有一些非特异症状,如全身不适、食欲减退、呕吐、腹泻等。

(3)出疹期:多在发热3~4天后出现皮疹,出疹按一定顺序出现,先见于耳后、发际,渐及额、面部、颈部,而后迅速蔓延到上肢、躯干及下肢,最后到手掌、足底,皮疹初为玫瑰色斑丘疹,继而色加深呈暗红,压之褪色,不伴痒感,疹间皮肤正常,可相互融合成片。此时全身中毒症状加重,体温可高达40℃以上,咳嗽加剧,此期易出现肺炎、喉炎等并发症。

(4)恢复期:出疹3~4天后,热度下降,全身症状减轻,皮疹按出疹顺序逐渐消退,疹退处遗留棕褐色色素沉着伴细小糠状脱屑。整个病程约2周。

2. 非典型麻疹

(1)轻型麻疹:多见于8个月以下婴儿或潜伏期接受过人免疫球蛋白有一定免疫力的患儿。潜伏期长、前驱期短、临床症状轻为其特点。常无麻疹黏膜斑,疹退后无色素沉着或脱屑等,无并发症,病程约1周。

(2)重型麻疹:多见于有严重继发感染、重度营养不良等免疫力低下者。持续高热40~41℃,中毒症状重,可有惊厥、昏迷等,皮疹或密集融合,颜色深重;或稀少不齐,颜色暗淡。此型病情危重,病死率高。

(3)异型麻疹(非典型麻疹综合征):少见。多发生在曾接种麻疹疫苗而再次感染麻疹病毒的患儿,由于体内尚含有一定量的麻疹特异性抗体,故临床症状不典型且症状较轻。

【并发症】

1. 肺炎 最常见,多见于5岁以下患儿,麻疹病毒引起的间质性肺炎,多不严重,随皮疹消退、体温下降其症状随之消失。而继发细菌或其他病毒感染引起的肺炎,病情重,是麻疹患儿死亡的主要原因之一。

2. 喉炎 麻疹患儿常有轻度喉炎表现,随皮疹消退、体温下降其症状随之消失。但继发细菌感染所致的喉炎,症状重,严重者可因喉梗阻窒息死亡。

3. 心肌炎 麻疹并发心肌炎并非少见,轻者仅有心音低钝、心率增快、一过性心电图改变,重者可出现心力衰竭、心源性休克。

麻疹患儿应注意与其他出疹性疾病鉴别(表16-1)。

表 16-1　小儿出疹性疾病的鉴别要点

病名	麻疹	风疹	猩红热	幼儿急疹
病原	麻疹病毒	风疹病毒	乙型溶血性链球菌	人疱疹病毒 6 型
潜伏期	7~14 天	14~21 天	2~5 天	1~2 周
前驱期	3 天	0.5~1 天	约 1 天	3~4 天
全身症状	重,高热	轻,低热	明显,高热	轻,高热
伴随症状	卡他症状重	轻	咽痛较严重	轻
口腔黏膜	麻疹黏膜斑	软腭、咽部有红色斑点	杨梅舌	软腭可见红色小斑点
淋巴结	全身浅表淋巴结	耳后、颈后、枕后淋巴结肿大	颌下、颈部淋巴结肿大	颈、枕部淋巴结肿大
出疹与发热的关系	发热 3~4 天出疹,热退疹退	发热当天出疹,出疹时高热	发热 1~2 天出疹	热退疹出
皮疹特点	红色斑丘疹,疹退有色素沉着	淡红色斑丘疹,无色素沉着	在普遍充血的皮肤上弥漫密集针尖大小丘疹,3~5 天退疹,1 周后可有大片状脱皮	不规则红色斑点、斑丘疹,1 天出齐,次日消退
病程	10~14 天	2~3 天	1~2 周	4~5 天

【辅助检查】

1. 一般检查　血白细胞总数减少,淋巴细胞相对增多。淋巴细胞严重减少提示预后不好。白细胞数增加,提示继发细菌感染。

2. 血清学检查　用酶联免疫吸附试验或免疫荧光技术检测病人血清抗麻疹 IgM;以血凝抑制试验,中和试验,补体结合试验检测麻疹抗体 IgG,若急性期和恢复期血清呈 4 倍以上的升高,均有诊断价值。

3. 荧光抗体染色检查　取患儿血细胞、鼻咽眼分泌物及尿沉渣脱落细胞涂片,以荧光抗体染色,检测脱落细胞内麻疹病毒抗原,可早期快速协助诊断。

【治疗要点】

治疗原则:加强护理,对症治疗,预防感染。

1. 一般治疗　高热时给予小量退热剂,烦躁不安时可给予镇静剂,剧咳时用非麻醉镇咳剂或超声雾化吸入,继发细菌感染者给予相应的抗生素,注意补充维生素,尤其是维生素 A 和维生素 D。世界卫生组织(WHO)推荐给予大剂量维生素 A 20 万~40 万单位,每日 1 次口服,连服 2 周。接触麻疹患儿的易感儿给予人免疫球蛋白输注,有较好的预防作用。还应注意纠正水电解质、酸碱平衡紊乱。

2. 中医治疗　对典型麻疹无并发症者,应以中医辨证治疗为主,遵循以透为顺,以清为要之原则。对重症麻疹或有并发症者,应积极采取中西医结合治疗。

【护理评估】

1. 健康史　了解患儿的起病经过,询问有无麻疹接触史,患儿平素的体质,既往有无麻疹或其他急慢性疾病发病史。仔细询问麻疹疫苗的初种、复种时间。评估有无发热、流涕、流泪等上呼吸道症状;近期有无接受过主动或被动免疫,如注射人免疫球蛋白、胎盘球蛋白等。

2. 身体状况　评估口腔有无麻疹黏膜斑,注意皮疹的性质、分布、颜色及疹间皮肤是否正常,评估出疹顺序及发热与出疹的关系;评估有无上呼吸道卡他症状,有无肺炎、喉炎、脑炎等并发症表现。了解患儿出疹初期的鼻咽部分泌物或痰涂片是否找到多核巨细胞以及免疫学检查结果。

3. 心理社会状况　评估患儿和家长的心理状态以及对本病的认识程度,评估家长的护理能力。

【护理诊断】

1. 体温过高　与病毒血症或继发感染有关。

2. 皮肤完整性受损　与麻疹皮疹有关。

3. 有感染的危险　与感染、免疫功能下降有关。

4. 营养失衡:低于机体需要量　与高热消耗增多、病毒感染使消化吸收功能下降有关。

5. 潜在并发症:肺炎、喉炎、脑炎、原有结核病恶化等。

【护理措施】

1. 维持正常体温

(1)卧床休息至皮疹完全消退、体温正常为止。保持室内空气新鲜,每日通风2次,维持室内温度在18～22℃,湿度50%～60%,避免直接吹风,以免受凉。

(2)监测体温:处理麻疹高热时需兼顾透疹,不宜用药物或物理方法强行降温,尤其忌用乙醇擦浴、冷敷,以免体温骤降引起末梢循环障碍影响透疹。高热至40℃可用小剂量退热药,使体温稍降以免惊厥。

2. 保持皮肤黏膜完整性

(1)保持皮肤的清洁卫生:出疹期每天用温水擦浴(忌用肥皂)、更衣一次,保持床单整洁干燥,勤剪指甲,防止抓伤皮肤继发感染,腹泻患儿应注意臀部清洁,透疹不畅时用鲜芫荽煎水服用并全身涂抹,以促进血液循环,使皮疹出透、出齐,平稳度过出疹期。

(2)眼、耳、口部的护理:常用生理盐水清洗双眼,滴入抗生素眼药水或眼膏,操作时动作要轻柔,以防眼损伤,同时服用维生素A预防干眼病,室内光线宜柔和。小婴儿防泪水或呕吐物流入外耳道发生中耳炎。加强口腔护理,嘱患儿多饮水,年长儿可用生理盐水漱口。保持呼吸道通畅。

3. 观察病情　由于麻疹并发症多且重,尤其是出疹期透疹不畅时,易并发肺炎、心衰、喉炎、脑炎等,应密切观察病情变化,力求早发现、早处理。

4. 供给足够营养　发热期间给予易消化的饮食如牛奶、蒸蛋等,常更换品种,少量多餐,以增进食欲利于消化。出疹期患儿可多喝热汤和温开水,有利于退热、排毒、透疹。恢复期添加高维生素与高蛋白饮食,切勿盲目忌口。

5. 预防感染传播

(1)控制传染源:对一般患儿呼吸道隔离至出疹后 5 天,并发肺炎者延至出疹后 10 天。接触的易感儿应隔离检疫 3 周,并予人免疫球蛋白输注。

(2)切断传播途径:保持病室空气新鲜,定期进行空气和物品的消毒,减少不必要的探视。无并发症的患儿可在家中隔离,减少传播及避免继发医院内感染。医护人员要做好消毒隔离工作,流行期间不带易感儿去公共场所或探亲访友,托幼机构暂不接纳新生。

(3)保护易感儿童

1)被动免疫:年幼体弱的易感儿在接触患者后 5 天内肌内注射人免疫球蛋白可防止发病,5 天后注射可减轻症状。免疫有效期 3~8 周。

2)主动免疫:接种麻疹减毒活疫苗是预防麻疹的重要措施,国内计划免疫规定 8 个月以上未患过麻疹小儿均应初次接种,7 岁时复种。

6. 健康指导　指导患儿家长在家中采取常用的消毒隔离措施,予以病情观察及皮肤黏膜的护理,合理的营养供给等;强调预防的重要性及其主要措施。

第二节　水　痘

水痘(chickenpox,varicella)是由水痘-带状疱疹病毒(varicella-zoster virus,VZV)引起的小儿急性出疹性传染病,临床以发热、皮肤黏膜斑疹、丘疹、疱疹及结痂相继出现和同时存在为特征。四季均可发生,以冬春季多发,常呈流行性。感染后可获得持久的免疫力,但以后可以发生带状疱疹。

【病因】

病原体为水痘-带状疱疹病毒,该病毒在外界环境中生活力弱,不耐高温、不耐酸,不能在痂皮中存活。小儿初次感染该病毒表现为水痘,恢复后该病毒可长期潜伏在脊髓后根神经节或脑神经的感觉神经节内,在青春期或成年后,病毒可被激活,再次发病,表现为带状疱疹。

【流行病学】

水痘患儿是唯一的传染源,病毒通过飞沫传播或接触疱浆传播,从出疹前 1~2 天至疱疹结痂均有很强的传染性。任何年龄均可发病,以婴幼儿和学龄前儿童多见。

【发病机制】

水痘病毒经口、鼻侵入人体,首先在呼吸道黏膜细胞内增殖,2~3 天后进入血液,产生病毒血症,可在单核吞噬细胞系统内再次增殖后入血引起第 2 次病毒血症,并全身扩散,引起各器官病变。主要损害部位在皮肤,偶尔累及内脏。皮疹分批出现与病毒间歇性侵入血液有关。皮疹出现 1~4 天后,产生特异性细胞免疫和抗体,病毒血症消失,症状随之缓解。

【病理】

疱疹只限于表皮的棘状细胞层,呈退行性变和水肿。由于细胞裂解和组织液的渗入,形成水疱,内含大量病毒。黏膜病变与皮疹类似。如有继发感染,可形成脓疱。最后上皮细胞再生、结痂、脱落,一般不留瘢痕。

【临床表现】

1. 典型水痘 潜伏期多为 2 周左右。前驱期约 1 天左右,有低热、全身不适、食欲缺乏等。当日或次日出现皮疹,其特点为:皮疹分批出现,持续 3~5 天,开始为红色斑丘疹或斑疹,周围有红晕,并迅速发展为疱疹,约 24 小时内水疱内容物变为混浊,且疱疹出现脐凹现象,水疱易破溃,瘙痒感较重,2~3 天左右迅速结痂。由于皮疹演变过程快慢不一,故同一时间内可见上述三种形态皮疹同时存在,这是水痘皮疹的重要特征。黏膜皮疹可出现在口腔、结膜、生殖器等处,易破溃形成浅溃疡,疼痛明显;初起于躯干部,继而扩展至面部及四肢,四肢相对稀少,呈向心性分布。这是水痘皮疹的又一特征。水痘多为自限性疾病,10 天左右自愈,一般患者全身症状和皮疹均较轻。

2. 重症水痘 多发生在白血病、淋巴瘤等恶性病或免疫功能受损患儿。高热及全身中毒症状较重。出疹 1 周后体温仍可高达 40~41℃,患儿皮疹融合成大疱型疱疹或出血性皮疹,常伴血小板减少而发生暴发性紫癜。

3. 先天性水痘 孕妇患水痘可累及胎儿。若妊娠早期感染可致新生儿水痘综合征,如在产前 4 天以内患水痘,可致新生儿水痘,病死率达 25%~30%。

【并发症】

常见继发性皮肤细菌感染如脓疱疮、丹毒、蜂窝织炎等;继发性血小板减少可致皮肤黏膜甚至内脏出血;水痘肺炎儿童不常见,神经系统可见水痘后脑炎、吉兰-巴雷综合征、Reye 综合征等;其他少数病例可发生心肌炎、肝炎、肾炎、关节炎及睾丸炎等。

【辅助检查】

1. 外周血白细胞计数 白细胞总数正常或稍低。

2. 疱疹刮片 刮取新鲜疱疹基底组织涂片,用瑞氏染色可发现多核巨细胞,快速诊断可用苏木精-伊红染色查见核内包涵体,直接荧光抗体染色查病毒抗原。

3. 血清学检查 血清水痘病毒特异性 IgM、IgG 抗体滴度 4 倍以上升高可帮助诊断。

4. PCR 检测患者呼吸道上皮细胞和外周血白细胞中的特异性病毒 DNA,是敏感、快捷的早期诊断方法。

【治疗要点】

1. 一般治疗 加强护理,予足够水分和易消化饮食;可使用止痒、镇静剂。

2. 抗病毒治疗 阿昔洛韦(无环鸟苷)是首选的抗水痘病毒药物,治疗越早越好,一般应在皮疹出现后 48 小时以内开始。早期使用 α-干扰素能较快抑制皮疹发展,加速病情恢复。

3. 防治并发症 继发细菌感染时给予抗生素治疗。因脑炎出现脑水肿颅内压增高者应脱水治疗。

4. 中医治疗 以清热解毒利湿为基本原则,可口服银翘散或板蓝根冲剂。高热烦躁者可用清营汤合白虎汤加减,或清开灵注射剂静脉滴注等。

【护理评估】

1. 健康史 了解患儿有无低热、头痛、乏力等前驱症状,询问有无水痘接触史、是否应用过糖皮质激素和免疫抑制剂等药物,有无接种水痘疫苗或近期接种人免疫球蛋白、胎盘球蛋白等生物制剂。

2. 身体状况 评估有无发热,注意皮疹的性质、分布、颜色及疹间皮肤是否正常,是否同时出现各期皮疹等。

3. 心理社会状况　评估患儿和家长的心理状态以及对疾病的认识程度,评估家长的护理能力。

【护理诊断】

1. 皮肤完整性受损　与水痘皮疹、继发感染有关。

2. 体温过高　与病毒血症有关。

3. 有感染的危险　与免疫力低下有关。

【护理措施】

1. 皮肤护理

(1)减轻皮肤损害:恢复皮肤完整性:保持适宜室温,衣被不宜过厚,以免增加皮肤痒感。剪短患儿指甲、戴连指手套以防抓伤;勤换内衣,消毒水洗浴,保持皮肤清洁防止继发感染及抓伤。

(2)减少皮疹瘙痒:温水洗浴,疱疹无破溃的可涂抹炉甘石洗剂。可用中药止痒:地肤子 30g,白鲜皮 15g,蝉蜕 6g,僵蚕 15g,芥穗 15g,茵陈 15g,败酱草 15g,白矾 9g,白芷 9g,煎水,搽于患处,每日 2~3 次。有破溃时可用莫匹罗星涂抹,有继发感染者可局部用抗生素软膏。

2. 病情观察　患儿多有中、低度发热,不必用降温药物,可控制室温、多饮水、卧床休息。忌用阿司匹林以免增加 Reye 综合征的危险。同时给予易消化的饮食,做好口腔护理,保证营养供给,注意观察及早发现并发症,并予以相应的治疗及护理。

3. 预防感染传播

(1)管理传染源:大多数患儿在家中隔离治疗至疱疹全部结痂或出疹后 7 日为止,对已接触的易感儿,应检疫 3 周。若有并发症应住院观察。

(2)保护易感儿:保持室内空气新鲜,托幼机构宜采用紫外线消毒。避免与患儿接触。对高危人群接触水痘 72 小时内肌内注射人免疫球蛋白或带状疱疹免疫球蛋白,可有预防或减轻症状的作用。国外已开始使用减毒活疫苗,接触水痘患儿后立即应用,其保护率可达 85%~95%,并可持续 10 年以上。

4. 健康教育　重点加强预防思想教育,流行期间避免易感儿去公共场合,介绍水痘患儿隔离时间,为家长示范皮肤护理等方法。

第三节　流行性腮腺炎

流行性腮腺炎(mumps,epidemic parotitis)是由腮腺炎病毒(mumps virus)引起的小儿常见的急性呼吸道传染病。以发热、腮腺非化脓性肿痛为特征,各种唾液腺体及其他器官均可受累。主要发生于儿童及青少年。中医学称为"痄腮"。

【病因和流行病学】

腮腺炎病毒系 RNA 病毒,仅一个血清型,对物理及化学因素敏感,加热至 56℃ 20 分钟可灭活,甲醛溶液或紫外线均能将其杀灭,耐低温。人是病毒的唯一宿主。病毒存在于患儿及健康带病毒者的唾液、血液、尿及脑脊液中,通过飞沫、唾液污染食具和玩具等途径传播。自腮腺肿大前 1 天到消肿后 3 天均有传染性。四季均有发病,以冬春季为高峰。

人群对本病普遍易感,5~15岁多见。感染后具有持久免疫力。

【发病机制】

病毒经口、鼻侵入上呼吸道,在局部黏膜上皮细胞中繁殖,引起局部炎症和免疫反应。然后进入血液引起病毒血症。进而扩散至腮腺及全身各器官,使多种腺体(腮腺、舌下腺、颌下腺、胰腺、生殖腺等)发生炎性病变,也可侵犯神经系统。在这些器官中病毒再度繁殖,并再次侵入血循环,散布至第一次未曾侵入的其他器官,引起炎症,临床呈现不同器官相继出现病变的症状。

【病理】

病理变化特征是受侵犯的腺体出现非化脓性炎症,包括间质水肿、点状出血、淋巴细胞浸润和腺泡坏死等。腺管水肿,管腔内脱落的坏死上皮细胞堆积,使腺体分泌排出受阻,唾液淀粉酶经淋巴系统进入血液而使血、尿淀粉酶增高。其他器官如胰腺、睾丸等也可见类似病理改变。

【临床表现】

本病潜伏期14~25天,前驱期很短,起病较急,可有轻微发热、头痛等。腮腺肿大常是首发症状。常先见一侧,2~3天波及另一侧;也有两侧同时肿大或始终限于一侧者。肿大以耳垂为中心,向前、后、下发展,边缘不清,局部皮肤紧张发亮,触痛,咀嚼食物时疼痛加重。上颌第二磨牙相对颊黏膜(腮腺管口)可见红肿。腮腺肿大约3~5天达高峰,一周左右消退。颌下腺和舌下腺也可同时受累。不典型病例可无腮腺肿胀而以单纯睾丸炎或脑膜脑炎的症状出现。

【并发症】

流行性腮腺炎是全身性疾病,其病毒有嗜腺体和嗜神经性,故病毒常侵入中枢神经系统、其他腺体或器官而引起下列并发症。

1. 脑膜脑炎　较常见,可出现在腮腺肿大前、后或同时,部分有中枢神经系统症状,表现为发热、头痛、呕吐、神经系统体征可阳性,脑脊液改变与其他病毒性脑炎相似。预后大多良好,多无后遗症。

2. 睾丸炎或卵巢炎　发病率及症状轻重与发病年龄有关,发病年龄越大,越易发生,症状亦越重。睾丸炎是男孩最常见的并发症,多为单侧,肿大且有压痛,约半数病例可发生萎缩,双侧萎缩者可导致不育症。7%青春期后女性患者可并发卵巢炎,出现下腹疼痛及压痛。

3. 胰腺炎　急性胰腺炎较少见,轻型或亚临床型感染多见。常发生于腮腺肿大数日后,出现上中腹疼痛、压痛明显,伴呕吐、发热、腹胀、腹泻或便秘等。

4. 其他　心肌炎、甲状腺炎、肾炎、肝炎等,均可在腮腺炎发生前后发生。

【辅助检查】

1. 血常规　白细胞总数正常或稍低,淋巴细胞相对增多,有并发症时白细胞总数及中性粒细胞可增高。

2. 血清和尿淀粉酶测定　血清及尿中淀粉酶增高,与腮腺肿胀程度平行,在2周左右恢复正常,血脂肪酶增高,有助于胰腺炎的诊断。

3. 血清学检查　特异性IgM抗体阳性可作为近期感染的诊断。

4. 病毒分离　患者唾液、脑脊液、尿或血中可分离出病毒。

【治疗要点】

1. 一般治疗 急性期避免刺激性食物;多饮水,保持口腔卫生;高热者给予退热剂或物理降温;严重头痛和并发睾丸炎者可给解热止痛药。

2. 抗病毒治疗 可选用利巴韦林、α-干扰素等。

3. 中药 普济消毒饮或柴胡葛根汤加减内服。醋调青黛散涂敷腮肿处。

【护理评估】

1. 健康史 仔细询问有无腮腺炎病人的接触史,是否接种过腮腺炎疫苗,询问患儿有无头痛、呕吐、抽搐及意识改变,有无腹痛等。近期有无接受过主动或被动免疫,如注射人免疫球蛋白、胎盘球蛋白等。

2. 身体状况 评估患儿腮腺肿大及疼痛的特点,检查其他腺体有无肿大;检查有无脑膜刺激征、腹部疼痛、睾丸肿胀等。评估血常规、血清和尿淀粉酶以及特异性抗体的检查结果。

3. 心理社会状况 评估患儿及其父母的心理状况、对疾病的应对方式;了解家庭及社区居民对疾病的认识程度、防治态度。

【护理诊断】

1. 疼痛 与腮腺非化脓性炎症有关。

2. 体温过高 与病毒感染有关。

3. 潜在并发症:脑膜脑炎、睾丸炎、胰腺炎等。

【护理措施】

1. 减轻疼痛

(1)保持口腔清洁,常用温盐水漱口,多饮水,减少口腔残留食物,防止继发感染。

(2)给予富有营养的半流质或软食,忌酸辣硬干食物,以免加剧疼痛。

(3)中药外敷:采用软坚散结类中药如金黄散或青黛散食醋调匀敷于患处。

(4)氦氖激光局部照射治疗流行性腮腺炎,对止痛、消肿有一定效果。

(5)如有睾丸炎,可用丁字带托起阴囊,并用间歇冷敷减轻疼痛。

2. 监测体温 高热者给予物理或药物降温,鼓励患儿多饮水。

3. 观察病情变化 注意有无脑膜脑炎、睾丸炎、胰腺炎等临床征象并予以相应治疗、护理。

4. 预防感染传播 采取呼吸道隔离至患儿腮腺肿胀完全消退为止。集体机构的易感儿应检疫3周。易感儿可接种减毒腮腺炎活疫苗或给予人免疫球蛋白被动免疫;主动免疫目前已有单价腮腺炎减毒活疫苗和麻疹-风疹-腮腺炎三联疫苗应用于预防。

5. 健康教育 无并发症的患儿可在家隔离治疗,指导家长做好隔离、饮食、退热等护理,学会观察病情,及时发现并发症并及时就医。介绍减轻疼痛的方法,使患儿配合治疗。

第四节 手足口病

手足口病(hand-foot-mouth disease,HFMD)是由肠道病毒引起的常见传染病,多发生于学龄前儿童,特别是3岁以下的小儿。大多数患者临床表现为发热和手、足、口腔等部位的皮疹或疱疹,少数病例可出现中枢神经系统、呼吸系统损害,引发无菌性脑膜炎、脑炎、急性弛缓性麻痹、神经源性肺水肿和心肌炎等,致死原因主要是神经源性肺水肿和重症脑干脑炎。本病流行广泛,无明显地区性,全年均可发生,5~7月为发病高峰。

【病因】

以肠道病毒71型(EV71)、柯萨奇A组16型(CoxA16)多见,属小RNA病毒,喜湿、热,对乙醚、去氧胆酸盐不敏感,75%乙醇和5%甲酚不能将其灭活,但对紫外线及干燥敏感。各种氧化剂(高锰酸钾、含氯石灰)、甲醛、碘酒都能将其灭活。50℃能将其迅速灭活,在4℃能存活1年,在-20℃可长期保存,在外环境中病毒可长期存活。

【发病机制】

目前有几种学说:

1. EV71的嗜神经性 一些研究者发现神经元EV71阳性,提示EV71有嗜神经性,并直接损伤神经元引起相应病变。EV71累及中枢神经系统的机制尚不完全清楚。

2. 神经源性肺水肿(neurologic pulmonary edema,NPE)和神经源性心脏损害 神经源性肺水肿是指在无心、肺、肾等疾病的情况下,由于中枢神经系统损伤而导致的急性肺水肿,又称"中枢性肺水肿"或"脑源性肺水肿",病情严重者可表现为肺出血。神经源性心脏损害是指在没有心脏原发性疾病的情况下,由于颅脑损伤或中枢神经系统其他疾病引起的心脏损害,临床可表现为心肌缺血、心律失常和心功能不全。神经源性肺水肿和心脏损害的确切发病机制目前尚不清楚,一般认为与脑干脑炎引起自主神经功能紊乱导致肺水肿及全身炎症反应有关。

其高危因素包括:年龄<3岁、高血糖、白细胞升高及肢体抖动或瘫痪等。

【流行病学】

手足口病是全球性传染病,世界大部分地区均有此病流行的报道。我国自1981年在上海始见本病,以后北京、天津、广东等十几个省市均有报道,肠道病毒传染性强,隐性感染比例大,传播途径复杂,传播速度快,控制难度大,容易出现暴发和短时间内较大范围流行。

1. 传染源 手足口病的传染源是患者和隐性感染者。患者是流行期间的主要传染源。患者在发病1~2周自咽部排出病毒,约3~5周从粪便中排出病毒,疱疹液中含大量病毒,破溃时病毒即溢出。而带毒者和轻型散发病例是流行期和间歇期的传染源。

2. 传播途径 传播途径复杂,主要是通过人群的密切接触传播的。患者咽喉分泌物及唾液中的病毒可通过空气飞沫传播。唾液、疱疹液、粪便污染的手及物品等造成传播,亦可经口传播,并常造成流行。

3. 易感人群 人对引起手足口病的肠道病毒普遍易感。受感染后可获得免疫力。各年龄组均可感染发病,病毒隐性感染与显性感染之比为100:1,成人大多已通过隐性感染获得相应的抗体,因此,手足口病的患者主要为学龄前儿童,尤以≤3岁年龄组发病率最高。

【临床表现】

潜伏期 多为2~10天,平均3~5天。

1. 普通病例 急性起病,初期有轻度上感症状,可伴有咳嗽、流涕、食欲缺乏等症状。患儿发病前或发病时可发热,多在38℃左右。口腔黏膜出现散在疱疹,手、足、口、臀部皮肤可出现斑丘疹、疱疹,皮疹具有不痛、不痒、不结痂、不结疤的"四不"特征。疱疹周围可有炎性红晕,疱内液体较少。部分病例仅表现为皮疹或疱疹性咽峡炎。皮疹多在一周内消退,预后良好。部分病例皮疹表现不典型,单一部位或仅表现为斑丘疹。

2. 重症病例　少数病例(尤其是小于 3 岁者)病情进展迅速,在发病 1～5 天左右出现持续性发热、昏睡、呕吐、肢体抖动等症状及脑炎(以脑干脑炎最为凶险)、脑脊髓炎、肺水肿、暴发性心肌炎及循环障碍等,极少数病例,特别是 EV71 感染患儿,病情凶险,可致死亡,存活病例可留有后遗症。

【辅助检查】

1. 血常规　白细胞计数正常或降低,病情危重者白细胞计数可明显升高。

2. 血生化检查　部分病例可有丙氨酸转氨酶(ALT)、谷草转氨酶(AST)、血清磷酸激酶同工酶(CK-MB)等酶轻度升高。

3. 脑脊液检查　神经系统受累时可表现为:外观清亮,压力增高,白细胞计数增多,多以单核细胞为主,蛋白正常或轻度增多,糖和氯化物正常。

4. X 线检查　可表现为双肺纹理增多,网格状、斑片状阴影,部分病例以单侧为著。

5. 磁共振　神经系统受累者可有异常改变,以脑干、脊髓灰质损害为主。

6. 心电图　无特异性改变。少数病例可见窦性心动过速或过缓,Q-T 间期延长,ST-T改变。

7. 脑电图　可表现为弥漫性慢波,少数可出现棘(尖)慢波。

8. 病原学检查　EV71、CoxA16 等肠道病毒特异性核酸阳性或分离到肠道病毒。咽、气道分泌物、疱疹液、粪便阳性率较高。

【治疗要点】

1. 普通病例

(1)一般治疗:注意隔离,避免交叉感染。适当休息,清淡饮食,做好口腔和皮肤护理。

(2)对症治疗:发热等症状采用中西医结合治疗。

(3)病因治疗:选用利巴韦林等。可用中成药:紫雪丹或新雪丹等口服;热毒宁注射液、喜炎平注射液、丹参注射液等静脉滴注。

2. 重症病例

(1)神经系统受累治疗

1)控制颅内压增高:限制入量,积极给予甘露醇降颅压治疗,每次 0.5～1.0g/kg,每4～8小时一次,20～30 分钟快速静脉注射。根据病情调整给药间隔时间及剂量。必要时加用呋塞米。

2)酌情应用糖皮质激素治疗,参考剂量:甲泼尼龙 1～2mg/(kg·d),氢化可的松 3～5mg/(kg·d),地塞米松 0.2～0.5mg/(kg·d),病情稳定后,尽早减量或停用。个别病例进展快、病情凶险者可考虑加大剂量,如在 2～3 天内给予甲泼尼龙 10～20mg/(kg·d)(单次最大剂量不超过1g)或地塞米松 0.5～1.0mg/(kg·d)。

3)酌情应用静脉注射用人免疫球蛋白,总量 2g/kg,分 2～5 天给予。

4)其他对症治疗:降温、镇静、止惊。严密观察病情变化,密切监护。

(2)呼吸、循环衰竭治疗:保持呼吸道通畅,确保两条静脉通道通畅,监测呼吸、心率、血压和血氧饱和度;呼吸功能衰竭时,及时气管插管使用正压机械通气,根据血气、X 线胸片结果随时调整呼吸机参数。

3. 中医治疗　急性期以清热解毒凉血为主,可选用中成药蓝芩口服液、小儿豉翘清热颗粒、抗病毒口服液等口服,或用热毒宁注射液、喜炎平注射液、丹参注射液等静脉滴注。恢复期以健脾助运为主。

【护理评估】

1. 健康史　仔细询问有无手足口病病人的接触史,患儿平素的体质、营养状况及既往疾病史,近期有无接受过主动或被动免疫。

2. 身体状况　评估有无发热,注意手足臀等部位是否有皮疹,口腔是否有疱疹或溃疡,是否有脑炎、肺炎等并发症表现。

3. 心理社会状况　评估患儿及其父母的心理状况、对疾病的应对方式;了解家庭及社区居民对疾病的认识程度、防治态度。

【护理诊断】

1. 体温过高　与感染、病情加重有关。

2. 皮肤完整性受损　与疾病所致皮疹有关。

3. 潜在并发症:有神经源性肺水肿、心脏损害的危险。

【护理措施】

1. 消毒隔离　患儿一经确诊,应及时隔离,安置在空气流通、清洁、温度适宜的病房内,限制患儿及家属出入,一般隔离2周。体温恢复正常、皮疹基本消退和水疱结痂脱落为解除隔离的三个标准。

2. 注意休息与饮食　患儿一周内应卧床休息,多饮水,进高蛋白、高营养、易消化的流质或半流质食物。对于因拒食、少饮而造成脱水、酸中毒者,要给予补液,及时纠正水、电解质平衡紊乱,禁止冰冷、辛辣、过咸的食物。

3. 口腔护理　鼓励患儿多饮水,保持口腔清洁,加强口腔护理,预防感染。每次餐后用温水漱口,口腔有糜烂时可适当用金霉素软膏、鱼肝油局部涂抹,以减轻疼痛,促使糜烂早日愈合。

4. 皮肤护理　患儿皮肤可出现多发甚至泛发的炎性丘疹、疱疹,皮疹可因患儿搔抓而继发感染,疱浆渗出会引起病毒的传播。手足部疱疹易受压破溃而导致细菌感染,故需保持皮肤、衣服、被褥清洁,疱疹破裂者局部可涂0.5%聚维酮碘或抗生素软膏。

5. 发热护理　小儿手足口病一般为低热或中等发热,无需特殊处理,可让患儿多饮水。重症病例可出现高热,遵医嘱给予物理或药物降温,并加强巡视,观察降温效果,同时注意营养及液体补充。

6. 注意观察病情变化　严密观察患儿的病情变化,及时发现有无呼吸急促、胸闷、头痛、昏睡、恶心、呕吐、脑膜刺激征等病情加重的现象,定时测体温、脉搏、呼吸次数及血压,及时发现病情变化。

7. 心理护理　根据患儿的性格特征,做好心理护理,护士应态度温和,爱护体贴患儿,消除患儿的陌生感和恐惧感,保持情绪稳定,避免哭闹。护理人员必须向家长做好耐心细致的解释工作以取得合作,争取早日康复。

8. 健康教育　由于此病近年来有暴发流行,宣传预防知识,指导家长做好婴幼儿卫生保健显得尤为重要。告知家长本病是婴幼儿常见的传染病,不是终身免疫性疾病,可再次感染而发病。该病传染性强,传播快,潜伏期短,主要为密切接触传播,应引起家长重视。流行期间不宜带小孩去人群聚集、空气流通差的公共场所。

第五节 结 核 病

一、概　述

结核病(tuberculosis)是由结核杆菌引起的慢性感染性疾病。全身各个器官都可累及,但以肺结核最多见。近年来,结核病的发病有上升的趋势,20 世纪 80 年代人类免疫缺陷病毒(HIV)的流行和 AIDS 的出现,多药耐药性结核菌株(MDR-TB)的产生,已成为防治结核病的严重问题。

【病因】
结核杆菌属于分枝杆菌,抗酸杆菌,为需氧菌,革兰染色阳性。分裂繁殖缓慢,可分为人型、牛型、鸟型和鼠型。对人有致病力的主要为人型,其次为牛型,结核杆菌对酸、碱和乙醇等有较强的抵抗力,湿热对它杀菌力较强。在 65℃ 30 分钟,70℃ 10 分钟,80℃ 5 分钟,煮沸 1 分钟即可杀灭。干热 100℃ 需 20 分钟以上才能杀灭,痰液中的结核杆菌用 5% 苯酚或 20% 含氯石灰经 24 小时处理才被杀灭。

【流行病学】
小儿结核病的传染源主要是开放性肺结核患者,尤其是家庭内传染极为重要。呼吸道为主要传播途径,健康儿吸入带菌的飞沫或尘埃后可引起感染,产生肺部原发病灶。少数通过消化道传染,多因饮用未消毒的污染牛型结核杆菌的牛奶或污染人型结核杆菌的其他食物而得病,多产生咽部或肠道原发病灶。经皮肤传染极少见。生活贫困、营养不良、居住拥挤、社会经济落后等是人群结核病高发的原因。新生儿对结核菌非常易感。儿童是否发病主要取决于结核菌的毒力、数量及机体抵抗力。遗传因素与本病的发生有一定关系。

【发病机制】
结核菌是一种细胞内寄生菌,结核病的免疫主要是细胞免疫,儿童感染结核后是否发病不仅取决于结核菌的毒力、数量,更重要的是与机体抵抗力有关,尤其是细胞免疫。结核杆菌初次侵入机体后,在肺泡内和无活性的巨噬细胞中短暂生长繁殖,4~8 周后产生细胞免疫,使 T 淋巴细胞致敏。致敏的 T 淋巴细胞可产生两种反应:①介导机体产生免疫反应:使巨噬细胞吞噬、消化结核杆菌,并将特异性的抗原传递给辅助 T 淋巴细胞(CD4$^+$T 细胞),巨噬细胞分泌 IL-12,诱导 CD4$^+$T 细胞向 Th1 细胞转化,分泌释放 IFN-γ,增强细胞毒性和杀伤细胞的活性,上述免疫反应可使机体吞噬包裹结核杆菌,形成淋巴细胞、巨噬细胞及成纤维细胞组成的肉芽肿,亦可导致组织细胞破坏,形成干酪样坏死,当免疫反应不足时,结核杆菌可经过淋巴管扩散。②迟发型变态反应:是宿主对结核菌及其产物的超常免疫反应,以巨噬细胞为效应细胞,引起局部细胞坏死及干酪样改变,甚至形成空洞。

【辅助检查】
1. 结核菌素试验　小儿受结核感染 4~8 周后,做结核菌素试验即呈阳性反应。其发生机制主要是由于致敏淋巴细胞和巨噬细胞积聚在真皮的血管周围,分泌 Th1 类细胞因子 IFN-γ,诱发炎症反应血管通透性增高,在注射局部形成硬结所致。结核菌素试验属于迟发型变态反应。

(1)试验方法:常用的结核菌素皮内试验为皮内注射 0.1ml 含 5 个结核菌素单位的纯蛋白衍化物(protein purified derivative,PPD)。一般注入左前臂掌侧面中下 1/3 交界处皮内,使之形成直径为 6~10mm 的皮丘,之后 48~72 小时观测反应结果,测定局部硬结的直径,取纵、横两者的平均直径来判断其反应强度。硬结平均直径不足 5mm 为阴性;5~9mm 为阳性(+),10~19mm 为中度阳性(++),≥20mm 为强阳性(+++);局部除硬结外,还有水疱、破溃、淋巴管炎及双圈反应等为极强阳性反应(++++)。

若患儿结核变态反应强烈,如患疱疹性结膜炎、结节性红斑或一过性多发性结核过敏性关节炎等,宜用 1 个结核菌素单位的 PPD 试验,以防局部的过度反应及可能的病灶反应。

(2)临床意义:结核菌素皮试的结果应根据试验的目的进行分析,硬结大小的阳性意义与相关流行病学因素有关。

1)阳性反应见于:①接种卡介苗后;②年长儿无明显临床症状仅表现出一般阳性反应,表示曾感染过结核杆菌;③婴幼儿尤其是未接种卡介苗者,阳性反应多表示体内有新的结核病灶。年龄愈小,活动性结核可能性愈大;④强阳性反应者,多表明体内有活动性结核病;⑤由阴性反应转为阳性反应,或反应强度由原来小于 10mm 增至大于 10mm,且增幅超过 6mm 时,表明新近有结核感染。

由于广泛推行卡介苗接种,结核菌素试验的诊断价值受到一定限制。接种卡介苗后与自然感染阳性反应的主要区别见表 16-2。此外,非结核分枝杆菌感染也可致 PPD 皮试阳性。

表 16-2　接种卡介苗与自然感染阳性反应的主要区别

	接种卡介苗后	自然感染
硬结直径	多为 5~9mm	多为 10~15mm
硬结颜色	浅红	深红
硬结质地	较软、边缘不整	较硬、边缘清楚
阳性反应持续时间	较短,2~3 天即消失	较长,可达 7~10 天以上
阳性反应的变化	有较明显的逐年减弱倾向,一般于 3~5 年内逐渐消失	短时间内反应无减弱倾向可持续若干年,甚至终生,

2)阴性反应见于:①未感染过结核;②结核迟发性变态反应前期(初次感染后 4~8 周内);③假阴性反应,由于机体免疫功能低下或受抑制所致,如部分危重结核病;急性传染病如麻疹、水痘、风疹、百日咳等;体质极度衰弱者如重度营养不良,重度脱水,重度水肿等,应用糖皮质激素或其他免疫抑制剂治疗时;原发或继发免疫缺陷病;④技术误差或结核菌素失效。

2. 实验室检查

(1)结核杆菌检查:从痰、胃液(婴幼儿可抽取空腹胃液)、脑脊液、浆膜腔液中找到结核杆菌是重要的确诊手段。采用厚涂片法或荧光染色法检查结核杆菌的阳性率较高。

（2）免疫学诊断及分子生物学诊断：聚合酶链反应（PCR）、DNA 探针能快速检测结核杆菌；酶联免疫电泳技术（ELIEP）用于检测结核病人血清、浆膜腔液、脑脊液等的抗结核杆菌抗体等。

（3）血沉：多增快，是结核病的活动性指标之一，但无特异性。

3. 影像学诊断

（1）X 线检查：胸部 X 线检查是筛查小儿结核病不可缺少的重要手段，可检出结核病灶的范围、性质、类型、活动或进展情况。

（2）计算机断层扫描：必要时作胸部 CT 或高分辨率 CT 扫描。

（3）磁共振影像（MRI）：主要用做结核病与非结核病的鉴别诊断。

4. 其他辅助检查　如纤维支气管镜检查、周围淋巴结穿刺液涂片检查、肺穿刺活检或胸腔镜取肺活检等。

【预防】

1. 控制传染源　结核菌涂片阳性病人是小儿结核病的主要传染源，早期发现及合理治疗结核菌涂片阳性病人，是预防小儿结核病的根本措施。

2. 普及卡介苗接种　卡介苗接种是预防小儿结核病的有效措施。目前我国计划免疫要求在全国城乡普及新生儿卡介苗接种。但下列情况禁止接种卡介苗：①先天性胸腺发育不全症或严重联合免疫缺陷患者；②急性传染病恢复期；③注射局部有湿疹或患全身性皮肤病；④结核菌素试验阳性。

3. 预防性化疗

（1）目的：预防儿童活动性肺结核；预防肺外结核病发生；预防青春期结核病复燃。

（2）适应证：①密切接触家庭内开放性肺结核者；②3 岁以下婴幼儿未接种卡介苗而结核菌素试验阳性者；③结核菌素试验新近由阴性转为阳性者；④结核菌素试验阳性伴结核中毒症状者；⑤结核菌素试验阳性，新患麻疹或百日咳小儿；⑥结核菌素试验阳性小儿需长期使用糖皮质激素或其他免疫抑制剂者。

（3）方法：异烟肼（INH）每日 10mg/kg（≤300mg/d），疗程 6～9 个月。或 INH 每日 10mg/kg（≤300mg/d）联合利福平（RFP）每日 10mg/kg（≤300mg/d），疗程 3 个月。

【治疗要点】

1. 一般治疗　注意营养，选用富含蛋白质和维生素的食物。有明显结核中毒症状及高度衰弱者应卧床休息。居住环境应阳光充足，空气流通。避免传染麻疹、百日咳等疾病。一般原发型结核病可在门诊治疗，但要填报疫情，治疗过程中应定期复查随诊。

2. 抗结核药物

（1）治疗目的：①杀灭病灶中的结核菌；②防止血行播散。治疗原则：①早期治疗；②剂量适宜；③联合用药；④规律用药；⑤坚持全程；⑥分段治疗。

（2）目前常用的抗结核药物可分为两类：

1）杀菌药物：①全杀菌药：如异烟肼（INH）和利福平（RFP）。对细胞内外处于生长繁殖期的细菌及干酪病灶内代谢缓慢的细菌均有杀灭作用，且在酸性和碱性环境中均能发挥作用；②半杀菌药：如链霉素（SM）和吡嗪酰胺（PZA）。SM 能杀灭在碱性环境中生长、分裂、繁殖活跃的细胞外的结核菌；PZA 能杀灭在酸性环境中细胞内结核菌及干酪病灶内代谢缓慢的结核菌。

2)抑菌药物:常用者有乙胺丁醇(ENB)及乙硫异烟胺(HH)。

(3)针对耐药菌株的几种新型抗结核药:①老药的复合剂型:如利福平异烟肼胶囊(内含 INH 和 RFP)、异福酰胺片(内含 INH,RFP 和 PZA)等。②老药的衍生物:如利福喷丁,是一种长效利福霉素的衍生物,对利福霉素以外的耐药结核分枝杆菌有较强的杀菌作用。③新的化学制剂:如帕司烟肼(pasiniazid),是一种独立合成的新抗结核药,是耐受性较好的 INH 类制品,可延迟 INH 的抗药性。

3. 抗结核药的使用 见表 16-3。

表 16-3 小儿抗结核药物

药物	剂量(mg/kg·d)	给药途径	主要不良反应
异烟肼(INH 或 H)	10mg(≤300mg/d)	口服(可肌内注射、静脉滴注)	肝毒性、末梢神经炎、过敏,皮疹和发热
利福平(RFP 或 R)	10mg(≤450mg/d)	口服	肝毒性、恶心、呕吐和流感样症状
链霉素(SM 或 S)	20～30mg(≤0.75g/d)	肌内注射	Ⅷ脑神经损害、肾毒性、过敏、皮疹和发热
吡嗪酰胺(PZA 或 Z)	20～30mg(≤0.75g/d)	口服	肝毒性、高尿酸血症、关节痛,过敏和发热
乙胺丁醇(EMB 或 E)	15～25mg	口服	皮疹、视神经炎

4. 化疗方案

(1)标准疗法:一般用于无明显自觉症状的原发型肺结核。每日服用 INH、RFP 和(或)EMB,疗程 9～12 个月。

(2)两阶段疗法:用于活动性原发型肺结核、急性粟粒性结核病及结核性脑膜炎。

1)强化治疗阶段:联用 3～4 种杀菌药物。目的在于迅速杀灭敏感菌及生长繁殖活跃的细菌与代谢低下的细菌,防止或减少耐药菌株的产生,为化疗的关键阶段。在长程化疗时,此阶段一般需 3～4 个月。短程疗法时一般为 2 个月。

2)巩固治疗阶段:联用 2 种抗结核药物,目的在于杀灭持续存在的细菌以巩固疗效,防止复发,在长程疗法时,此阶段可长达 12～18 个月;短程疗法时,一般为 4 个月。

(3)短程疗法:为结核病现代疗法的重大进展,直接监督下服药与短程化疗是 WHO 治愈结核病人的重要策略。短程化疗的作用机制是快速杀灭机体内处于不同繁殖速度的细胞内、外结核菌,使痰菌早期转阴并持久阴性,且病变吸收消散快,远期复发少。可选用以下几种 6 个月短程化疗方案:①2HRZ/4HR(数字为月数,以下同);②2SHRZ/4HR;③2EHRZ/4HR。若无 PZA 则将疗程延长至 9 个月。

二、原发型肺结核

原发型肺结核(primary pulmonary tuberculosis)是原发性结核病中最常见者,为结核杆菌初次侵入肺部后发生的原发感染,是小儿肺结核的主要类型。原发型肺结核包括原发复合征(primary complex)和支气管淋巴结结核(tuberculosis of trachebronchial lymphnodes)。前者由肺原发病灶、局部淋巴结病变和两者相连的淋巴管炎组成,后者以胸腔内肿大淋巴结为主。

【病理】

肺部原发病灶多位于右肺上叶底部和下叶的上部,近胸膜处。基本病变为渗出、增殖、坏死。典型的原发复合征呈"双极"样病变,即一端为原发病灶,一端为肿大的肺门淋巴结,中间为两者相连的淋巴管炎。

原发型肺结核的病理转归:①吸收好转:原发病灶完全吸收,钙化或硬结(隐伏或痊愈)。此种转归最常见,出现钙化表示病变至少已有 6 ~ 12 个月;②进展:原发病灶扩大形成空洞;支气管淋巴结周围炎,可致淋巴结支气管瘘,导致支气管内膜结核或干酪性肺炎;支气管淋巴结肿大,导致肺不张或阻塞性肺气肿;结核性胸膜炎;③恶化:血行播散,导致急性粟粒性肺结核或全身性粟粒性结核病。

【临床表现】

症状轻重不一。轻者可无症状,一般起病缓慢,可有低热、食欲缺乏、疲乏、盗汗等结核中毒症状,多见于年龄较大儿童。婴幼儿及症状较重者可急性起病,高热可达 39 ~ 40℃,但一般情况尚好,与发热不相称,持续 2 ~ 3 周后转为低热,并伴结核中毒症状,干咳和轻度呼吸困难是最常见的症状。婴儿可表现为体重不增或生长发育障碍。部分高度过敏状态小儿可出现眼疱疹性结膜炎,皮肤结节性红斑和(或)多发性一过性关节炎。当胸内淋巴结高度肿大时,可产生一系列压迫症状:压迫气管分叉处可出现类似百日咳样痉挛性咳嗽;压迫支气管使其部分阻塞时可引起喘鸣;压迫喉返神经可致声嘶;压迫静脉可致胸部静脉怒张。

体格检查可见周围淋巴结不同程度肿大。肺部体征可不明显,与肺内病变不一致。胸片呈中到重度肺结核病变者,50% 以上可无体征。如原发病灶较大,叩诊呈浊音,听诊呼吸音减低或有少许干湿啰音。婴儿可伴肝脏肿大。

【辅助检查】

X 线检查对确定肺结核病灶的性质、部位、范围及其发展情况和决定治疗方案等具有重要作用,是诊断小儿肺结核的重要方法之一。原发复合征肺内原发病灶大小不一。局部炎性淋巴结相对较大而肺部的感染病灶相对较小是原发性肺结核的特征。表现为"双极"或"哑铃状"病变的典型的原发复合征,目前已少见。支气管淋巴结结核是小儿原发型肺结核 X 线胸片最为常见的表现。

【护理评估】

1. 健康史　仔细询问有无结核中毒症状,卡介苗接种史、开放性肺结核病人的接触史,发病前有无感染其他急性传染病如百日咳、麻疹等病史。

2. 身体状况　注意评估体温、体重、皮肤关节等情况,有无营养不良、结节性红斑、疱疹性结膜炎等,检查患儿有无卡介苗接种瘢痕,检查浅表淋巴结有无肿大(尤其颈部),了解 PPD 试验、痰菌及胸部 X 线等检查结果。

3. 心理社会状况　评估患儿及其父母的心理状况,评估患儿及家长对疾病的认知程度及应对方式;评估家庭居住环境、经济状况等。

【护理诊断】

1. 营养失调:低于机体需要量　与食欲缺乏、疾病消耗增多有关。

2. 活动无耐力　与结核菌感染有关。

3. 知识缺乏　与缺乏对疾病相关知识的了解有关。

【护理措施】

1. 保证营养供应　结核病是慢性消耗性疾病,应加强饮食护理,给予高热量、高蛋白、高维生素、富含钙质的食物,以增强机体抵抗力,促进机体修复能力和病灶愈合。

2. 休息　保证室内空气新鲜,阳光充足。建立合理的生活制度,注意休息,保证足够的睡眠时间,适当进行户外活动。

3. 用药护理　注意观察药物不良反应,如有无胃肠反应、耳鸣耳聋、眩晕、视力减退、肝功损害等,如出现应报告医生,及时调整治疗方案。

4. 预防感染传播　对开放性结核患儿应实行呼吸道隔离,并对患儿的呼吸道分泌物、痰杯、餐具等应进行消毒处理。注意避免接触其他急性传染病如麻疹、百日咳,以免加重病情。

5. 健康教育　向患儿及家长介绍结核病的相关知识,介绍病情和用药注意事项。了解患儿和家长心理状态,做好心理护理。强调定期复查的重要性。

三、结核性脑膜炎

结核性脑膜炎(tuberculous meningitis)简称结脑,为结核菌侵犯脑膜引起的炎症,是小儿结核病中最严重的类型。病死率及后遗症的发生率较高。常在结核原发感染后1年内发生,尤其在初染结核3~6个月内最易发生,婴幼儿多见。四季均可发生,以冬春季多见。

【发病机制】

结脑常为全身性粟粒性结核病的一部分,通过血行播散而来。婴幼儿中枢神经系统发育不成熟、血-脑屏障功能不完善、免疫功能低下与本病的发生密切相关。结脑亦可由脑实质或脑膜的结核病灶破溃,结核菌进入蛛网膜下腔及脑脊液中所致。偶见脊椎、颅骨或中耳与乳突的结核灶直接蔓延侵犯脑膜。

【病理】

软脑膜弥漫性充血、水肿、渗出,结核结节形成。尤以脑底部病变最为明显,大量炎性渗出物积聚,包围挤压脑神经引起脑神经损害。脑血管早期主要表现为急性动脉内膜炎。病程越长则脑血管增生性病变越明显,可见闭塞性动脉内膜炎,有炎性渗出、内皮细胞增生,使管腔狭窄,终致脑实质软化或出血;病变从脑膜蔓延到脑实质导致脑实质炎性病变,可致结核性脑膜脑炎,少数病例在脑实质内有结核瘤。由于脑膜炎症粘连,使脑脊液回吸收功能障碍可致脑积水。

【临床表现】

典型结脑起病多较缓慢。根据临床表现,病程大致可分为3期。

1. 早期(前驱期)　约1~2周,主要症状为小儿性格改变,如少言、懒动、易倦、烦躁、易怒等。可有发热、食欲缺乏、盗汗、消瘦、呕吐、便秘(婴儿可为腹泻)等。年长儿可自诉头痛,婴儿则表现为蹙眉皱额,或凝视、嗜睡等。

2. 中期(脑膜刺激期) 约 1~2 周,因颅内压增高致剧烈头痛、喷射性呕吐、体温升高、嗜睡、烦躁不安或惊厥等。出现明显脑膜刺激征:颈项强直,凯尔尼格征、布鲁津斯基征阳性。幼婴则表现为前囟膨隆、颅缝裂开。此期可出现脑神经障碍,最常见者为面神经瘫痪,其次为动眼神经和展神经瘫痪。部分患儿出现脑炎体征,如定向障碍、运动障碍或语言障碍。眼底检查可见视盘水肿、视神经炎或脉络膜粟粒状结核结节。

3. 晚期(昏迷期) 约 1~3 周,以上症状逐渐加重,由意识混浊,半昏迷继而昏迷。并频繁发作阵挛性或强直性惊厥。患儿极消瘦,呈舟状腹,常出现水、电解质代谢紊乱。最终可因颅内压急剧增高发生脑疝而死亡。

【辅助检查】

1. 脑脊液检查 脑脊液压力增高,外观无色透明或呈毛玻璃样,白细胞数多为 $50 \times 10^6/L \sim 500 \times 10^6/L$,分类以淋巴细胞为主,蛋白量增高,糖和氯化物均降低为结脑的典型改变。脑脊液结核菌培养阳性可确诊。

2. X 线检查 约 85% 结核性脑膜炎患儿的胸片有结核病改变,其中 90% 为活动性病变,胸片证明有血行播散性结核病对确诊结脑很有意义。脑 CT 在疾病早期可正常。

3. 结核菌素试验 阳性对诊断有帮助,但高达 50% 的患儿可呈阴性反应。

4. 其他检查 结核菌抗原检测、抗结核抗体测定、腺苷脱氨酶(ADA)活性测定、聚合酶链反应(PCR)等。

【治疗要点】

应抓住抗结核治疗和降低颅内压两个重点环节。

1. 一般疗法 应卧床休息,细心护理,对昏迷患者可予鼻饲或胃肠外营养,以保证足够热量,应经常变换体位,以防止褥疮和坠积性肺炎。做好眼睛、口腔、皮肤的清洁护理。

2. 抗结核治疗 采用联合用药,分段治疗。

(1)强化治疗阶段:联合使用 INH、RFP、PZA 及 SM。强化阶段共 3~4 个月。

(2)巩固治疗阶段:继续用 INH,RFP 或 EMB。RFP 或 EMB 9~12 个月。

总疗程不少于 12 个月,或在脑脊液恢复正常后继续治疗 6 个月。早期患者可采用 9 个月短程治疗方案(3HRZS/6HR)有效。

3. 降低颅内压

(1)脱水:常用 20% 甘露醇,其作用机制是输注后可提高血浆渗透压形成了血-脑脊液间的渗透压差,使水分从脑组织及脑脊液中移向血循环,由肾脏排出。

(2)利尿:乙酰唑胺(acetazolamide),一般于停用甘露醇前 1~2 天加用该药。该药系碳酸酐酶抑制剂,可减少脑脊液的产生而降低颅内压。

(3)其他:根据病情选择侧脑室穿刺引流、腰穿减压鞘内注药、分流手术等。

4. 糖皮质激素 能抑制炎症渗出从而降低颅内压,可减轻中毒症状及脑膜刺激症状,有利于脑脊液循环,减少粘连,从而减轻或防止脑积水的发生。

5. 对症治疗

(1)惊厥的处理。

(2)水、电解质紊乱的处理:病程中可发生稀释性低钠血症、脑性失盐综合征、低钾血症等,应酌情处理。

6. 随访观察 复发病例几乎全部发生在停药后 4 年内,绝大多数在 2~3 年内。停药后随访观察至少3~5年。

【护理评估】

1. 健康史　询问患儿的预防接种史、结核病接触史、既往结核病史和近期有无患急性传染病史。评估患儿有无结核中毒症状,有无早期性格改变、呕吐、消瘦等。

2. 身体状况　评估生命体征、神志、前囟张力、四肢肌张力等;有无脑膜刺激征阳性以及有无脑神经受损表现如眼睑下垂、眼外斜、鼻唇沟消失等。了解脑脊液等检查结果。

3. 心理社会状况　评估家长对本病病情、治疗预后相关知识的了解程度。了解父母的文化知识水平、家庭环境及经济状况如何。有无因患儿预后而产生焦虑等情绪。

【护理诊断】

1. 潜在并发症:颅内压增高。

2. 营养失调:低于机体需要量　与摄入不足、消耗增多有关。

3. 有皮肤完整性受损的危险　与长期卧床、排泄物刺激有关。

4. 焦虑　与病重、预后差有关。

【护理措施】

1. 密切观察病情变化,维持正常生命体征。

(1)观察体温、脉搏、呼吸、血压、神志、瞳孔及尿量等变化,早期发现颅内压增高,及时采取措施。

(2)患儿应绝对卧床休息,保持室内安静,护理操作尽量集中进行,减少对患儿的刺激。

(3)保证患儿安全,在惊厥发生时应置牙垫,防舌咬伤、防跌伤。

(4)保持患儿呼吸道通畅,遵医嘱使用糖皮质激素、脱水剂、利尿剂和呼吸兴奋剂,必要时配合医生做好腰穿或侧脑室引流以降低颅内压,做好术后护理,腰穿后去枕平卧6~8小时,以防脑疝发生。

(5)遵医嘱合理使用抗结核药物,控制颅内感染,注意药物不良反应。

2. 保证营养供给,维持水电解质平衡　评估患儿的进食及营养状况,为患儿提供足够的热量、蛋白质及维生素食物,以增强机体抗病能力。进食宜少量多餐,耐心喂养,对昏迷不能吞咽者,可鼻饲和(或)静脉补液。

3. 维持皮肤黏膜的完整性　大小便后及时清洗臀部,更换尿布,呕吐后及时清除颈部、耳部残留的物质,保持床单干燥整洁,防止褥疮和继发感染。对已经昏迷及瘫痪的患儿每2小时翻身、拍背一次。骨突处垫气垫或软垫,避免发生褥疮和坠积性肺炎;眼不能闭合者,可涂眼膏或用纱布覆盖,保护角膜;每日清洗口腔2~3次,以免口腔残留物继发感染。

4. 隔离消毒　大部分结脑患儿伴有肺部结核病灶,应予相应的隔离措施。

5. 心理护理　结脑病情重、病程长,医护人员应和蔼可亲,关怀体贴,及时解除患儿不适。对家长解释病情及预后,使其克服焦虑心理积极配合治疗。

6. 健康教育　病情好转出院后,应给予家庭护理指导,做好长期治疗的思想准备,坚持全程、合理用药;观察病情、药物疗效及不良反应,定期门诊复查;制定良好的生活制度,保证休息时间及适当的户外活动;供给充足营养。

学习小结

1. 学习内容

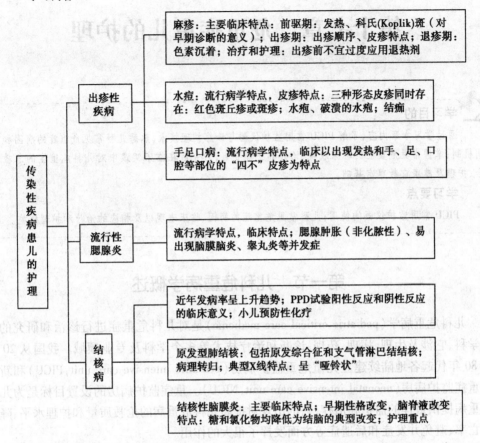

麻疹:主要临床特点:前驱期:发热、科氏(Koplik)斑(对早期诊断的意义);出疹期:出疹顺序、皮疹特点;退疹期:色素沉着;治疗和护理:出疹前不宜过度应用退热剂

水痘:流行病学特点,皮疹特点:三种形态皮疹同时存在:红色斑丘疹或斑疹;水疱、破溃的水疱;结痂

手足口病:流行病学特点,临床以出现发热和手、足、口腔等部位的"四不"皮疹为特点

流行病学特点,临床特点;腮腺肿胀(非化脓性)、易出现脑膜脑炎、睾丸炎等并发症

近年发病率呈上升趋势;PPD试验阳性反应和阴性反应的临床意义;小儿预防性化疗

原发型肺结核:包括原发综合征和支气管淋巴结结核;病理转归;典型X线特点:呈"哑铃状"

结核性脑膜炎:主要临床特点;早期性格改变,脑脊液改变特点:糖和氯化物均降低为结脑的典型改变;护理重点

2. 学习方法

学习本章,要找出传染病的规律,熟悉各种传染病的病原体、传播途径,对于出疹性疾病要明确发热与出疹时间的关系,结合多媒体材料,学习皮疹的特点。各种出疹性疾病的鉴别,主要从皮疹特点、发热与皮疹的关系,出疹伴随的其他症状等特点来学习。结核病的发病机制需结合免疫知识,从结核免疫、变态反应、免疫损伤等不同层次来理解,进一步理解其所造成的病理和临床表现。

（龚 勤）

复习思考题

肾病、血液病等慢性病患儿如何预防麻疹、水痘、腮腺炎及结核等传染病? 假设某肾病综合征正在接受激素治疗的患儿已患水痘,该如何治疗和护理?

第十七章 危重症患儿的护理

学习目的

通过学习本章内容,了解 PICU 常用监护仪器与诊疗护理技术,熟悉儿科常见危重症的病因和发病机制;掌握常见危重症的临床表现、治疗和护理要点,为今后在临床实践中对儿科危重症的急救配合、护理及健康宣教奠定基础。

学习要点

PICU 常用监护仪器的使用;儿科常见危重症的病因、临床表现以及相应的治疗和护理措施。

第一节 儿科危重病学概述

儿科危重病学(pediatric critical care medicine)是对儿科危重症进行诊治和研究的一门学科,它涉及生理、病理、药理、诊断和治疗技术等多个学科及专业领域。我国从 20 世纪 80 年代起各地陆续建立儿童危重监护病房(pediatric intensive care unit,PICU)和新生儿重症监护病房(neonatal intensive care unit,NICU)。重症监护病房的设置目标是为儿科危重病提供最佳的监护和治疗,它的出现对提高儿科危重病的抢救质量和护理水平、降低死亡率、避免并发症和后遗症等方面发挥了很大的作用。

一、小儿危重病区设置及管理

(一)小儿危重病区的特点

1. PICU 应具备较强的人员配置 要求各级医护人员均受过严格的专业训练,技术娴熟,经验丰富,有独立抢救应急能力,责任心强。PICU 中护士与患儿之比一般为 2 ~ 3:1,在恢复期病人的中间监护(intermediate care)每位护士可护理 4 ~ 5 名患儿。根据我国目前的条件,PICU 及中间监护合计医生与患儿的比例为 1:2 ~ 3。此外,还需有各类小儿分科专家如麻醉科、小儿外科、放射科、心血管专家及呼吸治疗师等参与工作。

2. PICU 应配备精良的医疗设备 除训练有素的医护人员对患儿直接观察监护外,还应配有各种先进监护仪器和设备,对患儿生命体征、体内生化状态、血氧、二氧化碳等进行动态监护,并集中了现代化精密仪器以便及时采取针对性的治疗措施,以及对患儿全身各器官功能进行特别护理,尽快使患儿转危为安或防止突然死亡。

3. PICU 具有对危重儿的转运能力 区域性 PICU 应承担危重儿的转运工作,并接纳危重患儿;对所属地区Ⅰ、Ⅱ级医院进行业务指导,负责协调所属地区儿科医疗及护理的会诊工作,开展小儿急救的理论与实践培训。

（二）PICU 患儿的转入或转出标准

1. PICU 转入标准

（1）患儿出现下列征象：呼吸功能障碍或衰竭；心血管系统功能障碍，如休克、高血压危象等；急性神经系统病变，如昏迷、惊厥持续状态、颅内压增高等；急性肾衰竭需行血液透析等治疗；经大量输血无效的出血性疾病；各类中毒等。

（2）患儿需进行有创监测：如中心静脉压、有创血压、肺动脉压、颅内压和心输出量等监测。

2. PICU 转出标准

（1）患儿病情已趋平稳，不需要再在加强监护的环境中进行诊治。

（2）患儿不需再进行有创监测。

（3）患儿能自行保持其气道通畅时（有咳嗽和恶心反射）。

（4）患儿的血流动力学稳定。

二、PICU 的常见危重症

随着环境、医疗和生活条件的改变，危重症的疾病谱也发生了变化，目前 PICU 收住的常见危重病如下：①中枢神经系统疾病：如昏迷、惊厥持续状态、运动障碍、中枢神经系统感染、出血、创伤等；②呼吸系统疾病：各种原因引起的急性呼吸衰竭，包括重症肺炎、急性呼吸窘迫综合征、气管异物、哮喘持续状态、气胸、上呼吸道梗阻等；③各类休克和多脏器功能不全综合征；④大出血：如上消化道出血、颅内出血、肺出血等；⑤严重的肾脏疾病：如急性肾衰竭需进行透析或接受连续静脉血滤治疗；⑥各类中毒：包括有机磷、鼠药、药物、食物、一氧化碳等中毒；⑦心血管系统疾病：如心肺骤停、严重的心律失常、心力衰竭等；⑧严重的代谢紊乱：如糖尿病酮症酸中毒、甲状腺危象等；⑨创伤意外：包括溺水、交通事故、高处坠落伤、烧伤等。

三、PICU 常用的监护仪器及诊疗护理技术

近年来，随着电子技术的发展，PICU 的监护仪器种类及功能有了较大的发展，危重症的诊疗护理技术也不断提高，使危重儿的监护更精确可靠，治疗更为及时、有效。PICU 中常用的监护电子设备及诊疗护理技术如下。

（一）生命体征监护

1. 心率呼吸监护仪　是 PICU 最基本的无创性监护设备，可持续监护心率、心律及呼吸频率、节律、幅度等。使用时可根据年龄及病情设置报警值，心动过缓或过速、心脏停搏、呼吸过快或过慢、呼吸暂停时，均可在数秒内报警。根据心电波形尚可粗略识别心律失常类型。监护时应注意仪器测量到的是瞬间而不是平均的心率、呼吸。心电监测时电极放置部位并不严格，因此，监护仪所示心电图不宜用于心电分析报告。目前临床上常使用多功能监护仪，可配置多个插件，同时监测心率、呼吸、血压、血氧饱和度、体温、呼出气二氧化碳等。

2. 血压监护　分无创和有创血压监测。目前多采用电子血压计无创测压，可同时监测收缩压、舒张压、平均动脉压及脉率。电子血压计配有大小不等的袖带，测压时选择的袖带宽度应为肩部至肘长的 2/3，将袖带绑于（上）臂或大腿时袖带上的箭头应正对脉搏

搏动处,袖带的充气部分长度应足够环绕肢体的 50% ~ 80%。测压肢体应置于患儿心脏同一水平位置。根据病情需要选择测压方式(自动或手动)以及测压间隔时间。测量时血压计上显示的脉率应与心电监护仪上显示的心率相符,当患儿灌注不良处于休克状态、脉压小时,只能显示平均动脉压而不显示收缩压及舒张压。

创伤性直接测压法:在动脉内放置测压管直接测压,属侵入性监护手段,可较直观、实时地反映血压的变化趋势,比无创测压法更准确,是危重儿抢救的重要监测手段之一。所测血压一般较无创测压法高 2 ~ 8mmHg,在低血压状态下可能高 10 ~ 30mmHg。由于开放了动脉,也便于采血。采用经皮穿刺放置动脉导管法损伤较切开置管法小,常用部位为桡动脉,置管成功后利用有压力监测模块的多功能监护仪进行持续监测。荧光屏上可显示收缩压、舒张压、平均动脉压及压力波形,并可设定压力高低报警限。有创测压的并发症为感染、血栓形成、栓塞、皮肤坏死、假性动脉瘤等。在放置导管前,需作 Allen 试验,判断尺动脉的代偿能力,以防手部发生缺血坏死。

3. **体温监测** 可持续测定中心体温(直肠、鼻咽部、鼓膜等的温度)和体表温度(皮肤、腋下)。监护仪上的体温检测模块用热敏电阻作为传感器来测量体温,通常具有 T_1、T_2 二个插孔,分别监测中心温度与平均皮肤温度,以显示温差,它是了解外周循环灌注情况的指标。正常情况下,温度差应小于 2℃。

(二)氧合或通气状态的评估

1. **脉率及血氧饱和度仪** 可连续监测脉率及血氧饱和度,为无创伤性的监测手段。该仪器的使用,可明显减少临床取血检查的次数,降低了医源性失血、感染等发生的几率。常用探头有指套式,夹子式(夹在耳垂)及扁平式(贴于前额)等种类。使用时须将传感器上光源极与感光极相对,探头切勿压绕过紧。当外周循环灌注不良或婴儿肢体过度活动时,测得血氧饱和度(SaO_2)值不准确或导致仪器无法捕捉到信号。新生儿尤其是早产儿氧疗时应将 SaO_2 维持在 85% ~ 95% 之间,以防发生早产儿晶状体后视网膜病(ROP)。

2. **氧浓度分析仪** 用于测定空-氧混合后实际吸入氧浓度。测量时可将探头置于头罩或呼吸机管道内。为预防氧中毒,当吸入氧浓度为 100% 及大于 60% 时,其持续吸氧时间应分别小于 6 小时及 24 小时。

3. **经皮氧分压($TcPO_2$)测定仪和经皮二氧化碳分压($TcPCO_2$)测定仪** 为非创伤性监测方法,可连续观察血中 PaO_2 和 $PaCO_2$ 水平变化。在鉴别诊断新生儿持续肺动脉高压时,可根据患儿上、下肢的经皮血氧分压差,评估动脉导管水平的右向左分流情况。应用时,传感器应放置于上胸部、腹部等既避开大血管又有良好毛细血管网的部位,不要贴于活动肢体,以免影响测定结果。其缺点是传感器每隔 3 ~ 4 小时需更换位置,以防皮肤烫伤;使用前及每次更换传感器时,必须进行氧及二氧化碳分压校正。现已有仪器能同时监测 $TcPO_2$ 和 $TcPCO_2$。

(三)其他 PICU 常用监护设备

其他 PICU 常用监护设备包括中心静脉压(CVP)监测、脉波指示连续心输出量测定(PiCCO)、胃黏膜 pH 测定、创伤性或无创性颅内压监测、体液及生化监护、呼吸末二氧化碳监测仪、肺力学监护、监护仪的中央工作站等。

(四)监护室常用诊断设备

监护室常用诊断设备包括 X 线摄片机、床边超声诊断仪、纤维支气管镜、透光灯、食管 pH 监护仪等。

（五）生命支持的诊疗护理技术

1. 机械通气 是 PICU 中最常用的生命支持手段,包括常频机械通气、高频通气、部分液体通气、无创正压机械通气、体外膜氧合等。

2. 其他常用技术 如小儿心肺复苏、复苏皮囊的使用、气管插管术、心脏起搏、心律转复与除颤、脐血管插管术、换血疗法、氧化亚氮吸入、连续静脉血滤(CVVH)/腹膜透析、骨髓腔穿刺输液、氧气疗法、变温毯的使用等。

（六）其他常用诊疗设备及耗材

其他常用诊疗设备及耗材包括氧气源、空气源、负压吸引装置、温湿化吸氧装置、空氧混合器、变温毯、冰帽、血糖仪、转运床、喉镜、复苏皮囊、除颤仪等。NICU 还需备开放式远红外辐射床、保温箱、蓝光箱等。常用耗材有鼻导管,面罩,胃管,吸痰管,口咽通气道,气管内插管,喉罩,周围动、静脉内插管,脐动、静脉插管,中心静脉留置导管和 PICC 管等。

> **知识链接** ▶
>
> **血管途径建立新技术——骨髓腔内途径**
>
> 急救时,如静脉途径无法快速建立,骨髓腔(intraosseous,IO)可作为快速、安全地输注晶体、胶体和血制品的可靠途径。骨髓腔内置管可提供进入骨内未塌陷静脉丛的通路,且整个操作过程可在 30~60 秒内完成。适用于从早产儿到成人的所有年龄段人群。生长板下的胫骨近端是幼儿最常用的穿刺部位,穿刺点约在胫骨粗隆下 1~2 指,骨隆突内侧的胫骨平坦区域。任何可通过静脉给予的药物均可经 IO 途径使用,包括血管活性药物(如肾上腺素)。但 IO 途径仅限于短期使用,一般不超过 24 小时。

第二节 小儿惊厥

惊厥(convulsions)是指全身或局部骨骼肌群突然发生不自主收缩,常伴意识障碍,是儿科临床常见急症。以婴幼儿多见,儿童期发生率约 4%~6%,较成人高 10~15 倍。年龄愈小发生率愈高,反复发作可引起脑组织缺氧性损害。

【病因和发病机制】

1. 感染性疾病

(1)颅内感染:如细菌、病毒、寄生虫、真菌等引起的脑膜炎或脑炎。

(2)颅外感染:如高热惊厥,败血症、重症肺炎、菌痢、百日咳等严重细菌性感染疾病引起的中毒性脑病等。

2. 非感染性疾病

(1)颅内疾病:包括:①颅脑损伤与出血:如产伤、颅脑外伤等引起的颅内出血;②先天发育畸形:如颅脑发育异常、脑积水、脑血管畸形等;③颅内占位性病变:如肿瘤、囊肿、血肿等。

(2)颅外疾病:包括:①缺氧缺血性脑病:如分娩或生后窒息、溺水、心肺严重疾病等;②代谢性疾病:水电解质紊乱(如重度脱水、水中毒、低血钙、低血镁、低血钠、高血钠、低血糖)、肝肾衰竭和 Reye 综合征、遗传代谢性疾病(如苯丙酮尿症、半乳糖血症)、中毒(如杀鼠药、农药中毒)。

一般认为,惊厥是由于各种刺激因素作用于中枢神经系统或脑的某一部位,致使神经元群发生过度反复异常放电,超过生理界限所致。局限性病变出现局部抽搐,扩散至大脑全部则出现全身性抽搐。

【临床表现】

1. 惊厥

(1)典型表现:意识突然丧失,面部及四肢肌肉呈强直性或阵挛性抽动,可伴有双眼上翻、口周青紫、口吐白沫、大小便失禁等。发作大多在数秒钟或几分钟内自行停止,严重者可持续数十分钟或反复发作,抽搐停止后多入睡。

(2)局限性抽搐:多见于新生儿或小婴儿。惊厥发作不典型,多为微小发作,如表现为面部、肢体局灶或多灶性抽动、局部或全身性肌阵挛,或表现为突发瞪眼、咀嚼、呼吸暂停、青紫等不显性发作。如抽搐部位局限而固定,常有定位意义。

2. 惊厥持续状态 惊厥发作持续 30 分钟以上,或两次发作间歇期意识不能完全恢复者称惊厥持续状态(status epilepicus),为惊厥危重型。多见于癫痫大发作、严重的颅内感染、中毒、脑瘤等。

3. 热性惊厥 是儿科最常见的急性惊厥。首次发作年龄多于生后 6 个月至 3 岁间,6 个月以下小儿很少发生,绝大多数 5 岁后也不再发作。患儿常有热性惊厥家族史。多发生于热性疾病的初期,体温骤然升高(大多 39℃)时,70% 以上与上呼吸道感染有关,其他伴发于出疹性疾病、中耳炎、下呼吸道感染等疾病,但绝不包括颅内感染和各种颅脑病变引起的急性惊厥。

根据发作特点和预后分为两型:

1. 单纯型热性惊厥(又称典型热性惊厥) 其临床特点为:①多呈全身强直-阵挛性发作,持续数秒至 10 分钟,可伴有发作后短暂嗜睡;②发作后,除原发病的表现外,一切恢复如常,不留任何神经系统体征;③在一次热性疾病中,大多只发作一次;④约 50% 的患儿会在今后发热时再次或多次发作,且大多数(3/4)发生在首次发作后 1 年内。

2. 复杂型热性惊厥 其临床特点为:①局灶性发作,发作后有暂时性麻痹;②一次惊厥发作持续 15 分钟以上;③24 小时内发作 ≥2 次;④反复频繁的发作,累计发作总数≥5 次。

若干因素使热性惊厥患儿发生癫痫的危险性增高,称为癫痫危险因素,主要包括:①复杂性高热惊厥;②有癫痫家族史;③首次热性惊厥前已有神经系统发育延迟或异常体征。具有其中 2~3 个危险因素的患儿,7 岁时癫痫的发生率平均 >9%,若无危险因素则 <1%。

【预后】

本病预后与原发病及惊厥发作持续时间有关。颅外疾病引起或发作时间短者预后较好。颅内疾病或发作时间长者预后较差。脑或皮质发育异常者预后极差。

【辅助检查】

根据病情需要做血、尿、粪常规检查、血生化检查(血糖、血钠、血钙、尿素氮等)、脑脊液检查。必要时可做眼底检查、脑电图、颅脑 B 超、CT、MRI 等。

【治疗要点】

控制惊厥发作,对症处理,寻找和治疗病因,预防惊厥复发。

1. 镇静止惊

(1)地西泮(安定):为首选药物,作用快,1~3分钟内生效。剂量每次0.3~0.5mg/kg,最大剂量10mg。静脉注射速度1~2mg/min,新生儿0.2mg/min。必要时15~20分钟后可重复一次。地西泮可不经稀释直接注射,缺点是作用短暂,剂量过大可致呼吸抑制,特别是与苯巴比妥合用时可发生呼吸暂停,需进行呼吸、血压监测。另外,还可用氯硝西泮0.01~0.06mg/kg或咪达唑仑(咪唑安定)0.1~0.2mg/kg缓慢静脉注射止惊。

(2)苯巴比妥钠:本药肌内注射吸收较慢,不宜用于急救,应选用静脉注射。首剂10mg/kg,速度每分钟不超过25mg,可在15分钟内起效,必要时20~30分钟后重复一次。本药抗惊厥作用维持时间较长。

(3)10%水合氯醛:每次0.5ml/kg,一次最大剂量不超过10ml,加等量生理盐水保留灌肠。

(4)苯妥英钠:适用于癫痫持续状态(地西泮无效时),可按每次15~20mg/kg静脉注射,速度每分钟不超过0.5~1.0mg/kg,12小时后给予5mg/kg维持量。使用时需监测血压和心电图。

2. 对症治疗 高热者给予物理降温或药物降温。脑水肿者限制液体入量,静脉应用甘露醇、呋塞米或肾上腺皮质激素。

3. 病因治疗 查出病因后,及时治疗。尤其在新生儿和婴儿期,病因治疗常比抗惊厥药物的使用更为重要。如低血糖引起的新生儿惊厥,必须静脉注射葡萄糖;低血钙引起的新生儿惊厥,须补充钙剂或钙剂加镁剂。

【护理评估】

1. 健康史 了解起病情况,有无明显的病因及诱因,患儿是否有发热、低钙、中毒、外伤等情况;有无惊厥史及家族史,既往惊厥发作的频率及时间等;出生时有无产伤及窒息史;对已确诊为癫痫的患儿,应了解其抗癫痫药物的使用情况。

2. 身体状况 评估患儿意识、体温,观察惊厥发作的类型、持续时间及伴随症状;检查呼吸和循环情况,尤其要注意呼吸的节律是否规则;观察瞳孔变化及肢体运动,有无神经系统阳性体征;检查有无机体受伤。

3. 心理社会状况 根据年龄及致病原因不同,患儿可产生不同的心理反应,年长的癫痫患儿在醒来后可产生自卑、恐惧等心理,年幼儿心理改变不明显。家长的恐惧及焦虑比较突出。应注意评估家长及患儿对此症状的认识,家长对治疗措施的了解程度,评估患儿及家属的情感状态。

【护理诊断】

1. 有窒息的危险 与惊厥发作、意识障碍、咳嗽和呕吐反射减弱导致误吸有关。

2. 有受伤的危险 与惊厥时意识丧失,易发生跌倒或舌咬伤有关。

3. 体温过高 与感染或惊厥持续状态有关。

【护理措施】

1. 急救处理

(1)保持安静,就地抢救:惊厥时患儿机体多处于高度兴奋状态,轻微刺激即可使惊厥加剧或时间延长,故发作时禁止一切不必要的刺激,切勿大声喊叫或摇晃患儿。

(2)保持呼吸道通畅:立即让患儿平卧,头偏向一侧,在头下放些柔软的物品。松解衣扣,清除患儿口鼻腔分泌物、呕吐物等,保证气道通畅。备好急救用品,如开口器、吸痰器、气管插管用具等。有发绀者给氧。

(3)按医嘱应用止惊药物,如地西泮、水合氯醛等,观察并记录患儿用药后的反应。

(4)防止受伤:将纱布或棉球放于患儿手中和腋下,防止皮肤摩擦受损。已出牙的患儿在上下臼齿之间放置牙垫,防止舌咬伤。牙关紧闭时,勿用力撬开,以免损伤牙齿。床边设置防护床栏,防止坠床。在床栏杆处放置棉垫,防止患儿抽搐时碰到栏杆,并将床上一切硬物移开。切勿强行按压或牵拉患儿肢体,以免骨折或脱臼。对可能再次发生惊厥的患儿要有专人守护,以防发作时受伤。

2. 观察病情变化　注意患儿意识、瞳孔、生命体征变化及惊厥发作的类型。高热时及时采取物理或药物降温。若惊厥持续时间长、频繁发作,应警惕脑水肿、颅内压增高的发生。如发现患儿收缩压升高、脉搏减慢、呼吸慢而节律不规则、两侧瞳孔扩大,则提示颅内压增高,应及时通报医生处理。

3. 健康教育　向家长详细解释惊厥的有关知识,指导家长掌握惊厥的预防、急救处理及后遗症的观察。因高热惊厥患儿在日后发热时还可能发生惊厥,故应告诉家长及时控制体温是预防惊厥的关键,介绍在高热时可采取的降温方法。演示惊厥发作时的急救方法,如按压人中、合谷穴,保持镇静,发作缓解后迅速将患儿送往医院。原有癫痫患儿应按时服药,不能随便停药。同时强调定期门诊随访的重要性,根据病情及时调整药物。对惊厥发作时间较长的患儿,应指导家长日后通过游戏的方式观察患儿有无神经系统后遗症,如耳聋、肢体活动障碍、智能低下等,及时进行治疗和康复锻炼。

第三节　急性颅内压增高

急性颅内压增高(acute intracranial hypertension)是指脑实质液体增加引起的脑容积和重量增多所致的一种临床综合征。重者可迅速发展成脑疝而危及生命。

【病因和发病机制】

多种疾病均可致颅内压增高,最常见原因是感染、脑缺氧、颅内出血、颅内占位性病变等。

1. 急性感染　颅内感染如各种脑膜炎、脑炎、脑脓肿、耳源性颅内感染等,颅外感染如中毒型痢疾、重症肺炎、败血症等。

2. 脑缺氧　如呼吸衰竭、窒息、溺水、一氧化碳中毒、休克和癫痫持续状态等。

3. 颅内出血　颅内畸形血管或动脉瘤破裂、蛛网膜下腔出血、晚发性维生素 K 缺乏症和血液病(如血小板减少性紫癜等)等均可致颅内出血。

4. 颅内占位性病变　迅速发展的脑肿瘤、颅内血肿、颅内寄生虫病(如脑型囊虫病)等。

颅内压是指颅腔内脑实质、脑血管系统及脑脊液所产生的压力总和。当其中任何一种的容积在一定范围内增加时,其余内容物则相应减少以维持颅内压相对稳定;当其容积增加超过代偿范围时即发生颅内压增高。一般认为,脑脊液压力超过 180mmHg (1.76kPa),即为颅内压增高。

脑水肿、脑脊液循环障碍和颅内占位性病变均可导致颅内压增高。脑水肿是颅内压增高的主要原因。缺氧、感染等可使脑血管通透性增加或脑细胞内能量供给锐减、钠泵失灵而致细胞内、外液量增加,造成脑水肿。脑脊液循环障碍导致脑积水和脑脊液量增加;严重高血压,$PaCO_2$ 升高致脑血管扩张而使脑血流量增加,这些均使颅内压增高。颅内占位性病变使颅腔内容积增加,也可导致颅内压增高。

颅内压持续升高,会使脑血流量减少而造成脑损伤,严重时迫使较易移位的脑组织嵌入孔隙,形成脑疝。常见的有小脑幕切迹疝和枕骨大孔疝。

【临床表现】

1. 头痛 因颅内压增高时脑膜、血管及神经受挤压或炎症刺激所致,常呈弥漫性、持续性,清晨较重。可因咳嗽、用力、大量输液而加重。婴幼儿常表现为烦躁不安、尖叫、拍打头部。新生儿表现为睁眼不睡和尖叫。

2. 呕吐 由于延髓呕吐中枢受刺激所致,与进食无关,常不伴恶心,以喷射性多见。

3. 头部体征 婴儿前囟隆起是颅内压增高的早期表现。晚期可出现颅缝裂开、头颅增大、头皮静脉怒张等。

4. 血压升高 以收缩压升高为主,为颅内压增高的代偿反应。

5. 眼部改变 急性颅内压增高时,视盘水肿很少见。严重颅内压增高时,可有眼球突出、复视、球结膜水肿、眼睑下垂、落日眼和视野缺损等。意识障碍、瞳孔扩大及血压增高并伴缓脉称 Cushing 三联征。

6. 其他常见症状 如意识障碍、体温调节障碍、肌张力改变及惊厥、呼吸障碍、循环障碍等在重症患儿均可见到。

7. 脑疝 小脑膜切迹疝时,因动眼神经核受压,患侧瞳孔先缩小而扩大,对光反射迟钝或消失,病侧眼睑下垂;脑干受压,出现中枢性呼吸衰竭、意识障碍加深,继而心率、血压不稳定。枕骨大孔疝时因延髓受压,患儿昏迷迅速加深,两侧瞳孔散大,对光反射消失,眼球固定,常因中枢性呼吸衰竭而出现呼吸骤停。

【辅助检查】

1. 腰椎穿刺 是诊断颅内压增高较准确的方法,可用以确定炎症、出血、肿瘤或颅内其他病变。疑有颅内压增高者,腰穿应慎重,以免诱发脑疝。如需进行腰穿以明确诊断者,应术前给予甘露醇降颅压,术中控制脑脊液的滴速和量。脑脊液除常规检查外应做细胞学检查以排除肿瘤。

2. CT、MRI 检查 有助于颅内占位性病变的诊断。

3. 头部 B 超 可发现脑室扩大、脑血管畸形及占位性病变。

4. 眼底检查 可见视网膜反光度增强、眼底小静脉淤张、小动脉变细、视盘水肿等。

【治疗要点】

1. 降低颅内压 首选20%甘露醇0.5～1g/kg,根据病情需要每4～8小时重复一次。重症者可加用利尿剂,如呋塞米(速尿)每次0.5～1mg/kg静脉注射,每日2～4次。也可给予肾上腺皮质激素如地塞米松0.2～0.4mg/kg,每日2～3次,连用2～3天,它对肿瘤或感染引起的脑水肿有效,而对外伤和缺氧缺血性损伤效果较差。

2. 对症治疗　如吸氧、止惊、降温、纠正水电解质及酸碱平衡紊乱等。补液时注意液体的供给量要略少于出量。

3. 病因治疗　如抗感染、纠正休克、改善通气状况、消除颅内占位性病变等。

4. 其他　过度通气疗法、头部低温疗法、控制性脑积液引流等,可根据患儿病情选用。

【护理评估】

1. 健康史　了解患儿的原发病史及其表现,如感染史、脑缺氧史、颅内出血及颅内占位性病变史等;询问患儿既往史及喂养情况,如为纯母乳喂养,易致晚发性维生素 K 缺乏症。

2. 身体状况　评估患儿有无头痛、呕吐,及其程度和性质。询问其头痛是否晨起时严重,当腹压增加或改变头位时头痛是否加重;新生儿有无睁眼不睡、尖叫等表现,婴幼儿有无烦躁不安、尖叫或拍打头部等表现。评估患儿有无意识障碍及颅内压升高的表现,有无出现两侧瞳孔不等大、对光反射消失、昏迷加重、呼吸节律不规则甚至骤停等脑疝的表现。

3. 心理社会状况　评估患儿是否因疾病的不舒适、陌生的住院环境而哭闹、恐惧、焦虑;家庭环境及经济条件;家长是否因缺乏疾病相关知识,担心疾病的预后而产生不良情绪。

【护理诊断】

1. 疼痛:头痛与颅内压增高有关。

2. 有意识障碍的危险　与颅内压增高有关。

3. 有窒息的危险　与意识障碍、惊厥、呕吐物吸入有关。

4. 潜在并发症:脑疝。

【护理措施】

1. 避免颅内压增高加重　患儿须安静卧床,头部抬高 30°左右,有利于颅内血液回流。有脑疝前驱症状时,则以平卧位为宜。保持绝对安静,避免躁动、剧烈咳嗽及痰堵。做检查或治疗时不可使患儿猛力转头、翻身或按压其腹部和肝脏。

2. 皮肤黏膜的护理　对昏迷患儿应注意眼、耳、口、鼻及皮肤护理,防止暴露性角膜炎、中耳炎、口腔炎、吸入性肺炎及压疮等并发症的发生。

3. 密切观察病情　注意神志、瞳孔、肌张力、生命体征变化。记录液体出入量。监测血气、电解质等,避免加重脑水肿的因素,如体温过高、缺氧、二氧化碳潴留、酸中毒等。

4. 用药护理　甘露醇使用时应在 15~30 分钟内快速静脉滴入或推注,避免漏出血管外引起组织坏死;使用呋塞米时应注意该药可引起水电解质紊乱;注意观察激素的不良反应。

5. 健康教育　根据家长文化程度和接受能力,选择适当方式介绍患儿的病情及预后,帮助他们树立信心,积极配合治疗。解释保持安静的重要性及头肩抬高的意义。根据原发病的特点,作好相应的健康指导。

第四节　急性肾衰竭

急性肾衰竭(acute renal failure,ARF)是指由于肾脏自身和(或)肾外各种原因引起的肾功能在短期内(数小时或数天)急剧下降的一组临床综合征。临床主要表现为氮质血症、水及电解质紊乱和代谢性酸中毒。

【病因和发病机制】

急性肾衰竭常见的病因可分为肾前性、肾性和肾后性三类。

1. 肾前性　任何原因引起有效循环血容量减少,导致肾血流量下降,肾小球滤过率显著降低所致。包括呕吐、腹泻、大面积烧伤、手术或创伤出血等引起的绝对血容量不足;休克、低蛋白血症、严重心律失常、心力衰竭等导致相对血容量不足。

2. 肾性　由各种肾实质损害引起,或由于肾前性肾衰竭的病因继续进展所致。常见的原因包括:急性肾小管坏死、急性肾小球肾炎、急性间质性肾炎、肾血管病变(血管炎、血管栓塞、弥漫性血管内栓塞)、挤压综合征及慢性肾脏疾病在某些诱因刺激下的急剧肾功能衰退等。

3. 肾后性　各种原因引起的泌尿道梗阻所致。如结石、肿瘤压迫、先天性尿路畸形、血块堵塞等。肾后性因素多为可逆性,及时解除病因,肾功能常可恢复。

不同年龄阶段引起急性肾衰竭的病因有所不同。新生儿期以围生期缺氧、败血症、严重溶血或出血引起者多见;婴儿期以严重腹泻脱水、重症感染及先天畸形引起者较常见;年长儿则多因肾炎、休克引起。

急性肾衰竭的发病机制尚不十分清楚,目前有肾血流减少学说、肾小管损伤学说、缺血再灌注肾损伤学说,但尚无一种学说能圆满解释急性肾衰竭的发病机制。

【临床表现】

根据尿量减少与否,急性肾衰竭可分为少尿型和非少尿型,临床以前者多见。

1. 少尿型急性肾衰竭　临床过程分为少尿期、利尿期、恢复期三期。

(1)少尿期:少尿一般持续1~2周,长者可达4~6周。持续少尿大于15天,或无尿大于10天者,预后不良。

少尿期的系统症状有:①水钠潴留:全身水肿、高血压、肺水肿、脑水肿和心力衰竭,有时可因水潴留而出现稀释性低钠血症;②电解质紊乱:高钾、高磷、高镁、低钠、低钙和低氯血症,其中以高钾血症最多见;③代谢性酸中毒:表现为精神委靡、乏力、嗜睡、呼吸深长、面色发灰、口唇樱桃红色,甚至昏迷;④尿毒症:表现为食欲缺乏、恶心、呕吐、腹泻、高血压、心力衰竭、意识障碍、躁动、谵语、抽搐、昏迷、多汗、皮肤干燥、贫血、出血等;⑤感染:最为常见的并发症,以呼吸道和尿路感染多见,常见致病菌为金黄色葡萄球菌和革兰阴性杆菌。

(2)利尿期:尿量逐渐增多,5~6天可达到高峰,全身水肿减轻。一般持续1~2周,长者可达1个月。此期由于大量排尿,可发生脱水、低钠和低钾血症。早期氮质血症仍可持续甚至加重,后期肾功能才逐渐恢复。

(3)恢复期:利尿期后,肾功能改善,血尿素氮及肌酐逐渐恢复正常,尿量恢复正常,而肾浓缩功能需数月才能恢复正常,少数患儿遗留不可逆的肾功能损害。此期患儿可表现为虚弱无力、消瘦、营养不良、贫血和免疫功能低下等。

2. 非少尿型急性肾衰竭　无少尿或无尿,但由于肾功能受损,使尿内的溶质排除受限,使血尿素氮迅速升高。药物所致的急性肾小管坏死多为非少尿型肾衰竭。与少尿型急性肾衰竭相比,症状较轻,并发症少,病死率低。

【辅助检查】

1. 尿液检查　尿液检查的某些指标,如尿沉渣、尿比重、尿渗透压、尿钠等,有助于鉴别肾前性急性肾衰竭和肾性急性肾衰竭。

2. 血生化检查　应动态监测血电解质、血肌酐和尿素氮的变化。

3. 肾影像学检查　多采用腹平片、超声波、CT、磁共振成像等检查,可了解肾脏的大小、形态,以及输尿管、膀胱有无梗阻,也可了解肾血流量、肾小球和肾小管的功能。但使用造影剂可能加重肾损害,须慎用。

4. 肾活检　对原因不明的急性肾衰竭,肾活检是可靠的诊断方法,可帮助诊断和评估预后。

【预后】

随着透析的广泛开展,急性肾衰竭的死亡率已有明显下降。因病因而异,肾前性肾衰如恰当治疗多可恢复;肾性肾衰患儿中以急性肾小球肾炎预后最好。非少尿型急性肾衰竭预后较少尿或无尿型好;年龄越小预后越差,尤其是合并泌尿系统畸形或先天性心脏病者;学龄期儿童以急进性肾炎预后最差。

【治疗要点】

去除病因,积极治疗原发病,减轻症状,改善肾功能,防止并发症的发生。

1. 少尿期治疗

(1)去除病因和治疗原发病:肾前性急性肾衰竭应及时纠正全身循环血流动力学障碍,包括补液、输注血浆和白蛋白、抗感染和使用洋地黄类药物等;避免接触肾毒性物质,严格掌握肾毒性抗生素的应用指征。

(2)饮食和营养:应选择高糖、低蛋白、富含维生素的食物,保证能量的供给。每日供给热量 50 ~ 60kcal(210 ~ 250kJ)/kg,蛋白质 0.5g/kg 为宜,脂肪占总热量 30% ~ 40%。

(3)控制水、钠摄入:坚持"量入为出"的原则,有透析治疗者可适当放宽液体入量。每日液量 = 尿量 + 不显性失水 + 显性失水(呕吐、大便、引流量) - 内生水。无发热患儿每日不显性失水按 $300ml/m^2$ 计算,体温每升高 $1℃$ 增加 $75ml/m^2$。内生水在非高分解代谢状态为 $250 ~ 350ml/m^2$。每日基本液体量约 $400ml/m^2$。所用液体均为非电解质液。

(4)纠正代谢性酸中毒:轻症多不需治疗。当血浆 HCO_3^- < 12mmol/L 或动脉血 pH < 7.2 时,可给予 5% 碳酸氢钠纠酸。

(5)纠正电解质紊乱:包括高钾血症、低钠血症、低钙血症和高磷血症的处理。

(6)透析治疗:如上述保守治疗无效者,应尽早行透析治疗。透析的指征包括:①严重水潴留,有肺水肿和脑水肿倾向者;②血钾 ≥6.5mmol/L;③严重氮质血症,血尿素氮 >28.6mmol/L,或血肌酐 >707.2μmol/L,尤其是高分解代谢的患儿;④严重酸中毒,血浆 HCO_3^- < 12mmol/L 或动脉血 pH < 7.2。目前国内透析指征有放宽的趋势。透析的方法包括腹膜透析、血液透析、连续动静脉血液滤过三种技术。儿童尤其是婴幼儿以腹膜透

析为常用。

2. 利尿期治疗　应注意监测尿量、电解质和血压的变化,及时纠正水、电解质紊乱。当血肌酐接近正常水平时,应增加饮食中蛋白质摄入量。

3. 恢复期治疗　此期肾功能日趋恢复正常。应注意休息和加强营养,防治感染。

【护理评估】

1. 健康史　了解患儿既往有无肾脏疾病史,有无少尿、血尿史及外伤史;发病前有无体液丢失史,有无尿路梗阻情况,有无使用肾毒性药物史、毒物中毒史,有无服用中草药史。

2. 身体状况　评估患儿的精神状态,有无恶心、呕吐、厌食等;有无尿量减少、是否无尿;有无水肿,水肿的部位、性质和程度;血压是否正常。

3. 心理社会状况　评估患儿及家长的心态、对本病的了解程度、家庭经济状况及对治疗护理的需求。

【护理诊断】

1. 体液过多　与肾功能下降、排尿减少致水潴留有关。

2. 营养失调:低于机体需要量　与氮质血症引起食欲减退、恶心呕吐及饮食限制有关。

3. 有感染危险　与免疫力低下有关。

4. 恐惧　与肾功能急剧恶化、病情危重有关。

【护理措施】

1. 密切观察病情　注意生命体征、尿量、肾功能等变化。急性肾衰竭患儿常死于心力衰竭、心律失常、感染、水电解质紊乱等,应及时发现其早期表现,配合医生进行处理。

2. 维持体液平衡　准确记录出入量,包括口服或静脉进入的液量、尿量、呕吐物、胃肠引流液及粪便内水分等。小婴儿用尿袋收集尿液,尿布过磅秤称量。每日同一时间同一磅秤测体重,并检查水肿有无增减。按医嘱控制液体入量。

3. 休息与饮食　患儿卧床时间视病情而定,一般少尿期、多尿期均应卧床休息,恢复期逐渐增加活动。饮食可给低蛋白、低盐、低钾和低磷食物,蛋白质应以优质动物蛋白为宜,如鸡蛋、肉类、奶类等,限制动物内脏、无鳞鱼类等含磷高的食物。不能进食者可给予静脉营养。透析治疗时因丢失大量蛋白质,所以不需要限制蛋白质的摄入,长期透析时可输血浆、水解蛋白、氨基酸等。

4. 预防感染　保持环境洁净,采取保护性隔离措施,行透析治疗的患儿应严格无菌操作。保持口腔、皮肤清洁,定时翻身,防止水肿皮肤长时间受压。帮助并鼓励卧床患儿进行深呼吸及有效咳嗽。避免受凉感冒和接触感染病人,限制病室探访人次和时间。

5. 心理支持　应耐心向家长解释疾病的相关知识,告知病情及采取的治疗方案,并给予患儿和家长精神支持,稳定其情绪,以取得他们的支持和配合。

6. 健康教育　告诉患儿家长肾衰竭早期透析的重要性,以取得他们的理解。指导家长在恢复期给患儿加强营养,增强体质。注意休息,适当活动,避免劳累。坚持服药,不得自行减量,避免使用对肾功能有损害的药物,如氨基糖苷类。少去公共场所,注意个人清洁卫生及饮食卫生,预防上呼吸道、泌尿系统及消化道感染。

知识拓展 👋

连续动静脉血液滤过（CAVH）

连续动静脉血液滤过（continuous arterio-venous hemofiltration，CAVH）是血液滤过的一种新方法。CAVH 技术和设备简单，是利用动、静脉之间（如股动、静脉或前臂动、静脉）的正常血压梯度，连续性地使血液通过小型滤过器，以达到血液滤过的作用，很适合循环不稳定的病人，可直接在床旁实施。CAVH 对清除水分、Cr、BUN 和维持电解质平衡非常有效，但对小分子物质清除能力较差。由于 CAVH 对可滤过物质无选择性，因此必须从另外静脉途径补充滤液中丧失的电解质等有用物质。

第五节　急性呼吸衰竭

急性呼吸衰竭（acute respiratory failure，ARF）是指由于直接或间接原因导致呼吸功能异常，使肺不能满足气体交换需要，引起动脉血氧下降和（或）二氧化碳潴留，并由此引起一系列生理功能和代谢紊乱的临床综合征，是儿科危重症抢救的主要问题。

【病因和发病机制】

急性呼吸衰竭根据原发病因可分为中枢性呼吸衰竭和周围性呼吸衰竭。前者由呼吸的驱动障碍所致，而呼吸器官本身可正常。如颅内感染、颅内出血、脑损伤、肿瘤、中毒、窒息等；后者由呼吸器官本身疾病引起，包括原发于气道、肺、胸廓、肺循环等病变，如急性喉炎、异物梗阻、肺炎、哮喘持续状态、气胸、重症肌无力等。

呼吸衰竭的基本病理生理变化为低氧血症和高碳酸血症，并由此引起机体代谢紊乱和重要脏器功能障碍。

1. 低氧血症和高碳酸血症

（1）通气障碍：许多疾病可通过下列四种机制造成通气障碍：①呼吸中枢功能障碍导致呼吸运动减弱；②无效腔通气量增加；③胸廓和肺扩张受限；④气道阻力增加。通气障碍使肺泡有效通气量减少，CO_2 排出受阻，肺泡内气氧分压降低，故出现低氧血症和高碳酸血症。此时低氧血症较易通过吸氧得到纠正。

（2）换气障碍：任何原因引起的通气/血流比率失调、气体弥散障碍或肺内动静脉分流，均可引起换气功能障碍。由于 CO_2 的弥散能力比氧约大 20 倍，故弥散障碍主要是指氧而言，导致 PaO_2 下降，且通过吸氧难以纠正。

2. 低氧血症和高碳酸血症对机体的影响　严重缺氧时糖无氧酵解增加造成乳酸堆积，引起代谢性酸中毒。同时，能量代谢障碍使钠泵失活，导致电解质平衡紊乱。急性 CO_2 潴留，使血中碳酸增加，动脉 pH 降低，导致呼吸性酸中毒。在急性呼吸衰竭失代偿期，往往呼吸性和代谢性酸中毒同时并存。

低氧血症和高碳酸血症对主要脏器的影响如下：①心脏：心肌收缩力减弱、心律失常、心输出量减少，肺动脉压增高，甚至导致右心衰竭；②脑：出现脑水肿、颅内压增高和脑功能障碍；③肾：肾动脉收缩、肾缺血而发生肾功能障碍，甚至肾衰竭；④肝：严重缺氧可导致肝细胞功能障碍，甚至出现肝小叶中心坏死，还可造成胃肠道黏膜缺血坏死。

【临床表现】

除原发病的临床表现外，主要是缺氧和二氧化碳潴留引起的脏器功能紊乱。

1. 原发病的临床表现 如肺炎、脑炎等的症状和体征。

2. 呼吸系统的临床表现

(1)中枢性呼吸衰竭:主要表现为呼吸节律不齐。早期多出现潮式呼吸,晚期为抽泣样呼吸、叹息、呼吸暂停和下颌式呼吸等。

(2)周围性呼吸衰竭:主要表现为呼吸困难。呼吸增快是婴儿呼吸衰竭的最早表现。用力呼吸的征象是胸壁凹陷及鼻翼扇动。早期呼吸多浅速,但节律齐,之后出现呼吸无力及缓慢。呼气性呻吟是婴儿及儿童呼吸衰竭的另一征象。其机制是呼气时将会厌过早关闭以增加呼气末正压。周围性呼吸衰竭严重时往往伴有中枢性呼吸衰竭。

3. 低氧血症的临床表现

(1)发绀:一般 SaO_2 <80% 时出现发绀。需要指出的是发绀相对出现较晚,且其是否出现与血中非饱和血红蛋白百分比有关。严重贫血时虽缺氧严重,发绀可不明显。休克时由于末梢血液循环不良, SaO_2 即使高于 80% 也可有发绀。

(2)神经系统:烦躁不安、意识模糊,甚至出现昏迷、惊厥。

(3)循环系统:心率增快,后有减慢,心音低钝,心输出量增加,严重时减少,血压先有增高后降低,严重缺氧可导致心律失常。

(4)肾功能障碍:出现少尿或无尿,尿中可有蛋白、红细胞、白细胞、管型,因严重缺氧引起肾小管坏死,可导致肾衰竭。

(5)消化系统:可出现消化道出血、肝功能受损。

4. 高碳酸血症的临床表现 随着 $PaCO_2$ 升高,患儿可有头痛、烦躁、摇头、多汗、心率增快,心输出量增加,血压上升。进而出现淡漠、嗜睡、昏迷、颅内压增高、心率减慢、血压降低。因毛细血管扩张可有四肢湿、皮肤潮红、唇红、眼结膜充血及水肿。

【辅助检查】

根据血气分析的结果,急性呼吸衰竭可分为以下两型:

Ⅰ型:即低氧血症型呼吸衰竭。PaO_2 <50mmHg(6.65kPa), $PaCO_2$ 正常。主要因肺实质病变引起。

Ⅱ型:即高碳酸血症型呼吸衰竭。PaO_2 < 50mmHg(6.65kPa), $PaCO_2$ > 50mmHg(6.65kPa)。可由肺内原因(呼吸道梗阻、生理性死腔增大)或肺外原因(呼吸中枢,呼吸肌或胸廓异常)引起。

【治疗要点】

治疗的关键在于呼吸支持,以改善呼吸功能,维持血气接近正常,争取时间度过危机以便进一步治疗原发病。

1. 原发疾病的治疗 在抢救的同时对其原发病和诱因进行有效治疗。

2. 改善呼吸功能 包括:①气道管理:气道温湿化、雾化及排痰、解除支气管痉挛和水肿;②给氧;③呼吸兴奋剂的使用:适用于呼吸道通畅而呼吸不规则或浅表者。

3. 维持重要脏器的功能 如伴发严重心力衰竭时,可给予强心剂、利尿剂及血管活性药物;有脑水肿者,可用渗透性利尿剂如 20% 甘露醇降颅压,使用原则为"既脱又补"、"边脱边补";另外,使用肾上腺皮质激素可减少炎症渗出,缓解支气管痉挛,改善通气,同时降低脑血管的通透性,减轻脑水肿,一般应用地塞米松。

4. 纠正水、电解质和酸碱平衡紊乱 液体量一般 60~80ml/(kg·d),脑水肿时 30~

60ml/（kg·d）。呼吸性酸中毒者改善通气后可纠正,合并代谢性酸中毒者可加用碳酸氢钠。

5. 机械通气　晚期或危重病例,需气管插管或气管切开,进行机械通气。

6. 特殊呼吸支持　体外膜氧合(ECMO)、液体通气、高频通气、NO 吸入治疗。

【护理评估】

1. 健康史　详细询问患儿有无呼吸系统疾患、异物梗阻、颅内感染、中毒等病史。

2. 身体状况　快速评估患儿的通气状态,包括呼吸频率、节律和幅度,有无发绀及上呼吸道梗阻;有无呼吸节律不齐、快慢深浅不匀和异常呼吸,如潮式呼吸、叹息样呼吸、双吸气及下颌式呼吸等中枢性呼吸衰竭的表现;评估低氧血症和高碳酸血症的程度;有无心血管、神经、消化系统等重要脏器的功能异常。

3. 心理社会状况　评估患儿及家长的应对状态,有无焦虑、恐惧或其他不良情绪;评估其对本病的了解程度、家庭经济状况及社会支持系统。

【护理诊断】

1. 气体交换受损　与肺换气功能障碍有关。

2. 清理呼吸道无效　与呼吸道分泌物黏稠积聚、咳痰无力、呼吸功能受损有关。

3. 有感染的危险　与呼吸机的应用有关。

4. 恐惧　与病情危重有关。

【护理措施】

1. 保持呼吸道通畅　①将患儿置于半卧位或坐位。对于重症呼吸衰竭需呼吸支持者,采取俯卧位可能对通气及患儿预后更为有利;②指导并鼓励清醒患儿用力咳痰,对咳痰无力或不会的患儿,可根据病情定时给予翻身,并轻拍胸背部,使痰易于排出;③雾化吸入:雾化所产生的直径 1～10μm 大小的雾粒可进入呼吸道深部。通常使用以高压气体为动力的喷射式雾化器,雾化液中可同时加入解痉、化痰和抗感染药物,以利排痰和通气。一般每日 3～4 次,每次 15 分钟左右;④吸痰:必要时(如咳嗽无力、昏迷、气管插管或切开等)用吸痰器吸痰。吸痰前应充分给氧。吸痰时严格无菌操作,动作要轻柔,负压不宜过大,吸引时间不宜过长,以防损伤气道黏膜和继发感染。吸痰前后做肺部听诊,观察吸痰效果;⑤按医嘱使用支气管扩张剂和地塞米松等缓解支气管痉挛和气道黏膜水肿。

2. 合理给氧　给氧的原则是能缓解缺氧但不抑制颈动脉窦和主动脉体对低氧分压的敏感性。主张低流量持续给氧,以维持 PaO_2 在 65～85mmHg(8.67～11.33kPa) 为宜。急性缺氧吸氧浓度 40%～50%,慢性缺氧吸氧浓度 30%～40%,如吸纯氧不宜超过 6 小时,以防氧中毒。常用鼻导管或面罩,但对于新生儿和小婴儿,头罩吸氧能获得较高浓度和较均匀的氧气吸入,也便于估算吸入氧浓度。给氧时应加温湿化,可应用加温湿化器使吸入气体的温度维持在 32～34℃,以达到稀释痰液及减少不显性失水的目的。

3. 呼吸机使用的护理

(1)机械通气的指征:①经综合治疗后病情加重;②急性呼吸衰竭,$PaCO_2 > 60mmHg$(8.0kPa)、pH < 7.3,经治疗无效;③吸入纯氧时 $PaO_2 < 50mmHg$(6.7kPa);④呼吸骤停或即将停止;⑤新生儿呼吸暂停 > 20 秒,经内科治疗仍旧反复发作。但在张力性气胸、肺大泡以及支气管异物取出之前应禁用或慎用。

(2)机械通气方式:①间歇正压通气(IPPV):为最常用的方法。呼吸机在吸气相时用正压将气体送入肺内,呼气时借助胸廓和肺的弹性回缩将气体排出,从而提高有效通气量;②持续正压呼吸(CPAP):使整个呼吸周期保持正压,能提高呼气时的肺容量,防止肺泡萎陷,增加功能残气量,改善肺顺应性。仅用于有自主呼吸的患儿,无需插管,适用于新生儿肺透明膜病、低氧血症;③间歇指令通气(IMV):指用呼吸机进行间歇强制通气。通气频率<20次/分,在两次指令通气间,患儿可利用呼吸机的持续气流进行自主呼吸。用于撤机前锻炼自主呼吸能力。

(3)专人监护:使用呼吸机的过程中,应每小时检查各项参数是否符合要求;观察患儿面色、胸廓起伏、末梢循环等,防止通气不足(常表现为自主呼吸与呼吸机不同步)或通气过度(可引起血压下降、抽搐等呼吸性碱中毒表现);注意有无导管脱落、堵塞及气胸等情况的发生。

(4)防止继发感染:定期更换呼吸机管道、湿化器、气管内套管等物品,每日更换加温湿化器滤纸。加强口鼻腔护理。

(5)停用呼吸机的指征:①患儿病情改善,呼吸循环系统功能稳定;②能持续自主呼吸2~3小时以上无异常改变;③吸入氧气浓度<40%时,PaO_2>50~60mmHg(6.7~8kPa);④在IMV等辅助通气下,能以较低的通气条件维持血气正常。

撤机前应对患儿进行自主呼吸锻炼,即逐渐减少机械通气的次数或降低压力水平,或每日停用呼吸机数次,并逐渐延长停用时间,若患儿脱离呼吸机2~3小时无异常,则可安全撤机。

4. 病情观察 密切观察意识、面色、呼吸频率及节律、心率、心律、血压、皮肤颜色、末梢循环情况等。监测血气分析和电解质。加强并发症的观察,如心力衰竭、脑水肿、感染等。

5. 营养支持 根据病情选择营养丰富饮食,少量多餐。危重患儿给予鼻饲,必要时遵医嘱给予静脉营养,以满足患儿热能的需求。

6. 用药护理 遵医嘱用洋地黄类药、血管活性药、脱水药、利尿药等,密切观察药物的疗效及不良反应。

7. 心理支持 机械通气的患儿不能说话,恐惧感较强,可让其最亲近的人陪伴或探视。采用手势、卡片、书写板等非语言方式进行交流,酌情抚摸患儿的身体,以减轻其恐惧感。向家长解释患儿的病情及治疗过程,让其感受到医护人员为抢救患儿付出的努力,尊重其知情权,增强信任感。同时向家长讲解与医护人员的配合方法,减轻家长的自责和焦虑。

> **知识拓展**
>
> **呼吸衰竭治疗新进展**
>
> 氧化亚氮(NO)吸入治疗:呼吸衰竭的病理生理包括肺血管收缩,导致通气/血流比值失调和低氧。通过吸入NO的方法可选择性扩张肺血管,当有通气的肺泡所支配的血管舒张时,氧合改善。
>
> 体外膜氧合(ECMO):即膜肺,是真正能取代肺呼吸功能的呼吸机。ECMO原理为将非氧合血引出体外,通过膜氧合器进行氧合,再进入患者循环,起到人工肺的作用。
>
> 液体通气:全氟化碳液体对氧和二氧化碳高度溶解,对气流的阻力很低,能显著降低表面张力。以全氟化碳液体进行气体交换或部分液体通气能增加肺顺应性、改善氧合、降低$PaCO_2$及增加pH。

第六节　充血性心力衰竭

充血性心力衰竭(congestive heart failure)简称心衰,是指心脏工作能力(心肌收缩或舒张功能)下降,即心输出量绝对或相对不足,不能满足全身组织代谢需要的病理状态。心衰是小儿时期常见的危重症之一。

【病因和发病机制】

小儿时期心衰以1岁以内发病率最高,其中先天性心脏病引起者最多见。其他如病毒性或中毒性心肌炎、川崎病、心肌病、心内膜弹力纤维增生症、心瓣膜狭窄、主动脉狭窄、肥厚性心肌病等均可使心肌收缩障碍或使心脏的负荷增加而导致心衰的发生。儿童时期以风湿性心脏病和急性肾炎导致的心衰最多见。此外,贫血、严重感染、营养不良、电解质紊乱、心律失常和心脏负荷过重等均是儿童心衰发生的诱因。

心功能从正常发展到心力衰竭,要经过一段无临床症状的代偿期。此期心脏出现心肌肥厚,心脏扩大和心率增快,使心输出量增多以满足机体需要。如原发病因持续存在,心功能进一步减退,以上代偿机制不能维持足够的心输出量,而出现静脉回流受阻、组织间液过多、脏器淤血等,即为充血性心力衰竭。

【临床表现】

年长儿心衰的症状与成人类似,临床表现为:①心输出量不足:乏力、劳累后气急、食欲减退、心率增快、呼吸浅快等;②体循环淤血:颈静脉怒张,肝肿大有压痛,肝颈反流试验阳性,尿少和水肿;③肺循环淤血:呼吸困难、咳嗽,病情较重者可出现端坐呼吸,肺底部可闻及湿啰音。心脏听诊常可听到心尖区第一心音减低和奔马律。

婴幼儿心衰的临床表现有其特点。常出现呼吸浅快,可达50~100次/分,哭声低弱,烦躁多汗,喂养困难,体重增长缓慢,肺部可闻及干啰音或哮鸣音,肝脏呈进行性增大,水肿首先出现于颜面、眼睑等部位,而颈静脉怒张和肺部湿啰音等体征不明显。

心力衰竭的临床诊断依据:①安静时心率增快,婴儿>180次/分,幼儿>160次/分,不能以发热或缺氧解释者;②心音明显低钝或出现奔马律;③呼吸困难,青紫突然加重,安静时呼吸>60次/分;④肝脏肿大达肋下3cm以上,或肝脏在短时间内较前增大,排除横膈下移等原因者;⑤突然烦躁不安,面色苍白或发灰,而不能以原有疾病解释;⑥尿少和下肢水肿,除外营养不良、肾炎、维生素B_1缺乏等原因造成者。其中前4项为临床诊断的主要依据,也可根据其他几项以及1~2项辅助检查综合分析。

【辅助检查】

1. 胸部X线检查　心影多呈普遍性扩大,心脏搏动减弱,肺纹理增多,肺淤血。

2. 心电图检查　不能确定有无心衰,但有助于病因诊断和指导洋地黄类药物的应用。可见心动过速、各导联电压减低、ST段压低超过0.5mm。

3. 超声心动图检查　可见心房和心室腔扩大,M型超声显示心室收缩时间间期延长,射血分数降低。

【治疗要点】

针对病因治疗,改善心功能,消除水、钠潴留,降低氧耗和纠正代谢紊乱。

1. 一般治疗　卧床休息以减轻心脏负担,避免患儿烦躁、哭闹,必要时可适当给予苯巴比妥等镇静剂。减少饮食中钠盐的摄入。呼吸困难者及时给予吸氧。

2. 洋地黄类药物　洋地黄类药具有正性肌力、负性传导、负性心率等作用,是儿科临床上广泛使用的强心药物之一。儿科以地高辛为首选的洋地黄制剂,口服及静脉注射均可,口服吸收良好,作用时间和排泄速度均较快。此外,还可应用毛花甙 C(西地兰)等药物。小儿常用剂量和用法见表 17-1。

表 17-1　洋地黄类药物的临床应用

制剂	给药途径	洋地黄化总量(mg/kg)	维持量	起效时间	效力最大时间	中毒作用消失时间	效力完全消失时间
地高辛	口服	<2 岁 0.05~0.06	1/5 洋地黄化量,	2 小时	4~8 小时	1~2 天	4~7 天
(0.25mg/片)		>2 岁 0.03~0.05					
		(总量不超过 1.5mg)	分 2 次				
(0.5mg/2ml)	静脉	口服量的 1/2~2/3		10 分钟	1~2 小时		
毛花甙 C	静脉	<2 岁 0.03~0.04		15~30	1~2 小时	1 天	2~4 天
(0.5mg/2ml)		>2 岁 0.02~0.03	分钟				

洋地黄的用法有两种:①洋地黄化法:病情较重或不能口服者可选择毛花甙 C 或地高辛静脉注射,首次给洋地黄化总量的 1/2,余量分 2 次,每隔 4~6 小时给予,多数患儿可于 8~12 小时内达到洋地黄化;能口服者可给予地高辛口服,首次给洋地黄化总量的 1/3 或 1/2,余量分为 2 次,每隔 6~8 小时给予。洋地黄化后 12 小时可开始给予维持量;②维持量法:每日维持量为洋地黄化总量的 1/5,分 2 次给予。小儿心力衰竭多急而重,多采用首先达到洋地黄化的方法,及时控制心力衰竭,再根据病情需要继续使用维持量;而慢性心力衰竭者,可用维持量法。

3. 利尿剂　利尿剂能促使潴留的水、钠排出,减轻心脏前负荷,改善心功能。如使用洋地黄类药物而心衰仍未得到完全控制或伴有显著水肿者,宜加用利尿剂。对急性心衰或肺水肿者可选用呋塞米等快速强力利尿剂;慢性心力衰竭一般联合应用噻嗪类和保钾类利尿剂,如氢氯噻嗪(双氢克尿噻)和螺内酯(安体舒通),采用间歇给药法,以防止电解质紊乱。小儿常用利尿剂的剂量和用法见表 17-2。

4. 血管扩张剂　小动脉扩张使心脏后负荷降低,从而可能增加心输出量。静脉的扩张使前负荷降低,心室充盈压下降,肺充血的症状可得到缓解。常用的药物有卡托普利(巯甲丙脯酸)、硝普钠等。

【护理评估】

1. 健康史　了解患儿的原发病史及发病经过(诱因,症状出现的时间、程度等)。

2. 身体状况　评估患儿面色、心率、呼吸、肺部体征、尿量、肝脏大小等情况,判断患儿左右心衰的程度。

表 17-2 临床常用的利尿剂

药名	给药途径	剂量与方法	作用时间	注意事项
呋塞米	静脉注射	每次 0.5~1mg/kg,稀释成 2mg/ml,5~10 分钟缓推,必要时 8~12 小时可重复使用	静脉注射后 15 分钟、口服后 30 分钟起作用,1~2 小时达高峰	可引起脱水、低钾、低氯性碱中毒
	口服	每天 2~3mg/kg,分 2~3 次		
氢氯噻嗪	口服	每天 1~5mg/kg,<6 个月者,每天 0.5~0.75mg/kg,分 2~3 次	1 小时开始起作用,4~6 小时达高峰,维持 12 小时	可引起低钾、低氯及心律失常,粒细胞减少
螺内酯	口服	每天 1~2mg/kg,分 2~3 次	8~12 小时起作用,3~4 天达高峰,维持 2~3 天	有保钾、保氯作用,与氯噻嗪类合用可增强疗效
氨苯蝶啶	口服	每天 2~4mg/kg,分 2~3 次	2 小时起作用,维持 12 小时	同螺内酯

3. 心理社会状况 评估家长及年长儿对疾病的认知程度及心理状态,有无焦虑、恐惧或其他不良情绪,评估其家庭经济状况及社会支持系统。

【护理诊断】

1. 心输出量减少 与心肌收缩力降低有关。

2. 体液过多 与心功能下降、循环淤血、肾灌注不足、排尿减少有关。

3. 气体交换受损 与肺循环淤血有关。

4. 焦虑 与疾病的痛苦、病情危重、环境改变及知识缺乏有关。

【护理措施】

1. 休息 尽量将患儿安排在单人房间,减少刺激。卧床休息,床头抬高 15°~30°,有明显左心衰竭时,取半卧位或坐位,双腿下垂,以减少回心血量,减轻心脏负荷。集中进行护理,避免引起婴幼儿哭闹,鼓励年长儿保持情绪稳定。避免患儿用力,可协助其翻身,将常用物品及玩具置于患儿伸手可取的位置。

2. 保持大便通畅 鼓励患儿进食含纤维素较多的蔬菜、水果,必要时用开塞露通便。避免用力排便。

3. 控制水盐摄入 一般给予低盐饮食,钠盐每日 0.5~1g,很少需要严格的极度低钠饮食。应少量多餐,防止过饱。婴儿喂奶所用奶头开孔宜稍大,以免吸吮费力,但需注意防止呛咳。吸吮困难者采用滴管,必要时可用鼻饲。水肿严重时应限制入量,输液速度宜慢,以每小时不超过 5ml/kg 为宜。

4. 给氧 患儿有呼吸困难和发绀时应及时给予吸氧。急性肺水肿时,可给乙醇湿化的氧气间歇吸入,每次 10~20 分钟,间隔 15~30 分钟,重复 1~2 次。

5. 密切观察病情 注意观察生命体征、尿量、肢端温度及精神状态等变化,脉搏必须数满 1 分钟,必要时监测心率;详细记录出入量,定时测量体重,了解水肿的变化。

6. 用药护理

（1）应用洋地黄制剂：洋地黄的治疗量和中毒量接近，故应注意给药方法、剂量，密切观察有无洋地黄中毒症状。①每次应用洋地黄前应测量脉搏，必要时听心率。如婴儿脉率＜90次/分，年长儿＜70次/分应暂停给药，并通知医生。②严格按时按量服药。如洋地黄注射用药量＜0.5ml时，应先用生理盐水稀释后用1ml注射器抽取，以保证剂量准确，静脉注射速度要慢（不少于5分钟）。口服药则应单独服用，如患儿服药后呕吐，联系主管医生，决定是否补服或经其他途径给药。③如出现心脏反应（心律失常）、消化道反应（恶心呕吐、食欲减退、腹痛、腹泻等）、神经系统反应（黄绿视、视物模糊、嗜睡、头晕等），应停服洋地黄，并报告医生及时采取相应措施。

（2）应用利尿剂：宜在清晨或上午给药，以免患儿夜间多次排尿影响睡眠。鼓励患儿进食含钾丰富的食物，如香蕉、柑橘等，因利尿剂的使用可引起钾的丢失，低钾血症可增加洋地黄的毒性反应。密切观察低血钾的表现，如出现四肢无力、腹胀、心音低钝、心律失常等，应及时处理。

（3）应用血管扩张剂：用硝普钠时应新鲜配制，放置4小时后不可再用，整个输液系统需遮光，以免药液遇光失效。给药时避免药液外渗，以防局部组织坏死。用药过程中需密切观察心率和血压的变化，随时调节输液速度，避免血压过度下降。

7. 健康教育　用通俗易懂的语言向家长介绍心力衰竭的病因、诱因、防治措施及预后。指导并向家长示范日常生活护理操作，应特别强调避免让患儿用力及过度兴奋，以免加重心脏负担。教会年长儿自我检测脉搏的方法。指导家长做好预防，说明心衰常见的诱因如感染、劳累及情绪激动等，要避免诱因的作用。出院时针对原发病对家长进行健康指导。

病案

患儿，女，9个月，主因咳喘3天，呼吸困难3小时入院。入院前3天出现咳嗽，呈单声咳，伴有气喘，哭闹时较著，伴有发热，体温最高时为39℃。曾到当地医院就诊，以"支气管肺炎"给予"先锋霉素、利巴韦林"（剂量不详）治疗2天，体温降至正常，仍有咳喘，且进行性加重。3小时前患儿突然出现呼吸困难，烦躁不安，出汗多，急来我院。入院查体：体温37℃，心率152次/分，呼吸60次/分，血压90/50mmHg。呼吸不规则，口周青紫，鼻翼扇动，三凹征（＋），两肺呼吸音粗，可闻及细小湿啰音。血气分析示：PaO_2 45mmHg；$PaCO_2$ 55mmHg；胸部平片示：双肺纹理增粗，可见斑片状阴影。

问题：

1. 该患儿可能的医疗诊断是什么？入院后护理人员应最先采取哪些措施？

2. 患儿入院后半小时出现抽搐1次，表现为双眼上翻，颈后仰，口唇青紫，口吐白沫，四肢抖动。请分析原因并提出处理措施。

3. 患儿经处理后，约4～5分钟后抽搐缓解，但意识仍不清，且出现呼吸困难加重，面色苍白，测心率182次/分，心音低钝，呼吸70次/分，肝肋下3.5cm，质软，脾肋下未及，入院后小便一直未解。该患儿发生了什么情况？应如何处理？

4. 患儿入院2小时，测血气分析示：PaO_2 50mmHg，$PaCO_2$ 60mmHg，予气管插管，IMV模式机械通气。应如何做好呼吸机应用护理？

学习小结

1. 学习内容

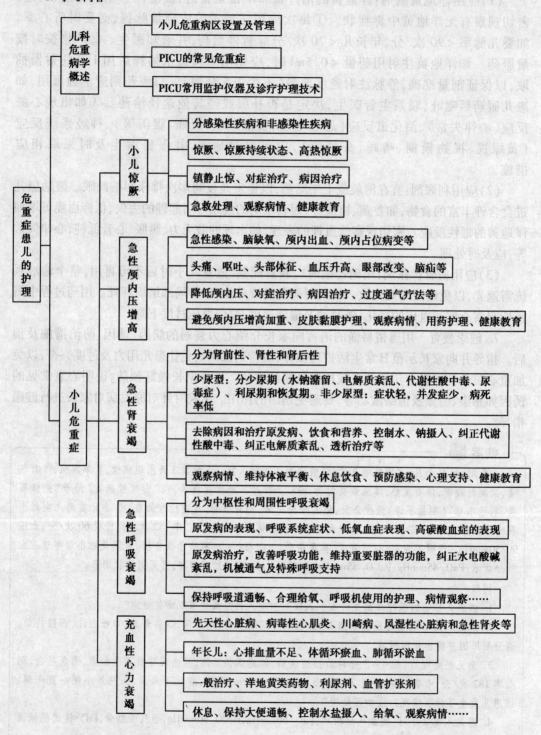

2. 学习方法

小儿危重症是由各种原发疾病导致急危重状态,可危及生命。学生应结合实验课学习 PICU 常用监护仪的使用,理解各种危重急症发生的病因、发病机制及相应的病理改变,并结合病例讨论、情景模拟演练等方法,掌握常见儿科危重症的临床诊断指征以及急救处置。此外,本章还涉及人工呼吸机、血液透析等生命支持技术的使用,应对相关的知识有一定了解。

3. 病例分析思路

(1)该患儿有咳喘病史,胸部平片示支气管肺炎,血气分析示Ⅱ型呼吸衰竭。故诊断考虑:肺炎伴呼吸衰竭。入院后立即予清除呼吸道分泌物,必要时吸痰,同时给予低流量持续给氧,建立静脉通道。保持患儿安静,必要时遵医嘱使用镇静剂。

(2)考虑该患儿为肺炎并发中毒性脑病而出现惊厥,主要与缺氧和二氧化碳潴留及病原体毒素有关。处理措施:应使患儿平卧,头偏向一侧,松解衣扣,清除患儿口鼻腔分泌物、呕吐物等。按医嘱应用止惊药物,首选地西泮静推。注意安全,防止受伤。观察惊厥的类型及持续时间。同时遵医嘱给予甘露醇、地塞米松等减轻脑水肿。

(3)根据患儿的临床表现,考虑合并心力衰竭。遵医嘱给予镇静、强心(应用洋地黄类药物如毛花苷 C 等)、利尿(如呋塞米)、扩血管(如酚妥拉明)等治疗,观察药物疗效及不良反应。

(4)使用呼吸机时应注意:保持气道通畅,定时翻身、拍背,按需吸痰;每小时巡视记录呼吸机参数;注意有无导管脱落、堵塞及气胸等情况的发生;及时处理呼吸机的报警情况;观察有无通气不足或通气过度;防止继发感染。

(应立英)

复习思考题

1. 作为一名责任护士,如何通过护理评估对小儿惊厥病例进行病因分析?
2. 为预防先心患儿发生心力衰竭,如何对其家长进行健康指导?
3. 使用洋地黄时,如何预防其中毒反应?

附录一　2005 年九市城区 7 岁以下儿童体格发育测量值（$\bar{x} \pm s$）

年龄组	男					女				
	体重（kg）	身高（cm）	坐高（cm）	头围（cm）	胸围（cm）	体重（kg）	身高（cm）	坐高（cm）	头围（cm）	胸围（cm）
初生~3天	3.33±0.39	50.4±1.7	33.5±1.6	34.5±1.2	32.9±1.5	3.24±0.39	49.7±1.7	33.2±1.6	34.0±1.2	32.6±1.5
1个月~	5.11±0.65	56.8±2.4	37.8±1.9	38.0±1.3	37.5±1.9	4.73±0.58	55.6±2.2	37.0±1.9	37.2±1.3	36.6±1.8
2个月~	6.27±0.73	60.5±2.3	40.2±1.8	39.7±1.3	39.9±1.9	5.75±0.68	59.1±2.3	39.2±1.8	38.8±1.2	38.8±1.8
3个月~	7.17±0.78	63.3±2.2	41.7±1.8	41.2±1.4	41.5±1.9	6.56±0.73	62.0±2.1	40.7±1.8	40.2±1.3	40.3±1.9
4个月~	7.76±0.86	65.7±2.3	42.8±1.8	42.2±1.3	42.4±2.0	7.16±0.78	64.2±2.2	41.9±1.7	41.2±1.2	41.4±2.0
5个月~	8.32±0.95	67.8±2.4	44.0±1.9	43.3±1.3	43.3±2.1	7.65±0.84	66.2±2.3	42.8±1.8	42.1±1.2	42.1±2.0
6个月~	8.75±1.03	69.8±2.6	44.8±2.0	44.2±1.4	43.9±2.1	8.13±0.93	68.1±2.4	43.9±1.9	43.1±1.3	42.9±2.1
8个月~	9.35±1.04	72.6±2.6	46.2±2.0	45.3±1.4	44.9±2.0	8.74±0.99	71.1±2.6	45.3±1.9	44.1±1.3	43.9±1.9
10个月~	9.92±1.09	75.5±2.6	47.5±2.0	46.1±1.3	45.7±2.0	9.28±1.01	73.8±2.8	46.4±1.9	44.9±1.3	44.6±2.0
12个月~	10.49±1.15	78.3±2.9	48.8±2.1	46.8±1.3	46.6±2.0	9.80±1.05	76.8±2.8	47.8±2.0	45.5±1.3	45.4±1.9
15个月~	11.04±1.23	81.4±3.2	50.2±2.3	47.3±1.3	47.3±2.0	10.43±1.14	80.2±3.0	49.4±2.1	46.2±1.4	46.2±2.0
18个月~	11.65±1.31	84.0±3.2	51.5±2.3	47.8±1.3	48.1±2.0	11.01±1.18	82.9±3.1	50.6±2.2	46.7±1.3	47.0±2.0
21个月~	12.39±1.39	87.3±3.5	52.9±2.4	48.3±1.3	48.9±2.0	11.77±1.30	86.0±3.3	52.1±2.4	47.2±1.4	47.8±2.0
2.0岁~	13.19±1.48	91.2±3.8	54.7±2.5	48.7±1.4	49.6±2.1	12.60±1.48	89.9±3.8	54.0±2.5	47.6±1.4	48.5±2.1
2.5岁~	14.28±1.64	95.4±3.9	56.7±2.5	49.3±1.3	50.7±2.2	13.73±1.63	94.3±3.8	56.0±2.4	48.3±1.3	49.6±2.2
3.0岁~	15.31±1.75	98.9±3.8	57.8±2.3	49.8±1.3	51.5±2.3	14.80±1.69	97.6±3.8	56.8±2.3	48.8±1.3	50.5±2.2
3.5岁~	16.33±1.97	102.4±4.0	59.2±2.4	50.2±1.3	52.5±2.4	15.84±1.86	101.3±3.8	58.4±2.2	49.2±1.3	51.3±2.4
4.0岁~	17.37±2.03	106.0±4.1	60.7±2.3	50.5±1.3	53.4±2.5	16.84±2.02	104.9±4.1	59.9±2.3	49.5±1.3	52.1±2.4
4.5岁~	18.55±2.27	109.5±4.4	62.2±2.4	50.8±1.3	54.4±2.6	18.01±2.22	108.7±4.3	61.5±2.4	49.9±1.2	53.0±2.6
5.0岁~	19.90±2.61	113.1±4.4	63.7±2.4	51.1±1.3	55.5±2.8	18.93±2.45	111.7±4.4	62.7±2.4	50.1±1.3	53.7±2.8
5.5岁~	21.16±2.82	116.4±4.5	65.1±2.5	51.4±1.3	56.6±3.3	20.27±2.73	115.4±4.5	64.4±2.4	50.4±1.3	54.8±3.0
6~7岁	22.51±3.21	120.0±4.8	66.6±2.5	51.7±1.3	57.6±3.3	21.55±2.94	118.9±4.7	65.8±2.4	50.7±1.3	55.7±3.1

附录二 2005年九市市郊区7岁以下儿童体格发育测量值（$\bar{x} \pm s$）

年龄组	男					女				
	体重（kg）	身高（cm）	坐高（cm）	头围（cm）	胸围（cm）	体重（kg）	身高（cm）	坐高（cm）	头围（cm）	胸围（cm）
初生~3天	3.32±0.40	50.4±1.8	33.5±1.7	34.3±1.3	32.8±1.5	3.19±0.39	49.8±1.7	33.0±1.7	33.7±1.3	32.4±1.6
1个月~	5.12±0.73	56.6±2.5	37.7±1.9	38.0±1.4	37.4±2.0	4.79±0.61	55.6±2.2	36.9±1.8	37.2±1.2	36.6±1.8
2个月~	6.29±0.75	60.5±2.4	40.1±1.8	39.8±1.3	39.8±2.0	5.75±0.72	59.0±2.4	38.9±1.9	38.8±1.3	38.7±1.9
3个月~	7.08±0.82	63.0±2.3	41.5±1.9	41.1±1.4	41.3±2.1	6.51±0.76	61.7±2.2	40.5±1.8	40.1±1.3	40.2±2.0
4个月~	7.63±0.89	65.0±2.3	42.5±1.9	42.2±1.3	42.2±2.1	7.08±0.83	63.6±2.3	41.5±1.8	41.2±1.3	41.1±2.0
5个月~	8.15±0.93	67.0±2.2	43.5±1.8	43.2±1.2	42.9±2.1	7.54±0.91	65.5±2.4	42.5±1.9	42.1±1.3	41.8±2.1
6个月~	8.57±1.01	69.2±2.5	44.6±1.8	44.2±1.3	43.7±2.1	7.98±0.94	67.6±2.5	43.5±1.8	43.1±1.3	42.6±2.1
8个月~	9.18±1.07	72.1±2.6	45.9±1.8	45.2±1.3	44.5±2.1	8.54±1.05	70.5±2.7	44.9±1.9	44.0±1.3	43.5±2.2
10个月~	9.65±1.10	74.7±2.8	47.2±2.1	46.0±1.3	45.3±2.1	9.00±1.04	73.2±2.7	46.1±1.9	44.7±1.3	44.2±2.0
12个月~	10.11±1.15	77.5±2.8	48.4±2.1	46.4±1.3	46.2±2.0	9.44±1.12	75.8±2.9	47.3±2.1	45.2±1.3	44.9±2.0
15个月~	10.59±1.20	80.2±3.1	49.7±2.1	46.9±1.3	46.9±2.1	9.97±1.13	78.9±3.1	48.8±2.1	45.8±1.3	45.8±2.0
18个月~	11.21±1.25	82.8±3.2	51.0±2.2	47.5±1.2	47.8±2.0	10.63±1.20	81.7±3.3	50.2±2.2	46.4±1.3	46.7±2.2
21个月~	11.82±1.36	85.8±3.4	52.5±2.2	47.9±1.3	48.3±2.1	11.21±1.27	84.4±3.3	51.5±2.2	46.8±1.3	47.3±2.1
2.0岁~	12.65±1.43	89.5±3.8	54.1±2.3	48.4±1.3	49.2±2.2	12.04±1.38	88.2±3.7	53.2±2.3	47.3±1.3	48.1±2.2
2.5岁~	13.81±1.60	93.7±3.8	55.9±2.3	49.0±1.3	50.3±2.3	13.18±1.52	92.5±3.7	55.0±2.3	47.9±1.3	49.1±2.2
3.0岁~	14.65±1.65	97.2±3.9	57.0±2.3	49.3±1.3	50.9±2.2	14.22±1.66	96.2±3.9	56.2±2.2	48.3±1.3	50.0±2.2
3.5岁~	15.51±1.77	100.5±4.0	58.4±2.2	49.7±1.3	51.7±2.3	15.09±1.82	99.5±4.2	57.6±2.3	48.8±1.3	50.7±2.3
4.0岁~	16.49±1.95	104.0±4.4	59.8±2.4	50.1±1.3	52.5±2.3	15.99±1.89	103.1±4.1	59.1±2.3	49.0±1.2	51.4±2.4
4.5岁~	17.46±2.17	107.4±4.3	61.3±2.4	50.3±1.3	53.4±2.5	16.84±2.07	106.2±4.5	60.4±2.4	49.4±1.3	52.1±2.4
5.0岁~	18.46±2.32	110.7±4.6	62.7±2.4	50.6±1.3	54.2±2.6	17.85±2.35	109.7±4.6	61.9±2.5	49.6±1.4	52.8±2.6
5.5岁~	19.58±2.72	113.6±4.7	63.9±2.6	50.9±1.3	55.0±2.8	18.83±2.49	112.7±4.7	63.2±2.5	49.9±1.3	53.6±2.7
6~7岁	20.79±2.89	117.4±5.0	65.5±2.6	51.1±1.4	56.0±2.9	20.11±2.87	116.5±5.0	64.7±2.6	50.1±1.4	54.5±3.0

主要参考书目

1. 崔焱. 儿科护理学[M]. 第4版. 北京:人民卫生出版社,2008.
2. 沈晓明,王卫平. 儿科学[M]. 第7版. 北京:人民卫生出版社,2007.
3. 薛辛东. 儿科学[M]. 第2版. 北京:人民卫生出版社,2010.
4. 申昆玲. 2010儿科学新进展[M]. 北京:人民卫生出版社,2010.
5. 刘小红,李兴民. 儿童行为医学[M]. 北京:军事医学科学出版社,2003.
6. 胡亚美,江载芳. 诸福棠实用儿科学[M]. 第7版. 北京:人民卫生出版社,2002.
7. 杨锡强,易著文. 儿科学[M]. 第6版. 北京:人民卫生出版社,2005.
8. 邵肖梅,叶鸿瑁,丘小汕,等. 实用新生儿学[M]. 第4版. 北京:人民卫生出版社,2011.
9. 沈晓明,朱建幸,孙锟等. 尼尔森儿科学[M]. 第17版. 北京:北京大学出版社,2007.
10. 杨思源,陈树宝. 小儿心脏病学[M]. 第4版. 北京:人民卫生出版社,2012.
11. 全国护士执业资格考试用书编写专家委员会编写. 2011年全国护士执业资格考试指导[M]. 北京:人民卫生出版社,2011.
12. 韩新民. 中医儿科学[M]. 北京:高等教育出版社,2008.
13. 王雪峰. 中西医结合儿科学[M]. 北京:中国中医药出版社,2005.
14. 张家骧. 新生儿急救学[M]. 第2版. 北京:人民卫生出版社,2006.
15. 周伟. 实用新生儿治疗技术[M]. 北京:人民军医出版社,2010.
16. 吴本清. 新生儿危重症监护诊疗与护理[M]. 北京:人民卫生出版社,2009.
17. 韩玉昆. 新生儿缺氧缺血性脑病[M]. 第2版. 北京:人民卫生出版社,2010.
18. 易著文. 图表儿科学[M]. 北京:人民卫生出版社,2010.
19. Theresa Kyle, Terri Kyle. Essentials of Pediatric Nursing [M]. Philadelphia：Lippincott Williams & Wilkins,2007.
20. Bowden VR. Pediatric Nursing Procedures[M]. Philadelphia：Lippincott Williams & Wilkins,2011.
21. 埃里克·H·艾瑞克森. 同一性青少年与危机[M]. 杭州:浙江教育出版社,1998.

中英文名词对照索引

教材书目

序号	教材名称	主编	主审
1	大学语文（第2版）	李亚军	许敬生
2	中国医学史	梁永宣	李经纬
3	医古文（第2版）	沈澍农	
4	中医各家学说	朱邦贤	严世芸　鲁兆麟
5	中医基础理论（第2版）	高思华　王健	李德新
6	中医诊断学（第2版）	陈家旭　邹小娟	季绍良　成肇智
7	中药学（第2版）	陈蔚文	高学敏
8	方剂学（第2版）	谢鸣　周然	王永炎　李飞
9	内经讲义（第2版）	贺娟　苏颖	王庆其
10	伤寒论讲义（第2版）	李赛美　李宇航	梅国强
11	金匮要略讲义（第2版）	张琦　林昌松	
12	温病学（第2版）	马健　杨宇	杨进
13	医学统计学	史周华	
14	医用化学	武雪芬	
15	生物化学（第2版）	于英君	金国琴
16	正常人体解剖学	杨茂有	严振国
17	生理学（第2版）*	李国彰	
18	病理学	李澎涛　范英昌	
19	医学伦理学	张忠元	
20	医学心理学	孔军辉	
21	诊断学基础	成战鹰	
22	药理学（第2版）	廖端芳	
23	影像学	王芳军	
24	免疫学基础与病原生物学	关洪全　罗晶	
25	组织学与胚胎学（第2版）	郭顺根	
26	针灸学（第2版）	梁繁荣　赵吉平	石学敏

续表

序号	教材名称	主编	主审
27	推拿学	房 敏 刘明军	严隽陶
28	中国传统文化	张其成	
29	中国古代哲学	李 俊	
30	医学文献检索	高巧林	
31	科技论文写作	李成文	郑玉玲
32	中医药科研思路与方法	刘 平	
33	康复疗法学	陈红霞	
34	中医养生康复学	郭海英 章文春	
35	中医临床经典概要	张再良	
36	医患沟通学基础	周桂桐	
37	循证医学	刘建平	
38	中医学导论	何裕民	
39	医学生物学	王明艳	
40	神经生理学	赵铁建	李国彰
41	中医妇科学(第2版)	罗颂平 谈 勇	夏桂成 欧阳惠卿
42	中医儿科学(第2版)	马 融 韩新民	
43	中医眼科学	段俊国	廖品正
44	中医骨伤科学	樊粤光 詹红生	
45	中医耳鼻咽喉科学	阮 岩	
46	中医急重症学	刘清泉	姜良铎
47	西医内科学	熊旭东	
48	西医外科学	王 广	李乃卿
49	中医内科学(第2版)	张伯礼 薛博瑜	
50	中医外科学(第2版)	陈红风	唐汉钧 艾儒棣
51	解剖生理学	邵水金 朱大诚	
52	中医学基础	何建成 潘 毅	
53	中成药学	阮时宝	
54	中药商品学(第2版)*	张贵君	
55	中药文献检索	张兰珍	
56	医药数理统计	李秀昌	
57	高等数学	杨 洁	

续表

序号	教 材 名 称	主 编	主 审
58	医药拉丁语	李 峰	
59	物理化学	张小华 夏厚林	
60	无机化学	刘幸平 吴巧凤	
61	分析化学	张 凌 李 锦	
62	仪器分析	尹 华 王新宏	
63	有机化学	吉卯祉 彭 松	江佩芬
64	药用植物学	熊耀康 严铸云	
65	中药药理学	陆 茵 张大方	
66	中药化学	石任兵	匡海学
67	中药药剂学	李范珠 李永吉	
68	中药炮制学	吴 皓 胡昌江	叶定江
69	中药鉴定学	王喜军	
70	中药分析学	蔡宝昌	
71	药事管理与法规	谢 明 田 侃	
72	药品市场营销学	汤少梁	申俊龙
73	临床中药学	王 建 张 冰	张廷模
74	制药工程	王 沛	
75	波谱解析	冯卫生	
76	针灸医籍选读	徐 平	李 鼎
77	小儿推拿学	廖品东	
78	经络腧穴学	沈雪勇 许能贵	李 鼎
79	神经病学	孙忠人	胡学强
80	实验针灸学	余曙光 徐 斌	朱 兵
81	推拿手法学(第2版)	王之虹	
82	刺法灸法学	方剑乔 王富春	石学敏 吴焕淦
83	推拿功法学	吕 明 金宏柱	
84	针灸治疗学	杜元灏 董 勤	石学敏
85	推拿治疗学(第2版)	宋柏林 于天源	罗才贵
86	生物力学	杨华元	
87	骨伤科学基础	冷向阳	王和鸣
88	骨伤科影像学	尹志伟	

续表

序号	教材名称	主编	主审
89	创伤急救学	童培建	
90	中医正骨学	黄桂成 王庆普	
91	中医筋伤学	马勇	
92	骨伤内伤学	刘献祥	
93	中医骨病学	张俐	
94	骨伤科手术学	黄枫	
95	实验骨伤科学	王拥军	
96	中西医临床医学概论	施红	杜建
97	中西医全科医学导论	姜建国	王新陆
98	中西医结合外科学	谢建兴	
99	预防医学	王泓午	
100	急救医学	罗翌	王一镗
101	中西医结合妇产科学	连方 齐聪	肖承悰
102	中西医结合儿科学	虞坚尔	时毓民
103	中西医结合传染病学	范昕建 黄象安	
104	健康管理	李晓淳	
105	社区康复	彭德忠	
106	正常人体学	张志雄 孙红梅	
107	医用化学与生物化学	金国琴	
108	疾病学基础	王易 王亚贤	
109	护理学导论	杨巧菊	
110	护理学基础	马小琴	
111	健康评估	张雅丽 王瑞莉	
112	护士人文修养与沟通技术	张翠娣	
113	护理心理学	李丽萍	刘晓虹
114	中医护理学	孙秋华 孟繁洁	
115	内科护理学	徐桂华	
116	外科护理学	彭晓玲	
117	妇产科护理学	单伟颖	
118	儿科护理学	段红梅	申昆玲
119	急救护理学	许虹	

续表

序号	教 材 名 称	主 编	主 审
120	传染病护理学	陈 璇	
121	精神科护理学	余雨枫	
122	护理管理学	胡艳宁	
123	社区护理学	张先庚	
124	康复护理学	陈锦秀	
125	局部解剖学	张跃明	
126	运动医学	褚立希	严隽陶
127	神经定位诊断学	张云云	
128	中国传统康复技能	苏友新　冯晓东	陈立典
129	康复医学概论	陈立典	
130	康复评定学	王诗忠　张 泓	陈立典
131	物理治疗学	金荣疆　张 宏	
132	作业治疗学	胡 军	
133	言语治疗学	万 萍	
134	临床康复学	唐 强　张安仁	
135	康复工程学	刘夕东	

注:教材名称右上角标有 * 号者为我社"十一五"期间已出教材。